U0385792

母婴照护标准化丛书

MUYING ZHAOHU CHANGSHI JIQI TUOZHAN

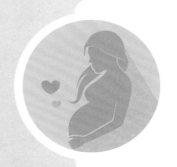

母婴照护常识及其拓展

母婴照护标准化丛书课题组　主编

中山大学出版社
SUN YAT-SEN UNIVERSITY PRESS
·广州·

图书在版编目（CIP）数据

母婴照护常识及其拓展/母婴照护标准化丛书课题组主编. —广州：中山大学出版社，2021. 11

（母婴照护标准化丛书）

ISBN 978 – 7 – 306 – 07217 – 7

Ⅰ. ①母…　Ⅱ. ①母…　Ⅲ. ①围产期—护理 ②新生儿—护理　Ⅳ. ①R473. 71 ②R473. 72

中国版本图书馆 CIP 数据核字（2021）第 095390 号

出　版　人：王天琪
策划编辑：吕肖剑
责任编辑：周明恩
封面设计：林绵华
责任校对：罗雪梅
责任技编：靳晓虹
出版发行：中山大学出版社
电　　话：编辑部 020 – 84111997，84113349，84111997，84110779，84110776
　　　　　发行部 020 – 84111998，84111981，84111160
地　　址：广州市新港西路 135 号
邮　　编：510275　传　真：020 – 84036565
网　　址：http：//www. zsup. com. cn　E-mail：zdcbs@ mail. sysu. edu. cn
印　刷　者：广州市友盛彩印有限公司
规　　格：787mm×1092mm　1/16　22 印张　570 千字
版次印次：2021 年 11 月第 1 版　2021 年 11 月第 1 次印刷
定　　价：68. 00 元

母婴照护标准化丛书编委会

本书编委会

序

  由中山大学中山医学院杨惠玲教授主编的"母婴照护标准化丛书"即将付梓。尽管我只是匆匆一阅，也感到本丛书可能有促进我国母婴照护事业发展的作用，值得向相关专业的读者推荐。

  健康、优生优育是人类之本，是全世界人们不懈奋斗的目标之一。党的十九大把提高全民族健康素质作为全面建设小康社会的重要内容，优生优育也是其中的核心要素。优生优育和培养健康的下一代，对于提高中国国民整体素质，对于构建社会主义和谐社会、实现经济社会可持续发展具有十分重要的意义，本丛书为孕产妇、研究者及相关从业者提供了从政策到理论，再到实践操作的技术支撑。

  众所周知，家庭是社会和国家的基本单元，而对一个家庭而言，孕妇和新生儿，是家庭的核心。现在关于备孕备产、新生儿养护等知识，很多人都是从父母、密友、网络等途径，零散地、片面地获得的，也没有系统的从备孕到新生儿养护的相关知识丛书出现。本丛书中的《母婴照护常识及其拓展》《婴幼儿照护手册》《孕产妇照护手册》系统介绍了孕产妇和婴幼儿的生活与照料、保健与护理、教育与实施等知识及经验，尤其拓展了孕产妇和婴幼儿肠道微生态调控、脐带干细胞的储存应用、婴幼儿心理行为发育异常与疾病等诸多知识，还涉及婴幼儿口腔保健和护理与龋病、婴幼儿视觉发育规律及其异常和儿童鼾症等专题，以目标性、科学性、实用性、可读性的方式推介给读者，使读者翻开书能看懂，合上书能操作。

  我国现已进入小康社会，民众对美好生活的追求，催生了许多新兴的服务产业，而育婴师、家庭母婴护理员、母乳喂养指导师等职业也在其中，因此该类职业的职业教育和考证培训也就提上了日程。本系列丛书不但适合大众阅读，也可以成为相关从业人员培训或自学考级专业用书。丛书集合相关行业专家的知识与经验，系统性、专业性、通俗性地整合了该方向内容，突出了职业教育考证知识点，书中还结合了大量演示图片，使相关从业者读有所悟，学有所获，考有所依。

  是为序。

黄洁夫

（原卫生部副部长）

2021 年 9 月

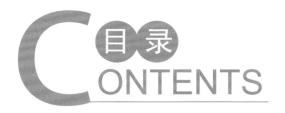

目录
CONTENTS

第一章　职业道德与礼仪规范/1

第二章　职业守则与法律法规/8

第三章　优生与筛查基础/24
　　第一节　优生优育概述/24
　　第二节　影响优生的因素/26
　　第三节　调控优生的机制/32
　　第四节　促进优生的措施/35

第四章　妊娠期糖尿病/43
　　第一节　病因与机制/43
　　第二节　危险因素/45
　　第三节　对母婴的影响/48
　　第四节　筛查与诊断/49
　　第五节　治疗与护理/50

第五章　儿童早期发展/53
　　第一节　儿童早期发展概述/53
　　第二节　影响儿童早期发展的因素/56
　　第三节　调控儿童早期发展的生物学机制/60
　　第四节　促进儿童早期发展的措施/64

第六章　婴幼儿教育与原则规范/69
　　第一节　婴幼儿听说能力发展与训练/69
　　第二节　婴幼儿感知觉能力发展与训练/76

✿ 第三节　婴幼儿动作发展与训练/84

✿ 第四节　婴幼儿教育原则与影响因素/90

✿ 第五节　婴幼儿教养环境与行为规范/97

第七章　婴幼儿发育与照护基础/107

✿ 第一节　婴幼儿的生长发育/107

✿ 第二节　婴幼儿的体格生长/110

✿ 第三节　婴幼儿体格生长偏离/115

第八章　婴幼儿疾病与护理/119

✿ 第一节　新生儿黄疸/119

✿ 第二节　急性呼吸道感染/128

✿ 第三节　营养性维生素 D 缺乏性佝偻病/133

✿ 第四节　癫痫/138

✿ 第五节　儿童白血病/148

第九章　婴幼儿心理行为发育异常与疾病/155

✿ 第一节　依恋障碍/155

✿ 第二节　常见婴幼儿行为问题/157

✿ 第三节　婴儿肠绞痛/163

✿ 第四节　排泄问题/165

✿ 第五节　脆弱儿童综合征/168

✿ 第六节　喂养和进食问题/170

✿ 第七节　儿童孤独症/174

✿ 第八节　幼儿语言发育障碍/177

第十章　婴幼儿口腔保健和护理与乳牙龋病/179

✿ 第一节　乳牙的生长发育和功能/179

✿ 第二节　婴幼儿的口腔保健/181

✿ 第三节　婴幼儿的日常口腔护理措施/185

✿ 第四节　婴幼儿乳牙龋病/188

✿ 第五节　看牙医时机的选择及意义/191

第十一章　婴幼儿视觉发育规律及其异常/193

❀ 第一节　婴幼儿的视力发育规律/193

❀ 第二节　婴幼儿的视觉问题/196

❀ 第三节　婴幼儿常见眼病和视力异常的筛查与治疗/201

第十二章　儿童鼾症与腺样体及扁桃体肥大/205

❀ 第一节　儿童鼾症/205

❀ 第二节　儿童腺样体及扁桃体肥大/208

第十三章　健康与管理/212

❀ 第一节　孕产妇健康管理/212

❀ 第二节　婴幼儿健康管理/229

第十四章　婴幼儿与产妇运动建议/243

❀ 第一节　盆底功能障碍/243

❀ 第二节　如何科学产后瘦身/246

❀ 第三节　大人放松、宝宝疯玩的益智亲子游戏/251

第十五章　肠道微生态与母婴保健/254

❀ 第一节　微生态基础知识/254

❀ 第二节　肠道微生态的影响因素与调控/257

❀ 第三节　肠道微生态调控失衡与疾病/261

❀ 第四节　肠道微生物的检测、储存与应用/267

第十六章　母婴营养需求与膳食指导/272

❀ 第一节　膳食结构和中国膳食指南/272

❀ 第二节　食物种类与营养价值评价/277

❀ 第三节　各类食物的营养价值/280

❀ 第四节　孕产妇人群营养与膳食指导/284

❀ 第五节　婴幼儿人群营养与膳食指导/292

❀ 第六节　食品卫生与安全知识/299

第十七章　脐带血和脐带及胎盘干细胞制备储存与应用研究/303

❀ 第一节　干细胞的基础知识/303

第二节　脐带血、脐带及胎盘干细胞的制备和储存/307

第三节　脐带血、脐带及胎盘干细胞的优势和应用/310

第十八章　家用电器使用与家庭消防安全知识/313

第一节　家庭电路和家用电器用电常识/313

第二节　家用电器的使用常识/317

第三节　家庭消防安全知识/325

参考文献/335

第一章 职业道德与礼仪规范

一、母婴照护职业概述

随着社会的进步和经济的发展，家政服务社会化趋势明显，家庭小型化、独生子女家庭成为社会的主流。产妇坐月子、新生儿出生是一个家庭的重点时期，产妇、新生儿在这一阶段能够得到科学、专业的护理，对产妇的身体恢复和婴儿的健康成长都非常关键。

2013 年，国家商务部出台第 23 号文件《家庭母婴护理服务规范》，将母婴护理员定义为经考核合格后从事家庭母婴护理服务的专业人员。香港地区的陪月员、台湾地区的月子保姆均与内陆地区母婴护理员性质相同。家庭母婴护理则是指在家庭中为产妇和新生儿提供专业护理、合理饮食、起居照料和卫生保健，协助产妇产后康复、指导产后心理护理等服务，也可延伸至医院和专业机构。社会的高需求促进了家庭母婴护理市场的快速发展。母婴护理员作为延续产科整体化护理的一部分，以医疗辅助专业人员的角色参与家庭支持，能否最大限度地给予产妇和新生儿全方位的照护和帮助，取决于母婴护理员的服务水平、个人素质等方面。母婴护理员在母婴健康中的作用体现在两个方面。

(一) 母婴生理健康

母婴护理员的陪伴及护理对降低新生儿病死率、提高产妇的健康水平有着重要作用。国内多项调查显示，专业的母婴护理员陪护有益于产妇的产后修复及新生儿的健康成长，并且使产妇及其家庭获得更科学的产褥及新生儿护理观念，减少家庭成员间的理念差异。同时，可提高母乳喂养支持率及家庭对新生儿的照护能力，促进家庭氛围的和谐。研究还发现，固定、长期的陪护人员对新生儿身心健康更有益。

(二) 产妇心理健康

母婴护理员的陪伴及护理对产妇心理健康有着促进作用。产后抑郁症是产妇常见的心理行为异常，对母婴均有很多不利影响。有报道称，我国产妇抑郁症的发病率显著低于国外，与我国的"坐月子"习俗、家庭参与度高、传统家庭结构等原因有关。众多研究也表明，家庭支持和社会支持，是产后抑郁症的保护因素之一。然而，由长辈护理的产妇，因与长辈的育儿观念不一致，本应对产后抑郁有保护作用的大家庭结构，反而对产妇起到负面影响。而经过专业培训的母婴护理员参与家庭支持中，以其专业的操作技能和科学的照护理念给予产妇持续的身心支持，有助于减少产妇产褥期并发症的发生，帮助其建立良好的生活行为，维护家庭和谐，从而促进产妇身心健康。

1

二、母婴照护职业道德基本知识

母婴护理员作为照护产妇与新生儿的一种新兴职业，属于高级家政服务人员，业务上具体由月嫂公司或月嫂服务机构负责，由家政服务协会管理，在某种程度上尚需医院或妇幼保健机构的业务支持与协助。目前，主要是由有生育经验的中年妇女接受短期培训后上岗。虽然对母婴健康产生积极影响的月嫂管理成为社会关注的焦点，但月嫂服务机构对月嫂考评普遍倾向于家政服务，缺少针对月嫂母婴职业方面的评价。因此，为加强母婴照护职业的规范化管理，结合我国客观实际，构建系统化的母婴照护职业道德评价标准势在必行。

（一）职业道德的含义及意义

1. 职业道德的含义

道德是调整人与人之间以及个人与社会之间关系的一种特殊的行为规范的总和。道德的构成有两个方面：一是道德观念，二是行为规范。

职业道德的概念有广义和狭义之分。广义的职业道德是指从业人员在职业活动中应该遵循的行为准则，涵盖了从业人员与服务对象、职业与职工、职业与职业之间的关系。狭义的职业道德是指在一定职业活动中应遵循的、体现一定职业特征的、调整一定职业关系的职业行为准则和规范。不同的职业人员在特定的职业活动中形成了特殊的职业关系，包括职业主体与职业服务对象之间的关系、职业团体之间的关系、同一职业团体内部人与人之间的关系，以及职业劳动者、职业团体与国家之间的关系。

从事某种特定职业的人有着共同的劳动方式，接受共同的职业训练，因而形成与职业活动和职业特点密切相关的观念、兴趣、爱好、传统心理和行为习惯，结成某种特殊的关系，形成独特的职业责任和职业纪律，从而产生特殊的行为规范和道德要求。为了确保职业活动的正常进行，必须建立调整职业活动中发生的各种关系的职业道德规范。从事母婴护理职业必须有较好的职业道德和品德修养。职业道德的内容十分丰富，可以通过人们的职业活动、职业关系、职业态度、职业作风以及社会效果表现出来。它既是对本职业人员在职业活动中的行为的要求，也是职业对社会所负的道德责任与义务。

2. 职业道德的意义

职业道德是做好工作的基础和前提，各行各业的从业人员都要从本职业的特点出发，针对服务态度、服务意识、服务质量、服务水平等各方面，提出与职业道德相关的要求。学习和掌握社会主义道德和职业道德的基本知识，不仅对社会主义精神文明和物质文明建设有重要作用，而且对提高育婴职业人员自身素质、增强从业人员服务质量意识也具有重要意义。

（1）职业道德具有纪律的规范性。职业道德规范对从业人员的劳动态度、职业责任、服务标准、操作规范、职业纪律等方面都有明确的规定，如有违反，就会受到行业纪律的处分。

（2）职业道德具有行为的约束性。运用职业道德规范约束行业内部人员的行为，一方面可以促进行业内部人员的团结与合作，另一方面可以调整从业人员与服务对象之间的关系。

（3）职业道德具有行业的信誉度。从业人员职业道德水平是产品质量和服务质量的有效保证，高质量的产品和服务是提高行业信誉度的有力保障。职业道德的约束和践行可以提高行业的信誉度。

（二）母婴护理员职业道德的特点及内容

母婴护理员集保姆、护士、健康教育者、厨师、育婴员等工作性质于一身，这种新型职业类型逐渐走进人们的生活，这些母婴护理从业人员普遍具有相对独立和成熟的职业技能，我们将这种职业称为"全新职业"，母婴护理员就是其中一种。该职业的出现，标志着产业分工的精细化及社会需求的个性化。随着对母婴护理需求的持续增加，提供母婴护理服务的公司也如雨后春笋般出现，但母婴护理员仍处在供不应求的尴尬局面，服务质量也令人担忧。育婴员是主要从事0～3岁婴幼儿照料、护理和教育，指导家长科学育儿的人员，是适应我国社会发展需要而产生的一种新的职业。《育婴员国家职业标准（2010年修订）》（以下简称《标准》）对育婴员的"基本要求"第一项就是职业道德，是每个人必须具备的素质，是育婴员、育婴师、高级育婴师必须遵守的基本准则。《标准》以《中华人民共和国职业分类大典》为依据，以客观反映现阶段本职业的水平和对从业人员的要求为目标，在充分考虑经济发展、科技进步和产业结构变化对本职业影响的基础上，对职业的活动范围、工作内容、技能要求和知识水平都做了明确规定。从事育婴职业的人员必须经过专业培训，掌握相关的知识和技能，并取得国家职业资格证书。这也说明，作为涵盖了育婴工作和照护孕产妇工作的母婴照护职业，对其职业道德的要求需要更加规范。

1. 母婴护理员职业道德的特点

（1）职业性。职业道德是与职业生活密切联系在一起的，由于职业的不同特点，在职业活动中形成特定的交往关系，形成不同的行为规范。在调节的范围上只适用于本职业的成员。作为母婴护理员，精心照料产褥期妇女及婴儿是其护理工作的职业要求。

（2）强制性。职业道德规范是母婴护理从业人员必须遵循的守则，不得违反，如有违反，必须受到纪律处分和经济制裁，必须与行政管理、规章制度和行政纪律等结合起来，表现出一定的强制性。

（3）稳定性。职业道德的内容表现为母婴护理职业所形成的特有的职业心理、职业品质、职业传统和习惯。这种职业的特殊利益和要求，是在长期的反复的特定职业社会实践中形成的，这种独具特色、代代相传的职业的特殊利益和要求，反映了相对稳定的职业心理和道德观念。母婴护理员的温柔体贴和专业技能等都是对职业道德稳定性比较形象的描绘。

（4）实践性。职业道德原则和规范是在母婴护理职业活动实践中概括出来的，考虑到本行业人员的接受能力，所以采用工作守则、规章制度等简明适用的形式来指导母婴护理从业人员的工作或劳动行为。

（5）具体性。职业道德是依据母婴护理职业的业务内容、活动条件、交往范围以及从业人员的承受能力而制定的行为规范和道德准则，所以种类是多样的，表达形式具有简明具体的特点，如制度、章程、公约、须知、誓词、条例等，这样便于母婴护理从业人员记忆、接受和执行。

2. 母婴护理员职业道德的内容

职业道德应涵盖以下8个方面。

（1）职业道德是一种职业规范，受社会普遍的认可。

（2）职业道德是长期以来自然形成的。

（3）职业道德没有确定形式，通常体现为观念、习惯、信念等。

（4）职业道德依靠文化、内心信念和习惯，通过员工的自律实现。

（5）职业道德大多没有实质的约束力和强制力。

（6）职业道德的主要内容是对员工义务的要求。

（7）职业道德标准多元化，代表了不同企业可能具有不同的价值观。

（8）职业道德承载着企业文化和凝聚力，影响深远。

良好的职业修养是每一个优秀员工必备的素质，良好的职业道德是每一个员工都必须具备的基本品质，这两点是企业对员工最基本的规范和要求，同时也是每个员工担负起自己的工作责任必备的素质。那么，怎样才算具备了良好的职业修养和职业道德呢？主要应包括以下几个方面的内容：忠于职守，乐于奉献；实事求是，不弄虚作假；依法行事，严守秘密；公正透明，服务社会。

母婴护理员职业道德规范应当包含如下内容：爱岗敬业，优质服务；恪尽职守，兢兢业业；热爱儿童，尊重儿童；遵纪守法，诚实守信。

这就要求母婴护理从业人员做到热爱本职工作，遵纪守法，勤奋学习，富有爱心、耐心、诚心和责任心；热爱儿童并尊重儿童；具有现代教育观念及科学育婴的专业知识；具有广泛的兴趣及宽泛的知识；正确处理个人利益、他人利益和公司利益的关系，善于沟通，团结协作，具有与人合作的能力；注重个人修养，身心健康；爱好清洁；有进取精神，全心全意为客户服务。

要提升母婴护理从业人员的道德建设，就要努力做到以下要求。

（1）模范遵守社会公德，做一个合格的公民。社会公德是指适用于全体社会成员的社会公共生活中的基本行为规范，是社会整体利益的反映，是所有社会成员认同并在公共生活领域中应该遵守的基本道德规范。社会公德主要包括人与人之间、人与社会之间、人与自然之间3种关系的不同层面的内容。

（2）认真履行职业道德，牢固树立主人翁责任意识。

（3）积极实践家庭美德，倡导文明、健康的生活方式。家庭美德主要包括家庭成员之间、家庭和邻里之间的关系和持家精神这3个层面，调节家庭内部及外部的人际关系。

（4）自觉加强个人修养，做一个品德高尚的人。

三、母婴护理员礼仪规范

（一）母婴护理员礼仪规范的作用

礼仪是对礼貌、礼节、仪表、仪式等具体形式的统称，是指人们在社会交往过程中，应用约定俗成的程序和方法，遵循律己敬人的行为规范与准则。母婴护理礼仪是母婴护理员在进行医疗护理和健康服务过程中，表现出被社会期待的职业准则形象，形成的被大家公认的和自觉遵守的行为规范和准则。母婴护理礼仪在母婴照护工作中具有重要作用。母婴护理礼仪主要包括仪容仪表礼仪、服饰礼仪、言谈礼仪、交往礼仪。

1. 母婴护理仪容仪表的表达作用

仪容仪表的修饰可以给人一种视觉上的良好感受。母婴护理员可以通过良好的仪容仪表树立良好的形象。母婴护理员的形象是在与被照护家庭相互接触的过程中形成的。母婴护理员整洁得体的仪容仪表是其自身良好气质、性格、理念、心理、意识等的综合体现。在母婴护理工作中，最先映入被照护家庭成员眼帘的就是护理员的仪容仪表。被照护家庭通常会根据护理员的仪容仪表以及自己受到的礼遇对母婴护理人员产生第一印象。第一印象会直接影响双方关系的形成和发展。因此，母婴护理员应该重视自身的仪容仪表，如对母婴护理员提倡无妆但以干净仪容上岗，尽量给被照护家庭成员良好的印象。此外，日常衣物要保持整洁美观和色彩淡雅，且要求尽量无香，就是考虑到被照护对象的特殊性，需要更加悉心呵护。目前，很多母婴照护培训都提倡着装以绿色、粉色、蓝色等为主，就是为了给被照护对象良好的视觉感受，促进良好印象的形成，促进双向和谐关系的建立。

2. 母婴护理礼仪行为的实用性

母婴护理礼仪是母婴护理工作者综合素质的体现，是一种实践行为，它不仅是对母婴护理员在穿着打扮上的要求，同时也体现着母婴护理员的人文修养。良好的母婴护理礼仪不仅能够提高实践工作中母婴照护工作的质量，也会赢得被照护家庭的信任与认可。在母婴护理操作实践过程中，根据被照护的母亲和婴儿的需要形成一种程序化的操作顺序，对母婴护理员的行为起到规范和约束作用。例如母婴护理员要"四轻"，即说话轻、走路轻、开关门窗轻和一切操作轻，这些都是母婴护理礼仪的一部分。母婴护理礼仪不仅体现了母婴护理员自身的素养，也体现了对被照护对象的尊重，具有很强的现实作用和意义。

3. 母婴护理礼仪是社会对母婴护理职业的必然要求

在人们的传统观念里，母婴护理员的主要任务仅仅是照顾产褥期母亲和婴儿、进行一些简单护理操作。但现代的母婴护理工作者要为被照护对象及家庭提供全身心、全方位的母婴照护服务，对母婴护理员的综合素质提出了更高的要求。母婴护理员的言行举止要充分表现出对被照护对象的关心和体贴，各项行为准则都要符合职业规范。因此，面对未来的社会需求和母婴照护行业竞争，母婴护理礼仪将成为这种行业规范的外在艺术表现。母婴护理员礼仪是其职业形象的重要组成部分，是母婴护理员修养、气质、素质、行为的综合反映。母婴护理员严格遵循护理礼仪有助于被照护家庭对母婴护理员产生良好的印象，进而有助于母婴护理员赢得社会的认可，在激烈的社会服务竞争中体现母婴护理工作的价值。

4. 母婴护理礼仪对孕产妇及康复婴幼儿发育的促进作用

中华护理学会理事长黄人健说，"优雅的行为和亲切的语言是治疗疾病的一剂良药"。这说明母婴护理员不仅要有精湛的操作技能，而且也应当具有高雅的气质和美好的心灵。良好的母婴护理礼仪有助于母婴护理员更加细微地观察和体会孕产妇的身体状况和心态，从而满足孕产妇的需求，达到促进孕产妇身体和心理同步恢复的目的；温柔亲切的母婴护理员对婴幼儿的照护和早期教育也能起到不可估量的作用。

5. 预防和减少护患纠纷

母婴护理工作中，被照护家庭和护理人员的纠纷是一直存在的棘手问题。一些资料显示，技术问题并不是主要原因，在这些冲突中，母婴护理员表情冷漠、言语刻薄、态度生硬、服务态度恶劣和护理工作不用心是产生冲突的主要原因。因此，加强母婴护理人员的礼仪文化修养十分重要。学习和应用母婴护理礼仪使护理人员工作更加严谨，对待被照护对象更加认真负责，为被照护家庭提供热情周到的服务，可有效预防和减少此类纠纷的发生。

提高护理人员护理礼仪修养，就需要做到加强对母婴护理教育、对护理礼仪学习的重视。上岗前的入职教育是培养和提高母婴护理人员护理礼仪修养的重要途径。因此，提高护理教育者对护理礼仪的重视十分重要。目前的岗前入职教育过分强调护理技能的培养，而忽视母婴护理礼仪等人文方面的教育，导致未来上岗的母婴护理人员忽视自身护理礼仪等综合素质的养成。护理教育者应该改变传统教育理念，进行教学改革，对护理教育体系进行调整，增加母婴护理礼仪课程的学时，提高护理人员对母婴护理礼仪课程的重视，加强对护理人员的从业礼仪培养。

随着医学模式的转变，人们对健康的需求和护理服务质量的要求越来越高，对护理人员的要求也越来越严格。母婴护理礼仪已经成为代表母婴照护行业文化建设的重要组成部分。良好的母婴护理礼仪形象可以让母婴护理员给被照护对象及家属留下深刻良好的印象。母婴护理礼仪对母婴照护实践工作的影响不容忽视，是每一个母婴护理员都应该具备的专业素养。因此，重视和学习母婴护理礼仪对母婴照护实践工作具有重要意义。

（二）母婴护理员礼仪规范的内容

1. 整体仪表

一个人的仪容仪表是很重要的。作为一名合格的母婴护理员，要关注自己的整体仪表，具体要求如下。

（1）面部洁净，经常梳洗头发，不要有头皮屑，发型要大方，不使用有浓烈气味的发乳及香水。眼睛清洁、无分泌物，切忌布满血丝。经常修理鼻毛，勿当众抠鼻子。颈耳干净，无污垢。牙齿清洁、无食品残留物。

（2）不浓妆艳抹，需要时可以化淡妆，不涂指甲油，不穿过分暴露、紧身、艳丽的衣服。

（3）注意要勤洗手，手指甲应保持短而洁净、不染色，经常洗澡，经常更换内衣。

（4）鞋袜要保持整洁。脚一定要穿袜子，脚指甲不染色、定期修剪。

（5）衣服为棉质长短袖，柔软、无刺激。衣领不能过低、过宽。不戴任何配件。裤子不粘毛、不掉色，深色，长度过膝盖，不穿长筒丝袜。

（6）饭后漱口，保持口腔清洁、无异味。

（7）与人交流时经常保持微笑，表情和蔼可亲。

2. 体态礼仪

体态礼仪应以柔美、自然、亲切为原则。

（1）站姿：站立应挺直、舒展，要给人一种端正、庄重的感觉。不要歪脖、扭腰、屈腿，尤其不要撅臀、挺腹。

（2）坐姿：入座时动作轻而缓，不可随意拖拉椅凳，身体不要前后左右摆动，不要跷二郎腿或抖腿；并膝或小腿交叉端坐，不可两腿分开过大。

（3）走姿：与雇主或长者一起行走时，应让雇主或长者走在前面；并排而行时，应让他们走在里侧；不要将双手插入裤袋或倒背着手走路。

（4）目光：目光要温和，忌歪目斜视。

（5）手势：手势是人们交往时最有表现力的一种"体态语言"。能够合理地运用手势来表情达意，为形象增辉。

（6）吃食要细嚼慢咽，不出声，切忌狼吞虎咽；不要随地吐痰，不能乱扔纸屑和瓜果皮等。

3. 交往礼仪

（1）文明用语"谢谢您"和"对不起"是日常生活中最常用的礼貌用语。

（2）入室前要轻声叩门，得到允许方可进入。步子要轻，说话声音宜低。

（3）不得穿睡衣及比较暴露的衣服在客厅走动，不要在厨房、客厅梳头，吃饭时应少说话，与他人说话应保持 80 cm 以上的礼貌距离。

（4）通话要控制频次，切勿在工作时间通话及玩手机。必须通话时，说话声音尽量压低，不打扰他人。

（李　岚　苗玉坤）

第二章　职业守则与法律法规

　　社会对每个行业、每个职业都有一定的要求，法律对社会成员的行为能起到指引的作用。行业管理守则是每一个行业依据国家有关法律法规、国家和行业标准，结合企业、岗位的实际，以行业、企业的名义颁发的有关职业的规范性文件。遵守母婴护理员的职业守则是做好母婴护理工作的基本要求。对母婴护理员的职业要求包括遵守职业道德准则、具备执行母婴护理工作的知识和技能、懂得人际关系和沟通、接受后续教育、在履行职责时保持应有的职业谨慎等。要成为一名合格的母婴护理员，应当严格遵守母婴照护职业守则。

一、母婴护理员职业概述

　　母婴护理员是以"育人"为工作的特殊职业，其工作质量的优劣、工作水平的高低直接关系到护理家庭的幸福。只有具有高尚品质的人才能从事这一崇高而神圣的职业。作为集保姆、护士、健康教育者、厨师、育婴员工作性质于一身的专业服务人员，他们不仅要为孕产妇提供照料和指导，还要用现代教育观念和科学方法为0～3岁婴幼儿的综合发展提供全方位（生活照料、日常生活保健和护理、教育）指导和服务。我国目前还没有专门针对母婴护理员群体的职业标准，但对与其密切相关的育婴员职业，劳动和社会保障部于2002年7月开始组织国内婴幼儿卫生保健、营养、教育、心理专家，制定了《育婴员国家职业标准》（简称《标准》），编写了《育婴员国家职业资格培训教程》（简称《教程》），于2003年2月正式颁布。《标准》和《教程》提出了科学育婴的理念和知识体系以及训练方法，突出了科学性、实用性和可操作性。并从育婴职业的活动范围、工作内容、知识水平和技能要求等方面提出了"标准化"的要求，首次将从事0～3岁婴幼儿护理和教育的人员作为一种社会职业来认定，为了保证婴幼儿的健康成长，全面推出国家育婴师（员）职业就业准入制度。形成了科学、规范的育婴职业资格培训鉴定认证体系。育婴员是适应我国社会发展和需求应运而生的新兴职业，劳动和社会保障部根据社会发展需要，适时地制定《育婴员国家职业标准》，从培训教程、考试题库到教学方法、课件平台、考试鉴定，均采用国家统一标准，并形成规范的培训鉴定认证体系，做到统一标准、统一培训、统一考试、统一质量。通过系统的专业培训，可以使准备就业、择业的人员获得国家职业资格证书；使在职人员充实知识、提高技能和综合素质，在日益规范、竞争、有序的劳动力市场中实现个人价值，实现育婴职业社会化、服务职业化，促进中国早期教育市场的发展。这些规则和标准对母婴护理员的工作同样提出了要求。

（一）母婴护理员职业的教养理念

1. 体贴孕产妇、关爱婴幼儿

孕产妇由于其身体发生变化，由此导致的心理问题同样需要得到密切关注，适时给予恰当引导能够有效降低产前、产后抑郁症的发生，因此要求母婴护理员能够体贴并照护好孕产妇的身心健康。0～3岁是婴幼儿对周围的人建立信任感的关键期。婴幼儿生理、心理得到满足后容易建立起信任感，从而容易形成积极的个性特征。

2. 以养为主、教养融合

孕产妇多为新手，没有生产和育儿经验，母婴护理员在照护的同时要注意教导，教会孕产妇基本的育儿操作技巧和健康照护知识。0～3岁婴幼儿从吃奶到吃普通食物，从躺卧状态、完全没有随意动作到用手操纵物体和直立行走，从完全不能说话到能用语言交流，从软弱的个体到相对独立的个体，非常需要成人的精心养护，在养护过程中可融合教育，如多和婴幼儿说话，培养其愉快情绪，按照婴幼儿成长需要及时提供学习机会和条件。

3. 关注发育、顺应发展

由于婴幼儿的生长速度很快，正确的教养能促进婴幼儿的发育，每个阶段的发育状况体现着教养的恰当与否，因此关注婴幼儿的发育状况可以了解到教养的水平。婴幼儿的发展遵循着自身的发展规律，不可拔苗助长。

4. 因人而异、开启潜能

每位孕产妇的年龄、身体状态、性格等各有差别，母婴护理员进入不同的家庭，要能够适应新环境，并针对家庭成员的不同情况，特别是被照护的母婴，适时调整照护方式方法。婴幼儿的成长受遗传、环境、教育3个因素的影响而表现出个体差异，各有所长、各有所短，这是正常的，要根据个体的差异，有针对性地教育引导，发挥各自的优势和潜能，切不可进行横向的比较。

（二）母婴护理员职业守则

作为照护孕产妇和婴幼儿的专业护理人员，母婴护理员在工作过程中要坚守职业守则指导执业的全过程。

1. 爱岗敬业、爱孕产妇及婴幼儿

爱岗敬业是社会主义职业道德的最重要的体现，爱孕产妇及婴幼儿是母婴护理员爱岗敬业的基础。爱孕产妇是指必须能够感同身受，以同为女性的心理状态和经历去和孕产妇建立良好的沟通桥梁。爱婴幼儿是指必须了解婴幼儿，掌握婴幼儿在不同年龄阶段的生理、心理和行为特点，根据婴幼儿的生长发育规律给予科学的教育和指导；必须有爱心、耐心、诚心和责任心，学会站在婴幼儿的角度考虑问题；必须尊重婴幼儿，尊重婴幼儿生存和发展的权利，尊重婴幼儿的人格和自尊心，用平等和民主的态度对待每个婴幼儿，满足每个婴幼儿的合理要求。

还需注意的是，母婴护理员面对的是身心发生巨大变化的孕产妇及0～3岁尚未发育成熟的婴幼儿。婴幼儿的行为、情绪反复多变，语言表达能力、情绪控制能力都处于发展过程中，他们有时天真可爱，有时吵闹任性。母婴护理员要用爱心去体谅他们，理解他们；用耐心安抚他们，给予更多的呵护；用责任心引导他们，帮助他们解决困难。

2. 诚信服务、善于沟通

诚实守信是做人的根本，是中华民族的传统美德，也是优良的职业作风。母婴护理员是直接为孕产妇、为婴幼儿、为社会提供服务的一种"窗口行业"，所以必须用真诚的态度对待工作。不论对孕产妇还是对婴幼儿，都要以诚相待，用诚实守信的道德品质赢得社会和家长的信任。

母婴护理员的工作不仅要善于与婴幼儿沟通，还要指导新手妈妈及其他家庭成员，将科学育儿的理念和方法用通俗易懂的语言传递给家长，提高家长科学育儿的水平和能力。所以，有较强的沟通表达能力是胜任育婴员工作必备的条件。

3. 勤奋好学、钻研业务

母婴照护工作需要具有比较宽泛的理论知识和实际应用的基础知识，如涉及孕产妇的身心健康、婴幼儿身心发展的理论，教育理论，婴幼儿保健知识等。孕产妇身心变化的特殊性，需要母婴护理员具有处理不同问题的随机应变能力。每个婴幼儿都是独立的个体，相同的个体在不同阶段的特点不同，所采用的教育方法不同；即使是相同年龄，不同的个体由于遗传、家庭环境、接受教育的时间和程度等因素，个体差异也较大。母婴护理员要根据每个个体不同阶段的要求和不同个体的差异，合理运用理论来解决不同时期的不同问题，这就需要母婴护理员能够善于学习，不断钻研，提高自己的业务水平。

根据上述职业守则，我们提出以下具体的母婴护理员工作守则。

（1）认真履行工作职责，具有服务意识和奉献精神。

（2）平等对待每一个孕产妇和婴幼儿，让他们充分享有安全感，拥有自信心和自尊心。

（3）掌握有关孕产妇特殊身体照护要求，掌握婴幼儿身心发展的特点和规律，用科学的方法指导喂养和教育。

（4）坚持保教并重的原则，注重培养婴幼儿的个性、品德和行为习惯。

（5）尊重婴幼儿的个性差异，促进其潜能的充分发展。

（6）掌握有关孕产妇和婴幼儿生活照料、护理和教育的专业知识和操作技能。

（7）宣传科学育婴、保教并重的基本理念。

（8）对母婴家庭的有关资料保密，保护个人隐私。

（9）根据家长和社会有关方面的意见，改进和提高工作质量。

（10）与卫生保健、学前教育机构密切配合，协调一致，为婴幼儿的健康成长创造良好的社会环境。

母婴护理员职业守则标准的制定严格遵循中华人民共和国劳动和社会保障部的相关要求，根据《中华人民共和国劳动法》的有关规定，为了进一步完善国家职业标准体系，为职业教育培训提供科学、规范的依据，要想成为一名合格的母婴护理员，必须严格执行这些守则。与此同时，这些守则和要求对母婴护理员的职业素质也提出了相应的要求。

（三）母婴护理员素质要求

1. 良好的道德品质

一个人的道德品质差，自私自利、虚伪狡猾，就不会有好的精神面貌，更不可能给人留下良好的印象。良好的道德品质，首先是要诚实。诚实是做人的基本品质，应做到表里如一，使人信赖。有的母婴护理员为了获得别人的好感或满足自己的虚荣心，故作姿态，表现虚伪，这虽然可能一时获得别人的好感，但最终必将因为虚伪而被大家疏远。其次是有正义感。在生活中，要一身正气，不惧邪恶，刚直不阿。作为母婴护理从业人员，良好的道德品质既是职业道德的基本要求，也是母婴护理员职业素质的重要考核因素。

2. 健康的身体

因为要与孕产妇和婴幼儿密切接触，母婴护理员的健康状况往往成为雇主最关心的问题。所以，从事母婴照护工作，必须保证健康的身体状况，同时在上岗之前提供近期相关的体检证明。

3. 具备相应的技能

一般说来，母婴护理员必须经过技能培训合格后才能上岗，培训内容主要包括孕产妇护理和新生儿护理两部分。孕产妇护理知识包括孕产妇的饮食特点及营养搭配知识、孕产妇起居特点及护理知识、孕产妇常见病与应对措施等，另外，还要学会教产妇如何做产妇操等；新生儿的护理知识包括了解新生儿的生长发育特点、新生儿常见病及预防（如湿疹、红臀、脐带炎等）、新生儿抚触知识等。

4. 良好的沟通能力

母婴照护工作需要与孕产妇及家庭成员打交道，这就要求母婴护理员不断提高语言表达能力，学会与孕产妇及家庭成员友好相处，在工作中做到以诚相待，善于与他人协作完成任务，以取得他人的信赖和配合。

二、敬畏法律，遵守规范

加强立法，规范母婴服务企业经营模式，明确母婴护理员的法律地位和权利义务，强化家政服务机构的管理服务责任和自律要求，理顺母婴服务机构、母婴护理员和消费者之间的关系，只有这样才能促进整个家政母婴服务行业健康有序的发展。

新中国成立70多年来，我国妇女儿童事业取得了巨大的成就。目前，已基本形成了以《中华人民共和国宪法》为根据，以《中华人民共和国妇女权益保障法》和《中华人民共和国未成年人保护法》为主体，包括《中华人民共和国婚姻法》《中华人民共和国继承法》《中华人民共和国收养法》《中华人民共和国劳动法》《女职工劳动保护特别规定》《中华人民共和国义务教育法》《中华人民共和国母婴保健法》《中华人民共和国未成年人犯罪预防法》《中华人民共和国刑法》《中华人民共和国反家庭暴力法》等法律、行政法规和地方性法规在内的一整套保障妇女儿童权益和促进妇女儿童发展的法律体系。目前，我国妇女儿童的地位已有了很大提高，权益也得到了很大程度的保护。

母婴护理员肩负护理孕产妇、看护婴幼儿的责任，在无论是自身还是与客户、关联人的交集过程中，都有可能出现与工作相关的法律问题，因此，学习有关的法律知识是非常有必要的。

（一）根本法保驾护航

《中华人民共和国宪法》（以下简称《宪法》）是我国的根本大法，是治国安邦的总章程。它规定了国家最根本的一系列原则问题，具有最高的法律效力、法律地位和法律权威，是诸法之首，在百法之上。适用于国家全体公民，《宪法》中就有专门针对妇女儿童权益保护的内容。母婴护理员尤其要学习和掌握宪法中关于妇女儿童权益保护的规定。

《宪法》第四十六条规定：中华人民共和国公民有受教育的权利和义务。国家培养青年、少年、儿童在品德、智力、体质等方面全面发展。

第四十八条规定：中华人民共和国妇女在政治的、经济的、文化的、社会的和家庭的生活等各方面享有同男子平等的权利。国家保护妇女的权利和利益，实行男女同工同酬，培养和选拔妇女干部。

第四十九条规定：婚姻、家庭、母亲和儿童受国家的保护。禁止破坏婚姻自由，禁止虐待老人、妇女和儿童。

（二）法律巩固权利和地位

法律是规定人们权利和义务的行为规范。其最主要的精神是强调权利与义务的统一性。公民要正确对待权利与义务的关系，既要依法行使法律赋予公民的权利，也要履行法律赋予公民的义务，在树立正确的公民意识，以社会主义法律为武器，捍卫自己的正当权益，在享有个人所拥有的权利时，不要忘记尊重和承认别人的合法权益，不要忘记履行对国家、对社会、对他人的义务。

1. 《中华人民共和国妇女权益保障法》

《中华人民共和国妇女权益保障法》是为了保障妇女的合法权益，促进男女平等，充分发挥妇女在社会主义现代化建设中的作用，根据宪法和我国的实际情况而制定的。其中第二条将实行男女平等规定为国家的基本国策。

第一条　为了保障妇女的合法权益，促进男女平等，充分发挥妇女在社会主义现代化建设中的作用，根据宪法和我国的实际情况，制定本法。

第二条　妇女在政治的、经济的、文化的、社会的和家庭的生活等各方面享有同男子平等的权利。

实行男女平等是国家的基本国策。国家采取必要措施，逐步完善保障妇女权益的各项制度，消除对妇女一切形式的歧视。

国家保护妇女依法享有的特殊权益。

禁止歧视、虐待、遗弃、残害妇女。

第二十六条　任何单位均应根据妇女的特点，依法保护妇女在工作和劳动时的安全和健康，不得安排不适合妇女从事的工作和劳动。

妇女在经期、孕期、产期、哺乳期受特殊保护。

第二十七条　任何单位不得因结婚、怀孕、产假、哺乳等情形，降低女职工的工资，辞退女职工，单方解除劳动（聘用）合同或者服务协议。但是，女职工要求终止劳动（聘用）合同或者服务协议的除外。

各单位在执行国家退休制度时，不得以性别为由歧视妇女。

第二十九条　国家推行生育保险制度，建立健全与生育相关的其他保障制度。

地方各级人民政府和有关部门应当按照有关规定为贫困妇女提供必要的生育救助。

第三十八条　妇女的生命健康权不受侵犯。禁止溺、弃、残害女婴；禁止歧视、虐待生育女婴的妇女和不育的妇女；禁止用迷信、暴力等手段残害妇女；禁止虐待、遗弃病残妇女和老年妇女。

第五十一条　妇女有按照国家有关规定生育子女的权利，也有不生育的自由。

育龄夫妻双方按照国家有关规定计划生育，有关部门应当提供安全、有效的避孕药具和技术，保障实施节育手术的妇女的健康和安全。

国家实行婚前保健、孕产期保健制度，发展母婴保健事业。各级人民政府应当采取措施，保障妇女享有计划生育技术服务，提高妇女的生殖健康水平。

《中华人民共和国妇女权益保障法》是保护妇女权益的法律。为我国男女平等以及人人平等奠定了基础。妇女在政治的、经济的、文化的、社会的和家庭的生活等方面享有与男子平等的权利。国家保护妇女依法享有的特殊权益，逐步完善对妇女的社会保障制度。禁止歧视、虐待、残害妇女。

2.《中华人民共和国母婴保健法》

《中华人民共和国母婴保健法》是为了保障母亲和婴儿健康，提高出生人口素质，根据宪法制定的。母婴保健工作是国家为了保障母婴健康，而从医疗工作中单列出来强调的内容，属于医疗范畴，卫生部门是主管部门，也是执法主体。任何开展母婴保健工作的机构和个人都应当取得卫生部门的许可。

第一条　为了保障母亲和婴儿健康，提高出生人口素质，根据宪法，制定本法。

第二条　国家发展母婴保健事业，提供必要条件和物质帮助，使母亲和婴儿获得医疗保健服务。

国家对边远贫困地区的母婴保健事业给予扶持。

第三条　各级人民政府领导母婴保健工作。

母婴保健事业应当纳入国民经济和社会发展计划。

第四条　国务院卫生行政部门主管全国母婴保健工作，根据不同地区情况提出分级分类指导原则，并对全国母婴保健工作实施监督管理。

国务院其他有关部门在各自职责范围内，配合卫生行政部门做好母婴保健工作。

国家鼓励、支持母婴保健领域的教育和科学研究，推广先进、实用的母婴保健技术，普及母婴保健科学知识。

第十四条　医疗保健机构应当为育龄妇女和孕产妇提供孕产期保健服务。

孕产期保健服务包括下列内容。

（一）母婴保健指导：对孕育健康后代以及严重遗传性疾病和碘缺乏病等地方病的发病原因、治疗和预防方法提供医学意见。

（二）孕妇、产妇保健：为孕妇、产妇提供卫生、营养、心理等方面的咨询和指导以及产前定期检查等医疗保健服务。

（三）胎儿保健：为胎儿生长发育进行监护，提供咨询和医学指导。

（四）新生儿保健：为新生儿生长发育、哺乳和护理提供医疗保健服务。

第十五条 对患严重疾病或者接触致畸物质，妊娠可能危及孕妇生命安全或者可能严重影响孕妇健康和胎儿正常发育的，医疗保健机构应当予以医学指导。

第十六条 医师发现或者怀疑患严重遗传性疾病的育龄夫妻，应当提出医学意见。育龄夫妻应当根据医师的医学意见采取相应的措施。

第十七条 经产前检查，医师发现或者怀疑胎儿异常的，应当对孕妇进行产前诊断。

第十八条 经产前诊断，有下列情形之一的，医师应当向夫妻双方说明情况，并提出终止妊娠的医学意见：

（一）胎儿患严重遗传性疾病的。

（二）胎儿有严重缺陷的。

（三）因患严重疾病，继续妊娠可能危及孕妇生命安全或者严重危害孕妇健康的。

第二十八条 各级人民政府应当采取措施，加强母婴保健工作，提高医疗保健服务水平，积极防治由环境因素所致严重危害母亲和婴儿健康的地方性疾病，促进母婴健康的发展。

第三十一条 医疗保健机构按照国务院卫生服务部门的规定，负责其职责范围内的母婴保健工作，建立医疗保健工作规范，提高医疗技术水平，采取各种措施方便群众，做好母婴保健服务工作。

第三十四条 从事母婴保健工作的人员应当严格遵守职业道德，为当事人保守秘密。

第三十五条 未取得国家颁发的有关合格证书的，有下列行为之一，县级以上地方人民政府卫生行政部门应当予以制止，并可以根据情节给予警告或者处以罚款：

（一）从事婚前医学检查、遗传病诊断、产前诊断或者医学技术鉴定的。

（二）施行终止妊娠手术的。

（三）出具本法规定的有关医学证明的。

上款第（三）项出具的有关医学证明无效。

第三十六条 未取得国家颁发的有关合格证书，施行终止妊娠手术或者采取其他方法终止妊娠，致人死亡、残疾、丧失或者基本丧失劳动能力的，依照刑法有关规定追究刑事责任。

第三十七条 从事母婴保健工作的人员违反本法规定，出具有关虚假医学证明或者进行胎儿性别鉴定的，由医疗保健机构或者卫生行政部门根据情节给予行政处分；情节严重的，依法取消执业资格。

这是一部涉及尊重和保护妇女合法权益的重要法律，作为女性的母婴护理员和在工作中与母婴护理员打交道多的相关管理人员，更应了解该法的内容。

3.《中华人民共和国劳动法》

《中华人民共和国劳动法》全面保障务工人员的合法权益。

（1）劳动者的权利和义务。《中华人民共和国劳动法》第三条规定：劳动者享有平等就业和选择职业的权利、取得劳动报酬的权利、休息休假的权利、获得劳动安全卫生保护的权利、接受职业技能培训的权利、享受社会保险和福利的权利、提请劳动争议处理的权利以及法律规定的其他劳动权利。

劳动者享有平等就业和选择职业的权利，取得劳动报酬的权利，休息、休假的权利，获得劳动、安全、卫生保护的权利，接受职业培训技能的权利，享受社会保险和福利的权利，提请劳动争议处理的权利以及法律规定的其他劳动权利。

劳动者义务包括应履行劳动合同，提高职业技能，执行劳动安全卫生规程，遵守劳动职业道德的义务。

劳动者应当完成劳动任务，提高职业技能，执行劳动安全卫生规程，遵守劳动纪律和职业道德。

用人单位应当依法建立和完善规章制度，保障劳动者享有劳动权利和履行劳动义务。

（2）劳动就业。劳动就业是指具有劳动能力的公民在法定劳动年龄内从事某种有一定劳动报酬或经营收入的社会职业。

劳动就业方针是党和国家根据不同时期的社会劳动力供求情况以及社会经济、政治状况，为充分利用资源和实现劳动力供求平衡，所确定的指导劳动就业工作的总原则。

劳动就业原则：①国家促进就业原则。②平等就业原则。③双向选择的原则。④劳动者竞争就业原则。⑤照顾特殊群体人员的原则。⑥禁止未成年人就业的原则。

劳动就业途径：①发展生产，节制生育。②广开就业门路，拓宽就业渠道。③办好劳动就业服务企业，扩大就业安置。④发展职业培训事业，提高后备劳动力就业素质。⑤采取多种办法，分流企业富余人员。⑥大力发展乡村企业，吸纳更多农村剩余劳动力。

（3）劳动合同。建立劳动关系应当订立劳动合同。

《中华人民共和国劳动法》第十六条规定：劳动合同是劳动者与用人单位确立劳动关系、明确双方权利和义务的协议。

第十七条规定：订立和变更劳动合同，应当遵循平等自愿、协商一致的原则，不得违反法律、行政法规的规定。

劳动合同依法订立即具有法律约束力，当事人必须履行劳动合同规定的义务。

劳动合同是指劳动者与用人单位之间为确立劳动关系，明确双方权利和义务的协议。劳动合同是确立劳动关系和法律关系的形式。

劳动合同的分类包括定期劳动合同、不定期劳动合同和以完成一定工作为期限的劳动合同。

劳动合同的内容包括劳动合同期限、工作内容、劳动保护和劳动条件、劳动报酬、劳动纪律、劳动合同终止条件、违反劳动合同的责任等。

劳动合同的鉴证是指劳动行政部门依法审查、证明劳动合同真实性和合法性的一项行政法规强制性规定。

劳动合同的履行应遵循亲自履行的原则；权利义务统一的原则；全面履行的原则；协作履行的原则。

劳动合同的变更应遵循平等的原则；自愿的原则；协商的原则；合法的原则。

劳动合同的解除是指当事人双方提前终止劳动合同的法律效力，解除双方的权利和义务关系。

劳动合同的终止是指终止劳动合同的法律效力。劳动合同订立后，双方当事人不得随便终止劳动合同。

（4）劳动报酬。工资是指基于劳动关系，用人单位根据劳动者提供的劳动数量和质量，按照合同约定支付的货币报酬。

工资分配的原则包括按劳分配的原则、工资水平随经济发展逐步提高的原则、国家对工资总量实行宏观控制的原则。

最低工资是指用人单位对单位时间的劳动必须按法定最低标准支付的工资等级制度是根据劳动技术、复杂程度、繁重程度和责任大小划分等级，按等级发放工资的制度。

结构工资由基础工资、职务工资、工龄工资、奖励工资等不同职能工资组成。

工资形式是指计量劳动和支付工资形式。我国现行的工资形式主要有计时工资、计件工资2种基本形式和奖金、津贴2种辅助形式。

特殊情况下的工资是指依法或按协议在非正常情况下支付给职工的工资。

（5）劳动时间。第三十六条规定：国家实行劳动者每日工作时间不超过8小时、平均每周工作时间不超过44小时的工时制度。

第三十八条规定：用人单位应当保证劳动者每周至少休息1日。

工作时间是指劳动者根据国家规定，为用人单位从事生产和工作的时间。标准工作时间标志着一个国家经济实力的强弱与文明程度的高低。

工作日的种类包括标准工作日、缩短工作日、延长工作日和不定时工作日。

休息、休假的种类包括劳动者在休息、休假时间内的各种休息和休假，如参与各种业余社会活动，接受职业教育和业务培训等。一类是日常休息时间，另一类是劳动者依法享受的各种节假日。如法定节日、探亲假、年休假等。

（6）女职工和未成年工特殊保护。女职工的特殊保护一般是指女职工的月经期、孕期、产期、哺乳期的保护。这种保护，不仅是对女职工本身，同时也是对下一代安全健康的保护。

未成年工的特殊保护是指根据未成年工的身体尚未定型的特点，对未成年工在劳动过程中特殊权益的保护。在我国，未成年工是指年满16周岁至18周岁的劳动者，非法使用童工的单位、职业介绍所，应当承担法律责任。

（7）职业培训。职业培训是指直接为适应经济和社会发展的需要，对要求就业和在职的劳动者进行以培训和提高素质职业能力为目的的教育和训练活动。可分职前培训和在职培训以及转岗培训。

（8）社会保险。社会保险是指劳动者在年老、伤病、残废、生育、死亡造成劳动能力丧失或失去职业岗位等客观情况下，发生经济困难而从国家和社会获得补偿和物质帮助的一种社会保障制度。具有法制性、资金来源多样性、保障性等特征，主要包括养老保险、工伤保险、医疗保险和失业保险。

（9）劳动纪律和职业道德。劳动纪律是指劳动者在劳动过程中必须遵守的劳动规则和秩序，它是保证劳动者按照规定的时间、质量、程序和方法承担工作任务的行为准则。

职业道德是指劳动者履行劳动义务，完成岗位职责活动中形成的评价人们的思想行为的真、善、美与假、恶、丑，光荣与耻辱，公正与偏私，诚实与虚伪，文明与愚昧的观念、原则和规范的总和。

（10）劳动争议的处理。劳动争议是指劳动法律关系当事人关于劳动权利、义务的争执。

劳动争议的处理机构有劳动争议调解委员会、劳动争议仲裁委员会以及人民法院。

依现行劳动法律规定，我国处理劳动争议适用下列形式：和解、调解、仲裁、诉讼等。

这是一部涉及务工人员的主要法律，它直接涉及务工者的利益，是务工者最应学习和了解的一部法律。

4.《中华人民共和国劳动合同法》

了解《中华人民共和国劳动合同法》相关知识，厘清法律关系。

（1）劳动合同应当具备的条款。

劳动合同应当具备的条款如下：①用人单位的名称、住所和法定代表人或者主要负责人。②劳动者的姓名、住址和居民身份证或者其他有效身份证件号码。③劳动合同期限。④工作内容和工作地点。⑤工作时间和休息休假。⑥劳动报酬。⑦社会保险。⑧劳动保护、劳动条件和职业危害防护。⑨法律、法规规定应当纳入劳动合同的其他事项。

劳动合同除前款规定的必备条款外，用人单位与劳动者可以约定试用期、培训、保守秘密、补充保险和福利待遇等其他事项。

（2）特别约定的条款。用人单位为劳动者提供专项培训费用，对其进行专业技术培训的，可以与该劳动者订立协议，约定服务期。

劳动者违反服务期约定的，应当按照约定向用人单位支付违约金。违约金的数额不得超过用人单位提供的培训费用。用人单位要求劳动者支付的违约金不得超过服务期尚未履行部分所应分摊的培训费用。

用人单位与劳动者约定服务期的，不影响按照正常的工资调整机制提高劳动者在服务期期间的劳动报酬。

（3）解除或终止合同的约定。用人单位应当在解除或者终止劳动合同时出具解除或者终止劳动合同的证明，并在十五日内为劳动者办理档案和社会保险关系转移手续。

劳动者应当按照双方约定，办理工作交接。用人单位依照本法有关规定应当向劳动者支付经济补偿的，在办结工作交接时支付。

（4）争议及解决方式。劳动者合法权益受到侵害的，有权要求有关部门依法处理，或者依法申请仲裁、提起诉讼。

5.《中华人民共和国刑法》

学习《中华人民共和国刑法》的相关规定，有利于母婴护理员更好地规范自己的职业行为。

当下，城市生活水准普遍提高、社会发展节奏愈发加快，一方面，社会对育婴员的服务需求大增，另一方面，供需双方的矛盾也日渐凸显，市场混乱、漫天要价、法规滞后，也给母婴服务行业带来了信任危机。这表明，进一步规范母婴服务业迫在眉睫。

首先，母婴护理员上岗应符合国家相关法律规定的从业年龄，无刑事犯罪记录，无精神病史和传染病。目前，很多省份都分别出台了家政行业地方标准，标准首次提出溯源管理要求：首次从事家政服务的保姆应提供当地公安部门出具的无犯罪记录证明；提供个人身份证明材料、从业时间及经历；提供前一家任职的家政服务机构或提供服务的客户出具的评价意见或推荐信等。这些标准对于提示家政服务行业的管理模式，最大限度地保护雇佣及中介多方的合法权益具有十分重要的作用。

其次，对上岗后的母婴护理员进行必要的法律教育，有利于让母婴护理员自觉遵守法律法规的要求，为职业长青之路奠定良好的基础。我国《中华人民共和国刑法》第三十七条之一规定："因利用职业便利实施犯罪，或者实施违背职业要求的特定义务的犯罪被判处刑罚的，人民法院可以根据犯罪情况和预防再犯罪的需要，禁止其自刑罚执行完毕之日或者假释之日起从事相关职业，期限为三年至五年。被禁止从事相关职业的人违反人民法院依照前款规定作出的决定的，由公安机关给予处罚；情节严重的，依照本法第三百一十三条的规定定罪处罚。其他法律、行政法规对其从事相关职业另有禁止或者限制规定的，从其规定。"在司法实践中，家政行业常遇到的刑事案件有盗窃罪、故意伤害罪、故意杀人罪、诈骗罪等。

（1）盗窃罪。盗窃罪是指以非法占有为目的，秘密窃取公私财物数额较大或者多次盗窃、入户盗窃、携带凶器盗窃、扒窃公私财物的行为。

《中华人民共和国刑法》第二百六十四条规定：盗窃公私财物，数额较大的，或者多次盗窃、入户盗窃、携带凶器盗窃、扒窃的，处三年以下有期徒刑、拘役或者管制，并处或者单处罚金；数额巨大或者有其他严重情节的，处三年以上十年以下有期徒刑，并处罚金；数额特别巨大或者有其他特别严重情节的，处十年以上有期徒刑或者无期徒刑，并处罚金或者没收财产。

《最高人民法院、最高人民检察院关于办理盗窃刑事案件适用法律若干问题的解释》第一条规定：盗窃公私财物价值一千元至三千元以上、三万元至十万元以上、三十万元至五十万元以上的，应当分别认定为刑法第二百六十四条规定的"数额较大""数额巨大""数额特别巨大"。同时规定，各省、自治区、直辖市高级人民法院、人民检察院可以根据本地区经济发展状况，并考虑社会治安状况，在前款规定的数额幅度内，确定本地区执行的具体数额标准，报最高人民法院、最高人民检察院批准。

第二条规定：盗窃公私财物，具有下列情形之一的，"数额较大"的标准可以按照前条规定标准的百分之五十确定：（一）曾因盗窃受过刑事处罚的；（二）一年内曾因盗窃受过行政处罚的；（三）组织、控制未成年人盗窃的；（四）自然灾害、事故灾害、社会安全事件等突发事件期间，在事件发生地盗窃的；（五）盗窃残疾人、孤寡老人、丧失劳动能力人的财物的；（六）在医院盗窃病人或者其亲友财物的；（七）盗窃救灾、抢险、防汛、优抚、扶贫、移民、救济款物的；（八）因盗窃造成严重后果的。

《中华人民共和国刑法》第一百九十六条第三款规定：盗窃信用卡并使用的，依照本法第二百六十四条的规定定罪处罚。

（2）故意伤害罪。故意伤害罪是指故意损害他人身体造成伤害的行为。伤害分为4种，包括伤害致死、重伤、轻伤、轻微伤。造成他人轻微伤的行为不构成犯罪，但加害人应当承担民事赔偿责任；造成他人轻伤的行为构成故意伤害罪，加害人应当被判处三年以下有期徒刑，并应当承担民事赔偿责任；故意伤害他人造成重伤的应当判处三年以上有期徒刑、无期徒刑，甚至死刑，并应当承担民事赔偿责任；故意伤害他人造成死亡的，加害人应被判处十年以上有期徒刑、无期徒刑、死刑，并应当承担民事赔偿责任。

《中华人民共和国刑法》第二百三十四条：故意伤害他人身体的，处三年以下有期徒刑、拘役或者管制。犯前款罪，致人重伤的，处三年以上十年以下有期徒刑；致人死亡或者以特别残忍手段致人重伤造成严重残疾的，处十年以上有期徒刑、无期徒刑或者死刑。本法另有规定的，依照规定。

（3）故意杀人罪。故意杀人是指故意非法剥夺他人生命的行为，属于侵犯公民人身民主权利罪的一种，是刑法中少数性质最恶劣的犯罪行为之一。

《中华人民共和国刑法》第二百三十二条规定：故意杀人的，处死刑、无期徒刑或者十年以上有期徒刑；情节较轻的，处三年以上十年以下有期徒刑。

故意杀人罪是行为犯罪，只要行为人实施了故意杀人的行为，就构成故意杀人罪。由于生命权利是公民人身权利中最基本、最重要的权利，因此，不管被害人是否实际被杀，不管杀人行为处于故意犯罪的预备、未遂、中止等哪个阶段，都构成犯罪，应当立案追究。

（4）诈骗罪。《中华人民共和国刑法》第二百六十六条：诈骗公私财物，数额较大的，处三年以下有期徒刑、拘役或者管制，并处或者单处罚金；数额巨大或者有其他严重情节的，处三年以上十年以下有期徒刑，并处罚金；数额特别巨大或者有其他特别严重情节的，处十年以上有期徒刑或者无期徒刑，并处罚金或者没收财产。本法另有规定的，依照规定。

《最高人民法院、最高人民检察院关于办理诈骗刑事案件具体应用法律若干问题的解释》规定：诈骗公私财物价值三千元至一万元以上、三万元至十万元以上、五十万元以上的，应当分别认定为《中华人民共和国刑法》第二百六十六条规定的"数额较大""数额巨大""数额特别巨大"。

达到以上数额，又具有以下情节的，酌情从严惩处：

（一）通过发送短信、拨打电话或者利用互联网、广播电视、报纸杂志等发布虚假信息，对不特定多数人实施诈骗的；

（二）诈骗救灾、抢险、防汛、优抚、扶贫、移民、救济、医疗款物的；

（三）以赈灾募捐名义实施诈骗的；

（四）诈骗残疾人、老年人或者丧失劳动能力人的财物的；

（五）造成被害人自杀、精神失常或者其他严重后果的。

已达到"数额较大"的标准，但具有下列情形之一，且行为人认罪、悔罪的，可以根据《中华人民共和国刑法》第三十七条、《中华人民共和国刑事诉讼法》的规定不起诉或者免予刑事处罚：

（一）具有法定从宽处罚情节的；

（二）一审宣判前全部退赃、退赔的；

（三）没有参与分赃或者获赃较少且不是主犯的；

（四）被害人谅解的；

（五）其他情节轻微、危害不大的。

诈骗近亲属的财物，近亲属谅解的，一般可不按犯罪处理。

诈骗近亲属的财物，确有追究刑事责任必要的，具体处理也应酌情从宽。

（三）法规、规章强化保障落实

法律，有广义、狭义2种理解。从广义上讲，法律泛指一切规范性文件；从狭义上讲，仅指全国人大及其常委会制定的规范性文件。

法规，在法律体系中，主要指行政法规、地方性法规、民族自治法规及经济特区法规等。法规即指国务院、地方人大及其常委会、民族自治机关和经济特区人大制定的规范性文件。

规章，是行政性法律规范文件，是从其制定机关划分的。规章主要指国务院组成部门及直属机构，省、自治区、直辖市人民政府及省、自治区政府所在地的市和经国务院批准的较大市的人民政府，在它们的职权范围内，为执行法律、法规需要制定的事项或属于本行政区域的具体行政管理事项而制定的规范性文件。法律和法规的区别主要是制定的机关不同，一个是全国人大及其常委会，一个是国务院或地方人大等机构。再次，其效力层次也是不同的，当法规与法律出现冲突时，以法律的规定为准。

1.《中华人民共和国母婴保健法实施办法》

《中华人民共和国母婴保健法实施办法》是根据《中华人民共和国母婴保健法》制定的。该实施办法规定了母婴保健技术服务的事项、母婴保健的知情选择权、母婴保健工作的目的、卫生行政部门的职责以及婚前保健、孕产期保健婴儿保健、技术鉴定、监督管理、罚则等内容。

第三条　母婴保健技术服务主要包括下列事项：

（一）有关母婴保健的科普宣传、教育和咨询；

（二）婚前医学检查；

（三）产前诊断和遗传病诊断；

（四）助产技术；

（五）实施医学上需要的节育手术；

（六）新生儿疾病筛查；

（七）有关生育、节育、不育的其他生殖保健服务。

第四条　公民享有母婴保健的知情选择权。国家保障公民获得适宜的母婴保健服务的权利。

第五条　母婴保健工作以保健为中心，以保障生殖健康为目的，实行保健和临床相结合，面向群体、面向基层和预防为主的方针。

第十七条　医疗、保健机构应当为育龄妇女提供有关避孕、节育、生育、不育和生殖健康的咨询和医疗保健服务。

医师发现或者怀疑育龄夫妻患有严重遗传性疾病的，应当提出医学意见；限于现有医疗技术水平难以确诊的，应当向当事人说明情况。育龄夫妻可以选择避孕、节育、不孕等相应的医学措施。

第十八条　医疗、保健机构应当为孕产妇提供下列医疗保健服务：

（一）为孕产妇建立保健手册（卡），定期进行产前检查；

（二）为孕产妇提供卫生、营养、心理等方面的医学指导与咨询；

（三）对高危孕妇进行重点监护、随访和医疗保健服务；

（四）为孕产妇提供安全分娩技术服务；

（五）定期进行产后访视，指导产妇科学喂养婴儿；

（六）提供避孕咨询指导和技术服务；

（七）对产妇及其家属进行生殖健康教育和科学育儿知识教育；

（八）其他孕产期保健服务。

第十九条 医疗、保健机构发现孕妇患有下列严重疾病或者接触物理、化学、生物等有毒、有害因素，可能危及孕妇生命安全或者可能严重影响孕妇健康和胎儿正常发育的，应当对孕妇进行医学指导和下列必要的医学检查：

（一）严重的妊娠并发症；

（二）严重的精神性疾病；

（三）国务院卫生行政部门规定的严重影响生育的其他疾病。

第二十条 孕妇有下列情形之一的，医师应当对其进行产前诊断：

（一）羊水过多或者过少的；

（二）胎儿发育异常或者胎儿有可疑畸形的；

（三）孕早期接触过可能导致胎儿先天缺陷的物质的；

（四）有遗传病家族史或者曾经分娩过先天性严重缺陷婴儿的；

（五）初产妇年龄超过 35 周岁的。

第二十二条 生育过严重遗传性疾病或者严重缺陷患儿的，再次妊娠前，夫妻双方应当按照国家有关规定到医疗、保健机构进行医学检查。医疗、保健机构应当向当事人介绍有关遗传性疾病的知识，给予咨询、指导。对诊断患有医学上认为不宜生育的严重遗传性疾病的，医师应当向当事人说明情况，并提出医学意见。

第二十三条 严禁采用技术手段对胎儿进行性别鉴定。

对怀疑胎儿可能为伴性遗传病，需要进行性别鉴定的，由省、自治区、直辖市人民政府卫生行政部门指定的医疗、保健机构按照国务院卫生行政部门的规定进行鉴定。

第二十五条 医疗、保健机构应当按照国家有关规定开展新生儿先天性、遗传性代谢病筛查、诊断、治疗和监测。

第二十六条 医疗、保健机构应当按照规定进行新生儿访视，建立儿童保健手册（卡），定期对其进行健康检查，提供有关预防疾病、合理膳食、促进智力发育等科学知识，做好婴儿多发病、常见病防治等医疗保健服务。

第二十七条 医疗、保健机构应当按照规定的程序和项目对婴儿进行预防接种。

婴儿的监护人应当保证婴儿及时接受预防接种。

第二十八条 国家推行母乳喂养。医疗、保健机构应当为实施母乳喂养提供技术指导，为住院分娩的产妇提供必要的母乳喂养条件。

医疗、保健机构不得向孕产妇和婴儿家庭宣传、推荐母乳代用品。

第二十九条 母乳代用品产品包装标签应当在显著位置标明母乳喂养的优越性。

母乳代用品生产者、销售者不得向医疗、保健机构赠送产品样品或者以推销为目的有条件地提供设备、资金和资料。

第三十七条 医疗、保健机构应当根据其从事的业务，配备相应的人员和医疗设备，对从事母婴保健工作的人员加强岗位业务培训和职业道德教育，并定期对其进行检查、考核。

医师和助产人员（包括家庭接生人员）应当严格遵守有关技术操作规范，认真填写各项记录，提高助产技术和服务质量。

助产人员的管理，按照国务院卫生行政部门的规定执行。

从事母婴保健工作的执业医师应当依照母婴保健法的规定取得相应的资格。

2.《中国儿童发展纲要（2011—2020 年）》等的有关规定

实行男女平等是国家的基本国策，男女平等的实现程度是衡量社会文明进步的重要标志。妇女占全国人口的半数，是经济社会发展的重要力量。在发展中维护妇女权益，在维权中促进妇女发展，是实现妇女解放的内在动力和重要途径。保障妇女权益、促进妇女发展、推动男女平等，对国家经济社会发展和中华民族文明进步具有重要意义。

2001 年，国务院颁布了《中国妇女发展纲要（2001—2010 年）》（以下简称《纲要》），确定了妇女与经济、妇女参与决策和管理、妇女与教育、妇女与健康、妇女与法律、妇女与环境 6 个优先发展领域的主要目标和策略措施。国家将妇女发展纳入国民经济和社会发展总体规划，不断完善保障妇女权益的法律体系，强化政府管理责任，加大经费投入，加强社会宣传动员，有力推动了"纲要"的实施。

《纲要》中，国家要求深入贯彻落实科学发展观，坚持儿童优先原则，保障儿童生存、发展、受保护和参与的权利，缩小儿童发展的城乡区域差距，提升儿童福利水平，提高儿童整体素质，促进儿童健康、全面发展。基本原则：①依法保护原则。在儿童身心发展的全过程，依法保障儿童合法权利，促进儿童全面健康成长。②儿童优先原则。在制定法律法规、政策规划和配置公共资源等方面优先考虑儿童的利益和需求。③儿童最大利益原则。从儿童身心发展特点和利益出发处理与儿童相关的具体事务，保障儿童利益最大化。④儿童平等发展原则。创造公平的社会环境，确保儿童不因户籍、地域、性别、民族、信仰、受教育状况、身体状况和家庭财产状况受到任何歧视，所有儿童享有平等的权利与机会。⑤儿童参与原则。鼓励并支持儿童参与家庭、文化和社会生活，创造有利于儿童参与的社会环境，畅通儿童意见表达渠道，重视、吸收儿童意见。目标完善覆盖城乡儿童的基本医疗卫生制度，提高儿童身心健康水平；促进基本公共教育服务均等化，保障儿童享有更高质量的教育；扩大儿童福利范围，建立和完善适度普惠的儿童福利体系；提高儿童工作社会化服务水平，创建儿童友好型社会环境；完善保护儿童的法规体系和保护机制，依法保护儿童合法权益。目标策略儿童与健康主要目标：①严重多发致残的出生缺陷发生率逐步下降，减少出生缺陷所致的残疾。②婴儿和 5 岁以下儿童死亡率分别控制在 10‰和 13‰以下。降低流动人口中婴儿和 5 岁以下儿童死亡率。③减少儿童伤害所致的死亡和残疾。18 岁以下儿童伤害死亡率以 2010 年为基数下降 1/6。④控制儿童常见疾病和艾滋病、梅毒、结核病、乙肝等重大传染性疾病。⑤纳入国家免疫规划的疫苗接种率以乡（镇）为单位达到 95% 以上。⑥新生儿破伤风发病率以县为单位降低到 1‰以下。⑦低出生体重发生率控制在 4% 以下。⑧ 0～6 个月婴儿纯母乳喂养率达到 50% 以上。

（四）地方性法规

近年来，各省市自治区相应出台了一些妇女健康权益保护、儿童健康保障制度和母婴保健技术服务的法律制度。如：2019 年 10 月 29 日，广州市举行十五届人大常委会二十八次会议，会上首部母乳喂养法规《广州市母乳喂养促进条例》获表决通过。该条例包含了如下内容：①政府应设母婴室和哺乳室建设补助资金，加强对母乳妈妈关心的用人单位的职责；②禁止医疗机构向孕产妇宣传、推荐母乳代用品，医疗机构应加强对母乳喂养的态度与专业支持等，这些法规、规章涵盖了保护和促进母婴健康的服务体系及其支撑保障条件，同样是监测和评估母婴健康状况、有效调控母婴保健事业运行的重要依据。

一直以来，母婴护理员以农村务农人员进城或陪子女进城读书的妇女为主。由于巨大的城乡差距，此类雇员在生活卫生习惯、儿童教育、医疗常识、法律规范等方面通常欠缺相关知识，较难适应日新月异的城市家庭需要。同时，母婴服务机构也面临着签约方诚信问题的极大难题。加强职业守则和法律规范的学习，有效地提高母婴护理员的职业能力，有效地用法律法规提高合同的执行率，将可以很大程度地降低该行业的道德风险和市场的不规范性，扩大高素质水平劳动力的参与度。

（李　岚　苗玉坤）

第三章　优生与筛查基础

 第一节　优生优育概述

一、优生优育的概念

（一）早期优生学的概念

优生（Eugenics）的概念由英国科学家高尔顿在 1883 年首次提出，该词原意为"健康的遗传"，即新生的孩子可从父母处获得健康的遗传，因此在体力和智力等方面均具备优良的素质。据此，高尔顿将优生学定义为：在社会整体控制下，研究可能改善或损害后代种族素质的主要因素。而作为当时美国最权威的优生学家，Charles B. Davenport 则将优生学定义为"通过优化生育的方法来改进人种的科学"。

优生学在 20 世纪初一度达到鼎盛，但由于高尔顿及部分优生学家过分强调智能的遗传性，将遗传与阶级差别和民族优劣混为一谈，进而被种族主义者和法西斯主义者作为理论依据用于种族灭绝政策的推行，导致优生学受到巨大的误解。因此，1998 年在北京召开的第 18 届国际遗传学大会上，各国遗传学专家学者达成共识，不再在科学文献中使用"优生学"（Eugenics）一词。目前，随着细胞生物学和分子生物学技术的飞速发展，生物基因组研究逐渐透彻，科学家们在揭秘遗传学密码以期探索人类生命奥秘的同时，也在积极探讨提升人口素质与保障生命个体的平衡。

（二）我国优生优育的概念

随着优生优育政策的逐步推广，"优生优育"一词在我国被人们广为接受。优生优育是指通过提供保健、咨询、教育、医疗等措施协助人们生育和培养具备良好生存素质且身心健康发展的孩子。它关系到一个国家人口素质的提升，对个人、家庭、民族及全人类的发展意义重大。由于优生优育思想在世界各地乃至中国都经历了曲折的变化，通过了解优生学及优生优育思想的发展历史，将有助于我们正确认识优生优育的实质，以便更好地开展优生优育工作。

二、优生优育的研究意义

优生与优育密切相关，优生是优育的基础，提高出生婴儿的体质水平有助于保证优育的实施；而优育则是在良好身体素质的基础上促进身心健康发展的关键因素。因此，优生和优育缺一不可，须以生育健康婴儿为基础，同时注重优良的教育和保健，促进儿童健康成长，进而提高人口素质。提高人口素质关系到国家和民族的未来。当今世界各国竞争激烈，其本质是以经济和科技实力为基础的综合国力的较量，而科技进步、经济繁荣和社会发展则取决于人民的综合素质。因此，通过推行优生优育提高人口素质，有助于国家和民族的繁荣昌盛。

目前，全国大中城市普遍建立相关医疗机构开展优生咨询服务，尤其建立了全国性的孕产妇死亡监测、5 岁以下儿童死亡监测和出生缺陷监测网；各医疗科研机构积极开展优生优育宣传科普、胎教和婴幼儿早期教育的研究和服务；优生优育技术和科研队伍逐步构建并形成网络，为推动我国优生优育工作提供了技术基础和理论依据，后续也将继续为提高我国人口素质做出更大的贡献。迈入 21 世纪，我国人口老龄化问题逐渐显露，对国家长期发展提出了新的挑战，因此人口政策逐渐调整为"全面开放二胎"，到目前全面"开放三胎"。在这种大趋势下，优生优育仍需作为重点内容引起重视，以促进人口政策的推行实施，推动国家的长远发展。

第二节　影响优生的因素

要实现优生，首先需要明确影响优生，即影响胎儿、婴儿健康的因素。一般影响健康的因素可分为遗传和环境两大类，二者可单独作用诱发疾病，但大部分情况下，遗传因素和环境因素相互作用影响婴幼儿健康。

一、遗传因素

遗传因素是指遗传物质的改变。遗传因素改变作为唯一或主要病因导致的疾病称为遗传病，可分为单基因遗传病、多基因遗传病、染色体病、线粒体遗传病和体细胞遗传病。

（一）单基因遗传病

单基因遗传病是由单个基因或一对等位基因发生突变所导致的疾病。截至 2021 年 3 月，已发现单基因病超过 7000 种，其中已明确表型和分子机制的超过 6000 种。根据其遗传方式，可分为常染色体显性遗传病、常染色体隐性遗传病和性连锁遗传病。单基因遗传病发病率低，但由于其遗传性危害极大，需被予以高度重视。

1. 常染色体显性遗传病

常染色体上的一对等位基因中，存在一个突变即可发病。如家族性多发性结肠息肉、马凡综合征、成人型多囊肾等。这类遗传病的遗传与性别无关；患者双亲常有一方为患者或为新发突变；且患者常为杂合型，若与正常人婚配，子女患病概率为 50%；有时由于内外环境的影响，连续几代遗传的杂合子个体携带的显性致病基因并不表达，即为不完全外显。常染色体显性遗传病的外显率因不同疾病而异，多为 60%～90%。

2. 常染色体隐性遗传病

常染色体上的一对等位基因同时发生突变才会发病。因此，隐性遗传病患者多是 2 个携带者所生的后代。如先天性聋哑、白化病、苯丙酮尿症。杂合型的隐性致病基因携带者不发病，但可将致病基因传给后代。这类疾病的遗传也与性别无关；若双亲为无病携带者，子女发病概率为 25%；近亲婚配时隐性遗传病的患病率将明显增高。

3. 性连锁遗传病

多为 X 染色体上的隐性致病基因引起，男女发病率有显著差异，如红绿色盲和血友病等。这类疾病的遗传通常是交叉遗传，即父传女、母传子，且患者可隔代出现，人群中男性患者较女性患者多。

（二）多基因遗传病

多基因遗传病是由多对基因联合引起的疾病，其病因复杂，且和环境因素关系密切，多需要环境因素的作用才发病。常见的多基因遗传病包括早发冠心病、高血压、变态反应、糖尿病、精神分裂症、智力缺陷及先天畸形（如唇腭裂、无脑儿、脊柱裂、先天性髋关节脱位等）等，这些疾病都由多对基因的遗传因素引起。多基因遗传病的遗传特点是亲属发病率与群体发病率有关；且发病率与亲属关系远近有关，发病率为一级亲属＞二级亲属＞三级亲属；再发危险率与家族患病人数有关，一级亲属患病人数越多，下一代发病率越高；同时，其患病率与种族、性别有关。多基因遗传病是最常见、最多发的遗传病。

（三）染色体病

染色体病是染色体结构改变或数目异常所导致的疾病，往往涉及多个基因结构或数量的变化，因此对个体的危害多大于单基因遗传病和多基因遗传病。

1. 分类

染色体病按染色体种类可分为常染色体病和性染色体病，按染色体异常类型可分为染色体数目异常疾病和染色体结构异常疾病。此外，近年随分子细胞异常技术发展，由染色体细微结构畸变作用引起的染色体微缺失/微重复综合征也逐渐引起重视。

（1）染色体数目异常疾病。染色体数目异常疾病是染色体数目异常所导致的疾病，包括整倍体异常和非整倍体异常。其中整倍体异常为染色体数目改变为一个染色体组的倍数，此类疾病多为致死性，在胚胎中常见，少数存活者多为三倍体/二倍体的嵌合体；非整倍体异常为染色体数目的改变不是一个染色体组的倍数，临床较常见，如 Down 综合征、18 三体综合征和 Turner 综合征等。

（2）染色体结构异常疾病。染色体结构异常疾病是指染色体因缺失、易位、重复、和插入等结构异常引起遗传物质发生改变而导致的疾病。常见的如猫叫综合征和 3p 缺失综合征。

（3）染色体微重复/微缺失综合征。染色体微重复/微缺失综合征是由于染色体细微结构畸变导致基因组 DNA 结构发生重排，引起基因拷贝数变异导致的一类遗传病。目前已发现 300 余种，如染色体亚端粒重组异常相关性智力低下、22q11.2 微缺失综合征和 22q11.2 微重复综合征等，且随着检测技术发展，该类疾病的种类仍在不断增加。

2. 临床和遗传特点

这类疾病在临床上和遗传上通常有以下特点：①患者多有先天性多发畸形、生长发育和智力落后或性发育异常、特殊肤纹；②多呈散发性，即双亲染色体正常，畸变染色体来源于双亲生殖细胞或受精卵早期卵裂过程中新发的染色体畸变，因此这类患者往往无家族史；③少数染色体畸变患者由表型正常的双亲遗传所得，双亲之一是平衡的染色体结构重排携带者，因此会将畸变的染色体遗传给后代，引起子代染色体不平衡最终致病，此类患者多伴有家族史。染色体病属于严重出生缺陷，目前尚缺乏有效治疗方法，因此产前进行筛查具有重要意义。

（四）线粒体遗传病

狭义的线粒体遗传病通常指由线粒体 DNA 缺陷引起的疾病，是一组多系统疾病。由于中枢神经系统和骨骼肌对能量的依赖程度最强，因此临床症状多以中枢神经系统和骨骼肌病变为特征。如 Leber 视神经萎缩、肌阵挛性癫痫和粗糙纤维病等。线粒体 DNA 遗传特性与核 DNA 不同，因此线粒体 DNA 缺陷引起的疾病的遗传有母系传递和高度的表现型差异等特点。母系传递是指线粒体遗传病仅能通过女性传递给下一代；同时由于减数分裂形成卵子时异常线粒体在卵子中的分布不同，受精后受精卵内含有缺陷线粒体 DNA 的比例不同和后续在组织中分布不同可引起不同的临床表型出现。近年也有研究发现父亲线粒体 DNA 也可传递到下一代，其遗传方式近似常染色体显性遗传方式。

（五）体细胞遗传病

体细胞遗传病是在特异的体细胞中发生遗传物质改变的疾病，如恶性肿瘤、自身免疫缺陷病等，一般不向后代传递，因此经典的遗传病概念中并不包括这类疾病。

二、环境因素

遗传因素是引起胎儿先天缺陷的重要因素，但研究发现，哺乳类胚胎的致畸与环境因素也密切相关。总的来看，胎儿先天缺陷多是环境因素与遗传因素相互作用的结果。因此把控环境因素对孕妇及其胎儿意义重大。针对孕妇及其胎儿的环境因素可分为物理因素、化学因素、生物因素和社会因素等。

（一）物理因素

物理因素包括低气压、电磁辐射、电离辐射和噪声等，可通过不同环节引起孕妇的身体状态异常，进而影响胎儿的生长发育。如低气压使孕妇长期处于缺氧状态，易引起胎儿宫内发育迟缓，新生儿死亡率增高；孕妇若长时期从事 X 射线作业，畸胎率将明显提高；若长时间接触100dB 以上的大强度噪声，孕妇易发生妊娠剧吐、妊娠高血压综合征，胎儿则易出现宫内发育迟缓及胎动活跃。

（二）化学因素

1. 生产和生活环境中的各类化学物质

它包括烟、酒、金属、有机溶剂和高分子化合物及农药等。

（1）烟：烟草中含有尼古丁，且烟叶燃烧过程中会产生多种有害物质，如一氧化碳、焦油、氧化物等。孕妇主动吸烟可使自然流产、早产、胎盘早剥等发生率增加，且将使各类有害物质经血液循环运输给胎儿，导致胎儿先天性心脏病发生率增加、低体重儿增多、围生儿死亡率升高。被动吸烟同样可引起类似不良结局。

（2）酒：乙醇为公认的致畸物。酗酒孕妇娩出的新生儿具有乙醇中毒的中枢神经系统异常、颜面畸形和发育障碍的特征，称为胎儿乙醇综合征。胎儿乙醇综合征患者以小脸症居多，常伴脑发育不全和神经管闭合缺损等，甚至可导致无脑儿。酒精中毒较轻患者则称为酒精影响儿。因此孕期应该避免酗酒，尤其是在妊娠早期胚胎分化发育时期。

（3）各类金属：铅、汞、镉、锰、砷等金属可通过胎盘屏障进入胎儿体内，孕妇若长时期接触易发生流产及妊娠高血压，且胎儿易出现宫内生长受限，导致早产儿、低体重儿和低智商儿增加。

（4）有机溶剂和高分子化合物：孕妇长时期接触有机溶剂如甲苯和二甲苯等易造成早期流产并增高胎儿畸形率；长时期接触高分子化合物如氯乙烯、苯乙烯等易发生妊娠高血压及血小板数显著减少。

（5）农药：长时期接触农药易致胎儿发生神经管缺陷畸形等。

2. 营养因素

胎儿在子宫内生长发育，需要母体给予充足的热量和营养素。妊娠期前 3 个月，孕妇的营养影响着胎儿细胞的分化及器官系统的形成；随后 6 个月，孕妇摄入的能量及营养素的供应决定着新生儿的大小。如果孕妇孕期营养摄入不足导致自身营养不良，或摄入污染的食品，将阻碍胎儿的正常发育，导致胎儿早产、低出生体重、大脑发育减缓和先天畸形等，且围产期新生儿的死亡率增高。另外，孕期营养过多则可能引起新生儿儿童期的肥胖和成年后的营养性疾病。因此孕期需合理控制营养摄入，均衡膳食。

（1）热量和蛋白质的供给。妊娠期间孕妇基础代谢率升高，加上妊娠和胎儿生长发育需要，孕妇需摄入比平时更多的热量和蛋白质以支持孕妇自身生殖系统组织的增长和胎儿的生长发育。若热量与蛋白质摄入不足，可直接导致胎儿生长发育低下，或间接影响胎盘发育，进而导致流产、早产、死胎和妊娠并发症等发生率升高。

（2）矿物质和维生素的摄入。各类矿物质和维生素对胎儿的正常发育不可或缺，因此孕期需注意适当增加补充，以确保胎儿正常发育。

1）碘：胚胎期缺碘对脑发育影响重大，其影响程度取决于碘缺乏程度、持续时间和人体所处的发育阶段，其最大危害是造成智力损伤。妊娠早期暂时性缺碘可引起先天性聋哑，严重缺碘可引起地方性克汀病，甚至引起流产、早产、死胎、先天畸形和围产儿死亡。因此需及时补充。

2）钙：钙对胎儿骨骼和牙齿的发育起重要作用。若孕期长期缺钙，胎儿骨骼的正常发育将受到限制，新生儿出现骨质钙化不良和体重下降，易患佝偻病；严重缺钙时还会出现死胎。目前孕妇膳食钙的供给量标准为妊娠中期（4～6 个月）1000 mg/d 及后期（7～9 个月）1500 mg/d，奶及奶制品、绿叶菜和豆类是较好的钙来源。

3）铁：孕妇对铁的需求量较平时高，孕中期及孕晚期的推荐摄入量为 24 mg/d 和 29 mg/d。若母体缺铁，轻度时主要是母亲受累，婴儿仅出生时体内铁储存量略少；重度则可导致婴儿出生时贫血，进而表现出易感染和生长发育落后等。因此需及时足量摄入，动物肝脏和肉类的铁易吸收，是铁的良好来源。

4）锌：孕妇摄入锌的推荐量为 9.5 mg/d。若母体缺锌，将导致机体核酸合成能力下降，引起神经管及其他组织细胞数目减少和随之而来的形态发育异常，导致各类胎儿畸形。动物性食品、谷类和豆类均含较多的锌，但谷类的锌吸收较差。

5）维生素 A：孕期严重缺乏维生素 A 可引起新生儿角膜软化，但过多也将阻碍正常的胎儿骨骼发育，因此在妊娠期间，应适当补充维生素 A，但不宜摄取过多。维生素 A 供给量标准为 1000 μg/d，可通过动物性食品如动物肝脏、蛋黄、乳类等摄取，而有色蔬菜如胡萝卜、菠菜、豌豆苗等含有类胡萝卜素较多，也具有维生素 A 的活性。

6）维生素 D：维生素 D 可促进钙的吸收及其在骨骼中的沉积，因此孕期缺乏维生素 D 将导致婴儿骨骼发育异常，出现新生儿先天性佝偻病。因此孕期妇女除多晒太阳外，还需补充富含维生素 D 的食物或维生素 D 制剂。但不宜过量，以免导致婴儿智力发育迟钝和骨质硬化。维生素 D 供给量标准为 10 μg/d，可通过食用动物肝脏、鱼肝油和蛋类或日晒皮肤获取。

7）维生素 E：维生素 E 对生殖系统正常功能的维持意义重大，孕期缺乏可导致胎儿发育异常，重者出现死胎或畸形。可通过植物油、谷类、蛋类和新鲜蔬菜获取。

8）维生素 C：维生素 C 对胎儿骨骼及牙齿的正常发生、发育，造血系统的健全和机体抵抗力的维持，都有良好的促进作用。孕期缺乏会使胎儿早产率升高，但过多摄入则可能导致新生儿坏血病。可通过新鲜蔬菜、水果获取。

9）维生素 B 族：B 族维生素尤其维生素 B_2 和叶酸对维持人类正常胚胎发育有着重要的作用，缺乏易导致胎儿畸形；维生素 B_6 则与母体蛋白质和脂肪代谢密切相关，缺乏时死胎率升高，因此需及时补充。可从动物性食品如肝、肾、乳类、蛋类等获取，植物性食品中以豆类较高；维生素 B_6 可从谷类、豆类与肉类获取，叶酸则可从动物肝、肾和绿色蔬菜获得，推荐孕期每天通过膳食和补充剂摄入 600 μg 叶酸当量（DFE）。例如，每天摄入各种青菜 400 g，其中一半以上为新鲜绿叶蔬菜，可提供叶酸越 200 μg DFE。再另外每天补充 400 μg 叶酸制剂。即 600 μg DFE ＝ 200 μg DFE（食物来源）＋叶酸制剂 400 μg。

3. 药物

资料显示，我国孕妇妊娠期间患病用药率为 90% 以上。孕妇妊娠期间患病可同时危及子宫内的胎儿，如及时处理且用药得当，将间接有利于胎儿生长发育。然而，与此同时，许多药物具有生殖毒性和胚胎毒性，用药时可能通过胎盘屏障进入胎儿体内，因此，若滥用药物，将导致胎儿发育异常或畸形。

药物对胎儿的影响与药物的性质和用药时的胎龄、用药剂量、疗程长短及胎儿遗传素质等相关，其中药物性质及用药时的胎龄最为重要。部分药物如反应停、雌激素等由于药物本身性质易有致畸作用。胚胎期不同阶段用药影响不一，受精后 2 周内，受精卵着床前后，药物对胚胎的影响是"全"或"无"的："全"表现为胚胎早期死亡导致流产；"无"则为胚胎继续发育，不出现异常。受精后 15 ～ 55 天，胎儿胎盘循环已建立，此时用药易通过胎盘进入胚胎体内而影响胎儿的分化发育，导致畸形发生。因此前 3 个月是药物致畸的敏感期，用药需慎重。随后，胎儿生长、器官发育、功能逐渐完善，而神经系统、生殖器官和牙齿仍在继续分化发育，因此药物的影响主要为生长受限、低出生体重，或某些器官发育不良导致的功能缺陷、畸形和行为异常等。

（三）生物因素

病毒、细菌、原虫、衣原体、螺旋体等生物因素引起的孕妇孕期感染不仅对孕妇本身造成损害，还可通过胎盘屏障或子宫颈管垂直感染给胎儿，导致流产、死胎、死产和早产等；即使胎儿出生后幸存，也可能发生先天性疾病。因此，各类生物因素造成的孕期感染已成为围生期的重要致危因素。

1. 孕期感染的特点和传播途径

（1）孕期感染的特点：孕期感染对胚胎或胎儿的影响既取决于病原体的种类和数量，又取决于胚胎或胎儿分化发育的时期。若感染的病原体破坏胚胎或胎儿细胞能力强且数量多，则引起流产、死胎、死产居多；若其破坏胚胎或胎儿细胞能力弱且数量少，则流产、死胎、死产少见，但仍可因影响分化发育而引起先天畸形。就感染时所处胚胎或胎儿分化发育的时期来说，以风疹为例，若孕妇于妊娠前期 1 ～ 2 个月感染风疹病毒，由于该阶段胚胎器官正在分化发育，后续新生儿患心脏畸形、先天性白内障的发生率最高；若于妊娠第 4 个月后感染，则先天畸形发生率明显减少。

（2）孕期感染导致胎儿感染的传播途径：孕期感染可通过垂直传播途径感染胎儿。妊娠期宫内感染，可经胎盘感染，也可能经宫颈上行性感染宫腔。分娩时可经产道感染。经产道感染是指胎儿通过软产道时被内源性或和外来病原体感染而引起新生儿感染症。常见的病原体有沙眼衣原体、巨细胞病毒、单纯疱疹病毒Ⅱ型、支原体等。

2. 常见孕期感染病原体及其对胎儿的影响

目前已知引起胚胎或胎儿感染且可造成较严重后果的病原体主要包括弓形虫、其他病原体感染（如梅毒螺旋体或乙肝病毒等）、风疹病毒、巨细胞病毒和单纯疱疹病毒，其导致的感染统称为 TORCH 感染。TORCH 感染的特点是孕妇感染其中任一病原体后症状和体征都很轻微，但其垂直传播却可导致胎儿或新生儿表现出严重的症状和体征，并遗留远期中枢神经系统损害。部分病例发生流产、死胎、死产。因此，TORCH 感染需作为备孕期检测的一项重要内容。

其中乙型肝炎病毒（Hepatitis B Virus，HBV）感染作为常见的感染备受大众关注。活动性乙肝孕妇孕早期的早孕反应较重，孕晚期常伴发妊高征和产后出血，且有发生流产、早产、死胎、死产的可能，新生儿死亡率亦明显增高。因此我国规定孕期需常规检测乙肝两对半，如果乙肝表面抗原阳性，则需进一步进行 HBV – DNA、转氨酶和肝胆超声等检测，以指导治疗。

为预防和减少 HBV 垂直传播给胎儿，需制定完善的围生期管理措施。孕早期需行 HBV 血清学检查和肝功能检查，若筛出阳性则对孕妇进行追踪和动态观察直至分娩。针对乙肝孕妇，若血清 HBsAg 呈阳性，新生儿需在生后 12h 内肌内注射乙肝免疫球蛋白 1 针，并同时肌内注射第 1 针乙肝疫苗，1 个月和 6 个月分别接种第 2 针和第 3 针乙肝疫苗；为进一步减少母婴传播，孕妇 HBV DNA $> 2 \times 10^5$ IU/mL 或 HBeAg 阳性时，从妊娠 28 ~ 32 周可开始服用抗病毒药物，分娩当日停药。

（四）社会心理因素

社会经济状况、文化教育、卫生保健、家庭关系、父母教养方式等对孕妇的心理状态的影响也可影响胎儿的发育和后续婴幼儿的身心健康成长。孕期孕妇的生理和心理均发生巨大变化，容易出现情绪波动，产生焦虑、恐惧、神经衰弱和精神异常等身心问题，进而可能引起胎儿发育不良，早产和低体重儿比率及畸形率升高。因此，实现优生既要重视生物学有关的主体因素，也要重视精神和社会因素。

第三节　调控优生的机制

影响优生的机制错综复杂，目前认为人类一切正常或异常的性状表现综合来看都是遗传和环境因素共同作用的结果，但在不同的疾病中，遗传和环境因素发挥的作用不尽相同。部分疾病的发生完全由遗传因素决定；部分以遗传因素为主导，但需要环境中的诱因作用引起发病；部分则以环境因素为主导因素，诱发遗传因素改变引起发病。

一、遗传因素决定发病机制

遗传因素决定的疾病并非完全与环境因素无关，但无特定环境因素作为发病必需因素。如单基因遗传病中的先天性成骨不全症、白化病、血友病及部分染色体病。这里以血友病的发病机制为例展开描述。

（一）概述

血友病包括血友病 A（又称凝血因子Ⅷ缺乏症）、血友病 B（又称凝血因子 Ⅸ 缺乏症）和血友病 C（又称凝血因子 Ⅺ 缺乏症），是一类遗传性凝血功能障碍引起的出血性疾病。其中血友病 A 和血友病 B 是 X 连锁隐性遗传的凝血障碍性疾病，而血友病 C 则是常染色体隐性遗传。临床上多表现为反复自发性或轻微损伤后出血不止和出血引起的压迫症状及并发症，出血部位广泛，若出现颅内出血，可导致死亡。其中血友病 A 和血友病 B 临床症状基本相似，血友病 C 症状较轻；血友病 A 发病率约占 85%，而血友病 B 则占血友病总数 15%。

（二）发病机制

血友病是由与凝血因子表达或合成相关的基因突变引起凝血因子缺乏或功能降低所致。根据其发病机制，可通过产前基因诊断进行预防，减少患儿出生。

1. 血友病 A

血友病 A 是血浆中抗血友病球蛋白（anti-hemophilic globin，AHG）缺乏所致。AHG 是构成凝血酶Ⅷ的分子之一，AHG 基因突变导致 AHG 遗传性缺乏是血友病 A 的致病机制。AHG 基因位于 Xq28，长约 186 kb，由 26 个外显子组成，约占 X 染色体的 0.1%；其基因突变具备高度的遗传异质性，目前已发现的突变超过 3200 种，涉及分子重排、缺失、核苷酸插入、置换和移码等。约 20% 的患者涉及 AHG 基因第 22 个内含子的分子重排倒位而致病。

2. 血友病 B

血友病 B 是凝血因子 Ⅸ 缺乏或其凝血功能降低导致的，其分子病因是 X 染色体上的 FIX 基因突变。FIX 基因位于 Xq27.1－q27.2，长约 35 kb，由 8 个外显子组成，已发现的致病性突变超过 1200 种。

3. 血友病 C

血友病 C 是血浆 XI 凝血因子缺乏引起的，其遗传方式为常染色体显性遗传或常染色体隐性遗传，分子病因为位于常染色体 4q35.2 上的基因突变。其遗传方式与发生的基因突变类型相关，目前已发现的致病性突变超过 270 种。

二、遗传因素主导的发病机制

部分遗传疾病的发生以遗传因素为主导，但需要环境中的诱因作用引起发病，如单基因遗传病中的苯丙酮尿症和葡萄糖 -6- 磷酸脱氢酶缺乏症。此处以葡萄糖 -6- 磷酸脱氢酶缺乏症为例展开描述。

（一）概述

葡萄糖 -6- 磷酸脱氢酶缺乏症是由于葡萄糖 -6- 磷酸脱氢酶（glucose-6-phosphate dehydrogenase，G6PD）缺乏引起的，是一种常见的 X 连锁不完全显性遗传病。临床上主要表现为一组溶血性疾病，包括蚕豆病、药物性溶血、新生儿黄疸、某些感染性溶血和慢性非球形细胞溶血性贫血等。我国多数 G6PD 缺乏者无临床症状，但可在服用蚕豆或氧化性药物伯氨喹等后诱发，我国发病率呈现南高北低的特点。

（二）发病机制

1. 基因突变

G6PD 基因定位于 Xq28，其基因突变具有高度遗传异质性。目前已发现的致病性突变超 220 种，其中中国人群最常见的基因突变类型为 c.1376G > T 和 c.1388G > A。基因突变引起 G6PD 基因异常表达导致 G6PD 活性明显降低而致病。G6PD 缺乏症呈 X 连锁不完全显性遗传，男性半合子发病，女性杂合子则有不同的表现。原因是女性杂合子为两条 X 染色体分别携带野生型和突变型 G6PD 基因，在胚胎早期其中一条 X 染色体失活，使其部分细胞群带有活性的野生型基因，另一部分则带有突变型基因。若带活性的突变型等位基因细胞群比例高，则表现为 G6PD 活性明显降低；若带活性的野生型等位基因细胞群比例高，则表现为 G6PD 活性正常或轻度降低。因此，需通过基因诊断确认。

2. G6PD 活性降低

G6PD 活性降低使红细胞内葡萄糖通过磷酸戊糖旁路代谢障碍，导致氧化过程中产生的 H_2O_2 堆积，红细胞膜将遭受氧化性损伤；同时，过氧化物的增加使血红蛋白 β 链第 93 位半胱氨酸的疏基氧化，进一步促使血红蛋白变性成 Heinz 小体，引起红细胞变形性降低，不易通过脾或肝窦而被阻滞破坏，最终导致血管内和血管外溶血。

三、环境因素为主导的发病机制

部分疾病则以环境因素为主导因素，诱发遗传因素改变而引起发病。如 TORCH 感染引起的流产、死胎、死产、先天畸形和并发症状，下面就 TORCH 感染展开描述。

（一）概述

TORCH 感染是指由弓形虫、其他病原体（如梅毒螺旋体或乙肝病毒等）、风疹病毒、巨细胞病毒和单纯疱疹病毒导致的感染。孕妇发生 TORCH 感染时症状和体征都很轻微，但其垂直传播可导致胎儿表现出严重的症状和体征，并遗留远期中枢神经系统损害。不同病原体的 TORCH 感染具有许多相同的临床表现，包括低出生体重、紫癜、黄疸、肝脾肿大、肺炎、视网膜脉络膜炎和脑脊膜炎。同时，各病原体也有其特异的临床表现，弓形虫感染主要为脑内钙化和脑积水；梅毒螺旋体感染为骨异常和出疹；风疹病毒感染为白内障、青光眼和心脏畸形；巨细胞病毒感染为小头症和脑内钙化；而单纯疱疹病毒感染为角膜结膜炎和皮肤水疱。若孕妇既往有 TORCH 感染史、习惯性流产、死胎死产和无法解释的新生儿先天畸形或新生儿死亡，则应考虑是否与 TORCH 感染相关。

（二）发病机制

孕妇受 TORCH 感染，病原体可经垂直传播途径感染胎儿。病原体感染作为主要因素，可使遗传物质即染色体结构发生变化，导致胎儿细胞分化受到抑制，从而影响胎儿正常生长发育；同时，胎盘病变使胎儿供血不足，也可导致发育迟缓；另外，组织血管发生炎症也可导致畸形。以巨细胞病毒感染为例，其致畸的机制主要包括以下几点。

1. 直接损伤遗传物质

巨细胞病毒对 DNA 或染色体具有直接损伤作用，并影响染色体的正常分离，使致畸患儿姐妹染色单体互换和微粒率增加，进而影响基因表达，干扰胎儿正常发育，造成先天畸形或和流产。

2. 影响胎盘功能

巨细胞病毒宫内感染可通过干扰胎盘滋养层干细胞的分化和绒毛外滋养层细胞浸润至子宫壁，从而影响胎盘正常发育；可引起绒毛膜炎、胎盘炎症和胎盘血管内皮损伤所致的小血管栓塞，进而影响胎儿的血供；此外，巨细胞病毒还可通过胎盘血循环侵入胎儿，形成病毒血症，直接阻止细胞繁殖，进而影响胎儿生长发育。

3. 调控免疫反应

巨细胞病毒感染可以活化细胞毒性 T 淋巴细胞而溶解破坏受感染的胎盘细胞，使母体免疫细胞进入胎儿体内产生排斥反应进而导致流产；还可引起 TNF-α 分泌增多导致胎儿宫内生长迟缓。

4. 调控同源盒基因（HOX）异常表达

巨细胞病毒感染可能通过诱导细胞因子异常分泌或调节维甲酸受体表达导致 HOX 基因异常表达，调控细胞异常分化引起畸形发生。

第四节　促进优生的措施

一、优生咨询

（一）婚前咨询

婚前咨询是由婚检医师针对医学检查结果的异常情况及服务对象提出的相关问题进行解答、提供信息及建议，协助受检对象在知情同意的基础上做适宜的决定。医师会根据检查结果和可能产生的后果进行科学、细致的解答，充分了解、尊重服务对象的意愿，提出是否适宜结婚和生育、是否需暂缓结婚等医学意见，并针对不同情况进行婚前卫生指导。

1. 婚检医师出具"医学意见"的不同情况

（1）"建议不宜结婚"：双方为直系血亲、三代以内旁系血亲关系；一方或双方患有医学上认为不宜结婚的疾病；一方或双方患有重度、极重度智力低下，不具有婚姻意识能力的；一方或双方患有重型精神病，在病情发作期有攻击危害行为的。

（2）"建议不宜生育"：发现一方或双方患有医学上认为不宜生育的疾病，包括严重遗传性疾病或其他重要脏器性疾病。

（3）"建议暂缓结婚"：发现有关精神病在发病期内、指定传染病在传染期内或其他医学上认为应暂缓结婚的疾病。若发现可能会终生传染但不在发病期的传染病患者或病原体携带者，在出具婚前检查医学意见的同时，应向受检者说明情况，提出预防、治疗及采取其他医学措施的意见。若受检者坚持结婚，应充分尊重受检双方的意愿，并注明"建议采取医学措施，尊重受检者意愿"。

（4）"未发现医学上不宜结婚的情形"：若未发现以上情况，则为婚检时法定允许结婚的情形。

2. 婚前卫生保健指导

在出具任何一种医学意见时，婚检医师应当向当事人说明情况，并进行指导。同时，对准备结婚的男女双方还需进行以生殖健康为核心，与结婚和生育有关的保健知识的宣传教育。

（1）婚姻家庭道德教育：通过宣传教育指导准备结婚的男女双方树立并坚持正确的择偶原则、恋爱观和家庭观。

（2）生殖系统解剖知识和受孕知识普及：通过宣传教育使准备结婚的男女双方了解性生理和性心理知识，促使其了解和掌握受孕的必备条件。

（3）新婚避孕指导：通过宣传教育使准备结婚的男女双方了解避孕的原理和必要性，并促使其掌握正确的避孕方法。

（4）受孕时机选择指导：通过宣传教育使准备结婚的男女双方了解掌握受孕的最佳时机和条件，包括最佳生育年龄、受孕季节和必要的孕前准备等，进而促进优生。

（二）孕前咨询

孕前优生咨询是医生利用其专业知识指导夫妻双方调整到合适的受孕状态并安排理想的受孕时间，以达到优生的目的。主要包括以下内容。

1. 最佳的受孕状态

胎儿发育自受精卵，因此夫妻双方的状态对受精卵的质量至关重要。应从择偶阶段便考虑后代优生的问题，尽量避免近亲血缘的男女和带有同型致病基因的异性婚配。同时，孕前夫妻双方应保持良好的生活习惯，规律生活、劳逸结合，保证充足睡眠，并戒掉抽烟、酗酒、熬夜、偏食等不良习惯，从而使夫妻双方保持最佳健康状态，为优生打下坚实基础。

2. 最佳生育年龄

从社会角度考虑，男性和女性的最佳生育年龄分别为 27～32 岁和 25～29 岁。根据已有研究，生育年龄选择在 25～28 岁较符合优生观点。女性超过 35 岁生育，易发生染色体畸变导致畸形、遗传病、先天性缺陷疾病且妊娠、分娩中发生并发症的机会增多，难产率增高，出现唐氏综合征的可能性也较大。

3. 最佳受孕日期

受孕日期应选择男女双方健康最佳的状态、心理状态良好时受孕，此时精卵细胞在神经体液的调节下发育正常，且精卵结合产生的受精卵亦获得良好的发育条件，易生出健康的孩子。

4. 选择最佳受孕环境

中医强调性交受孕时要有一个安静、清洁、舒畅的环境。

5. 注意饮食营养调理

受孕前的营养状态对胎儿可产生重要影响，妻子的孕前营养状况与所生育的新生儿的健康状况密切相关，丈夫在妻子受孕前的营养状况与精子的质量有关。因此，孕前准备阶段夫妻双方应注意加强营养，注意补充富含优质蛋白、维生素和必需微量元素的食品，促进生殖细胞良好发育。

6. 需避免受孕的情况

（1）短期内接触有害物质。女性受放射性照射，尤其照射过腹腔后最好下次月经后才可受孕；男性若接触放射线、化学物质、农药或高温作业等可能影响生殖细胞的情况时应做精液检查。若长期接触对胎儿有毒性的物质如铅、汞、苯、镉等也需避免受孕；最好在孕前 3 个月脱离或避免接触有害物质；如果已受孕，应脱离或避免接触有害物质，发现异常及时治疗。

（2）接触传染病患者。避免接触某些可能传染的传染病病人。

（3）男女双方患病。男女双方患病时需避免怀孕。夫妻双方的任何一方患可能影响生殖细胞质量或增加妊娠和分娩风险的病，如急性传染病、发热性疾病、肝炎、结核病、高血压、心脏病、甲状腺功能亢进、肾炎、某些良性肿瘤等疾病或感染风疹时不宜妊娠。孕妇患病时，需待疾病稳定且体内药物代谢完全、机体完全康复后再择期怀孕。

（4）有异常孕产史。如习惯性流产、死胎、死产史和胎儿畸形分娩史等情况时，夫妻双方应先进行产前遗传咨询；出现早产、流产后建议过 3～6 个月再受孕。

（5）长期吸烟或饮酒。吸烟和饮酒者须戒烟、戒酒2～3个月后才能受孕。因为烟酒对生殖细胞或受精卵的毒害作用巨大，在受孕阶段和胎儿生长发育阶段频繁接触烟酒，胎儿出生后易出现体重不足、发育迟缓和智力低下。

（6）短期内停止避孕。停止避孕药后不宜马上怀孕，建议恢复自发正常月经后受孕。上宫内节育器者建议在取出节育器后经历2～3次正常月经后再受孕。

（三）产前咨询

产前咨询是经过产前诊断和遗传专业培训的医务人员针对咨询者所提有关问题进行解答的过程，主要包括普通疾病咨询及遗传咨询，其中遗传咨询为主要部分。

1. 遗传咨询的概述

遗传咨询是专业人员或咨询医师就咨询者提出的家庭中遗传性疾病的发病原因、遗传方式、诊断、预后、复发风险率、防治等问题予以解答，并就咨询者提出的婚育问题提出建议和具体指导供参考。遗传咨询的内容包括优生咨询、孕产期保健、遗传病发病和复发风险、已确诊遗传病的治疗方法等方面的咨询，是预防遗传性疾病的一个重要环节。

2. 遗传咨询的步骤

（1）明确诊断：通过家系调查、主要遗传病类型的分析，判断是否由于遗传性疾病或某种有害因素致病。

（2）评估风险并告知可采取的措施：根据遗传性疾病的类型和遗传方式评估遗传性疾病患者子代再发风险率。针对宫内胚胎或胎儿接触致畸因素，则应根据胚胎致畸原的毒性、接触方式、剂量、持续时间以及胎龄等因素综合分析其对胚胎、胎儿的影响。同时医师需向患者或家属提出防治措施，提供遗传学方面的资料和应采取的具体措施，供其决定婚姻、生育时参考。

（3）近亲结婚对遗传性疾病影响的估计：近亲结婚者后代染色体隐性遗传病的可能性显著增加。临床上常以亲缘系数、近婚系数和性连锁基因的近婚系数估计判断近亲结婚对遗传性疾病的影响程度。

知识拓展

生育严重遗传病后代的风险：①双亲之一为平衡易位染色体携带者，发生不孕、流产、先天畸形等风险明显升高，平衡易位染色体携带者及染色体正常孩子的概率各为1/18。若出现此类情况，可以考虑在妊娠后进行产前遗传学诊断或进行植入前遗传学检测，以防止患儿出生。②有习惯性流产史的妇女，其染色体异常的概率比一般人高12倍，因此应有所警惕，在下次妊娠前应进行男女双方详细的体格检查及遗传咨询。③已生过一个先天愚型孩子的孕妇，如果夫妻双方染色体正常，其第二个孩子为先天愚型患儿的概率为2%～3%；已生过一个常染色体隐性代谢病患儿（如苯丙酮尿症、白化病、先天性聋哑、侏儒等）的妇女，如果夫妻双方为此病基因的携带者，下一胎受累的风险为25%。④父亲为严重的X性连锁疾病（如血友病）患者，男性胎儿不患病，女性胎儿则为此疾病基因的携带者。如孕妇为X性连锁疾病基因携带者，则男性胎儿患病的风险为50%，女性胎儿50%为此病基因的携带者。⑤经常接触放射线或化学药剂的工作人员，应做好遗传咨询和产前诊断，在备孕期远离致畸物质，采取选择性流产异常胎儿的办法避免患儿出生。⑥35岁以上的高龄孕妇生育染色体异常患儿的可能性增加，发生率超过0.6%，且随年龄的增长不断增加。

二、辅助检查

（一）婚前检查

婚前医学检查是对准备结婚的男女双方可能患影响结婚和生育的疾病进行医学检查。

1. 目的和意义

婚前检查首先有利于男女双方的健康并可指导其选择婚期，尤为重要的是还可促进下一代的健康，并指导男女双方掌握受孕时机和方法。通过询问病史、家系调查、家谱分析，再结合全面的体格检查所见，大多数遗传缺陷能确诊并掌握其遗传规律，从而提出对结婚生育的具体指导意见，减少甚至避免遗传患儿的出生。

2. 检查内容

包括询问病史、体格及相关检查。

（1）询问病史：包括男女双方的基础信息、男女双方是否存在血缘关系、男女双方的既往和现病史、男女双方的个人史（包括可能影响生育的工作环境和居住环境、烟酒嗜好和女性的月经史等）和直系血亲主要病史。若为再次婚配，还需详细询问既往婚育史。

（2）体格检查：包括一般项目、全身检查、第二性征和生殖器官检查。检查过程中需注意男女双方是否存在身材特殊（矮小、巨大、过胖、过瘦等）；有无特殊面容、特殊步态、特殊体态；精神、语言、行为、智力有无异常；第二性征和生殖器官发育情况是否正常等。

（3）辅助检查项目：常规辅助检查包括胸部透视，血尿常规，梅毒筛查，肝肾功能，血转氨酶和乙肝表面抗原检测，女性阴道分泌物滴虫、霉菌检查。其他特殊检查则根据需要或自愿原则确定，如乙型肝炎血清学标志、支原体和衣原体、淋病、艾滋病、精液常规、妇科超声、乳腺、染色体检查等。

3. 检查关注的主要疾病

（1）严重遗传性疾病：由于遗传因素先天形成的、可使患者全部或部分丧失自主生活能力，且子代再现风险高、医学上认为不宜生育的疾病，包括先天性智力低下、先天性卵巢或睾丸发育不全、真假两性畸形。

（2）指定传染病：艾滋病、淋病、梅毒以及医学上认为影响结婚和生育的其他传染病。包括急性传染病、乙型肝炎、丙型肝炎、肺结核、麻风病、淋病、梅毒、艾滋病、非淋菌性尿道炎、尖锐湿疣、生殖器疱疹、性病性淋巴肉芽肿、软下疳、阴虱等。

（3）有关精神病：精神分裂症、躁狂抑郁型精神病以及其他重型精神病。

（4）其他与婚育有关的疾病：如重要脏器疾病（风湿性心脏病、糖尿病、肾病）和生殖系统疾病（除性病以外的生殖器官感染、肿瘤畸形等）等。

（二）产前检查

产前检查是指为妊娠期妇女提供一系列的医疗和护理建议和措施，通过对孕妇和胎儿的监护及早预防和发现并发症，减少其不良影响。

1. 产前检查的时间

通常从确诊为早孕时开始，一般要求在孕 12 周前进行 1 次初查，确诊早孕应进行登记，并逐项填写围产保健册（卡）。后续的产前检查孕周分别为 14～19+6 周，20～24 周，25～28 周，29～32 周，33～36 周，37～41 周。总共需 7～11 次。高危孕妇酌情增加复查次数。

2. 首次产前检查的内容

应建立孕期保健手册，确认孕周，并详细询问病史，进行全面的全身检查、产科检查及必要的辅助检查。

（1）确认孕周：仔细询问孕妇月经情况，确定孕周并推算预产期。

（2）询问病史：包括孕妇年龄、职业，孕产史（尤其不良孕产史如流产、早产、死胎、死产史）、生殖道手术史，有无胎儿畸形或幼儿智力低下，既往史、家族史和丈夫健康状况。注意有无妊娠合并症，若有，需及时评估是否适宜妊娠。

（3）全身检查：包括心肺听诊、身高、体重和血压的测量，并注意检查有无水肿。身高不足 140cm 的孕妇多伴有骨盆狭窄；血压超过 140/90mmHg 或比基础血压高出 30/15mmHg 者属病理状态。孕早期应无下肢水肿，且需注意判断有无隐形水肿。

（4）专科检查：常规妇科检查和胎心率测定，即多普勒听诊。

（5）必要的辅助检查：血尿常规，血型检查（ABO 和 Rh 血型），肝肾功能检查，空腹血糖水平，乙型肝炎表面抗原筛查，梅毒血清抗体和 HIV 筛查，地中海贫血筛查和超声检查。尤其需注意孕早期（孕 6～8 周）时需行超声检查明确是否为宫内妊娠及孕周、胎儿是否存活、胎儿数目及子宫附件情况。

3. 复诊产前检查

复诊产前检查是根据不同孕周孕妇和胎儿的情况系统安排产前项目以确保孕期保健的质量，同时了解前次产检后孕妇有无改变，以便尽早发现异常。复诊产前检查通常包括以下内容。

（1）常规保健。分析首次产前检查的结果，询问前次产检后孕妇有无特殊情况出现，如头痛、眼花、阴道流血、腹痛、胎动出现特殊变化、水肿等；胎心率测定和宫底高度测量，判断是否妊娠周数相符及有无羊水过多；测量体重、血压，检查有无水肿。

（2）产科检查。包括腹部检查、阴道检查，需根据情况选择是否进行。通过腹部检查可协助判断胎儿宫内发育情况，并了解子宫大小、胎产式、胎先露、胎位以及胎先露部是否衔接等情况；阴道检查可协助判断骨盆情况、阴道和宫颈、胎先露等。

（3）必要的辅助检查。除定期检查血尿常规外，还需根据孕周安排相应的筛查项目，并根据具体情况选择合适检查：① 20～24 周需进行胎儿系统超声筛查；② 25～28 周需进行妊娠糖尿病筛查；③ 29～32 周需进行超声检查评估胎儿生长发育情况、羊水量、胎位和胎盘位置等；④ 37～41 周需进行超声检查评估胎儿大小、羊水量、胎位和胎盘成熟度，并需每周进行 1 次 NST 检查；⑤若孕期出现并发症，则按需进行肝功能、血生化、心电图等检查；⑥有死胎、死产、胎儿畸形史和患遗传性疾病病例，应建议产前诊断，如取羊水细胞行染色体核型、染色体微阵列分析等。

（4）进行孕期卫生宣教，指导孕妇进行自我监护、胎儿及其成熟度的监护。

（三）产前诊断

产前诊断是应用羊膜腔穿刺术、脐带穿刺术和绒毛取样等对羊水、脐血和绒毛进行生化检查和遗传学检查，从而对先天性及遗传性疾病做出诊断，以便及时采取干预措施，是预防遗传病患儿出生的有效手段。

1. 产前诊断的适应证

① 35 岁以上的孕妇；②夫妇之一有染色体异常或有染色体异常患儿生育史；③夫妻之一有开放性神经管畸形或有分娩过此类畸形患儿史；④夫妇之一有先天性代谢病或有先天性代谢病患儿生育史；⑤X 连锁遗传病致病基因携带者孕妇；⑥有习惯性流产史、死胎、死产和多发畸形儿史；⑦羊水过多的孕妇；⑧夫妇之一有致畸因素接触史；⑨有遗传病家族史或近亲结婚。

2. 产前诊断的方法

产前诊断的方法可分无创性和有创性，无创性包括 B 超检查、孕妇血液与尿液检测和核磁共振等；有创性方法包括羊膜腔穿刺术、脐带穿刺术、绒毛取样和胎儿镜等。

（1）B 超检查：使用最广泛的诊断技术，在妊娠20 ～ 24 周行胎儿系统超声筛查，可筛查胎儿的严重畸形，如唇腭裂等细小畸形、心脏畸形、神经管畸形和肢体畸形等疾病。

（2）磁共振显像：磁共振显像能从不同方向截面显示胎儿解剖结构，且没有放射线辐射，可用于中晚期妊娠的产前诊断。

（3）绒毛取样法：是妊娠早期诊断的方法，一般于妊娠10 ～ 13 周进行，通过超声引导抽吸获取绒毛组织，可用于诊断染色体病、代谢病、生化检测、DNA 分析。

（4）羊膜腔穿刺：产前诊断的常用方法之一，一般于妊娠16 ～ 24 周进行。通过 B 超监护与引导，无菌抽取胎儿羊水并对羊水中的胎儿脱落细胞进行染色体、基因和生化分析，可用于染色体病和遗传性代谢病等的产前诊断。

（5）脐带穿刺：在超声引导下，抽取脐血进行血常规、血型、病原体抗体、染色体、基因等检查，可用于诊断遗传性疾病、宫内感染等，尤其在胎儿贫血性疾病如母胎同种免疫性溶血等较羊膜腔穿刺独具优势。

（6）胎儿镜检查：以胎儿镜进入羊膜腔直接观察胎儿有无畸形，可同时取胎儿组织进行检查，还可进行宫内治疗。由于遗传检测技术和超声的发展，胎儿镜已较少用于产前诊断，主要用于宫内治疗。

三、孕期保健

（一）孕早期保健（0 ～ 13⁺⁶周）

1. 尽早发现和确诊早孕

根据停经情况、有无早孕反应如恶心呕吐、厌食、嗜睡等症状，进行妇科检查和妊娠试验等确诊怀孕，必要时做 B 超检查。确诊后进行初次产前检查。

2. 根据有无异常孕产史采取相应措施

既往若有流产、死胎、早产、死产、出生先天畸形儿等病史，应尽早采取相应措施，包括遗传咨询、保健知识指导、抽吸绒毛组织做染色体核型分析等。

3. 根据孕妇以往健康情况采取相应措施

重点了解孕妇是否患有心、肺、肝、肾、代谢性和内分泌性疾病，以评估其能否负担妊娠与分娩过程。若不宜继续妊娠，则应尽早终止，以确保孕妇身心健康；若能承受，则应加强监护，以确保母子健康。

4. 孕早期谨慎用药

孕期前 3 个月是胎儿各器官发育和形成的重要时期，此时胎儿对药物特别敏感，因此需谨慎用药。孕期尤其孕早期若未经医生许可或指导，不宜随意服用药物。确有必要，需根据指征权衡利弊，确保合理用药，以防偏滥。若已使用可能致畸的药物，需根据用药具体情况，包括用药时妊娠月份、用药量等进行相应的对妊娠的处理；若为明显致畸药物，则应考虑终止妊娠。

5. 进行孕早期健康教育

通过健康教育的形式提高孕妇自我保健意识与能力。备孕前 1 个月需避免接触有害因素如病毒感染、X 线照射、接触或服用致畸药物，并戒除烟酒等不良嗜好；怀孕后则应避免过多进入公共场所，且不宜饲养和接触宠物。

6. 观察孕妇的心理变化与需求

实施必要的心理治疗和护理，使孕妇克服焦虑、烦恼的情绪，并帮助其取得家庭和社会的支持，以保持良好的心理状态。

7. 进行孕期保健指导

（1）适当活动：适当活动可促进血液循环及保持肌肉张力，减少因胃肠蠕动缓慢所致的腹胀、便秘等不适。需注意不可负重劳动且避免强迫体位作业，以免诱发流产。

（2）充足睡眠：除确保夜间 8 小时睡眠外，中午及晚饭前后也可安排短时间的休息。

（3）清洁卫生：注意口腔、皮肤、乳房及会阴部卫生，预防感染。

（4）合适着装：衣着宜宽松保暖，不宜束胸紧腰，不穿高跟鞋。

（5）合理膳食：膳食营养应多样化，避免偏食；需补充足量的热量、蛋白质、矿物质、各种维生素和微量元素，以满足妊娠过程的需要，并避免刺激性食物如辣椒、浓茶、咖啡等。

（二）孕中期保健（14 ～ 27^{+6} 周）

1. 定期产检

按照规定的产检时间进行检查，定期监测胎儿宫内发育情况，以便及早发现异常情况并进行相应处理。

2. 加强营养指导

通过产检监测孕妇及胎儿情况，并了解孕妇饮食补充营养的具体情况，各种营养成分的数量及比例是否恰当。中国营养学会建议孕期能量摄入在孕早期不变，孕中晚期每天能量摄入比孕前分别增加 300 和 450kcal；同时结合胎儿发育监测及孕妇各项检测结果如血红蛋白等综合判断胎儿发育情况和孕妇自身营养情况，并根据具体情况提出指导意见。

3. 适度运动并保持适宜的体重

孕妇在保证充足休息的同时需经常散步，适量进行户外活动以提高身体素质，有利于自身和胎儿健康。尤其注意保持适宜的体重。妊娠期孕妇体重总体增长范围根据孕妇孕前BMI确定适宜范围。正常体重孕妇（$18.5 \ kg/m^2 \leqslant BMI < 24.0 \ kg/m^2$）的正常增重范围为$8.0 \sim 14.0 \ kg$。若增长过快将增加孕妇患妊娠高血压的危险，并可产生胎儿潜化性肥胖症。因此孕妇需摄取适量的热能，保持适宜的体重，不可增长过多或过少。建议孕前正常体重孕妇在孕中晚期每周体重增长速率控制在$0.26 \sim 0.48 \ kg$。

4. 加强产前诊断

有指征者通过产前诊断可尽早确诊异常情况并做相应处理。详见本节产前诊断具体内容。

5. 加强孕产期心理保健

针对妊娠分娩过程的生理与心理变化，不同孕产妇有不同的心理反应，因此需注意孕产妇心理状态，积极处理孕产妇可能遇到的各种危险因素，尽量消除不良的躯体和精神刺激，并加强心理卫生指导，促使孕产妇以良好的心理状态进入分娩期。

6. 注意其他异常症状

孕妇需注意有无阴道流血、流水、腹痛、头痛、视力障碍、寒颤、发冷发热、反复呕吐、颜面及肢体浮肿、胎动减少等症状，如出现，需及时咨询产科医生，必要时前往医院就医。

（三）孕晚期保健（28 ～ 42 周）

1. 尽早识别妊娠并发症

孕期所发生的各个系统的生理变化及全身负担将在孕32周以后达到高峰，多种并发症也常在孕晚期出现症状，因此，除关注孕期产检各类监测指标外，还需特别注意是否有其他异常症状与体征出现，并加强对重要脏器功能和产妇情况的监护，若出现异常，则应尽快予以纠正或入院诊治。

2. 预防早产

早产是围产儿死亡的主要原因之一，发生率为5%～9%，因此需予以重视。若出现以下情况，应根据具体情况采取严密随访或入院治疗：①初产妇且年龄偏小；②孕期体重增长不足或孕前体重过轻者（小于45 kg）；③孕妇本人有早产史者；④合并内科疾病（如贫血、肝、肾疾患等）或妊娠并发症（如妊娠高血压）者；⑤子宫张力过大，如羊水过多、双胎妊娠。

3. 及时发现胎位不正

胎位不正是难产的重要因素。可采取以下方法进行纠正，若纠正无效，则应在预产期前提早入院。

外倒转术：试用手法在腹部回转胎位。注意既往剖宫产术史或存在产前出血、头盆不称、羊水过少、胎儿严重畸形、分娩发作等情况者禁用。外倒转术存在胎盘早期剥离、胎膜早破、早产、胎儿窘迫等并发症风险，因此需充分告知孕妇相关风险，入院做好紧急剖宫产等准备后方可实施。

（吴艳欣　罗海丹）

第四章 妊娠期糖尿病

妊娠期糖尿病（gestational diabetes mellitus，GDM）是指妊娠期间发生或首次被发现的不同程度的葡萄糖不耐受。

由于国际上对 GDM 的诊断标准不一致，故在全球范围内所报道的 GDM 发病率不等，在 1%～30%，且呈进行性升高。GDM 的发生存在种族差异，普遍认为亚洲、美洲、印度洋和太平洋地区人种更容易发生 GDM。我国是妊娠期糖尿病的高发国家之一，近期的一篇系统评价报道，我国的患病率为 14.8%，高于部分欧美国家。

 第一节　病因与机制

一、病因

糖尿病的病因复杂，不同类型的糖尿病病因不同，概括而言，引起糖尿病的病因可归纳为遗传因素和环境因素两大类。胰岛 β 细胞合成和分泌胰岛素，经血液循环到达体内靶细胞，可与特异受体结合并引发细胞内物质代谢效应，该过程任何一个环节发生异常都可导致糖尿病发生。

二、机制

（一）胰岛素抵抗

胰岛素抵抗是指胰岛素靶器官对正常浓度的胰岛素产生反应不足的现象。妊娠期广泛存在着胰岛素抵抗，且随着妊娠进展胰岛素抵抗增加，孕妇对胰岛素的敏感性可较正常非孕妇女降低 40%～80%。导致孕期胰岛素抵抗的原因尚不明确，目前普遍认为与胎盘释放的一系列激素以及脂肪因子有关，主要包括肿瘤坏死因子－α（TNF－α）、人胎盘生乳素（HPL）、人胎盘生长激素、孕激素、雌激素等。随着孕期的进展，这些激素水平增加，导致胰岛素敏感性进行性下降，分娩后该对抗作用数小时或数日内消除。有研究表明，患有 GDM 的妇女在孕前其胰岛素敏感性已经低于非 GDM 妇女，且在孕期相比正常孕妇存在更严重的胰岛素抵抗。

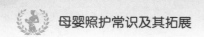

（二）胰岛 β 细胞功能障碍

胰岛 β 细胞功能障碍是 GDM 发生的另一主要机制。与胰岛素抵抗相同，很多 GDM 孕妇孕前已存在胰岛 β 细胞功能缺陷，可能与肥胖有关。在妊娠早期，GDM 妇女的血糖能够维持在正常范围，是由于胰岛 β 细胞的代偿作用，而随着进行性的胰岛素抵抗，胰岛 β 细胞功能缺陷不足以代偿胰岛素抵抗对血糖的影响，在临床上表现为血糖升高。

第二节　危险因素

一、母亲因素

（一）年龄偏大

年龄越大，妊娠期糖尿病的发生风险越大。大于或等于 35 岁被普遍认为是发生 GDM 的主要危险因素之一。

（二）超重或肥胖

肥胖或超重是孕妇发生 GDM 的重要危险因素。体重指数（BMI）在 18.5 ～ 23.9 kg/m² 之间为正常，大于或等于 24 kg/m² 为超重，大于或等于 28 kg/m² 为肥胖。有大约 50% GDM 病例是由于肥胖引起的，BMI≥25 kg/m² 时，GDM 发生率明显增加。肥胖与胰岛素抵抗增强有关，脂肪组织可分泌激素参与糖代谢、脂代谢，且肥胖女性的脂肪组织炎症细胞因子分泌增加，从而使胰岛素抵抗增加。

（三）孕期体重增长过快

孕期体重增长过快与 GDM 的发生有关，尤其是孕早期和孕中期体重增加过度。根据中国营养学会发布的我国妊娠期适宜增重值团体标准，孕前低体重者（BMI < 18.5 kg/m²）正常增重范围为 11.0 ～ 16.0 kg，孕前正常体重者（BMI 在 18.5 ～ 24.0 kg/m²）正常增重范围为 8.0 ～ 14.0，孕前超重者（BMI 在 24.0 ～ 28.0 kg/m²）正常增重范围为 7.0 ～ 11.0，孕前肥胖者（BMI≥28.0 kg/m²）正常增重范围为 5.0 ～ 9.0；各 BMI 级别孕妇在孕早期增重正常范围均是 0 ～ 2.0 kg；中晚期适当增重速度（以每周平均增重表示）范围：孕前低体重者每周 0.37 ～ 0.56 kg，孕前正常体重者每周 0.26 ～ 0.48 kg，孕前体重超重者每周 0.22 ～ 0.37，孕前体重肥胖者每周 0.15 ～ 0.30。

（四）身材因素

身材矮小是 GDM 的危险因素。腿长小于 70 cm、腿长与身高的比率小于 0.44 的女性患 GDM 的风险增大。这可能与外周组织对餐后葡萄糖吸收利用发挥主导作用，腿部较短的个体比腿长的个体下肢肌肉组织少，肌肉组织吸收利用葡萄糖合成糖原及代谢消耗的能力将减少有关，从而表现出餐后高血糖。

（五）低出生体重

低出生体重的女性妊娠后患 GDM 的风险增大。女性出生体重小于 2500 g 时，妊娠后患 GDM 的风险增加 9.3 倍。

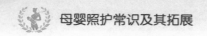

（六）体力活动不足

体力活动可改善胰岛素抵抗以调节血糖代谢，体力活动不足、久坐时间与 GDM 的发生存在相关性。

（七）多囊卵巢综合征

多囊卵巢综合征（PCOS）的女性 GDM 发病率是正常女性的 2 倍。PCOS 是育龄女性常见的内分泌代谢性疾病，PCOS 患者妊娠前已存在高胰岛素血症和胰岛素抵抗，妊娠后随着胰岛素抵抗进行性加重，孕妇表现为高血糖状态的可能性增加。

（八）孕期饱和脂肪酸摄入过多

饱和脂肪高摄入是 GDM 发病的危险因素。孕期脂肪摄入与糖耐量受损有关，尤其是饱和脂肪，可以降低胰岛素敏感性，导致 GDM，较高的不饱和脂肪酸供能比有利于 GDM 的改善。

（九）α-地中海贫血

α-地中海贫血在我国南部地区较多见，携带 α-地中海贫血基因与 GDM 的发生具有相关性，但原因尚不能完全解释，可能与 α-地中海贫血孕妇血红蛋白链合成缺陷有关。

（十）乙型肝炎病毒携带状态

乙型肝炎病毒表面抗原（HBsAg）携带者 GDM 发生率为非携带者的 3 倍。这可能是乙肝病毒破坏肝细胞，肝组织炎症坏死后继发性细胞释放铁所致。

二、遗传因素

（一）糖尿病家族史

有糖尿病家族史的孕妇 GDM 和糖耐量受损的发生率明显高于无家族史的孕妇。一级亲属患有糖尿病或糖尿病亲属越多，孕妇越容易患 GDM。若孕妇父母都患有糖尿病，则孕妇发生 GDM 的风险比无家族史者高 9.3 倍。

（二）糖尿病母系遗传性

孕妇发生 GDM 的过程中，母系遗传的作用明显大于父系遗传的作用。患有糖尿病或 GDM 的母亲，其女儿发生 GDM、糖尿病的风险显著增加，而这进而会影响到下一代。

三、妊娠因素

（一）既往产科结局

既往妊娠过程中发生过不良妊娠结局的女性更容易患 GDM。曾有先天畸形儿、巨大儿、胎死宫内、剖宫产、羊水过多史、GDM 史的女性在再次妊娠时患 GDM 的风险增加。

（二）本次妊娠因素

1. 妊娠早期高血红蛋白水平

孕早期血红蛋白水平与 GDM 的发生有关。妊娠女性 14 周前血红蛋白（Hb）大于 130 g/L被认为是发生 GDM 的危险因素，这一数据目前没有统一值，但高血红蛋白与 GDM 发生两者的相关性已被证实。

2. 铁储备增加

孕晚期 GDM 孕妇血清铁蛋白含量高于糖耐量正常的孕妇，铁储备量与 GDM 的发生存在相关性。现认为铁元素的超负荷可以促进胰岛素抵抗的出现，并在细胞水平上发挥作用，女性孕前或妊娠期间摄入铁含量过大会增加 GDM 的风险。

3. 多胎妊娠

多胎妊娠是 GDM 发生的独立危险因素。理论上，多胎妊娠胎盘体积大于单胎妊娠，其分泌的人胎盘催乳素等较高，则胰岛素抵抗程度增大，从而促进 GDM 的发生。

第三节 对母婴的影响

妊娠期糖尿病的发病机制复杂，现有研究尚未完全阐明。但已有很多研究指出 GDM 会对母亲及其子代产生多种近远期的影响。

一、近期

妊娠期糖尿病（GDM）会增加孕妇在妊娠早期发生自然流产的风险，在整个妊娠过程中，GDM 孕妇发生妊娠期高血压、羊水过多、尿路感染的概率也高于正常妊娠人群。同时，持续的高胰岛素血症促进胎儿细胞摄取氨基酸，加快组织蛋白合成，抑制脂肪分解，使脂肪在体内沉积增加，进而促进胎儿宫内过度增长发育，此时 GDM 孕妇极易出现肩难产、产伤、产后出血、感染等分娩并发症。

GDM 孕妇分娩的新生儿为巨大儿的概率会显著增加。此外，新生儿低血糖、呼吸窘迫综合征、高胆红素血症、新生儿低钙血症等常见疾病的患病率较正常新生儿更高。

二、远期

有 GDM 史者再次妊娠时发生 GDM 的可能性较无 GDM 史孕妇增加，非白人欧洲族裔（西班牙裔、非裔美国人、亚裔）和多胎妊娠者复发的可能性更高。GDM 女性产后患糖尿病、代谢综合征及心血管疾病的风险也会增加。

由于宫内环境的异常会通过表观遗传变异影响后代，GDM 孕妇孕期代谢环境的异常会影响胎儿组织、器官、中枢神经系统的发育，进而对其成年后的远期功能产生永久性的影响。GDM 后代在儿童期患 1 型糖尿病，出现肥胖、代谢综合征、心血管疾病和 2 型糖尿病的风险都会增加。

第四节　筛查与诊断

一、筛查

（一）筛查对象

所有妊娠妇女（妊娠前确诊为糖尿病者除外）均为 GDM 的筛查对象。

（二）筛查方法

2010 年，国际妊娠合并糖尿病研究组织（International Association of Diabetes and Pregnancy Study Groups，IADPSG）建议所有孕妇（妊娠前确诊为糖尿病者除外）应在早孕期进行空腹血糖（fasting plasma glucose，FPG）检查，如果 FPG≥7.0 mmol/L，或糖化血红蛋白（HbA1c）≥6.5%，或随机血糖 >11.1 mmol/L 且有症状，则考虑为孕前糖尿病合并妊娠。其他妊娠妇女则在孕检过程中接受 GDM 的筛查。

1. 普遍筛查

2010 年，IADPSG 提议对所有妊娠妇女使用 75 g 口服葡萄糖耐量试验（oral glucose tolerance test，OGTT）进行筛查，OGTT 前禁食至少 8 小时，试验前连续 3 天正常饮食，即每日进食碳水化合物不少于 150 g，检查期间静坐、禁烟。检查时，5 分钟内口服含 75g 葡萄糖的液体 300 mL，分别抽取孕妇服糖前及服糖后 1 小时、2 小时的静脉血（从开始饮用葡萄糖水计算时间），放入含有氟化钠的试管中，采用葡萄糖氧化酶法测定血糖水平。

2. 选择性筛查

在医疗资源匮乏地区，24～28 周时查空腹血糖，若 <4.4 mmol/L，则不需要再做 OGTT 筛查。

二、诊断

（一）诊断方法

目前 GDM 的诊断方法有一步法和二步法。我国指南推荐一步法，即使用口服葡萄糖耐量试验诊断 GDM，在 24～28 孕周进行 75 g OGTT。

（二）诊断标准

GDM 诊断标准为：妊娠 24～28 周尚未被诊断为糖尿病的孕妇均进行 75 g OGTT，诊断界值：空腹、1 小时、2 小时血糖值分别为 5.1 mmol/L、10.0 mmol/L、8.5 mmol/L（92 mg/dL、180 mg/dL、103 mg/dL），任何一项血糖值达到异常界值即可确诊。

第五节　治疗与护理

一、治疗原则

（一）血糖监测

1. 血糖监测方法

（1）自我血糖监测（self-monitored blood glucose，SMBG）：采用微量血糖仪自行测定毛细血管全血血糖水平。新诊断的高血糖孕妇、血糖控制不良或不稳定者以及妊娠期应用胰岛素治疗者，应每日监测血糖 7 次，包括三餐前 30 分钟、三餐后 2 小时和夜间血糖；血糖控制稳定者，每周应至少进行血糖轮廓试验 1 次，根据血糖监测结果及时调整胰岛素用量；不需要胰岛素治疗的 GDM 孕妇，在随诊时建议每周至少监测 1 次全天血糖，包括末梢空腹血糖（fasting blood glucose，FBG）及三餐后 2 小时末梢血糖共 4 次。

（2）连续动态血糖监测（continuous glucose monitoring system，CGMS）：可用于血糖明显异常而需要加用胰岛素的 GDM 孕妇。大多数 GDM 孕妇并不需要 CGMS，不主张将 CGMS 作为临床常规监测糖尿病孕妇血糖的手段。

2. 血糖控制目标

GDM 患者妊娠期血糖应控制在适当范围：餐前及餐后 2 小时血糖值范围分别为 3.3 ～ 5.3 mmol/L、4.4 ～ 6.7 mmol/L，特殊情况下可测餐后 1 小时血糖［大于或等于 7.8mmol/L（140mg/dL）］；夜间血糖不低于 3.3 mmol/L（60 mg/dL）；妊娠期 HbAlc 宜小于 5.5%。

（二）饮食

各类食物的升糖指数不同，针对糖尿病女性的营养教育，应强调采用健康的烹饪方式及减少精加工、高糖、高脂、高盐及低纤维食物的摄入，膳食计划必须实现个体化，应根据文化背景、生活方式、经济条件和受教育程度进行合理的膳食安排和相应的营养教育。

在保证每日摄入总能量足够的前提下，少量多餐、定时定量进餐对血糖控制非常重要。建议根据孕前体重指数和预期体重计算热量摄入：体重过低建议摄入 35 ～40 kcal/kg；正常体重建议摄入 30 ～ 35 kcal/kg；超重建议摄入 25 ～ 30 kcal/kg。

同时，低升糖指数的饮食可降低餐后血糖水平，减少糖尿病孕妇的胰岛素使用。GDM 患者产后仍应继续保持健康饮食习惯（在妊娠期间应予以反复强调），以降低远期 2 型糖尿病及代谢性疾病的发生风险。

（三）运动

运动疗法可降低妊娠期胰岛素抵抗，是 GDM 的综合治疗措施之一，每餐 30 分钟后进行中等强度的运动对母婴无不良影响。建议所有无运动禁忌证的 GDM 孕妇进行合理的、个体化的体力活动：选择一种低至中等强度的有氧运动（又称耐力运动），可自 10 分钟开始，逐步延长至 30 分钟，适宜的频率为 3～4 次/周。同时，鼓励孕前积极运动的女性继续保持孕前的日常运动。

（四）药物治疗

胰岛素是孕期血糖管理的一线药物，近年来，口服降糖药也有应用于临床的报道，目前证据显示，格列本脲和二甲双胍用于孕中、后 3 个月的 GDM 治疗都是有效的，可作选择，但在控糖效果及安全性方面，二甲双胍优于格列本脲。

（五）胎儿监测

1. 胎儿发育的监测

妊娠中期应用超声对胎儿进行产前筛查，血糖未得到控制的孕妇尤其要注意筛查胎儿的中枢神经系统及心脏发育情况。

2. 胎儿生长速度的监测

妊娠晚期应每 4～6 周进行 1 次超声检查，监测胎儿发育情况，尤其注意监测胎儿腹围和羊水量的变化等。

3. 胎儿宫内发育状况的评价

妊娠晚期孕妇应注意监测胎动。需要应用胰岛素或口服降糖药物者，应自妊娠 32 周起，每周行 1 次无应激试验（non-stress test，NST），可疑胎儿生长受限时尤其应严密监测。

二、护理原则

（一）疾病预防指导

建议所有计划妊娠的糖尿病、糖耐量受损（impaired glucose tolerance，IGT）或空腹血糖受损（impaired fasting glucose，IFG）的妇女，进行妊娠前咨询。有 GDM 史者再次妊娠时发生 GDM 的可能性为 30%～50%，因此，产后 1 年以上计划妊娠者，最好在计划妊娠前行 OGTT，或至少在妊娠早期行 OGTT。如血糖正常，也需在妊娠 24～28 周再行 OGTT。

（二）疾病知识指导

让病人及家属了解 GDM 的相关知识，以提高病人及家属对治疗的依从性。根据病人受教育程度、生活方式、文化背景进行个体化的健康宣教。

（三）产后随访

现有的关于 GDM 的诊治指南都对产后随访问题进行了规范。推荐所有 GDM 妇女在产后 6～12 周进行随访，产后随访时应向产妇讲解产后随访的意义；指导其改变生活方式、合理饮食及适当运动，鼓励母乳喂养。随访时建议进行身高、体质量、体质指数、腰围及臀围的测定，同时了解产后血糖的恢复情况，建议所有 GDM 妇女产后进行 OGTT，测定空腹及服糖后 2 小时的血糖水平。

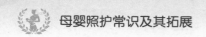

（四）用药与自我护理指导

告知病人治疗药物的名称、剂量、给药时间和方法，教会其观察药物疗效和不良反应。胰岛素使用者应掌握正确的注射方法。指导病人及家属掌握 GDM 常见急性并发症，如低血糖等的临床表现及处理方法，必要时及时就诊。指导病人掌握饮食、运动治疗的具体实施方法。指导病人正确看待疾病，树立控制血糖的信心。

（高玲玲　赵　倩　李涵冰）

第五章　儿童早期发展

第一节　儿童早期发展概述

　　我国儿童占全国总人口的1/3，儿童的身心健康直接关系民族的素质和国家的未来，保证儿童的身心健康是对社会生产力发展的一种投资。

一、儿童早期发展概述

　　儿童早期发展（early development of children）是指从胎儿期到学龄前期儿童早期的生理、心理和社会能力等潜力的开发和全面发展，是儿童健康的重要组成部分，也是人一生健康和能力的基础。

　　儿童早期是一生中生长发育最快最关键的时期。儿童出生后头3年的教育过程对儿童非常重要。研究发现，对儿童投资的时间会直接影响儿童以后在社会的发展，不同年龄期投资的成本效益存在显著差别。诺贝尔奖获得者Heckman教授研究发现，教育投资的社会回报在生命的最初几年是最高的，对学前儿童教育投资1美元的回报率是大学毕业后职业教育的8倍（见图5－1）。从短期效益看，在儿童早期进行心理社会培养教育、合理营养、卫生保健、父母养育培训，会降低儿童的发病率、死亡率、营养不良和发育迟缓，改善儿童的个人卫生，减少儿童虐待；早期教育可提高儿童的智力水平，使他们行为更为规范合理，学习能力更强；早期教育还可以提高儿童的自尊，提高与父母关系和伙伴关系的融洽度；早期互动游戏可培养儿童的团队精神，减少攻击行为，提高主动性和责任感，使儿童具有更好的社会适应能力。从长期效益看，儿童的早期经历也是成年后的财富，早期教育可提高儿童的身体素质，成年期疾病减少，提高中老年的生存质量，为社会做出更多贡献，促进社会发展。关注儿童生命早期发展已经成为一个国家对未来劳动力的投入，可提高国家经济水平和综合实力。

　　目前，世界各国都已将早期发展作为重点研究课题。联合国1990年召开世界儿童首脑会议，各国签署《儿童权利公约》及《儿童生存、保护和发展世界宣言》，郑重承诺共同关注儿童问题，贯彻儿童优先的方针，实施保障和促进儿童生存、保护和发展的策略，让每个儿童拥有美好的未来。2001年9月联合国秘书长安南在联合国儿童特别会议上提出"让每个儿童拥有最佳的人生开端"，明确儿童早期发展在各国的优先地位。

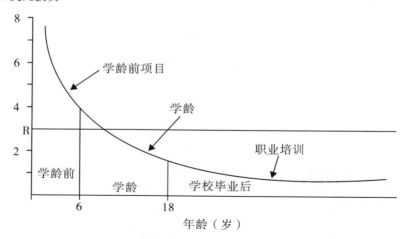

图 5 - 1　各年龄段投资个人发育的回报率

我国正处于飞速发展的时期，我国面临的调整是如何将人口压力转变为人力资源优势，将人口大国转为人力资源大国。为此，我们必须坚持儿童优先的方针，从保障和促进儿童早期发展着手，实现我国经济的可持续发展。1992 年国务院正式颁布实施了《九十年代中国儿童发展规划纲要》，这是我国第一部以儿童为主体、促进儿童发展的国家行动计划，之后有相继颁发了《中国儿童发展纲要（2001—2010 年)》和《中国儿童发展纲要（2010—2020 年)》。儿童纲要的颁布和实施，对促进我国儿童事业发展具有重要意义。

二、儿童早期发展理论

（一）健康和疾病的发育起源理论

成人疾病的胎源假说（the hypothesis of fetal origins of adult disease，FOAD）是由英国流行病学家戴维·贝克提出的，指胎儿宫内不良反应使其自身代谢和器官的组织结构发生适应性调节，如果营养不良得不到及时纠正，这种适应性调节将导致重要的机体组织和器官，包括血管、胰腺、肝脏和肺脏等，在代谢结构上的永久性改变，进而演变为成人期疾病。这一假说先后被英国、荷兰、瑞典、印度、美国、中国等国家开展的人群回顾性队列流行病学研究所证实。

渐渐地，人们发现出生后特别是婴幼儿时期的不良事件也与成年期疾病存在关联，所以在成人疾病的胎源假说的基础上，人们进一步提出了"健康和疾病的发育起源"（developmental origins of health and disease，DOHaD）学说，又称"DOHaD 理论"。该理论认为人体如果在早期发育过程中（包括胎儿、婴幼儿时期）经历不利因素，比如营养不良或营养过剩，人体组织器官在结构和功能上将发生永久性或程序性改变，导致成年期的一些慢性非传染性疾病（包括糖尿病、心血管疾病、肿瘤、代谢综合征、精神障碍、神经性疾病、哮喘、骨质疏松等）的发生和发展。

（二）生命历程理论

生命过程的各个阶段组成了人的生命历程。生命历程观（life course perspective）主张在多学科、多维度的原则下，观察个体所生活的物质和社会历史环境，来考察各种社会经济、社会组织和制度、公共卫生以及社区和家庭环境因素对个体身心健康的影响。生命历程观是20世纪60年代发展起来的，是一种从经济结构、社会、文化背景分析人们生活的方法。

人体各器官和系统的功能水平，如肺通气量、肌肉力量、骨量、心血管输出血流量等，在整个生命历程中成抛物线形状轨迹，先逐渐上升，持续一段高水平状态后，又逐渐下降。当人体功能水平处于某一失能或残疾阈值之下时，人就不能自主生活，需要照顾。一般来说，人与人之间的功能水平存在个体差异性，有一定变异范围。这个变异范围在出生前后相对较小，但随着年龄增加而逐渐加大。这就提示，如果能在生命早期就做好足够的健康功能储备，即使在中老年期与他人保持同样的速度下降，也会在同龄人中具有相对高的身体功能水平。人体生理功能改变和慢性非传染性疾病的发生与发展均是由于危险因素长期累积接触的结果，危险因素可以发生在生命全程的各个阶段，虽然慢性病的累积危险度在成年后快速增高，但这是从生命早期阶段逐渐积累的结果。为了提高老年生活质量，应该从生命早期就采取必要的促进措施。

（三）生命初始1000天

生命初始1000天（the first 1000 days）是联合国提出的一项旨在改善儿童生命早期健康的行动计划。其理论基础建立在DOHaD理论之上，它强调了胎儿期至出生后2岁这一期间健康的重要性。该策略倡导人们重视生命最初1000天内的健康生长与发育，以减少成年后慢性非传染病的发生，促进并改善人类健康。

2008年Lancet杂志发表的系列文章表明，母亲和儿童的营养不良会增加儿童死亡率和疾病负担，估计与220万儿童死亡和矮小、严重消瘦和宫内发育迟缓有关，占5岁以下儿童伤残调整寿命年的21%。证据显示，生命初始1000天的营养不足对儿童发育造成的损害是不可逆的，但确保生命1000天的营养，每年可拯救超过一百万人的生命；显著减少肺结核、疟疾、艾滋病等疾病的经济负担；减少成年后患各种非传染性疾病的风险；提高个人的受教育水平和收入潜力；提高国家国民生产总值约20%～30%。证据显示，胎儿期9个月到出生后24月龄是最高投资回报率的关键期。2010年4月21日纽约召开的儿童早期营养国际高层会议提出"1000天：改变人生，改变未来"，至此，生命初始1000天的概念被明确提出，成为发展中国家干预母亲和儿童营养的时间窗口。

第二节　影响儿童早期发展的因素

儿童早期发展主要受内因和外因的影响。内因主要是个体的遗传因素，遗传因素决定儿童早期发展的潜力，即决定早期发展的可能性。外因主要来源于养育和教育过程，包括营养、疾病、环境和教育方式等因素。外因在不同程度上影响该潜力的发挥，决定早期发展的速度及可能达到的程度，即决定早期发展的现实性。

一、遗传因素

遗传是指形态结构、生理功能及身心发育等性状在亲代和子代之间的相似性和连续性。在胚胎发育过程中，受精卵中父母双方各种基因的不同组合及表达，决定子代个体的各种遗传性状，使其可显现亲代的形态、功能、性状和心理素质等特征，形成每个儿童各自的生长发育潜力。

个体从亲代那里接收来的各种性状，叫遗传素质。遗传素质在儿童心理发展上的影响作用主要表现为：一方面，通过遗传素质影响能力和智力的发展；另一方面，通过气质类型等因素影响儿童的情绪和性格的发展。儿童出生时，就通过遗传从父母那里继承下来了神经系统的特征，特别是大脑的结构和机能的特点，以及每个人特有的高级神经系统类型的特点。这些先天获得的特性需要与之相适应的教养方式，所以对先天获得个体特性的了解是促进婴幼儿早期发展的基础。

近年来，表观遗传学的发展迅猛。表观遗传主要研究不涉及基因核苷酸序列改变的基因表达和调控的可遗传修饰。其遗传方式具有 DNA 序列不变而表型改变，改变具有可遗传性和可逆性，不遵循孟德尔遗传定律等特点。个体从母体孕期到个体生长发育的各个阶段均受到各种外界环境因素的影响，使表观遗传发生改变，进而动态调控个体的生长发育。所以儿童早期发展受环境和遗传的交互影响。

二、环境因素

（一）物质环境因素

物质环境是人类赖以生存的物质基础，如自然地理气候条件、生活环境和各类环境污染因素等。近年来，因为人为或自然的原因，环境污染越来越严重，生长发育中的儿童，对环境污染物的易感性远高于成人，不仅阻碍身心发展，而且会引发各类疾病。如铅污染可损害儿童神经系统的发育，影响正常的学习－记忆过程，越是生命早期暴露危害越严重。生命早期多氯联苯类化合物、某些农药、甲基汞等物质的暴露，即使剂量不高，也可能导致持久、不可逆的学习能力缺失和行为发育障碍。另外，现代工业生产、通信信息生产使用、现代生活等过程会产生由物理因素引起的环境污染，如噪声污染、电磁辐射污染、放射性污染等。这些物理性环境污染会对儿童的身心发展造成不利影响，如长期噪声暴露会影响儿童正常的神经心理行为发育，对心血管、消化和内分泌等系统造成不同程度的损伤。

（二）疾病

母亲孕期疾病可影响婴幼儿早期健康，如孕妇患风疹、带状疱疹、巨细胞病例和弓形虫病等，可影响胎儿发育，造成胎儿畸形。孕期患有代谢类疾病，也会使新生儿智力低下。分娩过程中也有很多影响儿童早期健康的因素，如早产、分娩时难产、窒息、钳产等，会损害新生儿大脑，导致脑缺氧、血肿或出血，可能损害大脑发育，影响其智力和认知能力的发展。婴幼儿期儿童也容易患各类疾病，如先天心、肾病、神经系统疾病都可能影响儿童的体格和智力发育。在儿童期发生的神经系统疾病，会严重影响儿童的大脑发育和心理健康，例如，导致儿童智力落后、瘫痪、运动障碍、自我控制失调、易怒、焦虑、情感异常等。常见的影响儿童少年心理健康的神经系统疾病包括癫痫、脑炎、脑膜炎、惊厥后脑损伤、中央神经系统畸形、颅脑外伤等。

（三）营养

合理的营养是儿童正常生长和行为发育的基础，营养素的缺乏常常导致生长发育障碍和行为异常。特别是在婴幼儿时期表现尤为突出，常导致一些严重后果。研究发现，婴幼儿时期营养不良引起持久的儿童及青少年时期行为障碍。动物实验也发现，在脑发育的关键时期，营养不良会引起大鼠成年后的行为异常。生长发育越迅速，所需能量及营养素也相对越多，故儿童不仅需要充足的能量及各种营养素以维持生命所需的一切生理活动及修补组织损耗，还需摄入额外的营养素以保证其良好的生长发育。儿童早期良好的营养可促进体格生长和智力发育，而营养不良则可导致生长迟缓、体重增长停滞，甚至发生营养障碍和缺乏，严重者造成死亡。营养过剩可导致肥胖及相关代谢性疾病的发生发展，对其远期健康产生不良效应。婴幼儿早期微量元素和维生素的缺乏可对儿童身心发育造成不可逆的影响，如缺碘造成甲状腺功能减退，使神经心理发育落后；维生素 B_{12} 的缺乏可引起神经系统和体格发育落后等。

（四）家庭环境

对儿童早期发展具有直接影响的家庭环境因素包括家庭结构、父母职业、受教育程度、家庭氛围等因素。独生子女家庭有较宽裕的经济能力，可为孩子提供较好的物质条件，并有更多时间陪伴孩子，有利于亲子关系的发展，减少意外伤害，促进身心发展。而多子女家庭中社会关系复杂，竞争机会多，可为儿童提供更多的社交机会，但应注意意外伤害、营养和同胞竞争等问题的处理。一个在温馨和睦的家庭氛围中长大的儿童，往往性格开朗、乐观、友善，以积极情绪为主；父母意见分歧大、发生争吵的家庭，儿童常常孤独、悲观、恐惧或焦虑，以消极情绪为主。而在一个充满暴力的家庭中成长的儿童，较易产生暴力倾向，或者性格孤僻、胆小、退缩、不合群。不稳定的家庭使儿童对人缺乏信任感，警惕性高，或投机取巧、两面讨好，或说谎。

（五）父母养育方式

父母养育儿童的观念和技能是影响儿童早期发展的最重要因素，特别是教养方式。父母的教养方式对儿童的情绪发展、人格形成、学业成绩、社会适应性等都具有重要影响。

家长对儿童态度民主，既满足儿童个人的要求，又对儿童行为有所约束。家长教育有权威，儿童往往独立、大胆、机灵、善于协作、有较好的利他精神。如果家长对儿童态度过于严厉，高度控制儿童行为，采取命令式的教育方法，儿童犯错误常常被体罚，这样家庭养育出来的儿童常常缺乏自尊、信心，性格顽固、冷酷无情，难以和别人交往，容易屈从他人或攻击性强，影响学业成绩。如果家长溺爱儿童，放纵儿童的行为，其后果是儿童任性、不遵守规则，自我控制能力较差，情绪不稳定，缺乏独立性，行为幼稚，学业不良，青春期容易滥用药物。如果家长对孩子缺乏爱心，对孩子冷漠，不关心孩子的需要，儿童常常缺乏安全感，行为被动，依赖、沉默，缺乏社交能力。

（六）社会环境

社会环境因素非常复杂，包括社会的政治制度、经济状况、文化教育、卫生保健、社会福利等多种因素，这些因素相互交织，错综复杂，共同影响儿童少年的心理健康。当今社会正处在急速转型的时期，竞争激烈，社会压力通过父母、教师间接但强烈地影响儿童。学业竞争压力、升学竞争压力等，可使儿童产生力不从心的焦虑感，极易导致过度焦虑反应等心理障碍。儿童是人类的未来和希望。国家是否重视儿童的心理健康，是否有足够的人力、物力和财力的投入，保健管理措施是否到位，这些都会对儿童少年的健康产生重要影响。随着现代信息技术发展，手机、电视、网络等逐渐普及。电子传媒对儿童的影响成为大家关注的焦点问题。研究认为，电子传媒会对儿童的注意力、记忆力、操作能力、语言和交流、视觉空间、推理及社会和情绪功能等产生或好或坏的影响。好处是能增进知识、促进社会交流和对社会的理解；坏处是电子传媒中的暴力和色情可能使儿童学坏，引发暴力、攻击、自杀、吸烟和酗酒、性行为、肥胖，而长时间沉迷网络、电视、手机，会导致儿童注意力不集中，情绪低落，缺乏睡眠和运动，学习成绩下降等问题。

三、儿童自身因素

儿童并不是完全被动地受遗传和环境的影响，儿童出生就表现出明显的不同的行为特征，如有的爱哭、有的少哭；有的儿童遇事易安抚，有的难以安抚，原因是先天"气质"不同。气质是个体对环境应答过程中伴有情绪表现的行为方式。气质具有遗传学基础，且具有相当的稳定性，气质无好坏之分。美国的托马斯和切斯（Thomas & Chess）等首先提出气质是多维度的，儿童存在气质差异。

气质在儿童心理发展中起着重要作用。在五种气质类型中，困难型气质的儿童在不利的环境下发生各种行为问题的危险性较其他儿童大；在婴儿期易表现为睡眠—觉醒障碍、肠绞痛、屏气发作、极端哭闹；困难型气质与攻击性和非攻击性的反社会行为有关；儿童期有困难型气质特征以及有过行为问题（例如反社会行为）的个体，成年时期可能会滥用药物。还有研究指出，婴儿的气质可预测儿童期的肥胖和以后的行为，而饮食紊乱、能量的摄入和代谢可以作为这种关系发生的机制。但需要注意的是，如果环境和儿童气质相适应的话，即使是困难型气质的儿童也会发育良好，而如果环境与儿童气质不适应，则任何气质的儿童都有可能发生行为障碍。

综合而言，儿童早期发展过程中所面临的风险，如虐待、目睹或经受家庭暴力等，会导致持久的脑发育障碍，成年后出现心理健康问题的风险更大，进而会影响整个生命周期的健康和生活质量。当生活中的风险因素累加时，往往比单一逆境更不利于儿童发展。因此对儿童早期发展进行干预至关重要。早期能力的发展使一个人未来的学习变得更容易，从而使其更为自信、学习动力也更强。相反，儿童早期发展不被重视会带来巨大的损失：据估计，如果中低收入国家处于发育滞后或极度贫困的婴幼儿（占总婴幼儿数量的 43%）没有得到有效帮助，他们成年后的收入将比世界人均年收入低 26%，这使得他们难以为自己的子女提供更好的家庭环境，从而更容易陷入贫穷的恶性循环。而恰当的母婴护理可以促进婴儿的大脑发育，从而减少社会经济地位低下对儿童成长的不利影响。

（李秀红）

第三节　调控儿童早期发展的生物学机制

神经系统，尤其中枢神经系统发育，是儿童神经心理和行为发育的物质基础。即儿童心理和行为发育与脑的形态、结构和功能的发育过程同步。

一、脑结构发育特点

脑发育是指其形态发育和结构功能不断完善、成熟的过程。在胎儿期，神经系统的发育已经优先于其他系统。

（一）大脑

人类的大脑是进行学习、记忆和思维活动的器官，是行为活动产生的主要物质基础。出生时，新生儿大脑皮质下的组织和一级皮质区组织已经成熟，但较复杂的二、三级皮质区尚未成熟，出生后大脑开始迅速生长和发育，尤其在2岁内。新生儿脑体积虽然只有成人的1/3，但已拥有和成人相同数量的脑神经细胞（140亿左右）。此时大脑的沟回较浅、脑皮质较薄、细胞分化较差、树突和轴突也少而短，功能还不够完善，中脑、脑桥、延髓、脊髓发育相对较好，可基本保证生命中枢的功能。随着大脑皮质神经细胞间的树突和轴突迅速扩增，脑形态和功能的发育也逐渐成熟。1岁时，树突和轴突扩增的密度超过成人，第2年则开始出现"修剪"现象，即经常使用的得以保留，不用或少用的则被淘汰。大脑的"修剪"现象不是所有区域都出现，不同区域、不同部位发生修剪的时间也不同，"修剪"现象一直持续到青少年。修剪使树突和突触得到"塑造"，以形成更有效的工作网络。脑重量的增加代表脑实质生长，主要是神经细胞体积的增大和与之相连的树突、轴突的增多、加长，以及神经髓鞘的形成和发育。出生时脑重为350～400 g，相当于成人脑重的25%，6个月时为700～800 g（成人的50%），12个月时为800～900 g（成人的60%），2～3岁可至900～1010 g（成人的75%），6～7岁时，脑重增加到1280 g（成人的90%），9岁时约1350 g，12岁时约1400 g，达成人水平。

（二）神经纤维髓鞘化

神经纤维髓鞘化是由有隔绝作用的脂肪鞘包裹神经轴索的过程，与神经胶质细胞快速增殖关系密切。髓鞘化是脑成熟的重要标志，它使神经兴奋迅速准确的传导得到保证。神经纤维髓鞘化形成顺序为感觉神经纤维（传入）先于运动神经纤维，脑神经髓鞘化先于脊神经。出生时几乎所有听神经纤维均含有较多的髓鞘，视神经在眼眶段有少量髓鞘，3岁时完全髓鞘化，其他脑神经的运动纤维如动眼神经、滑车神经、展神经含髓鞘多，感觉纤维髓鞘化较迟。各个部位形成的早晚不同，如脊髓神经髓鞘在胎儿第16周即开始形成，锥体束在胎儿第20周开始至出生后2岁形成，而新生儿脑内感觉运动通路已基本髓鞘化，但白质尚未髓鞘化。由于婴幼儿传导通路的髓鞘化较晚，联合区及其联系系统的成熟也很晚，所以兴奋也容易泛化。儿童2岁时脑白质神经纤维基本髓鞘化，与灰质明显分开；3

岁左右脑多数区域的神经纤维髓鞘化已基本完成；6 岁末所有皮质传导通路神经纤维都已髓鞘化；8 岁时联络皮层的神经纤维髓鞘化基本完成。前额叶神经纤维髓鞘化从语言发展到 20 岁。与注意力有关的网状结构神经纤维髓鞘化形成可能在青春期完成。胼胝体髓鞘化大约从出生至 21 岁完成。

二、脑功能发育特点

（一）大脑

大脑皮质各个部分具有独特功能，如额叶功能与躯体运动、头眼协调、发音、语言及高级思维有关，顶叶功能与躯体感觉、肢体精巧的技术性运动、语言、计算等功能有关。皮质结构和皮质下结构两部分组成边缘系统。皮质结构包括海马结构、边缘叶、脑岛和额叶眶后部等，与内脏、躯体功能控制及辨认、情绪、动机、学习记忆、睡眠活动等行为有关。新生儿大脑皮层及新纹状体未发育成熟，而皮层下中枢如丘脑、苍白球发育比较成熟。故新生婴儿出现肌张力高、不自主蠕动动作、兴奋与抑制扩散等皮下中枢优势表现。随着大脑皮质逐渐发育成熟出现对皮层下中枢的抑制作用。大脑分为左右半球，由胼胝体连接。大脑左右半球是协同活动的，但也存在功能分离或不对称，左半球对不同条目根据时间顺序安排的分解刺激加工的信息特化，如语言、语法技巧；右半球则对合成刺激加工的信息特化，并继续形成统一的图像，如对形象思维、旋律、三维物体的感知。婴儿右脑发育领先，可能与婴儿大运动与感知觉领先发育有关，一般婴儿先习惯用左手；随着语言发育渐形成左脑优势，则转为右利手。脑的不同功能向一侧半球集中是儿童脑结构和认知发育的主要特征。生命早期神经系统的可塑性大，大脑半球还未优势化或优势化不明显，脑损伤的功能恢复比晚期脑损伤的功能恢复快。

（二）脑干

是人脑最古老的区域，其中延髓含有控制呼吸和心跳的中枢。在脑干内部、两耳之间的区域存在网状结构，网状结构内有上行激动系统，维持着大脑的觉醒状态。这是人有清晰感知觉、集中注意和保持记忆的必要条件。新生儿脑皮质尚未发育成熟发挥作用时，网状激活系统使新生儿觉醒时间较短，婴儿期网状激活系统保持婴儿的清醒状态，参与调解婴儿身体的全部活动。

（三）小脑

位于自脑干后部扩展出来的区域，主要功能是协调随意运动。如小脑损伤，可能会出现共济失调、行走困难或动作不连贯。小脑还与时间判断、情绪调节、分辨声音和质地有关。婴幼儿出生时小脑发育较差，2～3 岁发育尚未完善，因此随意运动不够准确，共济运动也较差。6 岁时小脑发育达成人水平。

（四）脑功能发育的时间顺序

中枢神经系统的各种结构依尾—头发育次序，有一定的发育时间顺序，种系发生上较古老的结构比进化中出现较晚的结构发育早，即脊髓发育早于脑干（包括小脑）、皮质下结构早于皮质、大脑皮质初级运动区发育早于初级感觉区，人类大脑额叶联合皮层是最迟完成发育的区域。此外，感觉系统发育时序也有不同。前庭、躯体感觉、味觉与嗅觉在出生时已发挥功能，听觉和视觉系统在出生时发育还比较差。虽然运动皮质的发育早于感觉皮质，但运动行为发育迟于感觉行为，可能与小脑及运动神经通路还不够成熟以及感觉－运动联络皮质发育较晚有关。

（五）儿童早期大脑发育规律

婴幼儿出生后大脑发育过程存在规律性（见图 5－2）。视觉、听觉的发育大约在 4 月龄出现高峰，而接受性语言与表达性语言的发育高峰期则出现在 9 月龄左右，更高级的认知发展在 12 月龄左右出现高峰期。神经突触是大脑发育的基础，而指导大脑发育的基因很大程度上依赖于早期经验来刺激神经联结。两岁之前，在婴幼儿与环境的互动（尤其是与照养人的互动）中，神经元之间的联结迅速增长；若该时期婴幼儿未能接受良好的养育照护、大脑未能受到足够刺激，将会影响神经联结的建立，进而导致婴幼儿语言、认知等方面发展的滞后。

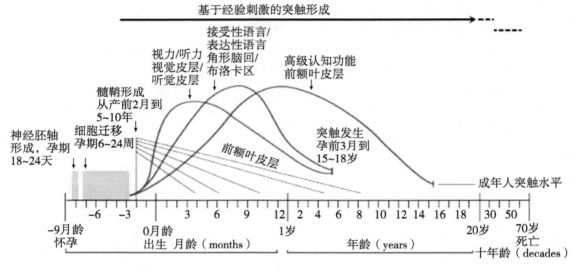

图 5－2　大脑发育过程

三、大脑发育的可塑性

脑的可塑性是指为了主动适应和反映外界环境的各种变化，自身发生结构和功能的改变，并维持一定时间。大脑的可塑性决定了机体对内外环境刺激发生行为改变的反应能力，包括后天的差异、损伤、环境及经验对神经系统的影响。

大脑可塑性是行为可塑性的基础，正是因为大脑具有可塑性，使得脑和行为等外周功能活动之间相互影响。神经系统的可塑性使应激、学习、社会人际关系、激素水平变化、大脑不同的发育阶段等内外环境刺激能通过作用于大脑而调节基因表达，使大脑的功能或结构得以调整改变。这些功能或结构的调整，根据刺激的性质、强度、持续时间和脑发育不同阶段，可以是短期的，也可以是永久的；可以是对个体有利的功能完善，也可以是异常的功能改变。当儿童存在异常的行为发育障碍时，可根据相应的大脑功能或结构的异常，选择适当的行为、心理或药物手段，经过一定时间的训练或治疗，可使异常的大脑功能和结构得以改善。

神经系统的可塑性变化分为神经元突触、神经环路的微细结构与功能改变，包括神经化学物质（神经递质、神经调质、受体等）、神经电生理活动以及突触形态亚微结构等方面的变化，以及脑功能（如学习记忆）、行为表现及精神活动改变。大脑的神经元在整个生命活动过程中（包括老年期）具备的持续形成突触连接的潜在能力是神经环路可塑性的基础。成年后大脑皮层神经可塑性的机制，首先是巨大的功能区域重组能力和大脑区域移动能力；其次是增加神经元和（或）增加神经元之间的联络通路，改变功能环路从而优化大脑功能，改变物理结构的能力。

多数大脑可塑性类型可持续终身，但总体趋势是随着年龄增加而可塑性降低，不同类型的可塑性，其开始下降的年龄段不同。有些类型的可塑性依赖于早期的训练，早期学习后，即便长时间不用，成年后一旦需要，也能重新掌握。老年期脑可塑性下降，学习、记忆等认知能力相应下降，但持续地用脑、丰富多彩的生活和经历、运动、避免应激等有害刺激，可延缓可塑性的下降。

许多研究表明大脑可塑性有关键期，在关键期前神经对各种因素敏感，关键期后神经组织可变化的程度则显著降低。大脑在出生时并未发育成熟，在出生后的一段时间内，神经系统可根据环境刺激，按照环境需要发育，形成与环境相适应的所必需的正常功能。大脑在儿童期的可塑性强，同时对病理性伤害的易感性高。大脑可塑性表达可出现偏差，产生各种程度不同的发育障碍。

第四节　促进儿童早期发展的措施

一、促进儿童早期发展的基本策略

儿童早期发展应在政府政策环境的大力支持下深入研究相关理论，探索最佳的儿童早期发展模式，使每个儿童都有最佳的人生开端。

（一）将儿童作为早期干预对象的直接干预策略

将儿童作为早期干预对象的直接干预策略是指通过为儿童提供营养、家庭养育、医疗保健、早期教育和安全保护等方面的服务，达到保障和促进儿童早期发展的目的。一个人的体质、性格、认知水平等素质是由先天基因遗传以及后天环境影响共同决定的。儿童早期综合发展，内容主要包括儿童健康、营养、教育、环境与水污染及儿童保护五个方面，涉及多个领域和部门的合作，需要父母、养育人员、儿科医生、儿童保健医生、教育工作者、社会工作者的共同参与，其中，儿科医生和儿童保健医生发挥着重要作用。儿童早期教育应该符合儿童发育各个阶段特点，教育的主要方式是玩耍和游戏，把需要帮助儿童学会的内容，融汇在儿童的游戏和玩耍中，即"玩中学"和"做中学"。在儿童学习和玩耍时，他们需要一个干净、安全和受保护的外界环境，以免受到伤害或者意外。另外，儿童需要避免针对他们的或是环境的暴力或伤害，以保障他们有信心去探索和学习。

（二）将家长作为干预对象的间接干预策略

将家长作为干预对象的间接干预策略是指通过向父母传授儿童早期发展的知识，改善父母养育儿童的理念和技能，为儿童提供良好的喂养和护理，创造良好的成长环境，达到保障和促进儿童早期发展的目的。父母和家庭环境在儿童早期发展过程中，发挥着重要的作用。父母创造了儿童早期的基础养育环境和条件，是儿童最初的最重要的榜样和老师。研究表明，对家长进行科学合理的培训可以达到对儿童进行直接干预的相同的效果，而且以家长为主体的间接干预效果不会受到种族、家庭收入以及家庭环境等因素的影响而发生变化。对家长的干预方式包括父母课堂和讲座，父母育儿咨询，家庭育儿规划，父母育儿技能评估，育儿体验等。在儿童保健领域，包括父母课堂和父母育儿咨询。

（三）基于社区的干预策略

通过鼓励社区和机构，例如幼儿园、社区图书馆等，为父母或儿童提供各种形式的支持，开展相应的活动，改善养育环境，提供安全保障等方式，促进儿童早期发展。0～3岁婴幼儿的早期发展，应该以社区为依托，让婴幼儿就近接受早期教育。社区发展是社会进步的一个体现，许多社会功能都将在社区实现。原有的围产期保健、产后访视等保健内容也已经从妇幼保健院转移至社区。这就为开展以社区为依托的、与社区儿童保健服务内容有机结合，从胎儿期开始进行连续的儿童早期发展服务打下很好的基础，极大地发挥社区的资源优势。

二、促进儿童早期发展的方法

保障和促进儿童早期发展的方法很多，包括营养和喂养指导，生长发育监测和咨询服务，心理行为发育咨询和干预服务，高危儿评估和干预服务等。这里主要介绍家庭养育和早期教育相关的方法。

（一）父母育儿咨询服务

父母育儿咨询师通过咨询父母，发现和改善育儿过程中的问题，创建良好的家庭环境和养育环境，从而促进儿童早期生理、心理和社会能力的综合发展，也有利于对各种发育障碍儿童实施早期干预。儿童保健服务中，父母育儿咨询的方式和内容包括家庭环境布局、育儿理念和方式、喂养和家庭护理、情感氛围和沟通模式、亲子关系、玩耍和运动、学习能力的培养、社会交往、预防保健、自我评估。这些方面在很大程度上会影响儿童的健康和成长，影响儿童的一生。父母育儿咨询为父母建立一个沟通交流的平台和学习的机会，能够理性讨论儿童的情况和自身问题，定期全面审视一下育儿过程，寻找不足之处，以求改进。

父母育儿咨询可以采取一对一的方式进行，即一个医生对一对父母的咨询和指导；也可以采取集体辅导的方式进行，即一个医生和几对父母一起讨论，父母之间可以相关交流和启发。家庭育儿咨询的步骤：①倾听和共情；②评估父母和儿童；③找到问题和资源（积极的方面和消极的方面）；④探讨改进和完善家庭育儿的方法；⑤制定新的育儿方案或要点；⑥随访和再评估。在家庭育儿咨询中，儿童保健人员需要学习和掌握以下知识和技能：正确的育儿观念、知识和技能；正确的评估方法；咨询技巧；向父母提出建议，而不是替代决策；善于积累经验，在实践中学习。

（二）儿童早期教育

在早期教育中，教师、家长需要了解儿童的能力与潜力，提供儿童最适宜的生活、学习环境；教师、家长宜帮助儿童培养良好的进食习惯，满足儿童生长发育对营养的需求；游戏、比赛、运动不仅能促进儿童体格生长，也有利于儿童智能发育；当儿童遇到困难或挫折时，教师、家长应该帮助、支持、鼓励儿童。

1. 早期教育原则

（1）适宜性原则。早期教育应与小儿神经心理和体格发育规律相适应，应根据儿童的年龄特点和接受能力，确定教育的目的、内容和方法。可比儿童现有能力略微提前进行，循序渐进。切忌盲目超前，拔苗助长。早期教育还应当根据儿童遗传素质及个性特点因材施教，提倡个性化教育，满足个体儿童的发展需要，促进其按照各自的潜能方向和谐发展，避免千篇一律和"家长意志"。

（2）直观性原则。感知觉是儿童认识周围环境和自我的主要手段。婴幼儿最初的记忆为形象记忆，有意注意发展不完善，思维以直觉行动思维为主。因此，在早期教育时，应注意材料的直观性，创造机会让儿童多看、听和触摸实物，让儿童在感知觉的基础上认识事物的特征，发展其观察力、记忆力和思维力。

（3）连续性原则。知识本身是具有连续性和系统性的整体，儿童掌握知识的过程也是循序渐进，逐步增长的。在教育过程中，应按照知识本身的逻辑系统和小儿认识的规律有步骤地进行，注意知识的连贯性和新旧知识的联系，逐渐提高智力活动的难度和广度，循序渐进，持之以恒。

（4）主动性原则。教育不是简单、机械的教的过程，儿童是学习的主体，要善于发挥其主观能动性。可以根据儿童现有的发展水平，提出恰当的新要求，并把这种要求转变为儿童自己的需要，激发儿童主动学习的兴趣。要尽可能多地让儿童参与教学过程，通过多讲、多做，在活动和游戏中接受教育。

（5）多样化原则。早期教育的目的和方式应多样化。智力培养是早期教育的重要目的之一，包括观察力、思维力、记忆力、注意力、想象力和创造力六大要素。六大智力要素相互促进，构成一个完整的能力系统，共同影响人的活动。在开发儿童智力的同时，还应重视非智力因素的培养，如性格、情绪、习惯和毅力等。此外，在教育方式上也应坚持多样化，如采用实物、图片、模具、电视等进行，通过组织外出参观、做游戏和表演节目等方式激发儿童学习知识及技能的兴趣和积极性。

（6）一致性原则。一种刺激要反复强化，才能在儿童的大脑中形成条件反射，达到好的教育效果。因此，实施早期教育的工作者应统一观点、统一要求。每个家庭成员在教养儿童时都应坚持基本一致的目的、任务和内容，对待儿童应当态度一致、方法正确，在具体的教育方法上可因时、因地、因人而异。

（7）督导性原则。儿童在接受教育和训练时具有很大的被动性，新知识的掌握和良好的习惯的形成都需要反复多次练习才能达到要求。在对儿童进行教育的过程中，教育者要经常给予提醒、检查和指导，培养其良好习惯，但要注意提醒和督促并非强制和包办代替。

（8）保教结合原则。健康的身体是实施教育的基础。因此在早期教育中，教育任务应与保健措施密切结合，贯彻保教合一的原则，将保健和教育贯穿在儿童的每一项生活内容中。

2. 早期教育的注意事项

（1）尊重儿童。教育者应充分了解、关心、爱护和尊重儿童，对儿童态度要亲切和蔼，使其大脑的兴奋抑制趋于自然协调，在愉悦、和谐、轻松和有趣的环境中接受教育并取得良好的效果。

（2）符合儿童身心发展规律。早期教育应与儿童的发展水平相适应，根据其年龄特点和身心发展规律而确定教育目标和内容。不能盲目提出超过儿童发展水平的要求，更不能认为早期教育就是识字、写字和算算术，从而片面、生硬地灌输知识。

（3）寓教于乐。早期教育是能力的培养，而不是单纯的知识积累；是启蒙教育，而非系统教育。因此，教育过程中不能一味灌输，强迫儿童学习，而应通过内容丰富的活动、生动有趣的游戏和提问的方式，激发儿童的求知欲望，使他们在认识世界的过程中获得快乐，在不知不觉中掌握知识，发展智力。儿童的好奇心极其强烈，教育者应当耐心倾听他们提出的各种问题，认真解答，鼓励其想象，培养和保护其求知欲。

（4）及时鼓励。教育者对儿童良好的行为或做出的努力应及时给予鼓励与称赞，以促进良好的行为模式的固化和优良品质的树立。尊重和鼓励也有助于帮助儿童建立自信心，充分发挥其内在潜能。对儿童的表扬与批评要适度，过度的批评会打击儿童的积极性，丧失自信心，但也不能一味迁就儿童的错误。

（5）以身作则。儿童的模仿能力很强，成人的仪表、言谈和举止均会对他们产生深刻的影响。尤其是父母的言传身教，在早教中的作用不可忽视。因此，教育者必须言行一致，以身作则，为儿童树立良好的榜样，培养儿童良好的品行和习惯。

（6）多用引导性语言。在教育过程中，要善于用引导性语言，巧妙地纠正小儿的错误行为，少用抑制性语言抑制小儿活动。避免过多地说"不可以"，因为过多的"不可以"会在小儿大脑皮层形成抑制过程，过多的抑制可破坏小儿神经活动的平衡状态，导致反常现象。

（7）智力与非智力因素并重。早期教育不仅仅是智力开发，而是全面开发儿童潜能的启蒙教育。健全体格的塑造、良好个性、情绪、社会适应能力的培养也是早期教育的重要内容之一。正确的教育应当注重德、智、体、美、劳全面发展，防止只重视智力培养而忽视品德培养的不良偏向。

3. 早期教育的内容和方法

（1）感知觉训练。感知觉是人认识世界的开始，一切较高级的认知活动都必须在感知觉的基础上才能产生、发展。新生儿期，要着重感知觉的训练。对新生儿、婴幼儿心理发展影响最大的是视觉和听觉。

（2）动作训练。动作是心理的外部表现，是小儿心理发展水平的体现和客观指标，同时动作的发展也促进了小儿心理的发展。因此在婴幼儿时期要根据小儿发育特点适时地进行动作训练。注意训练胎头、翻身、爬行、走路及手的精细动作。

（3）语言训练。语言是人类特有的心理活动，小儿的语言能力是其智力水平的主要标志。发展语言对智力的发展是极其重要的。注意成人要多和小儿讲话，增加社会交往，丰富孩子生活。通过看图说话、讲故事、说儿歌等形式，进行专门的口语训练。

（4）认知能力的培养。在发展视、听、触等感觉的基础上，逐步发展儿童注意、记忆、观察、思维等认知能力。要寓教于乐，用鲜明、生动、具体的形象激发儿童的兴趣、好奇心、求知欲，鼓励实践；开展游戏活动，促进幼儿注意、记忆、观察和思维能力的发展；丰富幼儿词汇，掌握一定数量概念，促进幼儿对事物的概括能力。

（5）良好个性和品德的培养。情感、意志、兴趣、性格、需要、动机、目标、抱负、信念和世界观等与认知没有直接关系，称为"非智力因素"，能促进智力的发展，提高工作和学习效率，陶冶情操，对造就人才十分重要。父母要从婴幼儿期开始培养儿童良好的生活与卫生习惯。对学前期儿童要培养团结友爱、有礼貌、守纪律、诚实、勇敢等优良品德。及早培养尊老扶幼、与人为善、关心集体的社会美德。还要因人施教给予美术、音乐、舞蹈和文学的初步知识与兴趣的培养。培养孩子建立正确的审美观，使他们逐步懂得美与丑、好与坏的概念，逐步树立高尚的情感。

（6）社会交往能力训练。亲子交往是儿童最早的社会交往，是儿童今后社会交往的基础，因此要重视培养良好的亲子关系。在婴儿时期，父母要精心照顾好婴儿的生活，满足其生理需求，用亲切和蔼的语言、轻柔的动作逗引婴儿，使婴儿建立安全的依恋关系。在幼儿阶段，要在亲子交往中注意培养幼儿的社会交往能力，要教给孩子一些必要的社会常识、道德准则、行为规范的社会交往技能，帮助幼儿学会在交往中情绪的控制与表达。要创造机会，扩大小儿的交往范围，鼓励小儿与同龄儿童和成人交往。可通过角色扮演游戏训练，让小儿懂得遵守游戏规则，与人分享、互惠、合作，团结友爱，建立良好的伙伴关系。

（7）生活习惯和自理能力训练。结合幼儿日常生活培养良好的生活习惯，包括良好的饮食习惯、睡眠习惯、卫生习惯，训练儿童的生活自理能力。要给幼儿平衡的饮食，尽早培养幼儿正确使用餐具和独立进餐，养成良好的进餐习惯。应让小儿养成按时睡觉，独自入睡的习惯。1岁以后，当儿童会表达便意后，可训练儿童控制大小便，不再用尿布。2～3岁后，夜间可不排尿。从婴儿时期就养成定时洗澡、勤换衣裤的卫生习惯，喂奶后要用温开水清洁口腔。2～3岁后可培养小儿早晚刷牙，饭前便后洗手的卫生习惯。结合日常生活教孩子学会自己穿、脱衣服、裤子、鞋子，自己系鞋带，洗脸、洗手、梳头、刷牙。

（李秀红）

第六章　婴幼儿教育与原则规范

 第一节　婴幼儿听说能力发展与训练

一、婴幼儿听说能力发展的意义

(一) 听觉发展的意义

听觉是声波引起外耳鼓膜震动，震动刺激传至内耳的耳蜗，再通过听神经将刺激传入大脑产生的感觉。听觉发育是儿童语言发展的必要条件之一。听觉的正常发展是婴幼儿语言正常发展的重要保证。听觉能力在婴幼儿认知发展、注意力提高、性情陶冶、沟通交流方面起到无可替代的作用。

（1）认知能力。通过听觉，能使外界声音对感觉器官产生刺激，促进婴幼儿认知能力的发展。对不同声音的辨别，如来源方向、场合背景、人物特征等，为婴幼儿提高生活技能和适应能力打下基础。

（2）语言发展。婴幼儿的语言正常发展必须有正常的听觉发展。婴幼儿接收到外界的声音刺激后，通过模仿、接受反馈、重复等进行语音学习。接收丰富的词汇，辨别各种不同的声音，可促进婴幼儿语言的发展和对世界的认知。

（3）注意力提高。要提高婴幼儿对外界刺激的敏感性，在发展听觉注意和听觉记忆的过程中，提高婴幼儿的注意力。

（4）陶冶性情。让婴幼儿感受和认识音乐，使婴幼儿受到艺术的熏陶，培养他们的想象力，陶冶他们良好的性情。

（5）社交功能。通过声音信息的接收，维持与家长、同伴等正常的人际交往活动，发展婴幼儿的社会功能。

(二) 语言发展的意义

语言是人际沟通表达的最重要的方式。婴幼儿期语言的发展，对提高婴幼儿的认知功能、实现自由表达沟通、促进社会性发展有重要影响。

（1）提高认知功能：语言的发展能促进婴幼儿认知的广度和深度。参与并指导认知的加工，加深并巩固初步形成的概念，促进创造性思维的发展。

（2）自由表达沟通：语言的发展让婴幼儿不再单纯通过动作、姿势、表情和目光来传递信息，可以更简单、迅速而准确地表达自己的想法和愿望。

（3）促进社会性发展：语言发展不仅能让婴幼儿表达自我的想法，而且通过语言影响他人，提高社会交往能力，促进社会性发展。

二、婴幼儿听说能力发展的特点

（一）听觉发展的特点

听觉能力是指对听到的信息进行分辨解释的能力，包括语音辨别、语调识别、词汇理解、语法构建等综合能力。新生儿不仅能听到声音，而且还能分辨声音的高低、强弱和持续时间的长短。据研究，连续不断的声音可以安抚婴儿，让他们安静。出生后 2～3 天的新生儿能够分辨 200～1000 赫兹的声音。音调低的声音相对音调高的声音更容易引起婴儿明确而一致的反应。婴儿对说话声音反应敏感，如一个女性的说话声要比铃声引起新生儿更多、更有力的反应。4 周的婴儿能辨别"ba"和"pa"2 种语音，而且对"b""p"2个音有"类别式"的反应。2 个月的婴儿能够分辨出不同人的说话声音以及同一个人带有不同感情的语调。例如，同一段话，不同的人读出来，婴儿有不同的反应；同一个人用生气和愉快的语调分别读出来，婴儿的反应也不一样。从 6～12 个月，婴儿对声音的敏锐度平均增加 5～7 分贝。6 个月至成人，敏锐度约增加到 25 分贝。婴儿对高频音（1 万赫兹以上）的敏锐度与成人相似，发展的主要是低频范围的敏锐度。儿童的听觉能力在十二三岁以前一直在发展，成年后听觉能力逐渐降低，主要是高频部分听力丧失。

（二）语言发展的特点

语言发展又称语言获得，是指对母语的产生和理解能力的获得（主要指对口头语言中的说话和听话能力的获得）。语言的发展主要有 3 个方面的理论观点。

1. 学习理论观

强调后天的学习与教育对婴幼儿语言获得和发展的决定性影响。主要包括强化观和模仿观。

（1）强化理论。美国行为主义心理学家斯金纳认为，语言的学习和其他学习一样，是以经验为基础，通过操作条件反射来完成的。儿童语言的获得可以看成"刺激—反应—强化"的过程，并强调其在儿童语言学习中的作用，认为儿童是通过不断强化来学习语言的。

（2）模仿理论。该理论认为儿童对语言的学习是对成人语言的模仿，是成人语言的简单翻版。当然，有学者认为，这种模仿并不是简单的机械模仿，而是有选择性的，主要是表达相同的功能。

2. 先天理论观

（1）先天能力理论。该理论认为语言是人类物种先天就具有的特殊能力。语言的发展是由遗传和与生俱来的机制所决定的。虽然很多研究证据已经证明了语言是由生物素质决定的，但是儿童获得语言的过程是渐进的，而不是速成的。

（2）自然成熟理论。美国心理学家勒纳伯特提出获得语言的决定因素是生物遗传素质，以大脑的基本认知功能为基础。当与语言有关的生理功能的成熟达到一种语言准备状态时，在适当的外在条件作用下，潜在的语言结构状态转为现实的语言结构，语言能力就表现出来并发展成熟。这种理论否定环境和语言交往在语言发展中的重要作用，而且无法解释本身听力健全而父母聋哑的儿童不能学习正常人口语的原因。

3. 交互作用理论观

（1）认知交互作用理论。皮亚杰认为语言只是儿童具备的许多符号功能中的一种。由于个体的认知结构和认知能力来源于主客体之间的相互作用，通过同化和顺应作用不断地从一个阶段发展到另一个新的阶段，语言的发展同样如此。

（2）社会交往作用理论。该理论认为，语言发展同时受到先天因素和后天因素的影响。语言技能的发展与先天能力、知觉、认知、动机和社会因素相互作用，互为因果。

越来越多的研究支持交互作用理论的观点，丰富的社会环境是以儿童说本族语言为基础的。家庭和环境对儿童语言发展有着重要的支持作用。

三、婴幼儿听说能力发展的进程

（一）听觉发展的进程

很多研究证明胎儿在宫内即有听力。新生儿娩出后，因外耳道残留羊水，听觉不灵敏，1 周左右羊水完全排出后，听觉就有了明显的改善。

（1）新生儿：听觉的灵敏度虽不如成人，但已相当好。新生儿对强烈的声音出现反应，50～90 分贝的声响可引起呼吸改变、惊吓反射、眨眼或啼哭。若啼哭时听到声音也可表现为啼哭停止，有时表现为呼吸暂停。

（2）2～3 个月：对周围成人正常说话的声音有反应，如睁开眼睛、屈曲前臂、双手握拳或全身抖动，对大的声音可出现惊跳或大哭反应。到 3 个月时听觉发育更完善，能分辨不同方向发出来的声音，有时会向声源方向转头。更关注熟悉的声音，如露出微笑，对主要照料人的声音反应更为明显。刺耳的声音会引起婴儿烦躁、不安。

（3）4～6 个月：4 个月开始分辨成人发出的声音。4～6 个月大婴儿，对距离耳旁50 cm 左右的大人小声说话声音会做出相应的反应。6 个月左右时，听到熟悉的声音，如母亲的声音时会停止活动，或将头转向声源，这时候一般只能缓慢判断左右两侧的声源；能够分辨熟悉和不熟悉的声音，听到母亲的声音特别高兴，眼睛会朝发出声音的方向看，对愤怒的声音感到害怕，对发声的玩具感兴趣。

（4）7～9 个月：婴儿已能分辨各种声音，对不同的声调做出不同的反应。对轻微的、有意义的声音可表现出兴奋。知道自己的名字，当大人叫婴儿名字时，婴儿听见后会转向呼叫人并友好地微笑，表示应答。能够理解简单的语言，如摇手表示"再见"等。能够听懂几个字，包括家里成员的称呼。

（5）10～12 个月：对声音定位更准确，能够和大人一样去判断声音的来源，并能寻找视野以外的声音。开始增强对词语的感觉能力，听到音乐能够随着节奏摆手。懂得"不"的意思。能对简单的语言做出反应，如认爸爸、妈妈等家庭成员。

（6）12～18 个月：能寻找从其他房间发出的声音。能理解较为简短的句子，能执行一些简单的指令，如"把苹果给奶奶"。能辨认并指出身体的各部位。

（7）18～24 个月：能重复两位数字，如 12 等。懂得普通人称代词，如"你""我"

"他"。能从头到尾听完一个故事或歌曲。

（8）36个月：能打电话、唱歌。

（二）语言发展的进程

语言的发展可分为语言准备期及语言发展期2个阶段，语言发展期从1岁左右能说出第一批真正能被别人理解的词开始，之前为语言准备期。

1. 语言准备期

（1）语言产生的准备。这个时期的婴儿虽然还不能产生语言，但已不同程度地在某些方面表现出在为以后的说话做准备。这个时期可分为2个小阶段。

1）反射性发声阶段。1个月以内的新生儿的哭是与成人交流的一种形式，但是未分化的，即由各种原因引起的哭声都是相同的音调，成人无法从中区别。1个月后的哭声具有分化性，妈妈能区别这种哭声表示饥饿，而另一种哭声表示疼痛等。大约从第5周起出现非哭的声音，婴儿在玩弄自己的发音器官时偶尔发出声音，最初发出类似元音的a、o、u、e等，然后发出辅音p、m、b、h、k等音。这些音无意义，是因为张嘴时气流从口腔中流动而发出来的，因嘴张开的大小不同而形成不同的声音，无须舌、唇的动作参与。这个阶段婴儿牙齿未长出，所以也没有齿音。

2）牙牙学语阶段。大约5个月的婴儿开始以发音作为游戏，出现元音和辅音的结合，如ba、pa、ma。虽毫无意义，但婴儿能从中得到快乐。如果爸爸、妈妈认为婴儿已会"叫人"而出现喜悦的表情，对婴儿将是一种莫大的鼓励，更能调动婴儿发音的积极性。到9个月时呀呀语达到高峰，已能重复不同音节的发音，还能发出同一音节的不同音调。通过呀呀语，婴儿学会调节和控制发音器官的活动，为以后真正语言的产生和发展创造条件。

（2）语言理解的准备。在语言的准备阶段，婴儿虽能模仿发音，而且所发的音开始与一定的具体意义相联系，但这种联系是极为有限的，这时婴儿的发音也还不确切、不清楚，要靠成人去猜才能懂。这时，婴儿所能听懂的词很少，如没有物体或动作的伴随，词的指示往往无效。在这一阶段，如认为婴儿不懂说话，不会说话而不和他说话，则常会造成婴儿言语发展迟缓。反之，如能注意多和婴儿说话，使婴儿每次感知某物体或某动作时都听到成人说出关于这个事物（或动作）的词，在他们大脑里就会逐步建立起关于这个事物（或动作）的形象和词之间的暂时联系，从而促进婴儿言语的发展。

1）语音知觉。婴儿对言语的刺激是非常敏感的，不到10日的新生儿就能区别语音和其他声音，并对之做出不同的反应。婴儿只有具备了区别细微差异的语音，才能理解成人的语言。

2）语词理解。8～9个月时，可能还早一些，婴儿已开始能听懂成人的一些语言，并做出相应的反应。如母亲抱着婴儿问"爸爸在哪里"时，婴儿会头转向爸爸，但是最初的反应并非对词的确切反应，而是对包括词在内的整个情境的反应。例如，问婴儿"猫在哪里"，婴儿头也会转向爸爸一侧。到11个月时，语词才能从复合的情境中解脱出来，作为信号而引起婴儿相应的反应，这时才开始真正理解词的意义。

2. 语言发展期

语言发展期可分为语音的发展，词义、句子和语用技能的发展。

（1）语音的发展。语音指语言的声音和一定意义的紧密结合。幼儿是通过学习词来学习语音的，而不是被动地模仿成人的语音。幼儿必须先掌握相当数量的主动词汇，然后才建立他的语音系统。幼儿的语音发展到一定程度的时候，便获得把听觉模式转换成自己发音的方法，一般称之为语音规则或语音过程。最初阶段可能有发音上的错误，在不断学习及成人纠正的过程中逐渐纠正。

（2）词义、句子的发展。在词义、句子的发展中，可分为语言初期和语言积极活动期。

1）12～18个月为语言初期。12～18个月的幼儿对成人语言的理解能力迅速发展，发出连续音节、近似词的音节增多，开始能使用单词表达自己的愿望或与他人进行交流，如"抱抱"表示"妈妈你要抱抱我"，"瓜瓜"表示"妈妈我要吃香瓜"，这种以词代句的短句，意义不明确，词性也不确切，故称为单词句或乱语（隐语）。

2）18～36个月是语言积极活动期。这个阶段也是语言表达的关键期。幼儿在继续理解成人言语的基础上，主动性言语迅速发展，表达能力进一步提高，语言结构也变得复杂，为其思维的发展提供了重要条件。18～24个月时，词汇增加到数百个，模仿能力更强，交流的内容也增多。此时，幼儿喜欢与成人交谈、听故事，并能理解其中简单的内容，但表达的句子断断续续、简略、不完整，如"电报句"，即2个或3个词组合的句子，例如"妈妈说""宝宝吃"。有时能用自己说出的词调节自己的行为，如"悦悦（自己的名字）要""悦悦吃"等。这表明在语言概括和调节的作用下，儿童的直观行动思维在向具体形象思维转化。随着语言和思维的发展，儿童独立行动的倾向开始产生，在日后的活动中，逐渐明白自身的存在，言语的发展促进了自我意识的发生与发展。2岁左右的语言大部分是完整句，形容词、代词、连词也逐渐增多。由松散的句子逐步转变为结构严谨的句子。3岁末，已能使用最基本的词汇和句型，句子结构也基本符合语法原则，能初步掌握母语，成为一个颇具表达能力的"谈话者"。

（3）语用技能的发展。婴幼儿有言语的表达，也要有语用的技能才能达到交流的目的，才是真正的会说话。语用技能包括说话和听话两方面的技能。语用技能也包括使用言语表达时的姿势、表情、语调，语句的长短，结构的简单或复杂等。

1）说话的技能发展。婴幼儿在获得语言之前，已拥有其他的交流方式。成人可通过姿势来和婴幼儿进行交流，可用指着一个物体的动作来引起7～8个月婴儿的注意。随后，婴儿也能用指点和姿势作为早期交流方式。到1岁时，幼儿不仅能用指点、姿势说明物体的存在和"请求"得到某物体，同时还能检查自己的姿势、动作是否能引起成人对该物体的注意。如幼儿指向某个物品时，但家长没有共同注意，幼儿会用力拉家长的手或衣服，并再指向该物体。在单词句和双词句阶段，词和姿势、动作结合成为有效的交流方式。婴儿同时还能用不同语调来表达自己的意图，如用升调表示提问，降调表示命令或要求。2岁的幼儿已能表现出巧妙的交流能力。4岁儿童已能根据听者的能力而调整其谈话内容。

2）听话的技能发展。幼儿对成人话语中讽刺意图的理解能力，以及对正面话和讽刺话、玩笑话和侮辱性的话的辨别能力在相当晚的时候才能出现。他们常把成人的反话当作正面话理解。如幼儿擅自过马路时，妈妈说"你再走走看"，他就真的向前走。幼儿把爸爸的书乱扔，爸爸说"好啊，你把我的书搞得乱七八糟"，孩子就搞得更起劲了。

表 6 - 1　婴幼儿听说能力发展进程

年龄	听觉发育	语言发育
新生儿	对强烈的声音出现反应	通过哭声与成人交流
2 个月	对周围成人正常说话的声音有反应	发出和谐的喉音
3 个月	听到声音向声源转头，对不同的声音有不同的表情反应	咿呀发音
4 个月	开始分辨成人的声音	—
5～6 个月	分辨熟悉和不熟悉的声音	出现元音和辅音结合，与声音有互动
7～9 个月	被叫名字时有反应。能理解简单的语言，听懂数个词，如家庭成员的称呼	模仿发音，如"baba""mama"。还能发出同一音节的不同音调
10～12 个月	能准确判断声音的来源，并能寻找视野以外的声音。能指认家庭成员	开始用单词。一个词表示很多意思，能叫出物品的名字
12～18 个月	听懂数个简单指令。执行简单指令，指认五官	能说出几个词和自己的名字
18～24 个月	能重复两位数，如 12 等。懂得普通人称代词，如你、我、他	认识和指出身体各部分，会说 2～3 个字构成的句子
36 个月	打电话、唱歌，叙述简单事情	初步掌握母语，使用最基本的词汇和句型，句子结构也基本符合语法原则

四、婴幼儿听说能力训练

（一）训练目标

儿童口头语言发生和发展的关键时期在生命的头 3 年，从完全不会说话到能够掌握 1000 个左右的词（3 岁末）并与成人进行初步的语言交际，是婴幼儿全面发展的重要标志。通过对婴幼儿听说能力的训练，提高婴幼儿听觉和语言表达的能力，促进感知觉能力的全面提高，使婴幼儿有良好的生活能力、学习能力、适应能力和社会交往能力。

（1）新生儿期：学会辨别新生儿的不同声音哭声，以便更好地理解新生儿。对新生儿需求的理解和反应，有助于其发育。

（2）婴儿期：听懂简单的指令并执行指令，听到音乐会有反应，被叫名字会有应答。开始会用简单的词来表达意思，开始有意识地叫人。

（3）幼儿期：能唱儿歌，叙述简单的事情，讲小故事。

（二）训练原则

（1）遵循发展规律：训练过程中循序渐进，根据婴幼儿听说能力的发展规律进行相应的训练。新生儿已经有听觉的能力，语言表达是通过哭声进行。随着年龄的增长，婴幼儿的语言有一个快速的发展。对婴幼儿听说能力的训练，早期以听觉训练为主，从鼓励婴儿的模仿发音，到单词语，再到短语、句子的表达。

（2）重视个体差异：听说能力的发展与遗传、婴幼儿脑神经功能发育等密切相关。因此，在相同的环境下，由于个体的差异性，婴幼儿的听说能力发展会有差异。对于听说能力发育迟滞的婴幼儿，家长要及时到相应机构进行评估和检查。

（3）促进全面发展：听说能力是婴幼儿成长功能的一部分。为促进婴儿全面发育成长，在对婴幼儿进行听说训练的同时，也要注意对其他感觉器官发育的刺激。与婴幼儿说话的过程中有皮肤接触，可促进婴幼儿感知觉发展。

（4）通过游戏学习：听说能力的训练不是枯燥的训练，而是要通过家长和孩子，特别是父母和婴幼儿的互动沟通来进行。父母和家庭成员多与婴幼儿说话，通过微笑、动作、眼神等与婴幼儿进行沟通，使婴幼儿在放松和愉快的心情下进行学习。

（三）训练技巧

（1）0～1岁。重点是加强婴儿听力与发音能力的训练。可以给婴儿一些会发出悦耳声响的玩具，吸引婴儿的注意力，训练他们的听觉能力。家长在与婴儿互动的时候，使婴儿保持愉悦的状态，让他学会发出不同的声音，或者模仿家长的发音。对婴儿的自行发音或成功的模仿发音给予正面反馈。

听说能力要与认知活动相结合。当婴儿在生活中接触和使用到某些实物，家长要用简单的词汇、响亮的声音说出来，对婴儿进行反复的刺激，长时间的积累，可以为婴儿说话做准备。

婴幼儿语言发育需要良好的语言环境、生活环境、游戏活动，成人与婴幼儿的言语交流是其语言材料的来源。婴幼儿喜欢模仿成人的语音和词语，因此在游戏活动中，家长与婴儿保持共同的注意力会使婴儿理解更多的语言，能使其更早地产生有意义的手势和词语。

新生儿：促进母婴交流，母亲及家人多与新生儿说话、微笑，促进新生儿听觉发展。

3个月：多与婴儿交流，多与婴儿说笑，逗引其发声，让婴儿感受多种声音和语调，促进婴儿对语言的感知能力。

6个月：通过谈话和玩耍来刺激婴儿听说能力的发展，有意识地训练婴儿的发音。

8个月：父母应引导婴儿用语言和动作来回答提问或表达要求，培养婴儿理解语言的能力。

（2）1～3岁。主要是促进幼儿语言功能的发育。在日常生活中，家长要多与幼儿沟通，特别是语言沟通。通过游戏、讲故事、唱歌等扩大幼儿词汇量。幼儿有强烈的好奇心、求知欲和表现欲，喜欢问问题、唱歌、学童谣等，家长应满足幼儿的欲望，时刻保持与幼儿的互动交流，多与幼儿交谈，鼓励幼儿多说话。幼儿发音和说话不准确时，家长用规范的语言做出示范，但不要刻意纠正幼儿不正确的发音，避免幼儿因紧张而出现语言障碍。

感觉是人脑对客观事物个别属性的直接反应，即对客观事物最简单的物理属性（如颜色、形状、大小、质地、表面等）和化学属性（气味、味道等）以及机体最简单的生理变化（疼痛、舒适、冷热、饥饱、渴等）的直接反应。知觉是通过视、听、嗅、触等感觉器官，对事物的整体经过大脑的处理加工而形成的直接反应。感觉和知觉既有区别，又是紧密联系在一起的心理过程，故统称为感知觉或感知。在婴幼儿的认知能力中，感知觉发育最早，而且最快。他们借助感知能力去认识客观世界、认识自我，为心理发展的完善和个性的形成奠定基础。

一、感知觉能力发展的意义

（一）感觉发育的意义

感觉是人脑对直接作用于感觉器官的客观事物的个别属性的反映，是最基本的认知过程。它是我们认识客观事物的第一步，感觉给我们提供了内外环境的信息，保证了机体与环境的信息平衡，它是一切较高级、较复杂的心理现象（如思维、记忆）的基础。感官的活动主要包括视觉、听觉、嗅觉、味觉和触觉。感觉是知觉发展的重要基础，具有年龄发育的标志。感觉发育水平可以作为监测和评估儿童发育水平的一种方式。

（二）知觉发育的意义

知觉是人脑对直接作用于感觉器官的客观事物的整体属性的反映，它是一系列组织并解释外界客体和事件产生的感觉信息的加工过程。知觉在感觉的基础上发展，依赖多种感觉器官。人们通过感觉可以认识事物的个别部分或个别属性，而通过知觉能够将由各种感觉通道所获得的感觉信息进行整合以获得对事物整体的认识。人的感觉的产生更多地受客观刺激的影响，而知觉的产生除了受客观刺激的作用外，很大程度上还受个人经验等主观因素的制约。

二、感知觉能力发展的特点

（一）感觉发育的特点

（1）感受性与感觉阈限。感受性就是感觉的敏锐程度，即感受器对刺激的感受能力。感觉能力用感觉阈限表示。感觉阈限分为绝对阈限和差别阈限。刚刚能引起某种感觉的最小刺激量为绝对感觉阈限，觉察出最小刺激量的能力称为绝对感受性；刚刚能引起差别感觉的刺激的最小变化量是差别感觉阈限，觉察出同类刺激物之间最小差别量的能力是差别感受性。感受性与感觉阈限成反比关系，阈限低，感受性高，感觉敏锐；反之，阈限越高，感受性越低，感觉越迟钝。各种感觉的绝对感觉阈限并不相同，同一感觉的绝对感觉阈限也因人而异。

（2）感觉的适应。是指由于刺激物对感受器的持续作用使感受性发生变化（感受性提高或降低）的现象。人具有很强的适应性，适应机制使人能够在变动的环境中比较容易地进行精细分析，从而实现较准确的反应。感觉器官在持续弱刺激作用下，感受性会增强，如暗适应现象；感觉器官在持续强刺激作用下，感受性会减弱。但人的适应是有限度的，频繁的变化和过强的刺激易使人疲劳，降低感受性。

（3）感觉的对比。是指同一感觉器官在不同刺激物的作用下，感受性在性质和强度上发生变化的现象。例如，皮肤黝黑的人的牙齿总给人以特别洁白的感觉。感觉对比分为同时对比和继时对比 2 种。如左手泡在凉水盆里，右手泡在热水盆里，然后把手同时放进温水盆里，结果左手感觉热右手感觉凉，这叫同时对比。再如，先吃糖，后吃水果，就会感觉水果变酸，这叫继时对比。

（4）感觉的相互作用。是指在一定条件下，各种不同的感觉都可能发生相互作用，从而使感受性发生变化的现象。如颜色的感觉就具有冷暖感、远近感：红、橙、黄等色有温暖感，称为暖色，同时又能使空间在感觉上变小；蓝、青、紫等色有寒冷感，称为冷色，同时又能使空间在感觉上变大。

（5）感受性的补偿与发展。感受性的补偿是指当某种感受器受到损伤之后，在社会生活与实践活动的影响下，其他感受器的感受性会大大提高的现象。如盲人的听觉、手指触觉极其敏锐。人的感受性在生活实践的长期锻炼中，是可以大大提高和发展的，特别是通过实践活动和某些特殊训练，可以提高到常人不可能达到的水平，即我们常说的"熟能生巧"。

（6）联觉。是一种感觉器官受到刺激而产生一种特定感觉的同时，又产生另外一种不同的感觉。如我们感觉到的"沉重的音乐""甜蜜的笑容"等就是联觉现象。

（二）知觉发育的特点

（1）知觉的选择性。人在知觉事物时，根据自己的需要与兴趣，有目的地把某些刺激信息或刺激的某些方面作为知觉对象，而把其他事物作为背景进行组织加工。这种根据当前需要，把事物区分对象和背景进行组织加工的特征就是知觉的选择性。影响知觉选择性的客观因素不仅与客观刺激物的物理特性有关，还与知觉者的需要和动机、兴趣和爱好、目的和任务、已有的知识经验以及刺激物对个体的意义等主观因素密切相关。知觉的选择性既受知觉对象特点的影响，又受知觉者本人主观因素的影响。

（2）知觉的整体性。指知觉系统具有把个别属性、个别部分综合成整体的能力，也能根据整体特性对部分进行知觉。知觉中对整体的知觉能力优于对部分的知觉。知觉的整体性与过去经验有关，还与知觉对象本身的特征有关，如对象的接近性、相似性、连续性、封闭性等。一般来说，刺激物的关键部分、强的部分在知觉的整体性中起着决定作用。如临床医生根据患者疾病的典型特征做出正确的诊断就是知觉整体性的体现。

（3）知觉的理解性。人在感知当前的事物时，不仅依赖于当前的信息，还要根据自己过去的知识经验来理解它，赋予它一定的意义，这就叫作知觉的理解性。如把不完整图形的缺失部分补充完整。知觉的理解性使人的知觉更为深刻、精确和迅速。知觉的理解性会受到情绪、意向、价值观和定式等的影响，在知觉信息不足或复杂情况下，知觉的理解性需要语言的提示和思维的帮助。个体知觉的理解性还受到知识、经验等的影响。

（4）知觉的恒常性。当知觉对象的刺激输入在一定范围内发生了变化的时候，知觉形象并不因此发生相应的变化，而是维持恒定，这种特性称为知觉的恒常性。例如，一个人从不同角度看篮球板上的篮筐，视觉形象均不同，但人们的知觉影像在相当程度上保持着它的稳定性，所以仍然以篮筐是"圆"的而不是"椭圆"的形状来知觉。知觉的恒常性可以使人们保持对事物本来面目的认识，保持对事物的稳定不变的知觉，从而更好地适应不断变化的环境。

三、感知觉能力发展的进程

（一）感觉发育的进程

（1）视觉。视觉是光刺激于眼睛所产生的感觉。是人类对外部世界进行认识的最主要途径。人类所接受的信息有 80% 来自视觉。视觉能使人们快速意识到环境中刺激物的变化，并做出相应的行为反应。视觉的适宜刺激是波长为 380 ～ 780 nm 的可见光波。新生儿出生时已有视觉，但不敏感。视觉在出生后到第 6 个月发展非常迅速，是视力发育的敏感期，这个阶段如果出现发育异常会引起视力丧失。新生儿的视觉调节能力很差，视觉的焦点难以随物体而变化，随着生长发育，视觉调节能力也逐渐成熟；2 个月时开始能改变焦点；婴儿的视网膜椎体在 3 个月前获得显著的发展；4 个月时才能像成人那样改变晶体的形状，以看清不同距离上的物体；12 个月时调节能力基本完善。婴儿 2 ～ 4 个月时颜色知觉已经发育得很好，能分清各种基本颜色，4 个月时已表现出对颜色的偏爱，颜色视觉的基本感知能力接近成人。婴儿喜欢暖色，喜欢明亮的颜色，不喜欢冷色和暗的颜色，红色最能引起婴儿的兴奋。婴幼儿视觉发展进程见表 6 - 2。

表 6 - 2　婴幼儿视觉发展进程

年龄	视觉发展进程
1 个月	对光刺激有反应，眼球能随移动物体移动
2 个月	开始注视，改变焦点，用眼睛与家长交流
3 个月	有意识地注视物体，眼睛可以追随物体移动而转动 180°
4 个月	看胸前自己的双手并能玩手
5 ～ 6 个月	能眼手协调，有目的地用手抓物
7 ～ 11 个月	开始有视觉记忆，有观察能力，可区分熟悉和不熟悉的人
1 岁	良好的融像运动
2 岁	部分已会识别并匹配几种颜色
3 岁	开始说出颜色名称

（2）味觉。味觉的感觉器官是舌头上的味蕾，能够溶于水的化学物质是味觉的适宜刺激。一般认为，人有酸、甜、苦、咸4种基本味觉，其他味觉都是由它们混合产生的。实践证明，人们的舌尖对甜味最敏感，舌中部对咸味敏感，舌两侧对酸味敏感，而舌根部则对苦味最为敏感。味觉的感受器是位于舌面上的味蕾。味蕾在胎儿7～8周时开始发育，出生时新生儿的味觉已发育完善。4～5个月的婴儿对食物的任何改变都会出现非常敏锐的反应，拒绝吃味道不喜欢的食物。婴儿对乳汁、配方奶、盐水或糖水味道的改变的感受主要反映在吸吮方式的改变上，婴儿尝过糖水后会对母乳的吸吮减少。人类的味觉系统在婴儿期和儿童期最发达，之后逐渐衰退。婴儿味觉发展进程见表6-3。

表6-3　婴儿味觉发展进程

年龄	味觉发展进程
胎儿	7～8周味蕾开始发育，24周有味觉功能
新生儿	味觉已发育完善，喜欢甜味，可以区分酸味
3个月	区分甜味和苦味
5个月	区分偏咸味的液体
6～12个月	区分奶类与其他食物的味道

（3）听觉。听觉是声波作用于耳所产生的感觉。听觉是人类另一重要感觉。听觉的适宜刺激是声波（16～20000 Hz）。婴儿对说话声音反应敏感，尤其是对高音调的女性声音。3～6个月的婴儿对某些声音的感知能力比成人要强。随着基本听觉的发展，婴儿对音乐的感知很早就表现出来了，比较喜欢听愉快的、旋律优美的音乐。言语和音乐感知的早期发展为早期教育提供了前提条件。3～6个月的婴儿需进一步完善视、听觉，可选择各种颜色、形状、发声的玩具，逗引婴儿看、摸和听。如在婴儿床上悬吊颜色鲜艳、能发声及转动的玩具，逗引婴儿注意。培养婴儿分辨声调和好坏的能力，用温柔的声音表示赞许、鼓励，用严厉的声音表示禁止、批评。对于6～12个月的婴儿，应逐步培养其注意力，引导其观察周围的事物，促使其逐渐认识和熟悉常见物品。通过询问的方式让婴幼儿看、指、找，从而使其视觉、听觉与心理活动紧密联系起来。婴幼儿期的听力容易受到损害，而中耳炎是导致3岁前婴幼儿听力损害的主要原因。中耳炎常继发于上呼吸道感染，对婴幼儿呼吸道感染要早发现、早诊断、早治疗。婴儿期听力受损会影响言语发展，早期筛查发现先天性听力异常，以及积极预防引起听力损害的因素非常重要。

（4）嗅觉。是由有气味的气体物质作用于鼻腔黏膜中的嗅细胞所引起的。嗅觉感受器位于鼻腔顶端一个很小的部位。新生儿已经能区分好几种气味。哺乳时，新生儿闻到乳汁的香味就会积极地寻找乳头。有研究发现，在新生儿头部两侧各放上一块沾有自己母亲乳汁的奶垫和其他母亲乳汁的奶垫，出生后6日的新生儿就能准确转向沾有自己母亲乳汁的奶垫一侧。嗅觉有重要的生物学意义，它可以保护婴幼儿免受有害物质的伤害，还可以指导婴幼儿了解周围的人和事物。婴幼儿嗅觉发展进程见表6-4。

表6-4　婴幼儿嗅觉发展进程

年龄	嗅觉发展进程
胎儿	8周形成初级嗅觉受体，24周已具有嗅觉功能
新生儿	能通过闻母亲的乳汁气味找到乳房
3～4个月	有嗅觉记忆，能区别愉快与不愉快的气味
7～8个月	逐渐灵敏，能分辨芳香的气味
2岁	很好地辨别各种气味

（5）皮肤感觉。皮肤感觉的基本形态有4种：冷、热、痛、触觉。皮肤感觉的感受器在皮肤上呈点状分布，称触点、冷点、温点和痛点，它们在身体不同部位的数目不同。皮肤感觉对人类的正常生活和工作有着重要意义。人们通过触觉认识物体的硬、粗、细、轻重，盲人用手指认字，聋人靠振动觉欣赏音乐，都是皮肤感觉的作用。皮肤感觉包括痛觉、触觉、温度觉及深感觉。皮肤感受器位于皮肤下毛囊神经末梢和触觉小体。对皮肤的触摸因力的强度不同而产生不同的皮肤感觉，如痛觉、触觉、温度觉及深感觉。新生儿的痛觉相对其他感觉不甚敏感，尤其在躯干、眼、腋下部位，痛觉刺激后出现泛化现象。新生儿的触觉有高度的灵敏性，尤其在眼、前额、口周、手掌、足底等部位，而大腿、前臂、躯干处比较迟钝。躯体对刺激的反应与触觉的敏感性有关。新生儿对温度也比较敏感，3个月的婴儿能正确区分31.5～33℃的水温。冷的刺激比热的刺激更能引起明显反应。2～3岁时已能辨别各种物体的属性，如物体的软、硬和冷、热等。皮肤感觉对婴幼儿的生存和适应有重要意义。

（二）知觉发育的进程

1. 空间知觉

空间知觉是指个体对物体空间特性的反映，包括大小、形状、距离、体位和方位等。空间知觉主要是凭借视觉、听觉、动觉、平衡觉的协同作用，并辅以习得的经验而形成的，视觉在空间知觉中占主导地位。新生儿虽然以反射性活动为特点，但研究仍表明，出生10天的新生儿已有三维度空间知觉（如把东西移向新生儿的脸，他会做出非常准确的、协调的防御动作）。2～3周的新生儿能认识人脸的基本形状，并偏爱与人脸相似的图形。10～12周婴儿有一定程度的"大小恒常性"，能分辨简单的形状。5～6个月能通过眼、手协调动作的配合，边用眼睛看，边用手抚摸、摆弄物体，逐步辨明物体的准确位置、大小，从而建立物体具有恒常性的观念。婴幼儿空间知觉发展进程见表6-5。

表6-5　婴幼儿空间知觉发展进程

年龄	形状知觉	大小知觉	深度知觉	方位知觉
新生儿				
3个月	分辨简单的形状			
4个月		明确具有大小恒常性		

（续表 6 – 5）

年龄	形状知觉	大小知觉	深度知觉	方位知觉
6 个月		分辨大小	绝大多数具有了深度知觉	
8～9 个月	获得了形状恒常性			
18 个月	区别不同的形状，如正方形、圆形、三角形			
2～3 岁		能够判断物体的大小，并用语言表达出来		区别上、下方位

2．时间知觉

时间知觉是指对事物在时间属性上的知觉，是对客观事物运动的延续性和顺序性的反应。婴幼儿对时间的感应没有相应的感觉器官，只有动觉和视觉的联系，而且表示时间的词往往具有相对性，所以婴幼儿难以理解时间。婴幼儿的时间知觉仅仅处于萌芽状态。如天黑了要睡觉、天亮要起床等。2～3 岁幼儿知道"现在"和"等一会儿"，"马上"和"很久"等区别。但时间知觉还很不准确，他们分不清"今天""明天""后天"，很久以前的事也会说成"昨天"和"刚才"。4～5 岁时儿童开始有时间知觉，能区别今天、明天、昨天和早上、晚上。5～6 岁时可以区别前天、后天、大后天。

3．对情绪表达的知觉

2～3 个月的婴儿开始对情绪有反应。如母亲愉快时也表现出愉快；母亲悲伤时，婴儿的嘴部动作增多或转头看其他处；母亲生气时，有的婴儿表现为剧烈哭泣，有的呆住、凝视母亲。（见表 6 –6）

表 6 – 6　婴儿对情绪表达的知觉发展进程

年龄	对情绪表达的知觉发展进程
2～3 个月	对母亲的不同表情开始有不同的反应
5～6 个月	能分辨出愉快、惊讶、恐惧的表情
10～12 个月	根据家长的表情来决定和调整自己的行为

四、婴幼儿感知觉能力训练

（一）训练目标

1．新生儿期

熟悉和适应生活环境，母亲的气味、家人的脸和声音，环境中光线的变化和温度的变化等。通过反复练习先天的无条件反射活动，使之更为巩固，并且扩展。

2. 婴儿期

应逐步培养婴儿的注意力，引导其观察周围事物，促使其逐渐认识和熟悉常见物品。通过询问的方式让婴儿看、指、找、摸，从而使其感知觉与心理活动紧密联系起来。

3. 幼儿期

能理解他人的语言，按要求执行指令。能完整表达自己的想法，复述简单事件。能完成简单的自我照料，为上幼儿园做准备。

（二）训练原则

（1）遵循发育规律：婴幼儿的发展既是连续的又是分阶段的。每个阶段都是前一阶段的自然延伸，也是后一阶段的必然前提。对婴幼儿感知觉的训练要遵循各个年龄段各个时期的发育特点进行相应的训练。

（2）重视个体差异：婴幼儿有各自的气质特征和发育特点，对刺激的敏感性也不相同，这些是先天决定的。如一些早产或"小样儿"的感觉阈值较低，因此某些对多数婴儿有吸引力的声音和视觉信息，对这些过于敏感的婴儿来说正好相反，会令他们讨厌。又如，多数婴幼儿都喜欢眼睛追随着一个移动着的发声玩具看，而敏感的婴幼儿则不愿意看，甚至表现为惊恐、呕吐等。人的各种感受性也不是一成不变的，它们受内外条件的影响，例如适应、对比、感官之间的相互作用等。训练过程中要坚持根据这些因素设定个性化的目标和具体的训练方法。

（3）促进全面发展：婴幼儿大脑的形态发育不断成熟，在不同的年龄段中有不同的神经生理功能，各感知觉系统的相互影响与作用比成人更为显著。婴幼儿神经系统具有极强的可塑性，适当地借助各种环境刺激改变大脑的微观构造和整体功能，再通过适量的个性化教育指导，能够起到极大的辅助作用。因此训练过程中要坚持全面训练原则，视、听、嗅、味、皮肤感觉和知觉训练融合一体，刺激大脑的生长，进而激发各种生长发育潜能，促进婴幼儿整体能力的提高。

（4）通过游戏学习：训练中结合日常生活的物品、环境，使婴幼儿的感知觉能力能帮助他们更快、更好地适应生活。在游戏中增加训练的趣味性、吸引性，婴幼儿训练的意愿增加、效果更明显。

（三）训练技巧

（1）家长积极参与：家长科学的育儿观对提高婴幼儿感知觉能力具有重要的作用，家长应积极加入婴幼儿的训练。在亲子互动过程中，通过说话、唱歌、微笑，吸引婴幼儿目光追随，促进婴幼儿感知觉的发育。在游戏活动中，让婴幼儿接触外界各种物体，了解不同物体的特征，在对世界的认识过程中促进感知觉的发育。通过综合刺激不同特性的感知觉来引导婴幼儿，更容易让婴幼儿的感受性增强，对感觉器官的功能发展有明显帮助。家长与婴幼儿互动时，通过眼神、表情、语调、姿势、动作等向婴幼儿传递沟通信息，让婴幼儿在感知觉发展的同时，心理也得到发展。

（2）训练融入生活：对婴幼儿的感知觉训练，不仅可以通过游戏训练，更要融入生活中的方方面面。在对婴幼儿的生活照料过程中，只要家长在婴幼儿旁边，且婴幼儿处于觉醒状态，都是训练的好时机。如在帮婴儿洗澡换尿片的时候，可以通过讲话、唱歌刺激他听说能力的发育，通过抚摸促进婴儿的皮肤感觉，通过微笑、动作吸引婴儿的目光或使其模仿学习动作，等等。家长不应放弃每一次与婴幼儿沟通交流的机会。

（3）利用现代科技：合理利用现代科技的产物、手段、方法，使婴幼儿的训练形式更多样，内容更丰富，针对性更强，更好地促进婴幼儿感知觉的统合能力发展。

第三节　婴幼儿动作发展与训练

　　动作发展是身体肌肉控制身体动作、姿势和运动的能力，包括大动作发育技能和精细动作发育技能。大动作发育使婴幼儿能够控制身体，在正常环境进行日常活动、运动与游戏，如坐、站立、行走、上楼梯、扔球、拍球等。精细动作发育主要凭借手及手指等部位的小肌肉或小肌肉群的运动，在感知觉、注意等多方面心理活动配合下完成特定任务。包括手腕、手和指、足和趾较小的活动，如拇食指拾物、伸手够物、抓握物品、涂画、叠放积木、翻书、写字等。一些特别精细的动作，如刻、绣等需眼、手与大运动协调。婴幼儿通过精细运动获得经验。

一、动作发展的意义

（一）大动作发展的意义

　　大运动发展与脊柱颈曲、胸曲、腰曲和骶曲的逐渐形成，以及相关肌群的发育密切相关。婴儿从卧位到直立体位、四肢围绕肢体中线运动，大动作发展需要肌肉群协调、原始反射消退以及反射平衡建立。

　　1. 伸肌和屈肌张力相互协调

　　婴儿肌张力发展是从新生儿期的屈肌张力占优势，逐渐发展为伸肌和屈肌张力相互平衡。如出生后至 6 月龄婴儿的身体从新生儿期的屈曲状到逐渐能够伸出手足、将手足放入自己口中探索。

　　2. 原始反射消退

　　原始反射是指婴儿具有的先天性反射，不受意识控制。如觅食反射、握持反射、拥抱反射、踏步反射等。随着神经系统的逐渐成熟，原始反射在 5 个月内逐渐消失。原始反射的消退和整合，有助于婴儿动作趋于灵活和精确。如非对称性颈强直反射使婴儿头旋转时手臂伸展、眼睛随手动，帮助延伸婴儿的聚焦距离，从近距离延伸到手臂的长度。当手触及物品时，婴儿可感知物品与自己的距离，即手的运动、视觉、触觉开始组合，出现手眼协调。非对称性颈强直反射的消退使婴儿头、眼睛、手臂活动自由，婴儿可将双手放到身体的中位线，视觉可不受环境或运动影响，使视网膜视觉图像更稳定。

　　3. 平衡和保护性反射建立

　　婴儿坐立、行走运动需建立身体的平衡和保护性反射，以帮助躯体和四肢根据环境自动变化体位，即保持身体平衡。如支撑 9 月龄婴儿的腹部及胸部，并突然向下移动时，婴儿可出现双手、双脚往外延伸似降落样的动作，即降落伞反射；轻推坐着的婴儿，把婴儿身体向一侧倾斜，婴儿可出现伸手扶物的动作以保持身体平衡。

（二）精细动作发展的意义

　　（1）精细动作是婴幼儿智能的重要组成部分，是神经系统发育的一个重要指标。早期精细运动技能发育与脑认知发育进程存在时间和空间的重合，早期精细运动技能的顺利发育和有效发展有利于早期脑结构和功能完善和成熟，进而促进认知系统的发展。

（2）在精细动作发展过程中，除了手部肌肉的运动，还需要视觉器官、触觉器官、空间知觉等感知觉功能的共同协调，有助于提高婴幼儿的感觉统合能力。

（3）精细动作的发展可促进婴幼儿生活能力、学习能力的发展。通过捏、扣等动作学会穿衣服，通过拿笔、涂画的动作学会写字。

二、动作发展的特点

（一）大动作发展的特点

大动作的发展与体格生长、大脑和神经系统的发育密切相关。婴幼儿抬头、翻身、爬行、走等大运动发育与自上而下、由近至远的脊髓髓鞘化有关。

（1）由上至下：最初的动作发展是从头、颈、腰肌到上肢、下肢。首先从身体上部开始（抬头、转头），其次是躯干动作（翻身、坐），最后是下肢的动作（站立、走），沿抬头—翻身—坐—爬—站—行走的方向发育成熟。

（2）由近至远：即离躯干近的肌肉动作先发育，头和躯干的发育先于臂和腿，臂和腿又先于手指和脚趾。如先能抬肩，然后手指取物。

（3）由粗至细，由不协调至协调：身体的发育是从大肌肉延伸到小肌肉。婴幼儿的动作是从大肌肉、大幅度的粗动作开始，逐步向手、手指的小肌肉精细动作发展。

（4）由正向动作至反向动作：婴幼儿先有会抓握物品的动作，然后才会有放、扔的动作；先有从坐位拉着栏杆站起的动作，然后才有从立位坐下的动作；走路时先会向前，然后才会向后倒退。

（5）由无意至有意：婴幼儿动作发展与其心理发展规律吻合，即从无意向有意发展，越来越多地受到意识的支配。

（二）精细动作发展的特点

精细动作的发育与上肢正中神经、尺神经、桡神经自上而下的髓鞘化进程关系密切，也有一定的规律。

（1）婴儿握物先用手掌尺侧握物，然后用桡侧。

（2）先用中指对掌心一把抓，后用拇指对食指钳捏。

（3）先能握物后能主动放松。

三、动作发展的进程

（一）大动作发展的进程（见图6-1）

婴儿期大运动发展的重要标志是行走动作的发展。从进化的角度来说，直立行走把人类与其他动物区分开来。行走动作发育的几个重要时间点是：6个月左右的婴儿能在没有支撑物的支持下独立坐起来；7个月左右能扶着支撑物站起来；12～13个月可以行走。

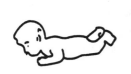 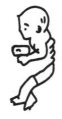 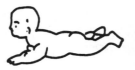 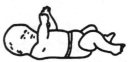

1个月俯卧位试抬头　　2个月垂直位时能抬头　　3个月俯卧位时抬胸　　4个月两手在眼前玩耍

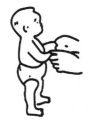 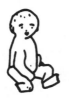 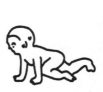 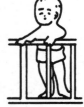

5个月扶前臂可站直　6个月尝试独坐　7个月将玩具从一　　8个月会爬　9个月扶标杆能站立
　　　　　　　　　　　　　　　　只手换到另一只手

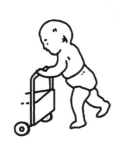 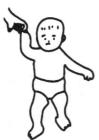 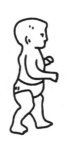 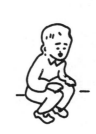 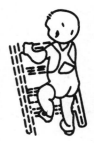

10个月推车能走几步　11个月牵一只手能走　12～14个月独自走　15个月会蹲着玩　18个月会爬上小梯子

图6-1　大动作发展的进程

（1）抬头：婴儿颈后肌的发育先于颈前肌，所以有俯卧位时抬头的动作。新生儿俯卧位时能抬头1～2秒；取仰卧位拉起双手，3个月时头仍稍后仰；至4个月时，头、颈及躯干成一直线。扶坐位时，3个月时抬头较稳，4个月时抬头很稳，并能自由转动。

（2）翻身：约5个月时能从仰卧翻到俯卧，6个月时能从俯卧翻到仰卧，7个月时转向侧卧位时用一只手能支撑身体的重量。

（3）坐：婴儿1个月时因腰肌无力，扶坐时自颈至腰弯成半月形。3个月扶坐时腰成弧形。5个月有依靠能坐直腰。6个月拉手能坐起，或双手向前撑着坐。7个月时独坐片刻稍稳，身体略向前倾。8个月时独自坐稳，并能向左右转身。11个月时由俯卧位的姿势，拉扶床栏杆后能坐起。

（4）爬行：新生儿俯卧位时已有反射性的匍匐动作；2个月俯卧位时能交替踢腿。3～4个月能用肘支撑上半身数分钟；7～9个月俯卧时能用双臂支起胸腹，使上半身离开床面，有时能在原地转动；8～9个月能用上肢拖着身体向前爬；12个月左右能手、膝合用爬行；约1岁半能爬上楼梯。爬行的动作有助于胸部及手臂的发育，并能使婴幼儿提早接触周围的环境（如手拿不到的东西，通过爬行可以拿到）。

（5）站、走：新生儿扶立时，会出现踏步反射及立足反射；2～3个月婴儿扶立时髋、膝关节屈曲；5～6个月扶立时，两下肢能负重并能上下跳动；8个月搀扶时背、腰、臀部能伸直，并能站立片刻；9个月能从坐位自己扶栏站起；10～12个月可自己扶站并独站较长时间，可扶走；12～14个月开始独走；15个月独走时很稳；18～24个月可倒退走；2～3岁能跑，但起步及停步慢。

（6）跳：2岁能用脚尖走路，单足独立1～2秒，原地跳；2.5岁能单足跳跃1～2次；2.5～3岁能两脚交替上下楼梯；3岁时可以蹦跳、单腿蹦、跳跃和跑步。

（二）精细动作发展的进程

新生儿时两手握拳很紧，2个月两手握拳姿势逐渐松开。2～3个月的婴儿可以看自己的手，并能用一只手去触另一只手。3个月握持反射消失，才能有意识地取物。3～4个月的婴儿可以进行近距离对焦，能够在胸前玩弄及观看两手，能够用手一把抓握物体。3～6个月，在视觉指导和自主性的控制下，婴儿获得了抓握和抓物的协调。5个月时能在手所及的范围内抓住物体，并将物体放入口中。6个月的婴儿可以持物到中线，先两只手持物，而后一只手持物。6～7个月能独自摇摆或玩弄小物体，并将物体从一只手转移到另一只手。婴儿在6个月之前抓物体时，只有在手触及物体时才出现抓握。6个月以后，在触及物体之前，婴儿就会开始调节手的姿势来达到在水平或垂直位立即抓握想要的物体。到了9个月，婴儿能够在触摸到物体之前实现手部姿势的调节。9～10个月开始试用拇指、食指指端取物。11个月能将手中的物体放掉。1岁的婴儿，在开始抓物之前可以对手要抓到物体的位置进行准确的定位。15个月会脱手套、袜子，能几页几页地翻书。18个月能叠3～5块积木，会用汤匙吃饭。2岁能一页一页地翻书，正确使用汤匙。3岁能用筷子进餐，会扣扣子，喜欢玩玩具中的精细操作。4岁时已基本能自己穿衣服。

大动作与精细动作发展进程对照详见表6-7所示。

表6-7 大动作与精细动作发展的进程对照

年龄	大动作	精细动作
1个月	全身性活动不协调	紧握拳
2个月	俯卧时略抬头片刻	握拳姿势逐渐松开
3个月	俯卧抬头45°，手臂能支撑	双手搭在一起
4个月	俯卧抬头90°较稳；竖抱时头竖直、转动自如	以指掌握物
5个月	由仰卧翻身到侧位；伸手抓玩具，但不够协调	大拇指参与握物：拿玩具玩
6个月	扶坐时背竖直，能独坐片刻	抓握玩具时，眼手较协调；能撕纸或反复揉搓纸张
7个月	自由翻身；独坐较稳；会抓、吃、看、敲击等	可用拇指和其他4个手指抓起小物体，双手传递玩具，出现捏、敲等探索性动作
8个月	能自己坐起；独坐稳，坐着玩	用拇指和其他手指取物

（续表 6－7）

年龄	大动作	精细动作
9 个月	能扶站；能爬行	可用拇指、食指捏住小物体，持两块积木相互敲击
10 个月	自己扶栏杆站起或坐下，并扶站较长时间	拇指、食指的指端对捏协调，能迅速捏起小物品
11 个月	自由爬行；扶站或推小车走	有意识地放开手中物品；双手捧杯
1 岁	不扶能独站片刻；会自己坐下；挥手再见、拍手	握笔并乱涂
1 岁 3 个月	独走；爬上爬下	会扔东西；会翻书；会自己喝水、吃东西
1 岁 6 个月	倒退走；会跑；扶着上、下楼梯	能搭高 3～5 块积木
1 岁 9 个月	自己爬上台阶；独脚站几秒	搭 5～7 块积木；举手过肩扔球
2 岁	双腿跳，奔跑 10 m 以上	自己洗手并擦干，可以一页一页地翻书
2 岁 6 个月	单足站立；独自上、下楼梯	自己脱鞋、袜；较熟练使用小勺；模仿画直线
3 岁	跳远 35 cm 以上；从 20 cm 高处跳下；双脚交替下楼梯	自己穿、脱简单衣服；正确握笔

四、动作发展的训练

（一）训练目标

（1）新生儿期：抬肩坐起时，头可自然垂直保持 2 秒或以上。俯卧时，有头上翘转动或瞬间抬头的动作。触碰到放入手掌的物品时，拳头会握紧抓物。

（2）婴儿期：能独自站立 10 秒或以上。牵一只手时能自己迈步，双腿可协调地移动，至少向前迈 3 步以上。可握笔在纸上留下痕迹。可捏住小物品往瓶里放。

（3）幼儿期：肌肉群能相互灵活协调。婴幼儿从小有正常的姿势和体型，如熟练地爬，双脚交替上下楼梯，踢球，轻松地跑，会骑三轮车，顺利弯腰而不倒下，能握笔画直线、横线和圆圈，会一页页翻书，竖着搭建超过 6 块积木，拧紧或拧开瓶盖，转动把手。

（二）训练原则

（1）遵循发展规律：婴幼儿的运动发育有一定的顺序和规律，训练能提高婴幼儿的运动能力，但训练也有局限性。美国著名的儿童心理学家 Gesell 曾做过一个双生子爬梯的著名实验：实验对象 T 和 C，T 从出生后第 48 周起每日做 10 分钟爬梯训练，连续 6 周，在此期间，C 不做爬梯训练，直到第 58 周才开始爬梯训练。实验结果表明，C 只接受 2 周的爬梯训练就能赶上 T 的水平，因此他得出的结论是：不成熟就无从产生学习，而学习只是对成熟起一种促进作用。这一实验给我们的启发是要使教育适合婴幼儿发展的情况，要求太低固然不能促进婴幼儿的发展，但要求过高则不但无益反有害。因此，在对婴幼儿的训练和培养中，要根据婴幼儿的发展规律进行。

（2）重视个体差异：婴幼儿动作的发展与自身发育的其他因素有关，如肌力、气质、身体发育、营养等。轻度肌张力低下的婴幼儿开始能坐的时间与正常婴幼儿相同，但翻身和行走开始的时间较晚，走路步态不稳，到 3 岁时才正常。气质上属于不活跃或适应慢的婴儿，即使各方面的发育使他们已经具备行走的能力，但他们仍不愿意独立行走。相反，活跃的婴儿只要稍微达到有行走的能力，就迫不及待要自己走路。2 岁期间，活跃的幼儿一旦会跑就很少要稳步地行走。对于不同的个体，动作获得的早晚是有差异的，单独一项动作发育不能作为神经系统发育的指标。

（3）促进全面发展：结合视觉、听觉、感知觉等综合训练促进婴幼儿全面发展。如训练婴幼儿抓物，可在婴儿床上方放一些颜色鲜艳、会发声的玩具，通过视觉、听觉的刺激鼓励婴幼儿抓物。开始的时候，可以先用物品碰婴幼儿的手，让婴幼儿感觉刺激后抓物。然后把物品放远一点，但是婴儿手能够得着的地方。慢慢再把物品放得更远一点，婴幼儿要通过伸手和改变姿势才能取物。最后可以把物品藏起来，让婴幼儿去寻找。

（4）通过游戏学习：让婴幼儿在愉快、兴奋的情绪下接受训练，增加训练的积极性和合作性。对婴幼儿的正确动作，家长要及时给予反馈，如肯定、赞扬。训练中不能因为婴幼儿动作不规范或没有达到要求等，而责备、批评或者惩罚婴幼儿。

（三）训练技巧

（1）身体协调性：要加强肌肉、骨骼的训练和肌肉群之间的协调。针对不同年龄段的发展情况进行相应动作的训练。如 6 ～ 7 个月的婴儿训练翻身时，可以刻意让婴儿俯趴在床上，然后鼓励婴儿翻身；要训练婴幼儿手部肌肉时，可以让他们触摸柔软而有弹性的物品，通过反复捏挤、拉扯的动作来促进手部肌肉的发展和灵活性。

（2）引导与鼓励：婴幼儿动作的发展特点是从无到有、从粗大到精细的。既有无意识的动作表现，也有有意识的主动行为。在训练动作发展的过程中，家长要积极引导婴幼儿主动动作的出现。如把玩具放在 7 ～ 8 个月大的婴儿面前，引导婴儿爬行拿玩具。对婴儿出现的主动行为，家长要及时给予积极的回应。婴儿出现的探索性行为，家长要给予肯定和鼓励。

（3）固定和保持。当婴幼儿学习了某一个动作，家长要反复训练，让动作更协调并固定保持下来。如幼儿能拿勺子，有自己吃饭的能力，家长要鼓励他自行吃饭。不能因为幼儿的动作还不完善，怕自己吃饭会弄脏地板，或者吃得慢而减少或不让幼儿自己进食。

第四节　婴幼儿教育原则与影响因素

我国近代著名幼教专家陈鹤琴（1892—1982，中国著名儿童教育家、儿童心理学家、教授、南京师范学院前院长）说过："人类的动作十之八九是习惯，而这种习惯又大部分是在幼年养成的。所以，幼年时代，应当特别注重习惯。"19 世纪著名心理学家李德认为："播下你的良好行为，你就能取得良好的习惯；播下你的良好习惯，你就能拥有良好的性格；播下你的良好性格，你就能拥有良好的命运。"俗语说："三岁看大，七岁看老。"可见，在婴幼儿阶段，良好行为习惯的养成是多么重要，它对人的一生具有重要的作用。

一、婴幼儿教育的意义

当今世界，由于科学技术迅速发展，许多国家都十分重视科技人才的培养，婴幼儿的早期教育问题也受到越来越多的重视，相关专家从多方面对比进行了研究。很多人由于传统观念的影响，认为婴幼儿年龄小、不懂事，只要照料他们吃饱、穿暖、睡好、身体长好就行了。而对于婴幼儿的动作、语言、智力、情感等方面的发展漠不关心。有的人甚至认为早期教育是"拔苗助长"，有害婴幼儿身心发育，对婴幼儿的早期教育既缺乏正确的认识，也没有给予必要的重视。

科学研究说明，0～3 岁是婴幼儿脑部发育最迅速的时期，是人生发展的基础时期，也是一个重要的教育时期。婴儿大脑从胚胎时期就开始发育，出生时已是成人脑重的25%。此后一年内脑重增长最快，3 岁时相当于成人脑重的75%，7 岁时已接近成人脑重的范围。婴儿头围也存在类似的发展变化。大脑皮质在胎儿六七个月时，脑的基本结构就已具备。出生时，脑细胞已分化，细胞构筑和层次分化已基本完成。到 2 岁时，脑及其各部分的相对大小和比例，已基本类似于成人大脑。大脑功能随着大脑形态的发展而发展，并促进整个心理的发展。出生 5 个月是婴儿脑电活动发展的重要阶段，脑电逐渐皮质化，伴随产生皮质下的抑制。12～36 个月期间，婴幼儿脑电活动逐渐成熟，约从 4 岁开始，由于神经系统结构的发展，内抑制开始发展起来，皮质对皮下的控制和调节作用逐渐加强。4～7 岁脑电波逐渐发生变化。婴儿脑组织中发展速度最快的是脑干和中脑。大脑两半球不仅在解剖上，而且在功能上也存在差异。婴儿的大脑具有巨大的可塑性和良好的修复性，婴儿大脑发展在很大程度上受后天因素的影响。

婴幼儿教育的意义不仅表现在对个体的成长发展上，也表现在对整个社会的价值方面。

（1）促进身体发育。促进婴幼儿生长发育，提高身体素质。

（2）促进智力发育。婴幼儿期是大脑发育最快的时期，也是智力发展的关键时期。在婴幼儿大脑迅速发展的时期，早期教育对智力有明显的促进作用。在婴幼儿时期，用正确的方法施以适当的早期教育，能显著提高婴幼儿的智力水平。

（3）促进人格健康。婴幼儿时期，婴幼儿的个性品质开始萌芽并逐渐形成。这时他们的可塑性强，自我评价尚未建立，往往以家长、老师的评价来评价自己。因此，教育对婴幼儿的个性品质形成具有重要作用。

（4）促进创造力。由于婴幼儿思维、情感的特点，他们喜欢用形象、声音、色彩、身体动作等来思考和表达。通过音乐、美术、艺术等美的熏陶、感染婴幼儿，满足其爱美的天性，萌发其美感和审美情趣，激发他们表现美、创造美的欲望，促进他们想象力、创造性的发展。

二、婴幼儿教育的特点

（1）重点发展感觉和运动技能。婴幼儿是通过视、听、味、嗅、触这 5 种感官来接受信息，获得基本经验，形成概念的。婴幼儿利用感观、动作进行学习，通过自己的感觉和运动能力来探索事物。鼓励、引导让婴幼儿自己去看、去听、去感觉来获得实际经验，不要过于限制。

（2）培养良好的习惯。从小要让婴幼儿养成良好的习惯，比如卫生习惯、作息习惯、良好的行为等。孩子是一张白纸，他的画面是家长来设计的。从小培养孩子应有的行为习惯，远远要比长大后纠正孩子不良习惯和行为来得容易。因此，不要因为孩子年龄小，以为大了就自然会好了，事实并非如此。任何良好的行为和习惯都是从小开始培养的。

三、婴幼儿教育的原则

家长是孩子人生的第一启蒙老师，特别是 3 岁前的婴幼儿，父母的教育原则和对孩子行为规范的方法，会对孩子的一生有重要影响。在家庭教育中，不同的文化背景、生活环境、家庭结构、经济水平，家庭的教育方法也各不相同。无论在怎样的条件下，婴幼儿家庭教育都应遵循以下原则。

（一）家长的爱

1. 爱孩子

爱孩子，除了物资上要给孩子提供一个安全、卫生、有序的生活环境以外，同时也要对孩子关心、信任、尊重和理解。尊重是爱的一部分，对婴幼儿的尊重，应体现以下三点。

（1）对婴幼儿教育必须遵循《儿童权利公约》《中华人民共和国未成年人保护法》《中华人民共和国教育法》等法律、法规，切实尊重婴幼儿作为一个社会成员所应当享有的尊严和权利。

（2）要保证每一个婴幼儿接受教育的权利。受教育是法律赋予儿童的一项非常重要的权利，也是婴幼儿顺利成长和发展所必需的基本权利，对保障婴幼儿的健康发展有着非常重要的意义。

（3）要尊重婴幼儿的兴趣和自主选择的权利。尊重是相互的，我们尊重孩子，孩子才能尊重我们，有的家长只会发号施令，希望孩子对自己言听计从，而不允许孩子有自己的观点或者想法。这种孩子长大后很可能不敢去创新和尝试，只会人云亦云，没有自己的观点。家长认为孩子小，什么都不懂，就必须听自己的，无条件服从自己。这种观念是不正确的。

2. 爱家庭

对孩子的爱不仅仅是对孩子本人的爱，同样也体现在家庭成员间相互关爱，对家庭的爱。家庭成员相互关心、信任，互相尊重、理解，和睦相处，营造出温馨快乐的家庭氛围，对孩子身心健康成长有重大意义。一个有爱的家庭，让孩子感到安全，充满自信，更勇于去探索和学习未知的世界、面对困难、适应不同的环境。在良好的家庭气氛中，孩子情绪问题发生率降低，自我调节能力提高，能更好地遵守行为规范，培养出良好的行为习惯。在一个和谐、温馨的家庭长大的孩子，情绪问题的发生率远远低于关系紧张、争吵不断的家庭的孩子。

（二）方法明确与一致性

1. 科学的育儿方法

要有先进的、科学的婴幼儿教育理念和必备的心理学知识。在教育过程中，要科学地规划，采用恰当的方法。既要遵循婴幼儿发展规律，也要注重婴幼儿的全面发展，不仅是个体感官、机能的发展，还有社交能力、适应能力、自控能力等的发展，为婴幼儿身心健康发展和社会功能良好发展打下基础。在对婴幼儿进行教育时，要遵循婴幼儿发展的一般规律，既要普遍性，也要个性化。普遍性是根据婴幼儿不同年龄段的发育特点，进行相应的教育。个性化是根据不同婴幼儿不同的气质、个性特征，给予个性化的教育。

2. 教育的一致性

在家庭中，要培养孩子良好的行为规范，前提是有一致的要求和标准。这需要家庭各个成员相互配合，协调一致，在教育过程中把对孩子各方面的教育意见加以统一，使孩子养成良好的行为习惯。

（1）态度和要求一致：家庭中每个成人对待孩子的态度和要求应保持一致。没有一致的态度和要求，孩子就没有行为的准则，容易造成行为紊乱，难以养成习惯。当态度、要求不一致时，孩子不知道听谁的，结果就是谁的都不听，或者只听对自己有利的意见，影响父母的权威性。

（2）家里和家外一致：对待孩子的态度和要求，在家里和外出环境，如在家和幼儿园要保持一致。为了让孩子更好地适应不同的环境，要培养孩子应有的社交、自控、自理的能力，要让孩子学会遵守纪律。最简单的方法是在家中对孩子的态度、要求要和幼儿园一致，这样使孩子更容易适应家庭以外的环境。对家庭外环境的适应，可以减少孩子的分离焦虑，促进社交技能的发展。

（3）男女和长幼一致：家长对家庭里每一个孩子的态度和要求一致。男孩、女孩都一样，既不"重男轻女"，也不"重女轻男"。二胎政策的实施、大家庭的生活方式，使得家庭中2个或2个以上孩子一起生活的情况变得普遍。家长对家中的孩子都应有相对应年龄的要求和规范，不能因为孩子在家庭中年龄排序不同而不同。

（三）榜样原则

有人说，孩子是家长的一面镜子。也有人说，孩子是大人的缩影。这些说法都反映了家长是孩子的榜样。婴幼儿接触世界、学习发展的能力除了部分是先天性反射外，最主要是来源于模仿。家长是孩子第一个模仿的对象。孩子对家长的模仿表现在从婴儿时期对家长声音的模仿、动作的模仿，到后面模仿家长的表情、情绪表达、生活习惯。家长对孩子的教育，不仅是教会他们人生的道理，更重要的是通过自身的行为，包括日常的行为习惯、情绪表达、待人接物的方式等影响孩子。家长做好自我，通过言传身教的影响远比家长单纯对孩子讲道理、说教更能让孩子接受。如果家长暴躁、冲动，孩子也会表现出易发脾气、情绪波动大；如果家长宽容、幽默、信任，他的孩子也会表现得积极、阳光。

（四）奖励

奖励孩子按照成熟的方式来表现，可以帮助他发展良好的行为。当孩子出现良好的表现，比如与伙伴玩得很好，或者不需要家长的帮忙自己吃饭、穿衣或脱衣时，应给予奖励。奖励会使孩子为这些成就和自己感到自豪，随着孩子自尊心的增强，他会形成自己的行为标准——家长奖励过的行为方式。

（1）奖励的方式：奖励的方式有物质的奖励，一块小饼干、一件小礼物；也可以是非物质的，表扬和赞许也是奖励。对孩子的奖励既要多样性，也要根据孩子的实际情况给予。物质奖励并非越贵重越好，只要是安全的、适合孩子年龄范围使用的就可以。物质奖励要注意孩子的需求，如果孩子不喜欢毛茸茸的玩具，你用毛茸茸的玩具作为奖励，则不能刺激孩子的兴奋感。同样，一个不爱吃零食的孩子，你用糖果来奖励他，也达不到奖励的目的。对婴幼儿来说，非物质的奖励同样重要。家长的一个赞许表情、一个亲密的拥抱，甚至是一朵小红花、竖起一只大拇指，或者一句赞扬的话，孩子都会感到自豪。不要吝啬我们对孩子的赞扬，这往往也是爱的表达。当孩子知道自己被关注，而且得到认可时，他会倾向于表现出更多的良好行为。奖励的方式多种多样，包括额外的陪同、一场游戏、允许孩子的冒险等。对不同需求的孩子可以使用不同的奖励方法，对同一个孩子在不同的时期或不同的表现方式时也可以使用不同的奖励。

（2）奖励的目标：对孩子的奖励，要针对具体的行为，而不是泛泛而谈。如称赞孩子说：你刚才脱完鞋之后能把鞋子放到鞋架上、摆好，做得真好！这样的奖励，有明确的奖励目标，让孩子明白自己是因为哪些行为受到奖励。如果你只是对孩子说：你真是一个乖孩子，妈妈真为你高兴，这颗糖果是奖励你的。没有指出具体行为，容易让孩子自以为他的所有行为表现都是良好的。奖励孩子的行为，要以孩子自己表现出良好的行为为要求，可以是以前没有而现在表现出的良好行为，可以是以前的不良行为而现在纠正了，也可以是自己进步的行为，对照的基础是孩子自己。随着孩子年龄的增长、能力的发展，奖励的目标也要不断调整，以促进孩子进步为主要目标。

（3）奖励的频率：对孩子的奖励频率与惩罚不同，如果要孩子保持良好行为，间断的、无规律的奖励更能激励孩子良好表现的欲望。如果孩子每一次的良好表现都能得到奖励，孩子会形成习惯，并形成"奖励是行为的必然产生物"的观念，会认为奖励是理所当然的。如果有一次行为产生后没有出现对应的奖励，或者奖励的内容不能满足孩子的需求，孩子会沮丧、不满，因而会通过不再表现良好行为或故意表现对立行为来发泄。间断的、无规律的奖励更能刺激孩子保持和固定良好行为，时刻表现出良好行为。家长主动关注并给予奖励比孩子要求和提醒才能得到奖励更能让孩子感到高兴。孩子自己玩玩具，家长走过去对他拼砌的模型给予赞扬，比孩子自己拿着拼砌出来的模型去找家长表扬更让孩子产生喜悦的心情。

（五）约束

许多人以为约束就是惩罚，虽然惩罚是约束的一种方式，但是约束更重要的是体现家长对孩子的帮助和引导。

1. 符合实际的期望

孩子的行为是他本身气质和个性的反应，很多时候并非和家长的期望相符。孩子或许比家长想象的更加活跃，更爱刨根问底。但是如果家长坚持长时间地限制他的行为。比如，把他限制在小凳子上，这样做只会让他感到受挫，并更具有反抗性。我们对孩子的期望要切合实际。如果我们对孩子的期望太多，或者超出他的能力范围，孩子会感到伤心并且困惑，家长也会非常失望。因此，家长应该尊重孩子的喜好，制定一些保证他安全的原则，但不要限制孩子的爱好。例如家长可以禁止孩子咬人、打人，在墙上乱写乱画，扔东西，在公众场合大叫等。但是当他想去玩的时候，要求他留在你身边陪你聊天是不合实际的。

2. 避免不良行为发生

孩子在发展过程中会进行相当多的尝试。进行对外界的探索，不可避免会出现不良的行为或者错误的行为。家长对孩子的行为要有预见性。如果在孩子的不良行为出现以后才对他否定或者说"不"，长时间以后会剥夺孩子探索、尝试和创新的愿望。也会容易造成孩子心理发育的偏差。因此，如果你不能制止孩子玩水龙头，可以锁上浴室门不让他到浴室去，把洗衣机上锁等。又如，孩子疲劳、饥饿、生病或者在陌生的环境中时，孩子会感到压力很大，更容易出现不良行为和不良情绪。因此，家长要给予孩子特别的关注，帮助孩子减轻压力。

3. 不良行为发生后的处理

当孩子违反了规则，不良行为已经发生了。家长要用严肃的表情和语言对他进行警告，然后把他转移到另一个地方。对孩子不良行为最好的处理方式是暂时隔离。在安全的环境中，让孩子独自隔离或留一个家长陪同，记住仅仅是陪同，没有关注，没有沟通，没有玩具，没有娱乐。暂时隔离法的使用应该是在孩子不良行为发生后立即做出的反应。家长记住一定要保持平静。当家长对自己的约束越严格，对孩子的约束也就越有效。

4. 不用伤害身体和情感的方法

在约束孩子的过程中，不要用伤害孩子身体和情感的惩罚手段，主要原因如下。

（1）对孩子的体罚往往会成为孩子模仿的手段。比如家长因为孩子的不听话而打骂孩子，孩子会认为打骂是不高兴时的正常发泄方式。因此，被打骂的孩子常常变成打骂别人的人。

（2）家长在气急败坏或感到没有面子的时候，为了让孩子知道他自己的错，会用力打孩子，这样容易伤害到孩子的身体。

（3）体罚容易造成孩子的对抗心理。孩子因为对父母生气，为报复父母而出现更多不良的行为。结果并不能提高自我的控制能力。

（4）体罚让孩子感到极端的关注，虽然体罚是不愉快甚至疼痛的经历，但是也告诉孩子他得到了父母的关注。如果家长平时工作忙或沉迷于其他事情，不能给孩子足够的关注，那体罚就会促成孩子更多不良行为的发展。

四、婴幼儿教育的影响因素

(一) 社会因素

(1) 发展水平：社会发展水平，如经济、医疗、文化教育等发展的水平，为婴幼儿教育提供资源和保障。

(2) 社会价值观：社会价值观的认同影响着婴幼儿教育的模式和方向。社会价值观通过各种媒体宣传、各种方式，比如动画片、歌曲、玩具、读物等，渗透到婴幼儿教育的方方面面。

(3) 历史文化背景：不同的民族、不同的群体有不同的风俗习惯和社会认知，这些传统的理念和群体中的共识会影响婴幼儿的教育。

(二) 家庭因素

1. 家庭教养方式

(1) 家风：指的是家庭或家族世代相传的风尚、生活作风，就是一个家庭的行为惯例。通过家庭故事、家庭生活仪式、家庭要求等对孩子的教育起到影响。家庭故事是通过祖辈或父辈叙述自己童年的经历和生活经历，让孩子了解自己祖辈、父辈生活经历的同时，潜移默化地接受家庭的价值观。通过家庭中的仪式，如庆典活动、纪念日、家庭团聚日等，能让家庭更有凝聚力，孩子更有安全感、自尊心更强。家庭的要求反映的是家庭的行为惯例。家庭行为惯例的存在与否、完善与否，直接影响孩子各种行为表现、自律性和社会适应能力。

(2) 家庭的社会经济地位：是以父母的受教育程度、职业地位与家庭的经济收入等为衡量指标，反映一个家庭在社会阶层中所占的地位。家庭的社会经济地位决定家庭中孩子受教育的环境和资源。良好的社会经济地位会让孩子学习到更广泛且不同层面的知识。

2. 家庭气氛

家庭气氛是家庭中显示出来的景象和给婴幼儿精神的感觉。和谐家庭对婴幼儿正常的心理发育起到良好的作用。良好的家庭气氛让婴幼儿有更多的安全感，帮助婴幼儿与家长建立正常的情感联系和依赖。有利于婴幼儿认知能力、社会能力的正常发展。不和谐的家庭，给婴幼儿的感觉是紧张、不安全、焦虑、烦躁，甚至是恐惧。在这种家庭气氛中，婴幼儿会容易出现不良性格的表现，不能与家长建立、保持正常的依赖关系，影响婴幼儿的正常心理发育和适应能力。

3. 父母因素

父母对婴幼儿教育的影响，一方面与父母的育儿知识有关，另一方面与夫妻婚姻关系有关。

(1) 育儿知识：父母要学习科学的育儿知识，并做到知行合一。在婴幼儿教育的过程中，针对孩子的发育情况，灵活使用相关知识。

(2) 婚姻关系：夫妻的婚姻关系影响着整个家庭的家庭氛围，并影响家庭中每个成员的情绪和行为。和谐、美满的婚姻会让孩子感到放松、自信，增强学习效果。相反，不良的婚姻关系会让孩子处于紧张、焦虑的环境中，对婴幼儿有不良的影响。

（三）婴幼儿自身因素

1. 疾病

影响婴幼儿教养的疾病包括先天性疾病和后天性疾病。先天性疾病如先天性残疾、21–三体综合征，后天性疾病包括婴幼儿哮喘、脑炎。有脑神经发育障碍导致的疾病，比如精神发育迟缓、失聪，也有非脑神经发育障碍导致的疾病，如甲状腺功能低下、营养不良。婴幼儿的疾病对婴幼儿的教育有直接或者间接的影响。直接影响是疾病会使婴幼儿感知觉的发育和认知能力的发育受到影响。间接影响是因为家长对婴幼儿疾病的态度，如过度保护或限制其活动。在治疗婴幼儿疾病的过程中，也消耗了家长大部分的精力，使得家长在教育孩子方面的精力减少。

2. 气质

气质是婴幼儿正常行为的不同表达方式，它是指个人心理活动（情绪、行为）的稳定的动力特性，主要表现为心理活动的强度、速度、稳定性、灵活性及指向性，气质是个性心理的重要组成部分之一。气质对婴幼儿正常行为模式及异常行为的发生均有着明显的影响。婴幼儿常见气质有以下三种。

（1）易养型气质：这类婴幼儿是人见人爱的孩子，他们活动有规律，容易接受新事物，对外界刺激有积极的反应，适应环境能力较强。喜欢微笑，态度积极，情绪反应稳定。他们对不良情绪和不适应的感觉表达不充分，容易让家长忽视他们的问题。

（2）难养型气质：与易养型婴幼儿相反，这类孩子活动无规律，对新事物反应消极、退缩或回避，适应环境能力差。喜欢通过大喊大叫来表达自我，态度消极、对抗，情绪波动大、易激惹。家长在教养这类孩子的过程中容易失去耐心。

（3）缓慢发动型气质：这类孩子活动水平低，态度消极。对新的刺激或事物，婴幼儿表现不强烈且常为消极反应，需多次接触后才能逐步适应。与难养型婴幼儿的区别是，这类孩子无论是积极的反应还是消极的反应，都很温和，生活规律轻度紊乱。

第五节　婴幼儿教养环境与行为规范

一、教养环境的概述

（一）定义

教养环境是指教育和抚养的环境。婴幼儿的教养环境包括宏观环境、微观环境和中间环境。宏观环境是指社会的大环境，包括社会价值观、民族特点、历史文化、经济发展水平、卫生保健等。微观环境是指与婴幼儿直接相关的环境，包括家庭、同伴。家庭是婴幼儿最重要的教养场所。家庭对婴幼儿的影响包括家庭功能、家庭结构、家庭教养等。中间环境是介于宏观环境和微观环境之间的环境，如居住小区的环境、家长的工作环境、同伴的教养环境等。

（二）意义

儿童时期是人生发展的关键时期，婴幼儿时期的健康发展是儿童健康发展的根本保证。良好的教养环境，为婴幼儿提供必要的生存、发展、受保护和参与的机会和条件，最大限度地满足婴幼儿的发展需要，开发、发挥儿童潜能，将为儿童一生的发展奠定重要基础。良好的教养环境不仅可以帮助儿童树立正确的人生观、价值观、世界观，还能培养其良好的心理素质和积极、健康的生活态度。

二、婴幼儿教养的环境

（一）社会

1. 社会文化

人不仅是狭义上个体的人，而且也是广义上的社会人。不同的社会，有不同的历史文化、风俗人情、社会约定。社会文化通过教育、艺术、文学、习俗、媒体、舆论等潜移默化地影响着社会中的每一个人。维果斯基的文化历史发展理论主张人的高级心理机能是社会历史的产物，受社会规律约束，强调人类社会文化对人心理发展的重要作用，以及社会交互作用对认知发展的重要性。社会文化中不同的价值观影响儿童的思想和表现，以及他们的社会行为。因此，从婴幼儿时期开始，要给儿童良好的社会文化熏陶。通过优秀儿童读物、影视、歌曲、童谣、舞蹈、戏剧、动漫、游戏等，创造有益于儿童身心健康的文化环境，在儿童幼小的心灵里埋下"真、善、美"的种子。良好的社会文化，让儿童从小学会"对""错"，分清"好""坏"，培养积极、正面的人生观，表现自律、良好的行为，保持协调、稳定的心理状态，这对儿童一生的成长发展有重要作用。

2. 政策、法律、法规

儿童，本质上是一个人，既不隶属于父母，也不隶属于任何人，具有独立的民事主体地位，具有民事权利能力。有关儿童的政策、法律、法规 20 世纪后逐步建立并完善。1989 年 11 月 20 日联合国第 44 届大会通过的《儿童权利公约》，是第一个全面规定儿童权利的公约，是一个里程碑意义式的发展。我国宪法明确规定未成年人在政治、经济、文化、社会和家庭方面，享有与成年人同等的权利。20 世纪 90 年代以来，国家先后颁发一系列法规，如《中华人民共和国未成年人保护法》《中国儿童发展纲要（2011—2020 年)》《中华人民共和国收养法》《中华人民共和国母婴保健法》等，从不同角度体现和贯彻宪法确立的保护儿童的原则。《中国儿童发展纲要（2011—2020 年)》提道：儿童是国家的未来，是社会可持续发展的重要资源。儿童发展是社会发展和文明进步的重要组成部分。促进儿童健康发展，对于全面提高中华民族素质，建设人力资源强国具有重要战略意义。"纲要"中对婴幼儿的教养目标是促进 0～3 岁儿童早期综合发展。策略措施是积极开展 0～3 岁儿童科学育儿指导；积极发展公益性、普惠性的儿童综合发展指导机构，以幼儿园和社区为依托，为 0～3 岁儿童及其家庭提供早期保育和教育指导；加快培育 0～3 岁儿童早期教育专业化人才。

3. 日托、早教机构

与 3～6 岁儿童享受幼儿园的教育相比，3 岁以下婴幼儿的幼托服务明显不足。据调查，我国 3 岁以下婴幼儿在各类幼托服务机构的入托率仅为 4.1%，而 80% 由祖辈参与看护和照料。婴幼儿幼托服务虽然不属于基本公共服务范围，但由于社会的发展和变迁，父母由于各种原因希望婴幼儿进入幼托机构的需求越来越大。比如，由于工作太忙无法照料孩子；或者希望孩子能接受更专业的照顾和教育，使孩子在身体发育、动作、语言、认知、情感与社会性等方面得到全面发展。3 岁以下婴幼儿照护服务是生命全周期服务管理的重要内容，事关婴幼儿健康成长。根据不同层次家庭的需求，选择相对应的全日托、半日托、计时托、临时托等多样化的婴幼儿照护服务。安全健康、科学规范的幼托机构遵循婴幼儿成长特点和规律，在寓教于乐的过程中培养婴幼儿的专注力、沟通力、独立思考能力和动手能力。

幼托服务机构的优点如下。

（1）有专业的教育工作者，能针对婴幼儿的个性特点进行个性化照料，培养婴幼儿的适应能力。

（2）可以提供完善的教育环境，帮助婴幼儿在语言、自理、艺术、情感、人格和社会性等方面全面发展。

（3）有更多的小朋友，促进婴幼儿的社交能力的提高。

（4）锻炼婴幼儿的自理能力和独立性。

4. 网络、电视等媒体

20 世纪 80 年代以来，随着电视等大众传媒的普及，到现在电子产品已进入每一家每一户，电子产品成了儿童生活中一个重要组成部分。现今社会，网络发展已经深入每个家庭的方方面面。长期使用电子产品对儿童健康的不良影响越来越引发关注。电子产品、网络传媒虽然给儿童带来丰富的学习内容，让儿童更广泛、更多层次地了解世界，但是不当的使用会给孩子带来严重的不良影响。电子产品带来的副作用主要有以下几个方面。

（1）婴幼儿更多的是进行单纯的信息接收，或简单的公式化的沟通，缺少了互动，特别是情感的互动，这不利于儿童社会化的发展。

（2）减少了运动时间，不利于婴幼儿肌肉、骨骼的发育，降低了免疫功能。

（3）影响婴幼儿的视力。

（4）容易引发婴幼儿肥胖症。

（5）由于传媒中的内容一般都采用丰富的色彩、生动的声音和夸张的动作，提高了婴幼儿对外界刺激的兴奋阈值，从而降低了婴幼儿对其他非电子游戏活动的兴趣。2019 年 3 月 22 日，国家卫健委发布的儿童青少年近视防控健康教育核心信息指出，6 岁以下儿童要尽量避免使用手机和电脑。非学习目的使用电子产品单次不宜超过 15 分钟，每天累计不宜超过 1 小时。为了让婴幼儿减少使用电子产品，家长首先要以身作则，在婴幼儿面前应尽量少使用电子产品。规定电子设备的使用时间和地点，不在卧室使用电子产品。加强与婴幼儿的互动，增加婴幼儿与父母面对面沟通交流的时间，培养其兴趣爱好。

（二）家庭

家长是儿童成长路上的第一任老师，家庭是儿童成长必不可少的土壤。有教育者说："没有家庭教育的学校教育和没有学校教育的家庭教育，都不可能完成培养人这一极其细致而复杂的任务。"由此说明家庭在儿童教育中的重要性。家庭的功能、结构和教养对婴幼儿的成长都有影响。

1. 家庭功能

家庭功能是指家庭在人类生活和社会发展中起到的作用，也称为家庭职能。家庭功能的内容受社会性质的制约，不同的社会形态，有不同的家庭功能。我国家庭功能有生育功能、生活功能、抚养和赡养功能、教育学习功能、情感交流功能、休息娱乐功能等。下面主要讲述与婴幼儿教养密切相关的教育学习、情感交流和休息娱乐功能。

（1）教育学习功能。在家庭教育中，父母起到主体责任，父母和其他照料人应当学习必备的家庭教育知识和科学的教育方法。婴幼儿教育包括儿童发展的各个方面，如听说能力训练、感觉器官的刺激和动作训练，可促进其大脑的发育和智力的开发。教育婴幼儿探索世界、认识世界，让孩子更好地了解世界，适应社会。对婴幼儿行为进行约束，培养婴幼儿良好的生活习惯和行为表现。根据婴幼儿的发展特点，培养孩子的兴趣爱好，使孩子更热爱生活、更自信。在家庭教育中父母常用的形式是说教讲理，但其实家长的言传身教对婴幼儿影响更为重要。家长日常的言行举止、生活态度、行为习惯、情感表达等，都会被婴幼儿模仿和学习，对婴幼儿起到潜移默化的作用。

（2）情感交流功能。情感交流是家庭精神生活的组成部分，是家庭生活幸福的基础。家庭成员要学会表达情感，特别是表达对家人爱的情感。成员之间既能敞开心扉、表达自己的情感，也能聆听和接纳其他成员的情感。一起分享快乐，表达爱意，分担忧愁，解决问题。具有良好情感交流功能的家庭，会让婴幼儿感到更多的轻松感和安全感，因而会更愿意去探索周围的环境和事物，表现得更积极、主动、勇敢。良好的情感交流功能让婴幼儿从小有良好的情绪、良好的性格，减少人格偏差。

（3）休息娱乐功能。休息娱乐功能是指家庭在闲暇时间的活动安排。现代生活的压力，导致父母在工作上花的精力和时间比较多，在工作之余或者节假日，更多的家长会选择加班或者把工作带到家里，从而减少了对婴幼儿的陪伴。还有部分望子成龙、望女成凤的家长，为了让孩子不输在起跑线，让孩子参加各种早教或者培训班。这些学习占据了孩子大部分的时间，从而减少了家长与孩子共处的时间。家庭的休息娱乐功能就是让家庭每个成员都能学会自我放松，让身心得到休息调整。家中所有人除去工作、学习，能安排一定的时间一起做娱乐游戏等活动，可促进家人之间的感情交流，增进家人之间的情感联系，对建立良好的亲子关系有着重要的作用。

2. 家庭结构

家庭结构是指家庭中成员的构成及其相互作用、影响的状态，以及由这种状态形成的相对稳定的联系模式。现代社会常见的家庭类型有核心家庭、主干家庭、联合家庭、单亲家庭、丁克家庭等。下面介绍与儿童成长关系密切的 3 种家庭结构：核心家庭、主干家庭和单亲家庭。

（1）核心家庭。由一对夫妇和未婚子女组成的家庭。核心家庭是现代社会家庭的主要结构形式。核心家庭中，家庭结构简单，教养意见容易一致。年轻的父母更容易接受科学的育儿知识，而且教育的自主权较大，在家庭中，容易形成民主平等的关系。核心家庭中父母双方都要积极参与孩子的教养过程，及时发现孩子的问题，共同协商、相互支持，这将有利于婴幼儿的个性培养和独立性增强。父母要面临处理工作与家庭的关系，在教养孩子上容易出现精力不足，因此需要夫妻相互支持，清晰自己作为父母的职责，处理好工作与家庭的关系，共同关注孩子的成长。

（2）主干家庭。由两代或者两代以上夫妻组成，每代最多不超过一对夫妻且中间无断代的家庭，如祖父母、父母、子女组成的家庭。年轻的父母大多数双方都要工作来维持家庭生活，工作压力让父母无暇照顾孩子，因此不少家庭会让祖辈过来同住照顾孩子。因为大环境和育儿观念的不断进步，两代人容易出现教养观念不一致，导致孩子的行为没有得到有效的约束，出现不良行为的情况增多。祖辈对婴幼儿的教育，容易形成溺爱。祖辈对孙辈的迁就、过分保护，容易造成儿童任性、依赖性强、生活自理能力差、适应能力低的情况。主干家庭中，要坚持教育一致性原则，父母不能因为有祖辈的帮助，就减少对孩子的陪伴，否则会影响孩子对父母情感上的依恋。和睦的主干家庭优势是更能让孩子感受到爱，不仅是家长对孩子的爱，还有父母对祖辈的尊重、敬爱，会让孩子懂得关心人，生活态度更积极、乐观。

（3）单亲家庭。我国离婚率从 2003 年以来，已连续 15 年上涨，民政局发布我国 2018 年离婚率达到了 3.2%，单亲家庭也已经成为一个比较严重的社会问题。离异家庭儿童的学习成绩、自我认同、同伴关系、情绪维持能力等在各类家庭中属于最低水平，其成年后大多职业地位和心理幸福指数较低，父母离异对儿童心理健康的影响显而易见。单亲家庭父母在教育孩子上意见很难达到一致性，会影响到孩子的行为规范和良好习惯培养。单亲家庭父母在教育孩子和完成自身工作任务上面临更大的压力，特别是当孩子意外生病等情况出现时。家长陪伴孩子的时间很少，难以觉察孩子的一些早期情绪和行为变化，孩子容易发展为社会退缩或抑郁的情况。如果分开的父母不能处理好自己的情感问题，会把孩子当成唯一的情感依靠，让孩子感受到家长的不良情绪，引起孩子情绪问题的发生。一些敏感而缺乏自信的父母，他们会因孩子的一些行为表现而变得歇斯底里、情绪失控。如当孩子表现出喜欢另一方，或孩子表示不喜欢自己时，他们容易暴怒，甚至有冲动的行为。单亲家庭的父母在教育孩子方面要多沟通，保持意见一致性，支持孩子与另一方交往。父母在孩子面前不要数落对方，让孩子学会尊重父母。除了情感调节的问题以外，单亲家庭还容易遇到经济问题和社会支持不足的困境，特别是孩子患有慢性疾病、残疾、智力低下，以及遇到情感问题时，对单亲家庭的家长要求更高。父母要有更强的自我调节能力，争取更多的社会支持。在教育孩子时，要保持开放的心态，与亲友及周围的人多接触，鼓励孩子的社会交往，使孩子的社会功能得到良好的发展。

3. 家庭教养

（1）教养方式。教养方式是指家长在教育和抚养儿童中使用的方法和形式，体现家长育儿的观念和行为，是各种教养行为的特征概括，是一种具有相对稳定性的行为风格。研究表明，家庭教养方式对婴幼儿的情绪、情感和各种人格品质的发展有着极为重要的影响。良好的教养方式有助于培养婴幼儿情绪稳定、探索欲强、有同情心等健康、积极的心理特征。不良的教养方式是造成孩子心理、行为问题的重要原因。过分干预、过度保护，则会使他们变得内向、情绪不稳、胆小怕事。家长采用拒绝、否认、惩罚，甚至暴力等教养方式，易使孩子变得残暴、缺乏同情心、有反社会倾向等个性特征。既往对家庭教育的研究，把家长管教分成2个维度：控制和爱。根据这2个维度我们把家长分成4种类型。

1）民主型——控制+爱（接受）：民主的教养方式是对孩子既有合理要求，又能给孩子足够的爱。家长理解并支持婴幼儿的喜好，满足婴幼儿合理的要求，肯定婴幼儿的能力，尊重他们的选择和选择导致的结果，能最大化地发展婴幼儿的能力和培养良好的行为。民主型的家长是细心的、包容的，他们更希望孩子独立探索，承认孩子独立活动的范围，让孩子拥有更多独立做出决定的权力。研究发现，民主型的教育使婴幼儿在感知觉、情感、社会交往等方面得到积极发展。

2）专制型——控制+不爱（拒绝）：是指家长在婴幼儿教养过程中经常使用专断权力和惩罚等高控制策略，强调孩子的绝对服从。专制型家庭中的孩子，容易出现焦虑、恐惧等情绪问题和不良行为与适应问题。专制型的教养方式对婴幼儿有长期的消极影响，特别是对男孩，影响他们的认知功能和社会交往的能力，使他们容易自卑和缺乏主动性。

3）放任型——不控制+不完全的爱：家长在教养过程中一切以孩子为主，尽最大可能满足孩子的要求，给孩子最大的行为自由。但很少对孩子有要求或对其行为有约束、规范。婴幼儿会养成以自我为中心的习惯，缺乏爱心、任性、霸道。随年龄增长，孩子会出现更多的不良行为、社交问题、适应障碍等。

4）冷漠型——不控制+不爱：这类家长既不对孩子有要求，也不关注甚至拒绝孩子的需求。孩子对家长没有产生情感依赖。忽视型家长重点关注自己的需要而不是孩子的需要。他们是以自己为中心取向而不是以婴幼儿为中心取向。这种教养方式缺乏与婴幼儿的互动，会形成破坏性依恋关系。由于家长不关注孩子的活动或者不知道孩子在哪、在做什么、和谁在一起，因此会导致孩子冲动、具有攻击性、不服从、喜怒无常和低自尊。

（2）亲子互动形式。家长与婴幼儿的互动交流为婴幼儿提供了社会技能学习、复述和细致化的机会，这些技能可扩展到其他家庭成员和家庭外成员的互动中。家长积极回应、热情和乐于投入，婴幼儿更容易拥有强的社会竞争能力。在亲子互动过程中，婴幼儿不仅学会了社会交往的技巧，也学会了如何表达情绪和管理情绪。良好的亲子互动让婴幼儿有良好的环境适应能力。相反，不友好的和控制为主的亲子互动会导致儿童与同伴相处时的困难。

在亲子互动过程中，根据家长参与的程度和态度分成4种形式。

1）在场：家长仅仅是在场看护，主要是负责看护孩子的安全。孩子基本上独立玩耍游戏，家长在一旁会进行自己的工作。家长没有和孩子进行直接的互动。

2）被动：大部分情况是家长应孩子的要求加入孩子的活动中。互动以孩子为主导，家长服从孩子的指令和要求，在互动中处于配合的角色。这种互动形式会让孩子更自由地表达自己的内心，特别是情绪的表达。另外，还可以提高孩子的自主性和选择性，让孩子学会自我决定和制定规则等。

3）控制：在亲子互动过程中，以家长为主导。孩子在互动中要遵守家长设定的规则和要求。这种互动形式能让孩子提高自我控制力，学会遵守规则和要求，更容易适应不同的环境。

4）投入：家长和孩子共同投入互动中，一起制定规则和要求，一起创造游戏。在这种互动形式中，家长和孩子的地位是平等的，可以促进孩子的想象力、创造力的发展，提高他们的社交技巧，强化家长和孩子的情感沟通，提升亲子关系。

（三）同伴

1. 游戏活动

（1）意义。游戏活动是学龄前儿童生活的主要内容，也是婴幼儿接触外界，学会与人交往，体验成功、挫折，获得社会经验的重要途径。家长应主动为婴幼儿创造游戏活动的机会和条件，如社交活动、接触大自然等，帮助婴幼儿体验各种人和物、各种不同的情绪，促进婴幼儿体格、心理行为和社会能力的发育。游戏活动的主要作用有：

1）游戏活动能促进婴幼儿体格发育、动作和行为能力的发育。

2）游戏活动能培养婴幼儿的社会能力。

3）游戏活动能使婴幼儿接触不同种类的物品，提高婴幼儿的语言表达能力和学习能力，促进婴幼儿认知能力的发展。

4）游戏活动能使婴幼儿发挥想象力和创造力，更好地探索和了解各种的环境和事物。

（2）特征。游戏活动是一种现实与想象相结合的，为了满足认识和身体需要的轻松自由的学习活动。婴幼儿的游戏活动与婴幼儿的认知发展水平、社会文化主张的行为表现、自我满足的体验有关。婴幼儿在与成人的交往中，越来越渴望参加成人社会的一些活动，可是婴幼儿身心发展的水平限制了他们参加成人活动的可能性。因此婴幼儿在游戏时，喜欢模仿成人的活动，如扮演照顾宝宝的妈妈、抓坏人的警察、做饭的厨师等。年龄越小的婴幼儿，游戏时的同伴越少，相互合作的程度越低。婴幼儿的游戏活动没有固定的玩伴。他们对玩伴的选择几乎一直在变，说明他们还未形成一个集体，最多只能说是"个体的集结"。婴幼儿在游戏时还表现出自我中心主义，比如认为我的玩具是我的，你的玩具也是我的。因而在游戏时常会为争夺玩具而争吵。只有在成人或者年长的儿童的帮助下，他们才会逐渐学会互相谦让。同时，游戏本身也会使他们懂得要开展游戏活动时必须互相合作。随着年龄的增长，婴幼儿从喜欢独自一人的游戏逐步发展到社会性程度较高的合作性游戏。

（3）类型。

1）按进行游戏活动的目的分类。

①创造性游戏：由婴幼儿自己想出来的游戏，目的是发展婴幼儿的创造力和培养婴幼

儿的道德品质。如开小超市、"保卫地球"等。

②建筑性游戏：是创造性游戏中的一种形式，婴幼儿利用建筑材料（如积木、石头、沙子）建造各种建筑物。通过婴幼儿在建筑中的想象与模拟，发展婴幼儿的设计才能，培养相关的技能和技巧。

③教学游戏：结合教学目的而从事的游戏活动，可以有计划地培养婴幼儿的言语能力、记忆力、观察力、注意力、控制力等。

④活动性游戏：是锻炼婴幼儿体力的一种游戏，如爬、走、跑、跳、投掷等。通过这类游戏可使婴幼儿掌握基本的身体动作，使动作更加正确、灵活。还能培养婴幼儿勇取、坚毅、关心集体等个性品质。

此外，还有表演性游戏、娱乐性游戏、智慧性游戏等。

2）按智力发展水平分类。

①感官接受刺激引起的游戏：如手舞足蹈，反复撕纸、敲打手中拿着的物体，反复扔掉拾起的东西，逗引时的嬉笑等。

②简单动作模仿的游戏：有直接模仿，如仿照妈妈化妆；有延缓模仿，如看完动画片后模仿片中主角的经典动作。

③象征性游戏：利用表象和语言等象征性符号做游戏，如过家家、折叠手绢。

④创造性游戏：如搭积木、主题游戏等。

3）按社会化程度分类。

①随意的行为：婴幼儿不是在做游戏，而是在注视碰巧暂时引起他兴趣的事情。如果没有发生令人兴奋的事情，他就会继续玩弄自己的身体，或在椅子上爬上爬下，东站站西望望。

②旁观者行为：婴幼儿观看其他儿童玩游戏，有时还与正在游戏的儿童谈话，出主意、提问题，但自己并不参加游戏。

③单独一人的游戏：独自一人专心玩自己的玩具，根本不注意别人在干什么。

④平行游戏：婴幼儿在别的儿童旁边，各按各的方式玩游戏，互相不影响、不干预。

⑤联合游戏：婴幼儿在一起玩同样的或类似的游戏，但每个人可以按自己的愿望玩，没有明确的分工和组织。

⑥合作性游戏：婴幼儿组织起来，为了达到某个具体目标所做的游戏。游戏有领导、有组织、有分工。游戏成员明确自己的角色。

2. 互动与同伴接纳

（1）互动的不同阶段。处于不同年龄阶段的婴幼儿，同伴互动有不同的发展特点。婴幼儿互动总的趋势发展是从简单的、零散的互动逐渐发展到复杂的、互惠的互动。6个月内的婴儿就能互相接触、互相注视。一个婴儿哭的时候，另一个婴儿也会以哭来反应。不过，这些早期反应还称不上真正的互动，因为婴儿并不想去寻找或期待从另一个婴儿那里得到相应的反应。

1～2岁的幼儿的互动非常有限且短暂，往往是一个幼儿产生了某种社会行为，但从另一个幼儿那里引出的反应至多是凝视或瞥一眼。真正的互动，即一种社会行为可以引出另一个人的社会行为，在2岁后会变得更加频繁和复杂。最经常的表现就是争夺玩具或占有玩具，幼儿为争夺玩具，打架咬人、抓头发的事件增多。

缪勒和布伦纳（Mueller & Brenner，1977）把婴幼儿同伴互动划分成 3 个阶段：①客体中心阶段：婴幼儿的互动更多地集中在玩具或东西上，而不是婴儿本身。10 个月之前的婴儿即使在一起，也只是把对方当作活的玩具，互相拉扯，咿咿呀呀说话。②简单互动阶段：婴幼儿已能对同伴的行为做出反应，经常企图控制另一个婴幼儿的行动。③互补性互动阶段：出现了更为复杂的社会交往，可以看到模仿已较普遍，还有互补或互惠的角色。如一个躲起来，一个去找；一个逃，一个追。此外，在发生积极的互动时，还常常伴随哭和微笑之外的合理的反应，如语词的、情绪的反应。

（2）同伴接纳的意义。同伴接纳是同伴互动中一个重要的方面，反映的是群体对个体的态度：是接纳还是排斥，是喜欢还是讨厌。能否被同伴接纳，是衡量儿童在同伴群体中社会地位的一个重要指标，影响着儿童的心理发展和社会成长。某研究者曾观察了 8～10 个月日托婴儿互相作用的情况，发现其中有个婴儿，他的同伴总是回避他，而另一个婴儿似乎很受其他婴儿的欢迎。那个受欢迎的婴儿在与别的婴儿交往时，往往是看看别人或摸摸别人；而那个不受欢迎的婴儿往往去抓别的婴儿的身体或他们的玩具。当别的婴儿要求与其交往时，那个受欢迎的婴儿做出的反应是积极的，而不受欢迎的那个婴儿经常不予理睬或做出不合适的反应。观察表明，10 个月左右的婴儿就可以表现出不喜欢、好攻击人和做出不友好反应。

同伴是婴幼儿除父母以外重要的交际人群。同伴互动中具有父母所不能代替的作用，同伴接纳对儿童的发展也具有重要的影响。

三、婴幼儿教养的行为规范

（一）婴幼儿行为发展特点

（1）4～7 个月：这个年龄段的婴儿对"好坏""对错"的认知还没有形成，成人认为不应该的行为，对婴儿来说是正常的。因此对婴儿的某些不应该的行为，不要对他进行斥责、批评甚至惩罚，最优的方法是当婴儿出现不良行为时，通过玩具、语言等转移婴儿的注意力。

（2）6～8 个月：6～8 个月大的婴儿记忆广度没有增加，因此用常规的行为干预方法、纪律标准约束是没有用的。当婴儿出现了不应该的行为，比如拉你衣服上的扣子，不要大声批评，应平静地告诉婴儿"不行"，并阻止他，让他明白这是不允许的行为。将婴儿的注意力重新引导到家长允许的活动上。对 6～8 个月婴儿的行为规约比较容易，这个阶段是家长开始确立权威的良好时机，但注意不要过度。家长要坚持科学、一致的教育方式。

（3）8～12 个月：婴儿会爬后，活动范围明显扩大了。在安全的情况下，家长应允许和鼓励孩子活动，进行探索，不要过度限制。只有当婴儿的活动面临真正危险的时候，家长才需要制止。家长把婴儿带离危险的环境，同时坚定地说"不行"。这个年龄段的婴儿记忆力不强，因此会反复出现相同的错误行为，需要家长反复制止，说"不行"。对婴儿不良行为进行制止的同时，不要忘记对他良好的行为做出积极的反应。

（4）1～2 岁：幼儿喜欢模仿别人的动作，特别是模仿成人和比自己大一点的孩子。1 岁后独立性越来越强，自我意识渐渐明显，开始喜欢与同伴玩耍、交流。这个年龄段的幼儿有判断好坏的概念，但对"隐藏"的语意不能完全理解。例如告诉幼儿不能拉小狗的尾巴，家长需要直接对他说"不能拉小狗的尾巴"。如果家长对婴幼儿说"如果拉小狗的尾巴，它会咬你"，或者说"好可爱的小狗"，这些对幼儿来说没有警示作用。家长要鼓励幼儿在安全、合理的范围里进行探索活动，满足他们的好奇心。对于危险和违反原则的行为，要平静而果断地制止。

（5）2～3岁：2岁后的幼儿会模仿成人与同伴的社会行为，从中获得相应的社会经验。幼儿能主动地对熟悉的同伴表示关心，游戏中能遵守规则，理解轮流的意义。对"我的"或"他的"概念逐渐清晰。

（二）婴幼儿行为规范方法

1. 避免不良行为出现

（1）对1岁大的婴幼儿提出要求、传达指令时，应该用温和的语气、简单的语句来发出要求和指令，要尊重孩子、有礼貌，使用"请""谢谢你"等用语，不要用命令式的语言或复杂的语句。

（2）幼儿在某个时间，喜欢对任何要求和指令都说"不"。这是孩子开始有自主意识，开始关注自我，希望自己做主，因此会有自然的说"不"的反应。家长对婴幼儿说"不"的反应不需要过度强烈。记住在危险或违纪的情况下用行动制止他，对他说"不行"。其他非原则性的问题，没有必要过多说教或强迫孩子心甘情愿接受。争执并不能让孩子减少说"不"，相反，过多的限制和要求会让孩子对家长更加抵触和有更多的对抗。

（3）对于孩子一定要遵守的规则，不要用奖励来让他遵守。例如要自己吃饭，吃饭时不能看电视等。如果这些事情需要通过奖励才能让孩子遵守，那孩子就会在得不到奖励时，或为了得到更多的奖励而不遵守规则。

（4）培养孩子的独立能力。日常生活中，多让孩子自己做选择和决定，例如可以让孩子决定看哪本故事书、画什么内容的画、外出穿哪件外套等。

（5）预见一些容易出现不良行为的场景，提早干预，避免问题的发生。例如孩子特别喜欢玩水，为避免孩子弄湿衣服或把水泼到地上，就不要让孩子单独接触水盆、水龙头等；如果他去超市总是纠缠要买玩具，而且动不动就大哭大闹，家长可以减少带孩子去超市的次数，或者去之前做好约定。

2. 良好行为的培养

（1）婴幼儿主要是通过家长对自己行为的态度和反馈来调整行为。对家长关注或肯定的行为，孩子会更倾向于表现。家长对孩子的良好行为及时给予肯定和鼓励，给孩子良好的行为正强化，可以把孩子良好的行为固定下来。对不良行为制止、忽略，减少负性强化。

（2）和孩子共同制定一些简单的行为规范和要求，通过家长的提醒、监督，让孩子学会控制自己的不良行为。在这个过程中要尊重孩子，让孩子参与规则制定。如果家长只是按照自己的意愿专制式地要求，孩子就会抵触而不愿遵守，这样也会剥夺了孩子自主性的发展。

（3）制定规范和要求时，要合理，与孩子的发育水平相符。不同年龄段的孩子自控力、理解力不同，如果要求过高，孩子现有能力难以遵守，就会让孩子无法适应，感到焦虑、紧张，也会令家长身心疲惫。

（4）对孩子不良行为的惩罚要与孩子的发育水平相符。例如对一个刚会走路的孩子，家长对他进行隔离法，注意时间不要过长，最好在5分钟以内，否则孩子最后会连自己为什么被隔离都忘记了。当家长要告诉孩子他的错误时，应该直截了当地指出，不要使用假设性的论断，如"下次别人这样对你，你会怎么样？"因为婴幼儿还没有这方面的理解力。

（5）不要随意更改规则、要求，包括惩罚方法，频繁的更改会让孩子无法适应，应有的行为表现、行为习惯无法固定下来。如果需要更改规则、要求和惩罚方法，你需要和孩子共同协商，告诉他你的想法，尊重他的意见，在可以的范围内，允许他自己做决定。如当孩子违反规则时，他是选择被隔离还是剥夺当天的游戏时间。

（6）统一家庭教育意见。遵循一致性原则，保证家庭中所有成年人对孩子的态度、要求、惩罚方法的一致性。否则当孩子出现某种行为，一个家长认同，但另一个家长禁止并进行惩罚时，孩子就会无所适从，无法规范自己的行为。最后，他会更依赖对他认可的家长，而对另一个家长抵触，甚至对抗。

（7）家长做好榜样。当家长希望孩子有良好的行为规范时，家长必须对自己的行为有良好的控制。如果家长不能很好地控制自己，每次生气时情绪失控或忍不住对孩子体罚，就等于告诉孩子发脾气和暴力是解决问题的手段，孩子也会有样学样。

（欧婉杏）

第七章 婴幼儿发育与照护基础

 第一节 婴幼儿的生长发育

婴幼儿期（包含新生儿期、婴儿期与幼儿期）是指从胎儿娩出到满 3 岁前的时期。这个时期，特别是婴儿期，是一生中体格生长最迅速的时期，新陈代谢旺盛，对营养的需求量相对比成人高，但其消化功能尚未成熟，如喂养不合理，容易患胃肠道及营养性疾病，如腹泻、贫血、营养不良等；婴幼儿时期是神经心理行为发育的关键时期，动作和认知功能快速发展，这一阶段心理行为的变化为个体今后的社会心理发展及成年期心理健康奠定了基础。正确的教养有助于培养坚强的性格、意志和养成良好的生活习惯。

一、婴幼儿生长发育的规律

人的生长发育是指从受精卵到成人的成熟过程。生长是指身体各器官、系统随着年龄的增长而不断长大和发生形态变化，以体重、身高、头围等变化数值来体现量的改变；发育是指细胞、组织和器官形态上的分化、完善与功能上的不断成熟，以性成熟、心理发展等变化来体现质的改变。生长和发育密不可分，两者共同诠释机体连续渐进的动态变化过程。生长发育过程出现的异常，会对机体造成暂时性可逆的或永久性的损害，甚至延续至成年期的健康问题。

（一）生长发育具有阶段性和连续性

儿童时期的生长发育是连续不断进行的，但每个时期呈现出的特点又不尽相同。例如，在出生后体重和身长（身高）不断增加的过程中，生长速度却不完全相同。第一年非常迅速，为人生第一个生长高峰；此后生长速度减缓，逐渐趋于稳定；到青春期又开始加快，出现人生第二个生长高峰。所以，整个生长曲线呈波浪式。

（二）生长发育具有程序性

各器官系统的生长发育具有先后顺序，如神经系统发育较早，大脑在孕后期以及生后头 2 年发育较快；淋巴系统在儿童期生长迅速，但于青春期前才达高峰，以后又逐渐下降；生殖系统发育最晚，在青春发育期以前，生殖系统一直处于幼稚状态，青春期启动后生殖系统开始加速发育，在短短的几年即发育成熟；其他系统如心、肝、肾、肌肉的增长与体格生长平行。

（三）生长发育遵循一般规律

生长发育遵循由上到下、由近到远、由粗到细、由低级到高级、由简单到复杂的规律，如生后的运动发育是先抬头、后抬胸，再会坐、立、行（从上到下）；运动的灵活性是从臂到手、从腿到脚（由近到远）；拾取小物体是从全手掌抓握到拇指对示指摘取（从粗到细）；先画直线后画圈、图形（由简单到复杂）；感觉认识事物是先会看、听，逐渐发展到有记忆、思维、分析和判断（由低级到高级）。

（四）生长发育存在个体差异

儿童虽然都具有共同的生长发育特点，但在遗传、环境及教育的影响下，生长发育达到的水平、生长速度及最后达到的程度还存在很大的个体差异。因此，在评价个体生长发育是否正常时，必须参考其影响因素，才能做出正确判断。

二、婴幼儿生长发育的影响因素

儿童体格生长发育是生物学因素和环境因素相互协同作用的结果。遗传潜力决定儿童生长发育水平，这种潜力从受精卵开始就受一系列环境因素的作用与调节，由此而表现出每个个体的不同生长发育模式。所以，生长发育是遗传与环境因素共同作用的结果。

（一）生物学因素

1. 遗传

儿童生长发育的"轨迹"（trajectory），儿童的特征、潜能、趋势等都是由父母双方遗传因素共同决定的，如皮肤、头发的颜色、面容特征、身材高矮、性发育启动的早迟等。但最后达到的程度取决于环境，5岁以内的儿童受遗传因素的影响并不明显，随着年龄的增长，遗传特征才逐渐显现。

2. 性别

性别影响着儿童的生长发育速度和限度，如女孩的平均身高、体重在青春期启动前略低于同龄男孩，而语言、运动发育却早于男孩。一般情况下，女孩青春期启动的年龄较男孩约早2年，其身高、体重可超过男孩；男孩青春期启动虽较女孩迟，但持续的时间较长，最终的身高、体重还是会超过女孩。因此，在评价儿童生长发育时，男女应有各自的标准。

3. 激素

内分泌胰岛素、生长激素、甲状腺激素和性激素等，通过调节物质代谢水平，调控骨骼、肌肉的生长以及成熟，从而直接影响儿童的生长发育。

（二）环境因素

1. 营养

营养素是保证儿童正常生长发育最重要的环境因素。孕期营养不良不仅会使胎儿生长发育落后，还会影响胎儿脑部的发育；生后营养不良，特别是第1~2年，可影响儿童体格生长、神经发育并致免疫、内分泌等代谢功能低下，还可导致佝偻病、缺铁性贫血等疾病。如果营养摄入过多，可引起儿童期肥胖症等。

2. 疾病

（1）母亲孕期疾病：对儿童生长发育的阻碍作用十分明显。妊娠早期的特殊病原微生物 TORCH 感染［弓形体（toxoplasmosis）、其他病原微生物（others）、风疹（rubella）、巨细胞病毒（CMV）、单纯疱疹病毒（herpes simplex virus）］是导致出生缺陷的重要因素。妊娠期感染不仅危害母体，还会对胎儿产生严重不良后果，如流产、早产、死胎或胎儿生长受限、发育畸形等；如感染累及神经系统，可造成不同程度的智力障碍，从而影响儿童的生长发育。

（2）出生后疾病：生后急性感染常使儿童体重减轻；长期慢性疾病可使儿童体重、身高发育受影响；内分泌疾病常引起骨骼生长和神经系统发育迟缓，如先天性甲状腺功能减退症等；先天性心脏病常伴随儿童生长落后。

3. 生活环境

（1）居住环境：居住环境宜阳光充足、空气新鲜、水源清洁、无噪声、居住条件舒适；母亲妊娠早期受到某些药物、X 线照射和环境毒物的影响，可使胎儿发育受阻。迄今已证实有些药物可影响胎儿的生长，甚至导致畸形，如沙利度胺曾经作为抗妊娠反应药物在欧洲和日本广泛使用，导致许多海豹肢症畸形胎儿。吸烟和酗酒可致胎儿生长受限，严重者还影响其大脑发育。

（2）家庭环境：如父母的职业、受教育程度、家庭经济状况和家庭氛围等对儿童生长发育的影响不容忽视。已有大量调查资料显示，贫穷、家庭破裂、药物滥用以及酗酒等社会因素能直接或间接阻碍儿童的生长发育。儿童虐待和疏忽是世界范围内有害儿童身心健康的社会问题，严重影响儿童的正常生长发育。

（3）社会环境：社会经济、卫生以及教育文化水平、完善的医疗保健服务等都是促进儿童生长发育达到最佳状态的重要因素。

综上所述，儿童的生长发育可通过外界环境的改善促使其向良好的方向发展，经过若干年后，其获得的良好体格生长发育特征，又遗传给下一代。儿童生长发育长期加速趋势的原因目前尚不十分明确，可能与营养和生活环境及条件的改善、各种疾病的控制、卫生知识的普及等有关，这些因素使人类生长发育潜力得以最大限度地释放。长期增长加速趋势是有一定限度的，达到最大限度的时间与营养、经济、卫生以及教育文化水平等有密切关系。如果促进因素改善得不理想，长期增长加速趋势的过程就会延长，达到最大限度的时间也会推迟。目前，在发达国家的部分人群中，身高增长已呈停滞状态，初潮年龄也无明显提前迹象。这说明，这些人群的身高已达到遗传所赋予的生长潜力最大值，因而其平均身高、性成熟等指标逐渐趋于稳定。

第二节　婴幼儿的体格生长

一、婴幼儿体格生长的规律

（一）体重

体重为各器官、系统、体液的总重量。其中骨骼、肌肉、内脏、体脂、体液为主要成分。因体脂与体液变化较大，体重在体格生长指标中最易波动。体重易于准确测量，是最易获得的反映儿童生长与营养状况的指标。

婴幼儿期的体格生长是一生中最快的时期，尤其是婴儿。在生后头 3 个月最为迅速，3 个月增加的体重约等于后 9 个月增加的体重，即 12 月龄时婴儿体重约为出生时的 3 倍；3 岁时 4 倍于出生时体重。

（二）身材

1. 身高

身高指头部、脊柱与下肢长度的总和。3 岁以下儿童立位测量不易准确，应仰卧位测量，称为身长。3 岁以上儿童立位时测量称为身高。立位测量值比仰卧位少 1 ～ 2 cm。身高（长）的增长规律与体重相似，前 3 个月身长增长 11 ～ 12 cm，约等于后 9 个月的增长，1 岁时身长比出生时增加 50％；3 岁时增加约 1 倍。

2. 顶臀长

顶臀长又称为坐高，是头顶到坐骨结节的长度。3 岁以下儿童仰卧位测量的值称为顶臀长。坐高增长代表头颅与脊柱的生长。

（三）头围

头围（head circumference）是自眉弓上缘经枕骨枕外隆凸最高点绕头一周的最大周径，反映脑和颅骨的发育。2 岁以内测量最有价值。新生儿的头围平均为 34 cm；1 岁时平均为 46 cm；2 岁时约为 48 cm；5 岁时约为 50 cm；15 岁时为 53 ～ 54 cm，与成人相近。婴幼儿期连续追踪测量头围比一次测量更重要。头围小于同年龄、同性别的均值减 2 个标准差（头围＜均值 － 2SD），称为头小畸形（microcephaly），应警惕是否存在大脑发育不良；头围过大伴随过快的增长提示脑积水。

（四）胸围

胸围（chest circumference）是指经乳头下缘和两肩胛下角水平绕体一周的围度。胸围代表胸廓与肺的发育。胸廓在婴儿期呈圆筒形，前后径与左右径相等；2 岁以后其左右径逐渐增大。在胎儿期胸廓相对脑的发育慢，出生时胸围比头围小 1 ～ 2 cm，平均为 32 cm；婴儿期胸围增长最快，1 岁末胸围与头围相等，大约为 46 cm；第二年约增加 3 cm；3 ～ 12 岁胸围平均每年增加 1 cm，胸围超过头围的厘米数约等于周岁数减 1；到青春期增长又加速。

（五）上臂围

经肩峰与鹰嘴连线中点绕臂一周即为上臂围。上臂围代表肌肉、骨骼、皮下脂肪和皮肤的生长。1 岁以内上臂围增长迅速，1 ～ 5 岁增长缓慢，约 1 ～ 2 cm。因此，有人认为在无条件测量体重和身高的场合，可用测量左上臂围来筛查 1 ～ 5 岁小儿的营养状况：＞13.5 cm 为营养良好，12.5 ～ 13.5 cm 为营养中等，＜12.5 cm 为营养不良。

（六）骨骼、牙齿

1. 头颅骨

头颅骨主要由额骨、顶骨、颞骨和枕骨组成。颅骨间的缝隙称为骨缝。颅骨骨缝在出生时稍分开，生后 2 年内额缝骨性闭合。额骨和顶骨形成的菱形间隙为前囟，出生时对边的中点连线为 1.5 ～ 2.0 cm，随着颅骨的发育前囟稍为增大，6 个月以后逐渐骨化而变小，一般在 1 ～ 2 岁闭合，部分儿童 2 ～ 3 岁闭合。前囟大小、闭合时间有很大的个体差异；大小、闭合时间异常可能与儿科临床疾病有关，如小头畸形前囟小，闭合也较早；严重活动期佝偻病、脑积水或甲状腺功能减退的患儿，前囟大，闭合常常延迟。前囟张力也是重要临床体征之一，如颅内压升高时前囟饱满，张力增加；脱水或极度消瘦时，前囟凹陷。后囟是两块顶骨和枕骨形成的三角形间隙，出生时已近闭合或残留很小，一般在生后 6 ～ 8 周完全闭合。测量头围、观察囟门及骨缝的变化可以衡量颅骨的生长发育。

2. 脊柱

脊柱由椎骨和连接椎骨的肌肉及韧带组成，是躯体的主要支架，其增长代表脊椎骨的发育。生后第 1 年，脊柱的生长比四肢快，此后四肢的增长快于脊柱。新生儿脊柱是直的；生后 2 ～ 3 个月，小儿会俯卧位抬头时，颈段脊椎前凸，出现第 1 个生理弯曲；6 个月会坐时，胸段脊柱后凸，出现第 2 个生理弯曲；1 岁左右能站立和行走时，腰段脊柱前凸，出现第 3 个生理弯曲。随着小儿从卧位向坐位、站立和行走姿态的发展，脊柱便自然形成了 3 个弯曲，但到 6 ～ 7 岁时脊柱的自然弯曲才被韧带所固定。自然弯曲的形成既有利于保持身体平衡，又能减少在活动时对脑部的震动。当坐、立、走或写字、背书包的姿势不正确时，可影响脊柱的正常形态，发生脊柱侧弯。

3. 长骨

长骨的生长主要由干骺端软骨和骨髓逐步骨化而成。长骨生长结束的标志是干骺端骨骼融合；扁骨的生长主要是扁骨周围骨膜的逐步骨化。通过 X 线检查长骨骨骺端骨化中心出现的时间、数目及干骺端融合的情况，可判断骨骼发育年龄，即骨龄（skeletal age）。骨龄是一个独立的生长指标，不依赖年龄和生长速度的变化，反映儿童发育成熟度较实足年龄更为准确。同时与体格及性发育相一致，可作为判断性成熟的重要指标。临床上，动态观察骨龄的变化对评价个体的生长趋势及小儿内分泌疾病疗效有重要意义。如甲状腺功能减退症、生长激素缺乏症、肾小管酸中毒时骨龄落后；中枢性性早熟、先天性肾上腺皮质增生症时骨龄明显超前。骨化中心按年龄出现，并按年龄融合，但出现的年龄差异较大，在诊断骨龄延迟时一定要慎重。骨龄可通过腕骨骨化中心粗略计算，通过骨龄百分计数法和成骨中心图谱相对照进行评定更为精确。

4. 牙齿

牙齿的发育与骨骼系统有一定关系，但在胚胎发育上不完全相同，故发育不绝对平行。人一生有两副牙齿，即 20 个乳牙和 28～32 个恒牙。牙齿的发育包括矿化、萌出和脱落 3 个阶段。出生时乳牙隐在颌骨中，被牙龈遮盖，故新生儿无牙。生后 4～10 个月乳牙开始萌出，2～2.5 岁出齐。出牙的时间个体差异较大，12 个月以后出牙者为萌牙延迟，其原因可为特发性，部分与遗传、疾病有关。

二、婴幼儿体格生长的评价

评价儿童体格生长的目的是了解个体或群体儿童体格生长发育现状及今后发展趋势，并对部分体格生长发生偏离的儿童采取干预措施，以促进其健康成长。全面的生长评价应包括生长水平、生长速度和生长趋势。

（一）婴幼儿体格生长的评价标准

对儿童体格生长要进行客观、正确的评价，必须采用有代表性人群的体格生长测量值作为参考。评价时可根据不同目的和卫生资源来选择参照标准（reference standard）。①现状标准：选择对象时，剔除患各种明显影响生长发育的急、慢性疾病的小儿和各种畸形儿童而得出的参考值。现状标准代表一个国家一段时期儿童体格发育水平，如中国制定的《中国 7 岁以下儿童生长发育参照标准（2009 年）》。②理想标准：选择对象是在良好的环境中生活并得到较好卫生服务的群体，制订出的参考值高于一般儿童水平，如 WHO 推荐美国国家卫生统计中心（NCHS）的儿童体格生长标准。

（二）婴幼儿体格生长的评价方法

常用的方式有发育等级评价法、发育曲线图评价法、百分位评价法等。

（三）婴幼儿体格生长的评价内容

1. 生长水平

（1）年龄和体重。3 个月以前的婴儿，体重平均每月增长 1000～1200 g，在 3 个月时体重增至出生时的 2 倍。3～6 个月以后平均每月增长 500～600 g，6 个月后每月增长约 250g，1 岁时达到或超过出生时的 3 倍。生后第 1 年是体重增长最快的时期，为第 1 个生长高峰。婴儿体重可按下面公式粗略估计：

3～12 月龄：体重（kg）＝［年龄（月）＋9］/2

1～6 岁：体重（kg）＝年龄（岁）×2＋8

7～12 岁：体重（kg）＝［年龄（岁）×7－5］/2

1 岁后幼儿体重增长速度减慢，全年增加 2.5～3.0 kg，平均每月增长约 200 g，至 2 岁时体重约 12 kg，为出生时的 4 倍。

（2）年龄与身长。身长是反映骨骼系统生长的指标。各年龄儿童身长（高）正常值与估算公式见表7－1。

表 7 - 1　各年龄儿童平均身长（高）正常值与估算公式

年龄	平均身长（高）正常值及估算公式
出生时	50 cm
1 岁	75 cm
2 岁	85 cm
2～12 岁	年龄×7＋77 cm

头、躯干和下肢三个部分增长速度并不一致。生后第一年头部生长最快，躯干次之，青春期身高增长则以下肢为主。故各年龄期小儿头、躯干和下肢所占身高（长）的比例在生长进程中发生变化，头占身高的比例从新生儿的 1/4 减为成人的 1/8（见图 7 - 1）。

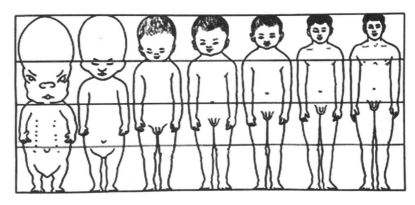

图 7 - 1　胎儿时期至成人身体各部比例

（3）头围、胸围和上臂围。头围反映脑及颅骨的发育状态。出生时头围约 34 cm。婴儿期头围平均每月增加 1 cm，1 岁时增至 44～46 cm，第二年增长缓慢，约增大 2 cm，约为 48 cm，15 岁时接近成人。头围测量在 2 岁以内最有价值，头围过小常提示脑发育不良，头围过大或增长过快常提示脑积水。

胸围也是胸廓及胸肌发育程度的指标。出生时比头围小 1～2 cm，约为 32 cm；但增长速度快，7 个月至 1 岁时，胸围和头围基本相等，称之为胸围交叉。1 岁时胸围≈头围≈46 cm；头围、胸围交叉的时间与婴儿营养、胸廓的发育有关。头围、胸围交叉时间延后提示婴儿生长较差。2 岁后胸围大于头围，1 岁至青春前期胸围大于头围，胸围≈头围＋（岁数－1）。

2. 生长速度

是对某一单项体格生长指标定期连续测量（纵向观察），将获得的该项指标在某一年龄阶段的增长值与参照人群值比较，得到该儿童该项体格生长指标的生长速度。以生长曲线表示生长速度最简单、最直观，定期体格检查是评价生长速度的关键。儿童年龄小，生长较快，定期检查间隔时间不宜太长。

通过这种动态纵向观察个体儿童的生长规律的方法可发现每个儿童有自己稳定的生长轨道，体现个体差异。因此，生长速度的评价较发育水平更能真实反映儿童的生长状况。

生长速度正常的儿童生长基本正常。

3. 身材匀称度

（1）体型匀称度：表示体型（形态）生长的比例关系。实际工作中，常选用身高和体重表示一定身高的相应体重增长范围，间接反映身体的密度与充实度。将实际测量值与参照人群值比较，结果常以等级表示。

（2）身材匀称：以坐高（顶臀高）／身高（长）的比值反映下肢生长状况。按实际测量计算结果与参照人群值计算结果比较，结果以匀称、不匀称表示。

在评价儿童体格生长发育时，应根据定期体格测量所得的数据和动态随访的情况进行判断，不能仅凭某次测量结果下臆断的结论。

第三节　婴幼儿体格生长偏离

一、体格生长偏离

体格生长偏离（growth deviation）是指儿童体格生长偏离正常的轨道，主要包括低体重、消瘦、肥胖和身材矮小、高大。导致儿童体格生长偏离的原因复杂，包括遗传、营养、疾病、体质和心理因素等。目前，很多研究证实，婴幼儿期体格生长偏离不仅会在短期内影响儿童体格智力发育及健康状况，还影响其成年后的健康状况，并延续至下一代，形成恶性循环。

（一）体重的偏离

1. 体重低下和消瘦

（1）体重低下（underweight）。儿童的年龄和体重与同年龄、同性别参照人群标准相比，低于体重均数减 2 个标准差，但高于或等于体重均数减 3 个标准差，为中度体重低下；低于参照人群的体重均数减 3 个标准差，为重度体重低下。此指标反映儿童有营养不良，但单凭此指标不能区分是近期还是长期营养不良。

（2）消瘦（wasting）。儿童身高和体重与同年龄、同身高、同性别参照人群标准相比，低于体重均数减 2 个标准差，但高于或等于体重均数减 3 个标准差，为中度消瘦；低于参照人群体重均数减 3 个标准差，为重度消瘦。此指标反映儿童近期急性营养不良。

2. 超重与肥胖

肥胖是一种热量代谢失衡，导致全身脂肪组织过度增生，体重超常的一种慢性疾病。肥胖，尤其是中心性肥胖（内脏性肥胖）与胰岛素抵抗、Ⅱ型糖尿病、高血压、高脂血症、冠心病等代谢综合征的发生密切相关。流行病学调查显示，无论在经济发达国家或发展中国家，生活优裕的群体中，肥胖和超重正以惊人的速度在全球范围内增长，已构成 21 世纪全球医学和公共卫生的严重问题。令人关注的是，儿童少年时期的超重和肥胖也呈日益增加和流行的趋势。

体重指数（BMI）即体重与身高的平方之比（kg/m²），又称体块指数，是国际上推荐的评价儿童超重和肥胖的首选指标。对于成人，WHO 制定的体重指数界限值为：BMI 25～29kg/m² 为超重，BMI 30 kg/m² 为肥胖。我国提出的成人 BMI 界限值为：BMI 23～27.9kg/m² 为超重，BMI 28kg/m² 为肥胖。由于儿童处于生长发育期，BMI 随年龄和性别不断变化，因此，按不同年龄、性别的体重指数曲线来表示，通常以 18 岁时 BMI 值超过 25kg/m² 和 30kg/m² 为超重和肥胖的界值点。目前，应用最广泛的国际标准是美国疾病预防控制中心（Centers for Disease Control and Prevention，CDC）和国家卫生研究院（National Institutes of Health，NIH）联合制定的 NCHS 标准和欧洲肥胖委员会研制的标准。考虑到种族遗传差异和生活背景，中国肥胖工作组（Working Group on Obesity in China，WGOC）于 2003 年提出了中国青少年筛查超重、肥胖 BMI 分类标准，如 BMI 在第 85 百分位与第 95 百分位之间为超重，超过第 95 百分位为肥胖。

肥胖症（obesity）是指能量摄入长期超过机体的消耗，以脂肪形式在体内过度堆积。表现为脂肪组织过度增生。目前，全球有 3000 万~4000 万肥胖儿童，2 亿多儿童超重。根据欧美国家的统计，在过去的二三十年中，儿童超重肥胖率增长了 2~3 倍。在美国有 10%~15% 的学龄前儿童超重或肥胖，近十年增幅为 50%~70%。我国儿童肥胖率也呈逐年上升趋势。有资料报道，有的地区在过去的 15 年间，男童肥胖率增长了 9.6 倍，女童增长了 4.9 倍。肥胖已成为日益严重的公共卫生问题。儿童肥胖是成人期高脂血症、高血压、糖尿病、冠心病和胆结石等疾病的高危因素。根据病因可分为单纯性肥胖和继发性肥胖。肥胖儿童如无明显病因，称为单纯性肥胖。成因与生活方式密切相关，以营养过剩和运动不足为主要特征，是遗传、不良饮食结构和不健康的生活方式共同作用的结果。目前，诊断儿童肥胖常用的指标有：①身高和体重：是目前国内常采用的方法；②体块指数：是目前被国际推荐为确定肥胖症的最适用指标。BMI 作为筛查儿童青少年肥胖的指标正得到普遍的接受，但其界值点的选择很重要，应充分考虑不同国家、不同地区儿童青少年体质发育的不均衡性。

（二）身高的偏离

1. 矮身材

矮身材（short stature）或身材矮小是指身高低于本民族、本地区、同龄、同性别健康儿童的平均身高 2 个标准差或第 3 百分位以下。导致矮身材的因素甚多，其中不乏交互作用，亦有不少疾病导致矮身材的机制迄今尚未阐明。

临床上通常按体型是否匀称，即身体各部分的比例，尤其是上、下部量的比例是否正常，分为匀称型矮小和非匀称型矮小。

（1）匀称型矮小。身材矮小但身体各部分比例正常，见于生长激素缺乏症、家族性矮小、体质性青春发育延迟、小于胎龄儿、先天性卵巢发育不全、性早熟以及继发于某些疾病（如营养不良、严重贫血，慢性肝、肾病，青紫型先天性心脏病）的矮小。

1）生长激素缺乏症（growth hormone deficiency，GHD）：是由于垂体前叶合成和分泌生长激素（growth hormone，GH）部分或完全缺乏，或由于结构异常、受体缺陷等所导致的生长发育障碍性疾病。大多数为特发性（原发性），即患儿下丘脑、垂体无明显病灶，但 GH 分泌功能不足。少数为器质性（获得性），即继发于下丘脑、垂体或颅内肿瘤、感染、细胞浸润、放射性损伤和头颅创伤等。GHD 的诊断依据是：①身高落后于同年龄、同性别正常健康儿童身高生长曲线的第 3 百分位数以下（或低于平均数减 2 个标准差）。②年生长速率小于每年 7 cm（3 岁以下）；小于每年 5 cm（3 岁~青春期）；小于每年 6 cm（青春期）。③骨龄落后于实际年龄 2 年以上。④智力发育正常。⑤匀称性矮小、面容幼稚。⑥ 2 项 GH 药物激发试验 GH 峰值均 < 10 μg/L。⑦血清 IGF-I 水平低于正常。已确诊为 GHD 的患儿，应进行头颅 MRI 检查，以了解下丘脑 - 垂体有无器质性病变，尤其对肿瘤的诊断有重要意义。

2）特发性矮小（idiopathic short stature，ISS）：特发性矮小是儿童矮小常见病因之一，占所有身材矮小儿童的 60%~80%。对于 ISS 的定义，目前最广泛采用的是身高低于同种族、同性别、同年龄儿童正常参比值的 2 个标准差以上，且无全身性、内分泌性、营养性疾病或染色体异常，ISS 患儿出生体重正常，生长激素分泌正常。目前，将体质性发育及青春期延迟（constitutional delay in growth and puberty，CDGP）和家族性矮小（familial short stature，FSS）归于 ISS 范畴。ISS 的诊断是排除诊断，确立诊断的最基本条件是必须排除其他疾病引起的生长发育落后以及病理性矮小，需要结合临床、生化、内分泌激素检测和分子生物学检测，以排除某些已知的能够引起矮小的疾病。

FSS 患儿体态匀称，出生时身长体重正常，身高增长速度近似正常儿童或稍缓，身高始终处在低水平，有明显的家族性，与父母的矮身材有关。家族成员中大多为矮身材。骨龄与年龄相称，无第二性征及性器官发育延迟。

CDGP 多见于男孩，有家族性，其父母可有青春期发育延迟的历史。出生时身高、体重正常，但生长速度缓慢，特别是青春发育前或即将进入青春发育期时，身高增长减慢更明显。性征出现可延迟数年，骨龄落后，智能正常。延迟的青春期启动后，有身高增长的加速和性发育过程。

3）小于胎龄儿（small for gestational age，SGA）：是指出生体重小于同胎龄的均值减 2 个标准差或低于同胎龄平均体重的第 10 百分位数。所有人类胎儿中，有 3%～10% 出生时为 SGA，到 2 岁时多数身高恢复正常；10%～15% 的 SGA 儿童将不会经历出生后的追赶生长而导致矮小。

4）染色体疾病：由染色体数目异常或结构畸变所引起的染色体病，大多有生长发育的障碍。多表现为身材矮小，发育迟缓。常染色体病以 21 - 三体综合征最为常见，性染色体病中以先天性卵巢发育不全（Turner syndrome，TS）最常见，患病率为 1/2000～1/2500 活产女婴。以身材矮小和性发育不全为主要表现，可伴有特殊的体貌特征如颈短（蹼）、肘外翻、盾状胸和后发际低等。染色体核型分析是确诊依据。因生长落后可为 TS 患儿青春期前唯一的临床表现，故青春期前生长落后的女孩应常规进行染色体核型分析，以排除本病。

（2）非匀称型矮小。身体各部分的比例不正常，以短肢型多见，如先天性甲状腺功能减退症、先天性软骨发育不全等；而脊柱骨髓发育不全、黏多糖病则为短躯干型矮小。

1）甲状腺功能减退症（congenital hypothyroidism，CH）：由各种原因引起的甲状腺素分泌不足均可引起生长发育障碍，尤以先天性甲状腺功能减退症为明显，可造成严重的身材矮小，骨龄落后并伴有智能发育落后。患儿呈黏液水肿面、眼距宽、鼻梁宽平、舌大而宽；精神差，安静少哭，表情淡漠，发育迟缓；皮肤苍黄粗糙；食欲差，腹胀，便秘等。患儿血清 T3、T4 降低，TSH 明显增高。影像学检查可见甲状腺发育不全、缺如和异位等。由于近年来新生儿筛查的广泛开展，该病得以早期发现、早期治疗。

2）先天性遗传代谢病、骨病：此类疾病的患儿有身材比例的异常，在体检的时候，应特别注意测量坐高，以坐高与身高比来衡量身材是否匀称。

①软骨发育不全（achondroplasia，ACH）：又称胎儿型软骨营养障碍、软骨营养障碍性侏儒等，是软骨化骨缺陷而膜性化骨正常的一种常染色体显性遗传病。患儿出生时即有明显的身材矮小，主要为四肢短，特别是上臂和大腿最为明显，而躯干正常。并有特殊面容、胸廓扁平、肋缘外翻、腹部前突和臀部后翘等。手短而宽，下肢弯曲，步态摇摆。智力和性发育正常。

②成骨不全症（osteogenesis imperfecta）：以反复多发性骨折和骨畸形为特点，分先天

型（重型）和迟发型（轻型）2 种。先天型骨折始于胎儿或新生儿期，严重者可导致宫内多处骨折。患儿身矮、肢体粗短，伴多种骨畸形，颅骨如膜性，常因颅内出血致宫内死亡或早年夭折。迟发型多为常染色体显性遗传，病情相对较轻，出生时无明显表现，生后一年出现骨折和骨骼畸形等，常伴短齿、龋齿，脊椎侧弯，胸廓畸形，弯肋，驼背，短颈，下颌前突，倒三角状头面及膜样颅骨等。常有蓝色巩膜，部分有传导性或神经性耳聋。

2. 身材高大

（1）定义：身材高大是指身高高于本民族、本地区、同龄、同性别健康儿童的平均身高 2 个标准差或以上。

（2）病因：可与遗传因素有关，病理因素包括垂体性巨人症、性早熟、脑性巨大症、Beckwith 综合征、Marfan 综合征、染色体异常 XXY 和 XYY 综合征及单纯性遗传性巨人症等。

（三）头围增长的偏离

1. 小头畸形（microcephaly）

（1）定义：头围小于同年龄、同性别正常儿童均值减 2 个标准差或低于第 3 百分位，称为小头畸形。

（2）病因：头围过小与遗传因素、颅脑疾病和遗传性疾病有关。由于脑发育不全所致的小头畸形的婴儿除了头围小外，多伴有前额狭窄低平、前囟小且闭合较早和精神发育迟滞等表现，约 7.5% 小头畸形的儿童智力正常。

2. 头大畸形（macrocephaly）

（1）定义：头围大于同年龄、同性别正常儿童均值加 2 个标准差或高于第 97 百分位以上，称为头大畸形。

（2）病因：多有遗传因素，患儿双亲或之一有头大。少数由于疾病的影响，如先天性大脑皮质增厚及神经胶质细胞增生，出生时即有大脑异常增大或生后迅速增大，而且前囟常较大，闭合延迟；颅内压不高，颅穹隆和面部均匀地增大。患儿体格和智力发育均有不同程度的障碍，还有视力及听力障碍，约半数患儿常发生惊厥。脑积水的患儿头围大并伴有增长过快，前囟张力大，严重时双眼可呈"落日征"。某些遗传代谢性疾病，如黏多糖病的患儿也有头大畸形的表现。

（董海鹏）

第八章　婴幼儿疾病与护理

第一节　新生儿黄疸

新生儿黄疸是新生儿期住院或就诊的最常见的原因之一。病因复杂，既可以是生理现象，也可以是多种疾病的重要临床表现。引起黄疸的原发疾病多种多样，且疾病的轻重缓急差异大，其中，未结合胆红素增高是新生儿黄疸最常见的表现形式，严重的可引起胆红素脑病，从而导致神经系统永久性损害，甚至死亡，造成家庭和社会严重的精神和经济负担。

一、病因及发病机制

以往都是根据单次的血清胆红素绝对值来确定"生理性黄疸"或"病理性黄疸"。目前，广泛采用的高胆红素血症风险评估方法是采用日龄或小时龄胆红素值分区曲线（Bhutani 曲线），根据不同胎龄和生后小时龄以及高危因素来评估和判断单次血清胆红素水平是否正常或安全，是否需要干预治疗（见图 8-1、图 8-2）。窒息、缺氧、酸中毒、新生儿溶血、头颅血肿、皮下淤血、高热、低体温、低蛋白血症、低血糖、败血症等高危因素越多，发生胆红素脑病的机会越大。

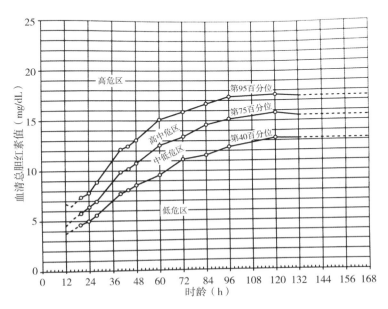

图 8-1　Bhutani 等制作的小时总胆红素百分位曲线

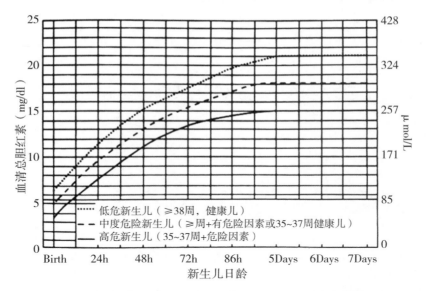

图 8-2 > 35 周新生儿不同胎龄及不同高危因素的生后小时龄光疗标准

1. 生理性黄疸

生理性黄疸是指单纯由于新生儿胆红素的代谢特点所引起的黄疸，排除各种致病因素的存在。黄疸的程度存在个体差异，可因种族、地区、遗传、家族和喂养方式不同而异，也称为非病理性高胆红素血症。在我国，几乎所有足月新生儿在生后早期都会有不同程度的胆红素升高，但均为暂时性的黄疸。

知识拓展

胎儿胆红素代谢的生理：①胎儿时期，肝脏代谢相对不活跃，胎儿肝脏仅能处理少量胆红素，红细胞破坏后产生的胆红素主要由母亲肝脏处理。②当胎儿发生溶血时，由于胎儿肝脏处理胆红素的能力尚不成熟，在脐带血中可以检测到高水平的胆红素。

知识拓展

新生儿胆红素代谢的生理：①新生儿期，胆红素主要来源于衰老的红细胞。约75% 血红素在红细胞经单核－巨噬细胞系统被破坏后产生，25% 为肝脏、骨髓中红细胞前体、其他组织中的含血红素蛋白。血红素在血红素加氧酶作用下转变为胆绿素，再经胆绿素还原酶转变为胆红素。1 g 血红蛋白可产生 34 mg 未结合胆红素。②胆红素的转运。血液中的胆红素与白蛋白结合后被转运至肝脏。③肝脏的摄取和处理。胆红素进入肝脏后与肝细胞内的转运蛋白 Y 和 Z 结合，被转运至光面内质网，通过尿苷二磷酸葡萄糖醛酸基转移酶的催化，形成水溶性的结合胆红素，并经胆汁排至肠道，再经肠道细菌作用被还原为粪胆素原自粪便排出。④肠道内的部分胆红素被 β - 葡萄糖醛酸苷酶水解，或在碱性环境下直接与葡萄糖醛酸分离成为未结合的胆红素，后者通过肠壁经门静脉重吸收到肝脏再处理，形成肠肝循环。

2. 病理性黄疸

病理性黄疸又称为非生理性高胆红素血症，是新生儿特定时期的症状学诊断。相对于生理性黄疸而言，病理性黄疸即早期除胆红素代谢的特点外，同时存在其他明确的使血清胆红素水平异常增高的疾病或致病因素，血清胆红素水平超过生理性黄疸的诊断标准，临床诊断为高胆红素血症。病理性黄疸与生理性黄疸是相对的，不能仅凭单个血清胆红素绝对值将两者简单划分。临床上胆红素水平是否安全关键在于黄疸出现的时间和进展的程度。

3. 新生儿胆红素代谢的特点与成人不同

①胆红素产生过多。在宫内，胎儿处于低氧环境，血氧分压低，可刺激肾脏产生红细胞生成素，造成红细胞数量代偿性增加，生后血氧分压增高，出生 48 小时内停止产生红细胞生成素，骨髓内不成熟的过多的红细胞大量被破坏；新生儿红细胞寿命短，早产儿低于 70 天，足月儿为 80 天，成人为 120 天，且血红蛋白的分解速度为成人的 2 倍。以上原因导致新生儿每日生成的胆红素（8.8 mg/kg）明显高于成人（3.8 mg/kg）。②肝脏摄取未结合胆红素能力低下。未结合胆红素进入肝细胞后与 Y、Z 蛋白结合，而新生儿刚出生时肝内 Y 蛋白含量极低，仅为成人的 5%～20%，生后 5～10 天才成熟，2 周后才达到成人水平，影响了肝细胞对胆红素的摄取。③肝细胞结合胆红素能力不足。新生儿尿苷二磷酸葡萄糖醛酸基转移酶（UDPGT）含量低，且活性差（仅为正常的 0～30%），影响肝脏合成结合胆红素，早产儿则更明显，可出现暂时性肝内胆汁淤积。④肝细胞胆红素排泄能力低下。新生儿肝细胞对结合胆红素排泄至胆汁内的能力暂时性低下，如果胆红素产生过多，可引起胆红素排泄障碍，早产儿则更为明显。⑤肠肝循环增加。刚出生的新生儿肠道菌群尚未建立，肠道功能发育不完全，小肠上皮细胞内的 β - 葡萄糖醛酸苷酶活性相对较高，可将大量结合胆红素分解为脂溶性的未结合胆红素，迅速从肠道吸收，导致肠肝循环增加，如果胎粪排出延迟，加重胆红素的回吸收。总之，由于新生儿胆红素产生增加、肝功能不成熟及肠肝循环的特点，容易导致胆红素浓度增高，临床上新生儿多见有黄疸。

二、临床表现

60% 的足月新生儿在生后 2～3 天出现黄疸，80% 以上的早产儿在生后 3～5 天出现黄疸，而病理性黄疸出现的时间多在生后的 24 小时内。最初见于颜面、颈部、巩膜，然后遍及躯干、四肢，严重者遍布全身，泪液、呕吐物、粪便多呈黄色。血清胆红素超过 136.8 μmol/L（8 mg/dL）时可有轻度嗜睡或纳差。胎龄较小的早产儿即使血清胆红素仅为 170～205 μmol/L（10～12 mg/dL），也有发生胆红素脑病的危险。

1. 生理性黄疸

①足月新生儿生后 2～3 天出现黄疸，黄疸程度较轻，4～5 天达到高峰，一般持续 5～7天消退，最迟不超过 2 周；早产儿黄疸多见于生后 3～5 天，黄疸程度较重，5～7 天达高峰，7～9 天消退，消退较晚，最长可延长到 3～4 周。②新生儿一般情况好。③每日血清胆红素升高 <85 μmol/L（5 mg/dL）或每小时上升 <0.5 mg/dL。④血清胆红素未超过小时胆红素曲线的第 95 百分位数（见图9-2），或未达到相应日龄、胎龄及相应危险因素下的光疗干预标准（见图 9-1）。

2. 病理性黄疸

①新生儿出生后 24 小时内出现黄疸；②血清总胆红素达到相应日龄及相应危险因素下的光疗干预标准（见图 9-1），或超过每小时胆红素风险曲线的第 95 百分位数（见图 9-2），或胆红素每日上升超过 85 μmol/L（5 mg/dL），或每小时上升超过 0.5 mg/dL；③黄疸持续时间长，足月儿超过 2 周，早产儿超过 4 周；④黄疸退而复现；⑤血清结合胆红素超过 34 μmol/L（2 mg/dL）。

3. 并发症

①神经功能障碍：血清未结合胆红素过高可造成基底节、海马、下丘脑神经核及小脑神经元坏死而出现典型的胆红素脑病；轻者仅是隐匿的神经发育功能障碍表现，并没有典型的核黄疸症状，称为胆红素所致的神经功能障碍或微小核黄疸。临床上可见部分新生儿出现轻度的神经系统和认知异常，听力损害或听神经病变谱系障碍。②胆红素脑病：胆红素脑病是指由胆红素引起的中枢神经系统损害，主要累及基底节、视下丘核、尾状核和苍白球等部位，又称核黄疸，是新生儿黄疸中最严重的并发症，是由于未结合胆红素在脑细胞的沉积而引起的一种病变。目前临床上典型的胆红素脑病已少见。发生胆红素脑病的血清胆红素阈值为 307.8μmol/L～342 μmol/L（18～20mg/dL）。多见于生后 4～10 天，黄疸程度多较严重，全身皮肤黏膜呈重度黄染；神经症状最早可出现在生后 1～2 天内。若合并多个高危因素或体重小于 1.5 kg，即使血清胆红素低于阈值，亦可发生胆红素脑病。轻者精神萎靡、嗜睡、吸吮无力、呕吐，有时肌张力低下，此时若能早期发现，及时干预，可完全恢复。重者哭声尖高、四肢肌张力增高、双手握拳、双臂伸直外展，或角弓反张，甚至呼吸衰竭死亡。此时即使治疗，也常遗留智力低下、手足徐动、眼球活动障碍、听力减退等严重神经系统后遗症。早产儿或低出生体重儿胆红素脑病常缺乏典型的临床症状，应密切观察，及时治疗。

知识拓展

胆红素可通过多个层面损伤神经细胞，导致神经细胞死亡。血脑屏障可以限制某些水溶性和大分子物质进入，游离状态的脂溶性未结合胆红素，能够通过血脑屏障进入中枢神经系统，引起胆红素脑病。而与白蛋白结合的胆红素不容易进入中枢神经系统。低氧、高碳酸血症或高渗溶液等可损害血脑屏障，胆红素与白蛋白的大分子复合物可通过开放的血脑屏障而侵袭神经元。早期胆红素聚集于神经细胞膜上，对神经元的损害是可逆的。中期胆红素与神经元细胞膜上的极性基团结合，若及时给予血清蛋白治疗，损害还是可逆。晚期即"核黄疸"，此时神经细胞膜上聚集的胆红素达到饱和，并沉着在线粒体上，引起细胞肿胀、固缩、崩解及吞噬，神经胶质细胞增生，出现不可逆性损害。

临床上可将胆红素脑病大致分为 4 个阶段：第一期：持续 12～24 小时，表现为嗜睡、拒乳、反应低下、吸吮无力、呕吐、肌张力减低，个别死于急性呼吸衰竭。若能及时治疗，可完全恢复。第二期：持续 12～48 小时，表现为发热、痉挛、角弓反张。轻者仅有短暂的双眼凝视、直视或上翻；重者肌张力增高、双手握拳、呼吸暂停、尖叫、角弓反张。本期预后极差。第三期：约持续 2 周。抽搐次数逐渐减少，直至完成缓解。随后吸吮及反应逐渐好转，继而呼吸好转，痉挛逐渐减少，直至消失。第四期：任何治疗均无效，出现典型的核黄疸后遗症表现：①手足徐动症：表现为不自主、无目的、不协调的动作，症状可轻可重，时隐时现；②眼球运动障碍：呈现"娃娃眼"或"落日眼"；③听觉障碍：耳聋，听力失常，对高频音失听；④牙釉质发育不全：绿色牙或棕褐色牙，门齿可呈弯月形。此外，可有流涎、智力低下、抬头无力、抽搐等后遗症。

早产儿和低出生体重儿常缺乏典型的胆红素脑病症状，往往表现为频繁的呼吸暂停、心动过缓、呼吸循环功能骤然恶化等。在第四期主要表现为听力障碍，而缺乏典型的胆红素脑病后遗症表现。

三、诊断思路

早发性黄疸的新生儿，如出生后最初 24 小时内出现的黄疸，可能是同族免疫性溶血或其他引起显著溶血的原因如新生儿 Rh 或 ABO 母婴血型不合溶血病和宫内感染所致。必须进行的急诊检查包括胆红素测定、母子血型检查、致敏红细胞和血型抗体测定如改良直接抗人球蛋白试验、抗体释放试验、游离抗体试验、G－6－PD 筛查、血细胞比容、血涂片和网织红细胞计数、先天性感染的血清学检测，或红细胞酶谱等。迟发性黄疸的新生儿，足月儿生后超过 2 周或早产儿生后超过 3 周发生肉眼可见的黄疸，可检测血清总胆红素和结合胆红素、甲状腺功能检查、尿液常规或培养、肝功能、血涂片、尿糖和还原物质、a1－抗胰蛋白酶检测等。当怀疑有特异性的病理原因时，及时进行特异性检查，以明确诊断。关于新生儿黄疸的鉴别诊断可见图 8－3。

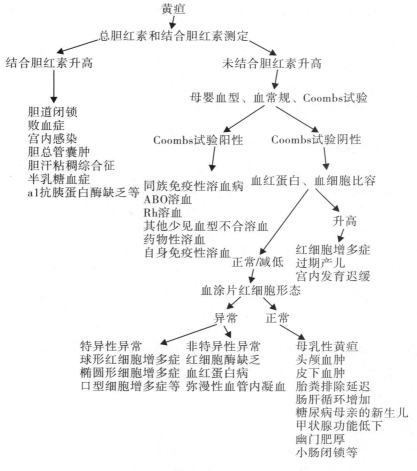

图 8 - 3　新生儿黄疸鉴别诊断的实验室检查

由于胆红素的神经毒性作用部位具有高度的选择性，累及部位最常见于苍白球，头颅 MRI 对胆红素脑病的诊断具有重要价值。胆红素脑病急性期头颅 MRI 特征性表现为双侧苍白球对称性 T1 加权高信号。如果在相应部位呈现 T2 加权高信号，为慢性胆红素脑病的改变，提示预后不良。脑干听觉诱发电位（BAEP）常用于筛查胆红素脑病所致的听神经损伤，表现为 I、Ⅲ、Ⅴ 波的波峰潜伏期及 I－Ⅲ、Ⅲ－Ⅴ 波的峰间潜伏期的延长。BAEP 在急性胆红素脑病中出现得最早，是监测病情发展的敏感指标，甚至是唯一表现。适用于胆红素脑病的早期诊断及病情监测。

四、防治与护理

1. 预防措施

新生儿出生后应该评估是否存在发生高胆红素血症的高危因素。高危因素越多，发生高胆红素血症的风险越大。对于存在高危因素的新生儿，生后或住院期间应注意监测胆红素水平的动态变化趋势。常见的高危因素为：生后 24 小时内出现黄疸；合并有同族免疫性溶血病或其他溶血病如G－6－PD缺乏；胎龄 37 周以下的早产儿头颅血肿或明显瘀斑；

单纯母乳喂养且喂养不当导致体重丢失过多等。美国新生儿黄疸临床诊疗指南将新生儿黄疸的危险因素分为主要危险因素、次要危险因素、低危因素。主要危险因素包括：①出院前总胆红素值或经皮胆红素指数处于高危区；②生后 24 小时内发现黄疸；③血型不合，伴直接抗人球蛋白、其他溶血病（G－6－PD 缺乏）、呼气末 CO 增高；④胎龄 35～36 周；⑤其长兄或长姐曾接受光疗；⑥头颅血肿或瘀斑；⑦单纯母乳喂养，尤其是因喂养不当，体液量丢失过多；⑧祖籍为东亚裔。次要危险因素包括：①出院前总胆红素值或经皮胆红素指数处于中危区；②胎龄 37～38 周；③出院前有黄疸；④之前同胞有黄疸；⑤糖尿病孕妇所生的巨大儿；⑥孕妇年龄≥25 岁；⑦男性。低危因素包括：①出院前总胆红素值或经皮胆红素指数处于低危区；②胎龄≥41 周；③人工喂养；④黑色人种；⑤出院时间＞72 小时。

2. 治疗原则

任何新生儿黄疸在治疗前都必须充分检查造成黄疸的原因。临床上高胆红素血症可以通过以下 3 种方式治疗，其中已经肯定的治疗方法为光照疗法和换血治疗。

（1）光照疗法。简称"光疗"，是降低血清未结合胆红素简单有效的方法。①作用机制：光疗可使未结合胆红素与具有光能的光子相互作用，产生光氧化反应、构型异构化、结构异构化 3 个光化学反应，形成构象异构体和结构异构体。这些异构体呈水溶性，可经肝脏结合以外的途径代谢，直接经胆汁和尿液排泄。光疗主要作用于浅层的皮肤组织，光疗后皮肤黄疸消退不表明血清未结合胆红素水平已经恢复正常。②指征：根据胎龄、是否存在高危因素及生后日龄，对照光疗干预列线图，当达到光疗的标准时即可进行治疗。③设备：可用于光疗的设备有光疗箱、光疗灯、光疗毯、LED 灯；有单面光疗和双面光疗。影响光疗效果的因素有光源性质、强度，单面或多面光源，照射距离，光照时间，暴露的体表面积。④副作用：可出现腹泻、红斑皮疹、体温升高甚至发热、不显性失水增加。当血清未结合胆红素超过 68 μmol/L，光疗可使皮肤呈青铜色，即青铜症，此时应停止光疗，青铜症可自行消退。⑤注意事项：婴儿双眼用黑色眼罩保护，以免损伤视网膜；除会阴、肛门部用尿布遮盖外，其余均裸露；可连续或间隔 12 小时照射。光疗期间，密切监测胆红素水平的变化，一般间隔 6～12 小时监测一次；同时，应适当补充水分。

（2）药物治疗。药物可干预血红素的降解和胆红素的产生，加速胆红素清除的正常代谢途径，或抑制胆红素的肠肝循环。①白蛋白：血清胆红素水平达到换血指征且血清白蛋白水平低于 25 g/L，可输白蛋白 1 g/kg/次或血浆 10～20 mL/kg/次，以增加与未结合胆红素的联结，减少胆红素脑病的发生；② 5% 碳酸氢钠：提高血 pH 值，或纠正代谢性酸中毒，可增加与未结合胆红素的联结；③苯巴比妥：5 mg/kg/日，分 2～3 次口服，共 4～5天，可诱导UDPGT酶活性；④静脉用丙种球蛋白：0.5～1 g/kg/次，2～4 小时内静脉输入，早期用于 ABO 或 Rh 血型不合溶血，临床效果好，可阻断单核－巨噬细胞系统 Fc 受体，抑制吞噬细胞破坏已被抗体致敏的红细胞。研究显示可显著减少换血治疗的需要，缩短光疗的持续时间和住院时间。

> **知识拓展**
>
> 可引起未结合胆红素增加20%以上的药物：氨茶碱、羧苄西林、头孢替坦、头孢曲松、拉氧头孢、磺胺甲恶唑等，应尽量避免使用。

（3）换血治疗。通过换血疗法可换出大量的胆红素，防止胆红素脑病；去除血中游离抗体和被抗体包裹的致敏红细胞，减轻溶血；纠正贫血，改善携氧能力，防止心力衰竭；去除来自母亲的抗体。各种原因所致的高胆红素血症达到换血标准时均应及时进行换血。临床上见于大部分 Rh 溶血病和个别严重的 ABO 溶血病，当出现胎儿水肿或早期胆红素脑病表现时，应予以换血。换血指征：①产前新生儿 Rh 溶血病诊断明确，生后胆红素超过 4 mg/dL（68 μmol/L），血红蛋白 <120 g/L，伴有水肿、肝脾肿大和心力衰竭；②生后 12 小时内每小时胆红素上升超过 0.7 mg/dL（12μ mol/L）；③光疗 4～6 小时，血清胆红素仍上升 0.5 mg/dL（8.6 μmol/L）或胆红素水平下降不满意；④严重高胆红素血症已出现急性胆红素脑病的表现。对于合并缺氧、酸中毒、低白蛋白血症及前一胎为 Rh 溶血病，应放宽指征。血型选择：①Rh 血型不合，采用与母亲相同的 Rh 血型，ABO 血型与新生儿相同；②ABO 血型不合，采用 AB 型血浆和 O 型红细胞混合的血。可经脐血管或周围血管同步换血。换血并发症：输注库存血且未经复温，可引起低体温、心血管功能异常；脐静脉穿孔可致出血；输血量过多可引起心力衰竭；如果有空气或血凝块进入，可引起空气栓塞或血栓，其次可并发感染、低钙血症、肠穿孔、坏死性小肠结肠炎及肝素过量引起出血等。换血后处理：①约 30% 可发生血清胆红素反弹，应继续光疗，每 2 小时监测胆红素直至胆红素下降，可延长监测的时间；如胆红素监测超过换血标准，应再次换血；②换血后禁食6～8 小时，随后酌情喂养；③注意观察生命体征并做好记录。

3. 护理原则

（1）一般护理。①病情观察：观察生命体征如呼吸频率、节律有无异常，有无心功能不全等情况。严密观察患儿皮肤是否出现黄疸或黄疸加重，以及黄疸出现的时间、程度、进展情况。密切观察重症胆红素患儿是否出现胆红素脑病的早期表现。观察大小便性状、次数及量。如果有异常，及时通知医生，并做好相应处理。②防止感染：严格无菌操作，尤其是注意手卫生，准备快速消毒液，做好基础护理，保持皮肤黏膜清洁。③热量供给：观察饮食摄入及喂养情况。提倡早期喂养，对于吸吮无力、纳差的患儿要耐心喂养，按需调整喂养方式，保证奶量摄入。必要时可提供肠外营养以补充肠内营养的不足。④其他：保持室内安静，减少不必要的刺激。缺氧时给予吸氧；控制输液量及速度，切忌快速输入高渗液体，以免开放血脑屏障。

（2）健康教育。为了确保新生儿的健康，所有的新生儿在出院前应进行高胆红素血症风险评估。①家长心理护理。讲解黄疸的相关知识，消除家长的顾虑，使其树立战胜疾病的信心，能够保持良好的心态配合治疗和护理；②出院指导。对于可疑胆红素脑病患儿，出院后需继续康复治疗，每月定期到门诊随访。了解神经行为发育情况，防止或减轻后遗症的发生。如果是 G-6-PD 缺陷病，需要忌食蚕豆及相关制品，衣柜勿放樟脑丸，并注意避免服用相关药物，以免诱发溶血。对于母乳性黄疸患儿，如果一般情况良好，可继续母乳喂养，如果一般情况差或黄疸加重，可暂停母乳喂养，待黄疸减轻后再恢复母乳喂养。

（3）出院随访。应在新生儿出院前，以书面或口头的形式告诉家长关于黄疸随访的必要性及如何进行黄疸的监测。根据小时胆红素风险评估曲线，对出院新生儿进行经皮胆红素或血清胆红素测定随访。①生后48小时内出院的新生儿，应随访2次，第一次在24～72小时，第二次在72～120小时。②随访时间：生后24小时内出院的新生儿，应在72小时内随访；生后24～48小时，需在96小时内随访；生后48～72小时，需在120小时内随访。③合并高危因素者，嘱咐多次随访；无高危因素者，可延长随访的间隔时间。④在限定的随访时间内仍不能排除高胆红素血症者，应增加随访次数，直至可排除或者高风险期结束。⑤结合出院前胆红素水平及所处的危险区，制订个体化随访计划。

（郭予雄）

第二节　急性呼吸道感染

急性呼吸道感染通常可分为急性上呼吸道感染和急性下呼吸道感染。喉部及以上包括鼻、咽部的急性感染，也常用"急性鼻咽炎""急性咽炎""急性扁桃体炎"等名词诊断，统称为"急性上呼吸道感染"，简称"上感"。上感是儿童最常见的疾病。下呼吸道感染包括气管炎、支气管炎、支气管肺炎等。本节主要阐述上感、急性支气管炎及支气管肺炎。有些传染性疾病，如新型肺炎冠状病毒感染、流感、幼儿急疹、麻疹、猩红热也可引起上述疾病表现，因其病原体或疾病特点的特异性，故不在本节进行讨论。

一、病因与机制

1. 病因

急性呼吸道感染的病因包括病毒、细菌等。常见的病毒包括鼻病毒、柯萨奇病毒、埃可病毒、流感病毒、副流感病毒、人类偏肺病毒、冠状病毒、呼吸道合胞病毒、腺病毒等。常见的细菌包括溶血链球菌、肺炎球菌、肺炎支原体、嗜血流感杆菌及葡萄球菌等。引起上感的病原体多数是病毒，细菌及其他病原菌次之。不同病原体引起的急性呼吸道感染，临床表现存在一定差异，但仅仅依靠临床表现不易准确区别病原体。近年来，病原体的检测技术发展迅速，二代宏基因组测序也越来越多地应用到临床，但费用昂贵、耗时较长。对于多数急性呼吸道感染，尤其是轻症患者，病原体的检测并非必需。但对于重症患者，病原体检测有着重大价值。

2. 病理生理机制

（1）上感。急性呼吸系统感染的发生发展，不但取决于侵入的病原体的种类、毒性和数量，且与机体对疾病的防御能力和环境因素有关。在营养不良、过度疲劳、体质虚弱或合并基础疾病等因素时，机体的抵抗力下降。病原体入侵上呼吸道后，早期可使呼吸道黏膜下水肿，血管扩张和单核细胞浸润，然后逐渐转成中性粒细胞浸润。病原菌释放毒素或代谢产物，刺激气道，炎症细胞在病原体的刺激下产生炎症介质，导致局部组织的渗出、水肿，从而引起鼻塞、流涕、咳嗽、发热等症状。若经有效治疗或抵抗力恢复并逐渐战胜病原体，炎症反应则逐渐好转，损伤的气道上皮脱落、重生至修复痊愈；若炎症反应加重或抵抗力低下不足以清除病原体，病原体可出现局部扩散，导致下呼吸道感染的发生。

（2）支气管炎。婴幼儿的气管及支气管狭小，气管弹力纤维发育不完善，故黏膜感染后导致气道内膜充血水肿、分泌物增多堵塞气道，从而引起咳嗽、咳痰、痰鸣等症状，严重支气管炎患儿可出现气促，痰液堵塞可引起发绀表现。感染控制、炎症好转、痰液排出后，病情好转，症状逐渐消失。若感染继续加重，则可导致小气道及肺泡组织受累，从而引起肺炎表现。

（3）肺炎。根据病变部位的不同，肺炎在临床上通常分为大叶性肺炎、支气管肺炎和间质性肺炎。当病变散布在支气管壁附近的肺泡内，肺泡毛细血管扩张充血，肺泡水肿及炎症渗出，渗出液中可含大量的中性粒细胞、红细胞及病原体。不同的病原体、不同的疾病时期，渗出液的成分存在一定差异。病原体可通过肺泡间通道和细支气管向周围临近肺组织蔓延，从而形成小点片状的炎症病灶。有时小点病灶融合从而形成较大范围的病灶。病灶肺泡内巨噬细胞增多，大量吞噬病原菌和细胞碎片，促进炎症的吸收。临床上表现为支气管肺炎，患儿可在咳嗽、咳痰基础上，出现发热难退、气促、发绀、精神差，肺部可闻及固定的中小水泡音。当病原体主要侵犯支气管壁、细支气管壁及肺泡壁时，病症部位出现充血、水肿及炎症细胞浸润，则可相应出现细支气管炎、细支气管周围炎及肺间质炎改变。临床上则可出现明显的气促、气喘，但肺部啰音不明显。若病症扩散，也可导致肺泡炎症，部分病例后期可出现肺部慢性间质性纤维化。

（4）其他。当炎症或感染加重时，可导致重症肺炎、呼吸衰竭，甚至急性呼吸窘迫综合征。有时局部感染加重可致肺脓肿、脓胸、脓气胸；感染的蔓延，可导致肺外器官感染，如神经系统感染等。严重的病例还可出现肺外器官功能障碍，如休克、多器官功能障碍综合征，甚至死亡。

疾病的发生发展，不仅与病原体的种类和数量有关，还与机体的抵抗力密切相关。此外，及时适当的诊治至关重要。值得强调的是，相当一部分的急性呼吸道感染是病毒所致，有自限性，过度追求查找病原体及过度用药常常得不偿失。相反，对于进展迅速、病情严重、对常规诊治效果欠佳的患儿，则应积极查找病原体，做到早发现、早诊断、早治疗。

二、临床表现

（一）急性上呼吸道感染

1. 一般类型的急性上呼吸道感染

局部症状：因病原体侵犯呼吸道黏膜，导致局部炎症，从而产生鼻塞、流涕、喷嚏、咽部不适、咽痛、干咳等表现，多可在 3～4 天自然痊愈。

全身症状：5 岁以下儿童，尤其是婴幼儿，易出现以全身症状为主、局部症状轻微的临床特点。可表现为高热、烦躁不安、食欲减退、呕吐、腹痛、腹泻、全身乏力等。发热严重的婴幼儿在高热 1 或 2 天后可因发热而引起热性惊厥。

体征：可见咽部充血、扁桃体肿大表现，偶有下颌淋巴结或颈部淋巴结肿大，肺部没有阳性体征。部分患儿会出现皮疹。

知识拓展

急性上呼吸道感染时患儿常常伴有发热，患有 G-6-PD 缺乏的患儿服用退热药时要注意避免使用非那西丁、阿司匹林、乙酰苯胺、安替匹林等。有些患儿发热可引起热性惊厥。其好发于 3 月龄～6 岁儿童，多由于高热诱发，通常在发热初起或体温快速上升期惊厥发作。热性惊厥绝大多数是良性病程，预后良好。如果反复发作热性惊厥，应及时到小儿神经专科诊治。

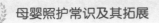

2. 疱疹性咽峡炎

特殊类型的上感，由柯萨奇病毒 A 组引起。临床主要表现为高热、咽痛、流涎、呕吐，咽部充血、咽腭弓或软腭黏膜可见疱疹，直径大小 2～4 mm，周围有红晕，疱疹可破溃形成小溃疡。此症好发于春秋季，病程约 1 周。

3. 咽结膜炎

特殊类型的上感，由腺病毒 3、7 型感染所致。临床主要表现为发热、咽炎和结膜炎。好发于春夏季节，病程 1～2 周。

（二）急性支气管炎

常继发于上感。病原体侵犯气管、支气管黏膜，导致局部炎症渗出，刺激气道黏膜，引起咳嗽、咳痰。病初多为干咳，后期有痰，严重时可伴发热、消化道症状，较少出现全身症状。体征主要表现为胸部听诊呼吸音增粗，可闻及干啰音或大中水泡音。过敏体质患儿可出现喘息。

（三）支气管肺炎

通常在上感、支气管炎的基础上，出现发热、咳嗽、咳痰逐渐加重，并可出现气促、发绀。气促主要是支气管、肺泡炎症导致通气和换气功能障碍所致，同时与发热等导致氧耗增加有关。当呼吸功能障碍进一步加重时，可出现发绀。此外，肺炎可合并全身症状，如精神不振、烦躁不安、食欲减退、腹胀、呕吐、腹泻。体征主要表现为呼吸频率增快、发绀、肺部固定的中小水泡音或合并哮鸣音。

（四）其他

支气管肺炎若病情进一步发展，可出现重症肺炎，表现为心力衰竭、神经系统受累、中毒性肠麻痹，甚至休克、弥漫性血管内凝血或多器官功能障碍综合征（multiple organ dysfunction syndrome，MODS）而危及生命。部分肺炎可出现肺部严重并发症，如呼吸衰竭、脓胸、气胸等。

> **知识拓展**
>
> MODS 是指在严重感染、创伤或休克时，原无器官功能障碍的患者同时或短期内相继出现 2 个以上器官功能障碍，以致机体内环境严重紊乱而危及生命的综合征。MODS 必须依靠临床干预才有可能维持机体内环境稳定，其病死率高。积极治疗，有时可以逆转病情。

三、诊断思路

根据临床表现，急性上呼吸道感染的诊断不难确立，但其准确的病原体难以确立，因绝大多数上感对症治疗预后良好，过多的病原体检测帮助甚微。临床上，上感的诊断没有绝对的标准，很多其他疾病早期也可出现与上感相似的临床表现，故上感的诊断过程是动态的、变化的，且在诊治过程中需要动态地鉴别其他疾病。

结合上感病史、咳嗽咳痰及肺部体征，急性支气管炎诊断不难，但其病原体的确立比较困难。此外，一些传染病早期也出现与急性支气管炎相似的临床表现，早期鉴别有时非常困难，故其诊断强调动态与变化过程。血常规及 C 反应蛋白检测可协助病原体类型的甄别。胸部 X 线检查对于诊断不是必需的，但有时对鉴别诊断具有重要价值，需结合临床适当选择。

结合发热、咳嗽、气促、发绀及肺部体征、影像学检查，支气管肺炎的诊断不难确立。但其病原体的确定比较困难，可结合痰培养和痰涂片、血清学特异性抗体检测、机体分泌物核酸检测、体液病原学二代测序等检测综合判断。对于临床表现严重、进展迅速、治疗效果欠佳的病例，应积极查找病原体，有时需要反复多次、多途径检测才能查明病原体。明确病原体对诊治有益，但对于轻症肺炎，一般预后良好，过多强调病原体检测可能导致过度诊治，浪费医疗资源。

四、防治与护理

1. 预防措施

（1）提高自身抵抗力，加强锻炼身体，增强体质；积极预防营养不良、营养性贫血、佝偻病，保证充足营养素摄入，提高抗感染能力。

（2）在病毒感染流行季节，尽量少到人员密集的地方，避免去人多、拥挤、通风不良的公共场所，减少接触感染传染源。注意个人卫生，做好手部卫生。

（3）针对某些常见的细菌或病毒，可选择疫苗预防接种。如目前已有的疫苗包括肺炎链球菌疫苗、B 型流感嗜血杆菌疫苗、流感疫苗等。

（4）对于已患呼吸道感染者，注意避免过度用药，包括过度使用抗菌药物、糖皮质激素、中成药等。疾病的愈合有一个演变过程，若过度焦虑、急于求成而过度用药，反而导致机体受损，不利于疾病愈合。

2. 治疗原则

（1）一般治疗。注意休息，避免过度活动，防止过度劳累；居室通风透气，避免到人群密集场所活动；多喝水，保持适当的湿度，经常变换体位，促进呼吸道分泌物排出。清淡饮食，食物应易消化，保持营养充足。

（2）抗感染治疗。急性呼吸道感染常见的病原体是病毒和细菌，上感及急性支气管炎病毒感染居多。对于单纯的病毒感染，抗菌治疗没有价值；多数病毒感染是自限性的，抗病毒治疗意义有限。临床上可以结合病情，适当选择病原学检测以区分病原体。然而，在临床上准确区分病原体常常非常困难。对于流感病毒感染，可选择抗病毒药物，如奥司他韦等。细菌感染，可选择抗菌药物进行治疗。抗菌药物的选择需结合患儿年龄、发病季节、流行病学、临床和影像学表现、病情严重程度、实验室检查结果综合考虑。儿童常用的抗菌药物包括青霉素类、头孢菌素类、大环内酯类等。

（3）对症治疗。①退热治疗：高热可选择退热治疗，包括口服对乙酰氨基酚或布洛芬、物理降温等。对于有热性惊厥或先天性心脏病基础病的儿童，因发热可诱发惊厥发作、发热增加氧耗、加重心脏负担，从而诱发心功能不全，故退热治疗应更加积极。②止咳、化痰治疗：儿童尤其是婴儿患者，因止咳可能抑制呼吸、导致痰液排除不畅加重病情，故应更加慎重选用，咳嗽严重影响正常生活时可适当选用。痰多不适，会影响通气功能，可选择化痰药物，或湿化气道促进痰液排出。③氧疗：对于有缺氧症状的患儿，可根据病情选择低流量吸氧、面罩吸氧、高流量给氧或呼吸机辅助呼吸改善氧合。血氧分压过高可引起氧损伤，吸入氧浓度过高可损害肺泡上皮，故氧疗应结合临床适当选择。④其他对症治疗：对于烦躁不安的患儿，可适当选择镇静治疗，如口服水合氯醛或苯巴比妥肌注，但应注意呼吸抑制；对于合并喘息者，可选择雾化平喘治疗。

（4）并发症治疗。急性呼吸道感染病情逐渐加重，可出现各种各样的并发症。如合并呼吸衰竭、脓胸、急性呼吸窘迫综合征、心力衰竭、中毒性脑病、MODS 等。治疗上需结合临床特点适当处理。

3. 护理原则

（1）指导查找发病因素。患儿贫血、营养不良、佝偻病、存在基础性疾病均可导致机体抵抗力低下；居住条件不佳、居室通风不良、环境卫生不洁等导致病原体增加诱发感染的风险。

（2）加强健康教育，指导合理用药与随诊。急性呼吸道感染是儿童最常见的一类疾病，绝大多数预后良好，相当一部分是病毒感染，具有自限性。合理用药，避免过度焦虑、过度治疗，尤其是避免过度使用抗生素、糖皮质激素，对儿童远期健康具有重要意义。此外，急性呼吸道感染病情易变化，早期治疗常常没有特效药物，故动态观察其变化，适时调整治疗方案非常重要。指导患儿及监护人学会观察病情变化，及时随诊。

（3）加强临床监测，及时发现病情变化。儿童呼吸道感染，病情易发生变化，应注意病情蔓延加重或感染出现并发症的可能。在护理过程中，要密切观察患儿的精神状态、呼吸、心率、面色、体温及咳喘等症状体征，早期发现呼吸道感染的变化。对于存在热性惊厥的患儿，需加强体温监测，尽早退热预防惊厥发作；对于痰多、排痰困难的患儿，需加强呼吸道管理，促进痰液排出，尽早发现加重表现，早期对症处理；若患儿出现严重喘憋、呼吸困难加重和烦躁不安等症状，常为痰液阻塞呼吸道，要立即进行吸痰和吸氧；若患儿出现瞳孔变化、神志异常、嗜睡、惊厥等症状，需注意神经系统感染的可能或中毒性脑病，应立即报告医师尽早处理。

（4）指导合理用药，适当对症处理。按照医嘱指导患儿正确用药，监测用药后反应，避免发生过敏反应和胃肠道反应，若出现不良反应，要及时向医师报告。要协助患儿进行有效咳嗽，左右调换侧卧位并经常拍背，以助痰液排出。若患儿能够配合，可嘱其深吸气后再用力咳嗽。对于高热惊厥的患儿，应积极降温。对于呼吸困难、发绀的患儿，应积极氧疗，患儿卧床呕吐时，注意侧卧、清除呕吐物以防窒息。

（郑贵浪）

第三节 营养性维生素 D 缺乏性佝偻病

佝偻病是指新形成的骨基质不能正常矿化的一种代谢性骨病。佝偻病的原因复杂，而营养性维生素 D 缺乏性佝偻病（rickets of vitamin D deficiency）是儿童期佝偻病的最主要原因。维生素 D 缺乏使钙磷代谢紊乱，导致生长中的长骨干骺端和骨组织矿化不全，最终引起骨骼畸形。对于儿童，该骨骼畸形称为佝偻病；对于成人，则称为骨软化症。此外，维生素 D 缺乏还可以影响神经、肌肉、造血、免疫等器官的功能，对儿童危害甚大。

一、病因与机制

1. 病因

（1）日照不足。内源性维生素 D_3 是人类维生素 D 的主要来源。皮肤中的 7 - 脱氢胆固醇在日光中紫外线照射下经光化学作用转变为胆钙化醇（cholecalciferol），即维生素 D_3。对于阳光充足的地区，婴幼儿接受了充足的阳光日照，一般维生素 D_3 不会缺乏。自然阳光的紫外线通常不能透过玻璃，单纯户内活动，常会导致维生素 D_3 缺乏。烟雾、灰尘等大气污染物可以吸收部分紫外线，城市高大建筑可以阻挡紫外线，冬季日短紫外线也常较弱，这些气候因素均可引起日照欠缺紫外线不足的可能。

（2）摄入不足。食物中摄入的维生素 D 属于外源性的，其来源主要包括植物食品及动物食品。前者所含的麦角钙化醇（calciferol）即维生素 D_2，后者所含的维生素 D_3，均可在胆盐的作用下经小肠被吸收。然而，天然维生素 D 含量很少，谷类、蔬菜及水果不含维生素 D，且肉类和普通鱼类维生素 D 含量也较少，母乳维生素 D 含量较少，若单纯依赖外源性维生素 D，易导致其缺乏。

（3）储备不足。母亲妊娠期特别是妊娠后期维生素 D 营养不足，易导致胎儿出生后维生素 D 储备不足。如妊娠后期严重营养不良、严重肝肾疾病、慢性腹泻等。早产儿、多胎新生儿，出生前维生素 D 储备不足，出生后生长速度快，婴儿期易出现维生素 D 缺乏表现。

（4）疾病影响。胃肠道及胆道的疾病，如婴儿肝炎综合征、先天性胆道闭锁或狭窄、慢性腹泻等，可导致小肠对外源性维生素 D 的吸收障碍。经小肠吸收的维生素 D_3 及内源性维生素 D_3 入血后，与血浆中的维生素 D 结合蛋白（DBP）结合，经过肝肾的两次羟化作用后，才形成具有活性成分的1，25 - 二羟胆钙化醇 [1，25-dihydroxycholecalciferol，1，25-$(OH)_2D_3$]，发挥生理作用。当存在严重肝肾功能疾病时，维生素 D 的羟化过程受阻，从而导致维生素 D_3 缺乏。此外，某些药物也可以影响维生素 D_3 的代谢与功能。如苯妥英钠、苯巴比妥可刺激肝细胞微粒体的氧化酶系统，导致其活性增强，加速分解25 - $(OH)_2D_3$。糖皮质激素可对抗维生素 D 对钙的转运作用。

2. 发病机制

（1）早期低钙血症。1，25-$(OH)_2D_3$ 被认为是一种类固醇激素，其与血液中 DBP 结合，对靶细胞发挥生物效应，在维持钙磷代谢方面发挥重要作用。当维生素 D 严重缺乏时，会导致肠道对钙磷的吸收减少，肾脏钙磷丢失增多，导致低钙血症发生。

（2）甲状旁腺功能不全导致手足抽搐。当甲状旁腺对低钙血症刺激反应迟钝时，PTH分泌不足，从而引起低钙血症自行代偿困难，进而可引起手足抽搐，严重者可导致喉痉挛。

（3）甲状旁腺功能亢进导致佝偻病。当甲状旁腺对低钙血症刺激反应敏感时，PTH分泌增加，从而引起一系列病理生理改变。PTH可启动骨钙动员释放入血，从而维持正常或接近正常的血钙水平；PTH分泌增加，可抑制肾小管对磷的重吸收，导致血磷水平进一步降低；钙磷乘积的下降，最终可导致骨骼畸形。

知识拓展

1, 25-$(OH)_2D_3$的生理学效应主要为：①在肠道，其可促进小肠黏膜合成一种特殊的钙结合蛋白，增加肠道对钙的吸收，同时伴随磷的吸收增加。②在肾脏，其可增加肾近曲小管对钙、磷的重吸收，特别是磷的重吸收。③在骨骼，可使破骨细胞成熟，促进骨的重吸收，旧骨中钙盐释放入血；刺激成骨细胞促进骨样组织成熟和钙盐的沉积。

二、临床表现

佝偻病好发于婴幼儿，尤其是小婴儿，儿童期则相对少见，且临床表现与年龄关系密切。其临床主要表现为神经肌肉兴奋性增高及骨骼畸形，严重者可合并营养不良及贫血，并可出现心肺功能障碍、消化功能障碍表现，影响患儿的行为发育和免疫功能。

（1）神经肌肉兴奋性增高。主要表现为易激惹、多汗、夜啼、汗多刺激皮肤致摇头而形成枕部毛发脱落等。这些表现可以作为佝偻病早期临床诊断的参考依据，但不是佝偻病特异性表现，一些非佝偻病患者也可以出现类似表现，故不可以据此而诊断为佝偻病。

（2）骨骼畸形。不同年龄骨骼发育生长速度不同，故不同年龄阶段的佝偻病患儿骨骼畸形可能不同。患佝偻病时，因维生素D缺乏，导致钙磷乘积下降，骨矿化受阻。具体病理机制为：骨骼钙化管排列紊乱，使长骨钙化带消失、骨骺板失去正常形态；骨基质不能正常矿化，成骨细胞代偿性增生，骨样组织在干骺端堆积而不能钙化，导致骺端增厚，并向外膨出形成"串珠肋""手镯"或"足镯"；骨膜下矿化不全致成骨异常，骨膜增厚，骨皮质变薄，骨质疏松，负重时容易出现变形、弯曲甚至骨折。

头部：颅骨外层变薄而导致颅骨软化，枕部或顶部受压后有乒乓球感，好发于3～6个月婴儿。方颅多见于8～9个月婴儿，额骨和顶骨双侧骨样组织增生呈对称性隆起，形成"方盒颅"头形，严重时可呈十字形或鞍状增大。因成骨障碍，佝偻病可导致婴儿囟门闭合延迟（超过1.5岁）或前囟增大，严重时头围增大。钙磷代谢障碍可导致乳牙萌出延迟，表现为满13个月龄尚未萌牙，2.5岁乳牙仍未出齐；有时导致出牙顺序颠倒、牙釉质发育差，易导致龋齿甚至影响到恒牙的钙化。

胸部：胸部骨骼畸形好发于1岁左右的婴儿，主要表现为肋骨串珠、肋膈沟、鸡胸和漏斗胸。肋骨串珠以两侧第7～10肋最明显，是肋骨和肋软骨交界处骨样组织堆积膨大形成钝圆形隆起所致。肋膈沟又称郝氏沟（Harrison groove），是因膈肌附着处的肋骨因长期受牵拉内陷而形成的一道横沟，卧位时明显。胸骨及相连的肋骨软骨向前突出形成鸡胸畸形，胸骨下缘向内凹陷则致漏斗胸畸形。胸廓畸形轻微时影响美观，严重时可导致胸腔变形致肺组织活动受限或受压而影响肺的换气与通气功能。

脊柱与四肢：脊柱畸形好发于婴儿学会坐或可以站立后，因脊柱相关的韧带松弛，长期重力作用导致脊柱侧弯或后突畸形，严重的患儿可以导致骨盆畸形，如骨盆扁平，造成生长迟缓，女孩成年后怀孕可造成难产。佝偻病四肢畸形主要表现为"手足镯"和下肢畸形，前者好发于大于 6 月龄婴幼儿，后者多见于幼儿。维生素 D 缺乏导致钙磷代谢障碍，骨样组织在手腕、足踝部沉积形成钝圆形环状隆起，即为"手足镯"。下肢畸形主要为严重膝内翻（O 形）或膝外翻（X 形），两者均是双下肢骨质软化与肌肉关节松弛，并长期负重使股骨、胫骨及腓骨弯曲所致。有时可出现 K 形下肢畸形，严重时可表现为下肢长骨的青枝骨折。

（3）其他表现。严重的佝偻病可影响全身其他系统功能。①可导致韧带松弛、肌肉无力而形成腹胀影响消化功能，可出现营养不良和贫血，并可并发肝脾肿大。②重症患儿神经系统发育迟缓，表现为表情淡漠、语言发育落后等。③重症患儿可出现免疫功能下降，易患各种呼吸道感染、消化道感染，并使感染加重，病死率升高。

三、诊断思路与临床分期

血生化检测主要包括血清钙磷水平、碱性磷酸酶水平及 25-$(OH)_2D_3$ 浓度等。25-$(OH)_2D_3$ 是维生素 D_3 在血浆中的主要存在形式，其正常值为 25 ～ 125 nmol/L（10 ～ 50 ng/mL）。25-$(OH)_2D_3$ 是诊断佝偻病最为可靠的指标。骨骼 X 线表现为长骨钙化带消失，干骺端呈杯口状、毛刷状改变；骨质疏松，骨皮质变薄，骨骺软骨盘（生长板）增宽至大于 2 mm。根据维生素 D 摄入不足或缺乏日光照射史，佝偻病典型的临床表现及体征，结合生化检查及 X 线，诊断不难确立。

根据佝偻病的临床表现、生化检查结果及 X 线，可将其分为四期。①初期（早期）：临床主要表现为神经肌肉兴奋性增高表现，无骨骼畸形，血清 25-$(OH)_2D_3$ 下降，未经治疗可进展为激期；②活动期（激期）：在初期的表现基础上，再出现骨骼畸形改变和神经运动功能发育迟缓表现，血生化改变更加明显，X 线可见典型骨骼形态改变；③恢复期：经治疗或日光照射后，临床表现逐渐消失，体征逐渐减轻，血生化逐渐恢复正常，骨骼 X 线常常在有效治疗 2 周后才逐步改善；④后遗症期：多见于 2 岁以上的儿童，多为重症患者，遗留不同程度的骨骼畸形或运动功能障碍，该期临床症状消失、血生化恢复正常。（见表 8－1）

表 8－1　营养性维生素 D 缺乏性佝偻病临床四期的生化检查特点

临床分期	血清钙	血清磷	AKP（碱性磷酸酶）	25-$(OH)_2D_3$
初期	正常或轻微偏低	降低	正常或升高	降低
活动期	稍降低	明显降低	明显升高	小于 12 ng/mL
恢复期	数天内恢复正常	数天内恢复正常	1 ～ 2 个月后逐渐恢复正常	数天内恢复正常
后遗症期	正常	正常	正常	正常

四、防治与护理

1. 预防措施

佝偻病的预防比较容易，但常常被忽略而致病。因此，充分的宣传，做到家喻户晓，对于降低甚至治愈佝偻病至关重要。宣传佝偻病的防治，关键是促进人人养成常年适当光照，当光照不足或体格生长快速阶段适量补充维生素 D 的习惯。

适当日照是预防佝偻病最有效、方便、经济实惠的方法。日照不但能增加皮肤合成维生素 D，日光浴还可以增加呼吸道及全身的抵抗力，预防疾病。夏季日照过强时，可在早晚日照柔和时增加户外活动，冬季日照不足时可适当补充维生素 D。紫外线难以透过窗户玻璃，故应开窗日照。适当的日照是很必要的，要注意把握以舒适、不损伤皮肤为度，过分日照也是有害的。平均户外活动应在 1～2 小时/日。婴儿皮肤娇嫩，6 个月以内的婴儿应避免阳光直晒以免皮肤损伤。户外晒太阳要注意循序渐进，逐步增加接受阳光的皮肤面积。为增加婴儿维生素 D 储备，鼓励孕妇经常到户外活动，多晒太阳。

对于高危人群，如早产儿、低出生体重儿、双胎或多胎儿，因体内维生素 D 储备不足，建议出生后即每天口服维生素 D 800～1000 U，连续使用 3 个月后再改为每日 400～800 U。婴儿出生后尽早补充维生素 D 400～800 U/d，具体补充剂量可以根据不同地区、不同季节适当调整。户外活动及日照时间长短对皮肤合成维生素 D 起着关键作用，故其补充应注意个体化方案。夏季阳光充足，可以减少维生素 D 剂量或者暂停补充。此外，对于进行了维生素 D 强化饮食的儿童，维生素 D 的补充也应调整。对于以淀粉为主食的婴儿或者存在低钙抽搐史的婴儿，补充维生素 D 的同时应该补充钙剂，而对于奶量摄入充足者，不需常规增加钙剂补充。

2. 治疗原则

治疗的目的是维持血浆中正常的维生素 D 水平，控制病情的活动，防治骨骼畸形。

（1）一般治疗。加强护理，合理饮食，食物应含有丰富的维生素 D、钙、磷和蛋白质等营养物质。养成常常户外活动的习惯，坚持多晒太阳（6 个月以下婴儿避免直晒）。

（2）补充维生素 D 制剂治疗。①口服法：维生素 D 每日 2000～4000 U 或活性维生素 D 1，25-$(OH)_2D_3$ 每日 0.5～2.0 μg，连续服用 1 个月后改为每日 400～800U。如有条件，可以监测血清钙磷水平、碱性磷酸酶及 25-$(OH)_2D_3$ 水平，指导维生素 D 的补充方案。对于大剂量服用维生素 D 制剂时，不宜使用鱼肝油，以防维生素 A 中毒。②突击疗法：对于重症佝偻病、口服困难或因腹泻导致吸收困难者，可一次肌肉注射维生素 D_3 15 万～30 万 U，1 个月后再口服维生素 D 400～800 U/d 维持。用药期间应重视复诊，结合临床表现适当监测血生化、25-$(OH)_2D_3$ 水平及骨骼 X 线。若正规治疗 1 个月后，临床表现、血生化及骨骼 X 线没有恢复征象，应重新考虑诊断的准确性，注意鉴别诊断。

（3）其他治疗。①维生素 D 治疗期间，应同时补充适量的钙剂，这对改善临床症状及促进骨骼发育是有益的。此外，调整膳食结构，注意增加富含钙的食品。②佝偻病患儿易出现营养不良，常合并微营养素的不足（如铁、锌等），及时补充微量元素，改善佝偻病症状及体征，促进骨骼生长发育是有益的。③佝偻病后遗症期，可选择主动或被动运动方法矫正，严重者可考虑外科手术矫治。如胸廓畸形者，可行俯卧位抬头展胸运动；O 形腿可选择按摩外侧肌，X 形腿选择按摩内侧肌，通过肌肉按摩增加肌张力以纠正下肢畸形。

3. 护理原则

（1）加强健康宣传教育。为患儿及家属普及维生素 D 缺乏性佝偻病的相关知识和健康常识，并告知患儿家属维生素 D 缺乏性佝偻病的病因、临床表现及防治原则。佝偻病是可以预防的疾病，适当光照、合理补充维生素 D，可以很好地预防疾病发生。加强宣传教育，做到对疾病准确认识，不过度紧张；充分适当光照，注意保护眼睛，防止过度暴晒损伤皮肤。按医师建议适当使用维生素 D 制剂，避免过度滥用药物，预防中毒。

知识拓展

维生素 D 中毒常常是由于维生素 D 过量摄入所致，过高的血钙浓度使钙磷代谢调节失衡，钙盐在不同器官沉积以致其功能损害。临床上表现为厌食、恶心、呕吐、低热、便秘、体重下降，重症可出现惊厥、心律不齐、酸中毒、脱水休克等。一旦高度疑诊或确诊，即应立即停服维生素 D，减少含钙食物摄入。治疗应减少肠道对钙的吸收，促进钙的排泄，维持水电解质平衡。

（2）合理营养指导。告知患儿家属母乳喂养的重要性。母乳不但富含钙、磷且比例合适利于肠道吸收，而且还含有多种人体免疫球蛋白利于提高婴儿抵抗力。提倡母乳喂养，无母乳者或母乳不足者可哺以维生素 D 强化配方奶。对于哺乳期母亲应加强营养，增加富含维生素 D、钙磷含量及蛋白质的食物，如瘦肉、鱼肝油、动物肝脏、蛋、豆制品等，确保营养摄入的多元化。按时添加辅食，指导家长选择富含维生素 D 的食品。

（3）加强疾病预防护理。佝偻病儿童易出现抵抗力低下，故应积极预防各种感染性疾病。应定期进行健康检查，定期完成疫苗接种。流感高发季节，避免到人群密集场所，积极预防上呼吸道感染、肺炎、秋季腹泻等婴幼儿易患疾病。

（郑贵浪）

第四节　癫痫

癫痫是一种由多种病因引起的慢性脑部疾病，以脑神经元过度放电导致反复性、发作性和短暂性的中枢神经系统功能失常为特征。癫痫可发生于任何年龄，以儿童和青少年发病率较高，我国癫痫的患病率在 4‰ 到 7‰ 之间，年发病率在十万分之三十左右，每年新发癫痫患者以 40 万递增。癫痫患者的死亡危险性为一般人群的 2～3 倍。癫痫患者如果得到规范、合理的抗癫痫药物治疗，70%～80% 的患者可以控制发作，其中 60%～70% 的病人经 2～5 年的治疗可以停药《中国癫痫指南（2015）》。

> **知识拓展**
>
> （1）癫痫发作（epileptic seizure）。它是指脑神经元异常过度、同步化放电活动所造成的一过性临床表现。具有 3 个方面要素。①临床表现：表现可多种多样，如感觉、运动、植物神经、意识、情感、记忆、认知及行为等障碍。②起始和终止的形式：癫痫发作一般具有突发突止、短暂一过性、自限性的共同特点。持续状态是一种表现持续或反复发作的特殊情况。③脑部异常过度同步化放电：脑电图检查提示癫痫样放电，这是癫痫发作区别于其他发作性症状的最本质的特征。（2）癫痫（epilepsy）。它是一种以具有持久性的致痫倾向为特征的脑部疾病。临床出现两次（间隔至少 24 小时）非诱发性癫痫发作时就可确诊为癫痫。（3）癫痫综合征（epileptic syndrome）。它是指由一组特定的临床表现和脑电图改变组成的癫痫疾患，即脑电临床综合征。（4）癫痫性脑病（epileptic encephalopathy）。它是指由频繁癫痫发作和（或）癫痫样放电造成的进行性神经精神功能障碍或退化《中国癫痫指南（2015）》。

一、病因与机制

癫痫不是一个独立的疾病实体，而是由多种疾病、多种病因引起的临床综合征。癫痫发作涉及一系列的遗传、免疫、生化等改变，因此，各种病因与癫痫的关系是相对的，诊断时必须仔细分析两者的因果关系。小儿癫痫的病因与成人有很大不同。

> **知识拓展**
>
> 癫痫的诱发因素是指可能导致癫痫发作的各种体内外因素，它们只能诱发癫痫发作但不能导致癫痫。诱发因素包括剥夺睡眠、饮酒、女性患者月经期等。视觉、听觉刺激可诱发部分视觉或者听觉反射性癫痫患儿发作。

1. 病因

癫痫的发生是内在遗传因素和外在环境因素相互作用的结果。目前，国际抗癫痫联盟（ILAE）分类工作组建议癫痫病因分为六大类，即遗传性、结构性、感染性、免疫性、代谢性和病因不明性。

2. 发病机制

癫痫的发生机制复杂，目前尚未完全清楚。基因表达异常、神经递质或调质功能异常、离子通道功能异常都能诱发脑部神经元异常放电，从而触发癫痫。基因表达异常引起电压门控和配体 – 受体门控离子通道功能及调控异常，而 GABA 和兴奋性氨基酸等神经递质、神经调质及受体可通过多个环节直接或间接调控离子通道，造成细胞内外离子分布异常，大量钾离子外流和钙离子内流，并伴有钠离子、氯离子异常转运，导致脑部神经元及神经元群出现痫性放电，从而触发癫痫。随着癫痫研究的深入，已从临床表型研究转向基因型研究，越来越多与癫痫相关的基因不断被发现，以前"未知"的癫痫及其发病机制正逐渐得到阐明。

二、临床表现

1. 局灶性发作（focal seizures）

局灶性发作是指每一次发作均起源于固定的单侧半球的致痫网络，起始可以扩散，也可不扩散至双侧脑网络，若扩散至双侧，临床上演变为双侧强直 – 阵挛发作。根据发作间期意识是否清楚，可分为意识清楚的局灶性发作和意识受损的局灶性发作。根据起始症状分为运动起始和非运动起始。根据痫性放电扩散的脑区不同，可出现相应的定位症状。一次局灶性发作可以演变为双侧强直 – 阵挛发作。

2. 全面性发作（generalized seizures）

全面性发作是指每一次发作均起源于包括双侧半球的致痫网络的某一点，并迅速扩散至双侧网络，伴有意识障碍。包含运动型全面性发作［①强直 – 阵挛发作（见图 8 – 4）：开始为强直期，全身骨骼肌伸肌或屈肌强直性收缩，伴意识丧失、呼吸暂停、口唇发绀；继之阵挛期，全身反复、短促的强烈的屈曲性抽动；发作后昏睡，逐渐清醒过程中可有头痛、疲乏、自动症等发作后状态；②强直发作：发作时患儿意识丧失，全身肌肉强烈收缩，并固定于某种姿势，如头眼偏斜、角弓反张、双上肢屈曲或伸直、呼吸暂停，持续5～20 秒或更长；③阵挛发作：面部、肢体或躯干肌肉节律性抽动，伴或不伴有意识障碍，持续数分钟；④肌阵挛发作：表现为不自主、快速短暂、电击样肌肉抽动，轻者"抖"一下，重者跌倒；⑤肌阵挛—强直—阵挛；⑥肌阵挛—失张力；⑦失张力；⑧癫痫性痉挛］和非运动型全面性发作（①失神发作；②不典型失神；③失神伴肌阵挛；④失神伴眼睑肌阵挛）两个亚型。

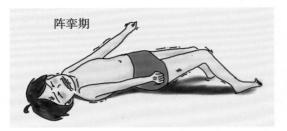

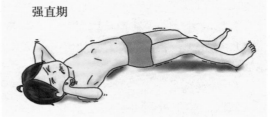

图 8 - 4　强直 - 阵挛发作图示

3. 癫痫的共患病（comorbidities）

共患病是指患者同时患有非因果关联的 2 种及以上疾病，分别达到各自疾病的诊断标准。癫痫患者可共患各种神经行为疾病，包括神经系统疾病、精神疾病等，对患儿学习、生活、家庭及伙伴关系等产生广泛而持久的损害，甚至造成终身影响或增加癫痫的死亡率。认识共患病有助于早期加强风险防范，及时干预，从而改善癫痫患者的生存质量。

三、诊断思路

诊断小儿癫痫的主要依据包括病史与体格检查、脑电图检查、影像学检查和实验室检查。体检和神经系统体格检查有助于判断病因。对发作时的临床表现的描述要详细而准确，体格检查，包括神经系统检查应仔细。

1. 诊断与治疗

正确诊断和治疗癫痫的先决条件是确定一个发作性事件是否是癫痫性发作，下一步是区分癫痫的发作类型。

具体而言，癫痫的诊断可分为以下 5 个步骤：①确定癫痫发作及癫痫诊断。癫痫性发作需要与各种非癫痫性发作鉴别。小儿时期常见的非癫痫性发作有低血糖发作、晕厥、儿童癔症性发作、习惯性阴部摩擦、发作性睡病、睡眠障碍、抽动障碍、偏头痛等。诊断癫痫需符合以下任何一种情况：至少两次间隔超过 24 小时的非诱发性（或反射性）发作；诊断为某种癫痫综合征；一次非诱发性（或反射性）发作的再次发作风险较高。②确定癫痫发作类型：根据发作的具体表现和脑电图改变进行分类；③确定癫痫及癫痫综合征类型：结合患儿的年龄、临床发作、脑电图、神经影像学等综合判断；④确定癫痫病因：可分为遗传性、结构性、感染性、免疫性、代谢性和病因不明；⑤确定功能障碍和共患病。

知识拓展

为获得正确而准确的癫痫诊断，以下 3 个问诊步骤最为重要：①发作性事件是癫痫吗？②属于哪一种类型的癫痫发作？③造成癫痫发作的病因是什么？是哪一种癫痫综合征或者癫痫类型？

2. 采集依据

按照以下步骤仔细采集诊断的依据。

（1）病史与体格检查。在保障安全及条件允许下，鼓励家长对发作过程进行录像，有助于医师判断是否为癫痫发作及发作类型。

（2）脑电图检查。从头皮表面记录到的脑电活动起源于大脑皮层，是皮层大锥细胞及其顶树突突触后电位的总和，并受到脑内其他神经结构的调节和影响。脑电图是仅有的可用于记录和评价导致癫痫发作的大脑神经元阵发性放电的技术，是诊断癫痫无法取代的检查手段；儿科脑电图常采用睁闭眼试验、过度换气、闪光刺激、睡眠诱发、声刺激等非生理性的方式诱发异常波的出现，以提高脑电图检查的阳性率。

知识拓展

脑电图检查注意事项：检查前应洗头，避免空腹，新生儿应在喂奶后 30 分钟，幼儿应在进食后 3 小时内进行检查。检查前避免服用中枢神经兴奋剂或镇静剂，以减少药物对脑电活动的影响。正在服用抗癫痫药物的患儿检查前不必停药。检查时，注意穿着合适，避免过热出汗或寒冷寒战，影响记录质量。

（3）影像学检查。有助于发现导致癫痫的病灶和寻找病因。在发现癫痫损伤病灶方面，MRI 优于 CT 检查，特别是高分辨率 MRI 显示小病变及大脑皮层异常的敏感性和特异性比 CT 更高。因经济和地理因素等条件限制或技术原因导致不能 MRI 检查时，CT 可以作为替代检查。临床采用的其他的功能神经影像学技术还有功能磁共振成像（fMRI）、磁共振波谱（MRS）、单光子发射断层成像（SPECT）、正电子发射体层成像（PET）等。

> **知识拓展**
>
> 　　建议下列情况的患儿应该做 MRI 检查：①首次发作的患儿，病史或脑电图提示局灶起源；②首次发作未分类或者为全面性发作，且发病于生后第一年内；③神经系统或神经心理检查显示局灶固定的缺陷；④一线抗癫痫药物不能控制发作；⑤在治疗中，发作形式发生变化，或者使用抗癫痫药物控制无效，提示有进展新病变。但有心脏起搏器，心脏病手术后特别是小儿房间隔、室间隔修补术后，人工耳蜗植入等情况，检查前务必咨询专业人员。

　　（4）其他实验室检查。根据病情选择包括血生化监测、尿生化监测、脑脊液检查、遗传代谢性疾病的筛查、染色体检查、基因检测，主要针对癫痫的病因学诊断展开检查。

四、防治与护理

（一）预防措施

　　癫痫的预防需要从多方面着手。注意围产期保健，保护胎儿和新生儿免受缺氧和新生儿缺氧缺血性脑病（HIE）。积极预防小儿神经系统各种疾病，及时治疗，减少后遗症。预防生化代谢紊乱。遗传咨询、产前诊断或新生儿筛查，以决定终止妊娠的必要性。与热相关的癫痫发作要注意咨询家族史，必要时进行基因筛查，特别要注意 SCN1A 基因突变，如果是，要避免使用钠离子通道阻滞剂，如卡马西平、奥卡西平、拉莫三嗪等，部分病人可因洗热水澡、预防接种、发热引发发作，如发烧时应及时服退烧药。

（二）治疗方案与原则

　　（1）规范化的抗癫痫治疗方案。应尽可能寻求癫痫的病因学诊断，根据病因进行针对性治疗。治疗原则首先强调以患者为中心，在控制发作的同时，尽可能减少不良反应，并且从治疗开始就关注患儿远期整体预后，即最佳的有效性和最大的安全性的平衡。癫痫的治疗目标不仅是完全控制发作，而且没有明显的不良反应，能达到最佳的身心健康和智力发育水平。癫痫的药物治疗是一个预防性的连续治疗方案，用药的目的主要在于控制发作。临床上，大约 2/3 的癫痫患者能够达到这个目标。50%～70% 的患者经过合理的单药治疗且达到药物目标剂量，发作完全得到控制；30%～50% 的患者单药治疗失败，需要采取多药联用方案。大约 20% 的患者药物治疗效果差或者无效，适合采用神经外科手术、迷走神经刺激和生酮饮食等非药物治疗手段。

　　抗癫痫药的使用原则。①及时开始药物治疗：凡癫痫诊断明确、发作 2 次及以上患儿，应开始抗癫痫药物治疗；虽然已有 2 次发作，但发作的间隔期在 1 年以上者，可暂时推迟药物治疗；对于发作严重或癫痫持续状态、脑电图显示频繁痫样放电、伴随神经功能异常、神经影像学检查显示相关结构异常以及家长强烈愿望，即使首次发作也可考虑尽早用药。②个体化治疗策略：根据癫痫发作类型及癫痫综合征及共患病、同时服用的其他药物来综合考虑，并参考中国抗癫痫协会（CAAE）、国际抗癫痫联盟（ILAE）等国内外权威机构发布的共识指南。③首选单药治疗：小剂量开始，逐渐加至目标剂量，疗效满意后长期维持服药。单药无效者应更换另一种单药治疗。④坚持长期规律服药，且用药剂量要个体化，有条件者可根据血药浓度监测结果调整剂量。⑤合理联合用药：当2个单药先后治疗均失败，原则上应考虑抗癫痫药物联合治疗。联合用药的种类越少越好，一般以2～3种为宜，尽可能选择作用机制不同的药物。⑥随访药物疗效和不良反应，特别是用药前3个月或调整用药方案时，必要时监测血药浓度。⑦充分了解药物的药代动力学及药效学特点，同时熟知常见的不良反应，并注意药物间的相互作用。⑧足够的疗程：一般要求完全无发作持续2年以上且脑电图无痫样放电才考虑逐渐减量药物，然后再经两年以上减量仍无发作，脑电图正常才能停药。不同的病因、癫痫综合征及分类，疗程会有所不同，少数病人需终身服药。

癫痫的药物治疗首先需要医师全面熟悉地掌握抗癫痫药物的作用机制、药物代谢动力学、适应证、禁忌证、药物剂量、药物相互作用以及急慢性不良反应；在治疗过程中，还应重视特殊的癫痫人群如儿童、女性患者，既要遵循共性原则，又要考虑个体差异；再次是考虑药物的适用性、经济因素，以及充分的知情告知。需要特别强调的是，临床上大多数癫痫患儿依从性差，擅自停药、减药、换药及拒服的比例较高，直接导致发作控制不佳，给家庭和社会带来沉重负担。因此，癫痫患儿良好的长程管理更加需要医师、家长、患儿、学校、社会的共同努力。

表8-2　根据发作类型选择

发作类型	一线药物	可以考虑的药物	可能加重发作的药物
全面强直阵挛发作	丙戊酸 拉莫三嗪 卡马西平 奥卡西平	左乙拉西坦 托吡酯	卡马西平 奥卡西平 苯妥英钠 （加重同时存在的失神或肌阵挛作）
强直或失张力发作	丙戊酸	拉莫三嗪 托吡酯	卡马西平 奥卡西平
失神发作	丙戊酸 乙琥胺* 拉莫三嗪	氯硝西泮 左乙拉西坦 托吡酯 唑尼沙胺	卡马西平 奥卡西平 苯妥英钠
肌阵挛发作	丙戊酸 左乙拉西坦 托吡酯	氯硝西泮 唑尼沙胺	卡马西平 奥卡西平 苯妥英钠
局灶性发作	卡马西平 拉莫三嗪 奥卡西平 左乙拉西坦 丙戊酸	托吡酯 苯妥英钠 苯巴比妥 唑尼沙胺	

＊国内未上市

母婴照护常识及其拓展

表 8 - 3　国内儿科常用抗癫痫药

	日维持用量	日最大剂量（口服）（mg）	每日使用次数	有效血药浓度（mg/l）	常见不良反应
卡马西平	10～20mg/kg	1000	2～3	8～12	过敏反应、白细胞减少
氯硝西泮	0.1～0.2mg/kg	10	2～3		嗜睡、共济失调及行为异常
苯巴比妥	3～5mg/kg	180	1～3	15－40	嗜睡、共济失调、多动
苯妥英钠	4～8mg/kg	250	2～3	10～20	齿龈增生、多毛、头晕、乏力、共济失调、白细胞减少
丙戊酸钠	20～30mg/kg	2000	2～3 缓释片 1～2	50～100	肝功能损害、体重增加、震颤、血小板减少、胰腺炎
拉莫三嗪	单药：1～15mg/kg 与丙戊酸合用：1～5mg/kg 与肝酶诱导剂合用：5～15mg/kg	单药：500mg 与丙戊酸合用：200mg 与肝酶诱导剂合用：700mg	1～2	5～18	过敏反应、肝肾衰竭、弥散性血管内凝血、疲倦、恶心、白细胞减少
左乙拉西坦	20～60mg/kg	3000	2	10～40	易激怒、血小板减少
奥卡西平	20～46mg/kg（片剂）20～60mg/kg（混悬液）	2400	2	12～24	过敏反应、低血钠、白细胞减少、头晕和嗜睡
托吡酯	单药：3～6 mg/kg 添加治疗：5～9mg/kg	单药：1000 添加：1600	2	4.0～25	注意力受损、青光眼、低热、闭汗、找词困难、肾结石、体重减轻
唑尼沙胺	4～12mg/kg	600	1～3	7～40	皮疹、肾结石、少汗、困倦、乏力、运动失调、白细胞降低、肝功能损害

（2）癫痫长程管理。绝大多数癫痫患儿需要长疗程药物治疗，因此，应在专科医生指导下进行定期门诊随访，以了解服药依从性，监测药物疗效和不良反应。对于发作控制满意者，建议每3～6个月随访1次。对于难治性癫痫及一些特殊癫痫综合征，应增加门诊就诊次数，制订个性化随访计划。随访内容主要包括一般情况、相关症状及体征、癫痫发作形式、频率及严重程度变化、用药及不良反应、共患病、生长发育、心理行为、认知及睡眠状况等，酌情进行必要的辅助检查。对于药物难治性癫痫，应深入分析病因和其他可能导致耐药的因素。对于临床难以解释的疗效不佳或药物不良反应，进行血药浓度监测。肥胖是青春期癫痫患儿依从性下降的重要原因之一。丙戊酸、卡马西平、苯妥英、加巴喷丁等都可增加体重。丙戊酸及其相关性肥胖是青春期癫痫女性发生多囊卵巢综合征的重要因素。尽可能选用对体重和月经周期影响小的药物，如拉莫三嗪、左乙拉西坦。用药期间定期监测身高、体重、体重指数、血雌雄性激素及性激素结合蛋白、血脂、血糖等指标，以指导合理地控制体重。

知识拓展

癫痫长程管理目标：①建立良好的医患关系，提高患儿的依从性。强调科学性和规范性治疗，使癫痫发作得以长期控制，最终实现完全控制；②关注患儿不同时期生长发育质量。从药物选择起始的治疗全过程，尽可能减少或避免各种近、远期不良反应，以提高所用药物的长期保留率；③重视并及时干预相关共患病，尤其要重视远期预后产生严重不良后果的其他躯体疾病和精神行为障碍；④努力建立医、患、教的良性互动，使长程管理的理念得到家长、教师乃至全社会的理解和支持，改善其整体生活质量，使患儿保持最佳心理状态和社会生活能力，帮助患儿尽可能与健康同龄儿一样，最大限度地实现自身价值和人生理想。

（3）癫痫共患病治疗。癫痫患者中抽动症、偏头痛、孤独症、注意缺陷多动障碍、情感障碍、精神病性障碍的发生率都高于一般人群，增加了癫痫的诊疗难度，严重影响患者生活质量。早期诊断并给予针对性的系统规范的治疗具有重要意义。癫痫共患病诊疗应遵循的基本原则包括：①明确癫痫共患病诊断；②评价癫痫治疗与共患病的关系，必要时调整用药；③评估共患病是否需要治疗，必要时采取针对性的治疗措施；④确定共患病治疗管理策略，由癫痫专业医生和相关专业医生来共同制定。

总之，癫痫的治疗应是整体全方位的方案，需要医生、社会保健工作者、癫痫患儿及家长共同努力，建立多层面的长程管理：①提倡规范化、个体化的抗癫痫治疗方案的实施，以有效控制发作。应根据发作类型、癫痫综合征和药物不良反应选用最佳的抗癫痫药物。②应对患者进行躯体、心理康复，包括知识学习、职业技能的培训以及就业等，使患者重塑信心，从耻辱感的阴影中解脱出来，重返学校和社会。③积极治疗共患病。癫痫患者常伴精神疾病，如抑郁或焦虑，在选用抗癫痫药物时应予以考虑，并对共患病进行适当的治疗。在用药时还要考虑抗癫痫药物与其他药物间的相互作用。

（三）护理原则

1. 一般护理

（1）日常护理。首先要通过培训使家长既认识到癫痫是可治的疾病，也要了解到癫痫是一种慢性、易于复发的疾病，治疗不能急于求成，应遵从科学合理的医疗方案。癫痫患儿的日常生活管理原则同健康儿童一样，应更加重视保持规律的生活，在发作尚未完全控制的情况下，建议暂时不参加高强度的长跑、游泳、攀爬等运动，以免发生意外伤害。家长或监护人应为癫痫患儿建立日常病情日志，详细记录其发作、诱因、用药及不良反应等，以备门诊随访时提供给主诊医师参考。

知识拓展

疫苗接种对于大多数癫痫患儿是安全可靠的。虽然部分癫痫患儿可能存在诱发癫痫发作的风险，但一般不影响患儿的远期预后。因此，不应简单地把癫痫列为所有疫苗接种的禁忌证。如果癫痫诊断尚未明确，或癫痫发作尚未控制，或伴发其他进行性脑内疾病，则应等待明确诊断，或癫痫发作完全控制至少半年，原发病因稳定后再恢复正常疫苗接种程序。应按照预防接种药品说明书使用。

（2）发作时护理。应采取科学有效的现场紧急处置。松开衣领，让患儿侧卧位，保持呼吸道通畅，及时清除口咽部分泌物，以防误吸引起窒息。做好安全保护，防止碰伤、摔伤。不可采取无效甚至有害的不当措施，例如强行往口腔内塞入任何物品，如筷子、压舌板，也不可强行拉出舌头，过分用力掐人中穴位或强力制止患儿抽动等，以免造成不必要的伤害。如发作持续超过 5 分钟或超过平时的发作时间，或有外伤、意外事故，应立即呼叫救护车，及时送往医院急救处理，以免发展成癫痫持续状态，甚至危及生命。

知识拓展

癫痫持续状态（SE）定义的变迁：①经典定义：一次癫痫发作持续超过 30 分钟，或者发作期间意识不能恢复的，2 次或 2 次以上连续发作 30 分钟以上，均称为 SE。②现代观点：认为 5 岁以上儿童癫痫持续 5 分钟以上，或 5 岁以下婴幼儿持续 15 分钟以上，需要给予紧急干预，迅速控制发作。③ 2001 版 SE 的新定义采用"大多数此类发作类型患者的发作持续时间"作为临床干预的时间界限。④ 2015 年 ILAE 提出一个新的 SE 概念性定义，包含 2 个可操作性的时间点（T1 和 T2），即 SE 是由于癫痫发作自行终止机制失败或由于异常持续发作的机制启动（T1）所致，可导致长期不良后果（T2）。T1 提示启动治疗的时间点，T2 提示长期不良后果可能发生的时间点，即强化治疗的时间点。对于强直－阵挛性 SE，T1 为 5 分钟，T2 为 30 分钟；对于局灶性 SE 合并意识障碍，T1 为 10 分钟，T2 则大于 60 分钟；失神性 SE，T1 为 10～15 分钟，T2 目前尚不明确。新的定义首次将概念性与可操作性融为一体，但有关不同类型 SE 治疗时间窗仍有待进一步研究。

知识拓展

①难治性 SE：经足量的一种苯二氮卓类药物以及随后的一种抗癫痫药物治疗后，患者仍有临床发作或脑电图显示癫痫样放电。②超级难治性 SE：难治性 SE 患者经初始麻醉药治疗后仍见发作或复发。提醒：SE 是威胁生命的常见急症，若不及时治疗，可引起急性脑水肿、循环衰竭和脑细胞大量死亡，导致永久性脑损害。

2. 健康教育

癫痫患儿的心理行为障碍的发生率比健康儿童及其他的慢性非神经系统疾病高，常引起机体神经系统和内脏功能变化。长时间功能异常易引起机体器质性改变，是使癫痫患儿生活质量降低的重要原因。同样的，多数家长缺乏有关癫痫的知识，癫痫患儿的父母心理障碍发生率较一般人群高。长期以来人们缺乏对癫痫的知识普及，对癫痫没有正确认识，歧视癫痫患儿，因此影响患儿治疗的依从性。全社会需要消除偏见和歧视。青春期是身心发育的特殊时期，各种诱发癫痫发作的危险因素明显增多，如睡眠不足、心理压力增加、生活不规律等。另外，担心服药可能引起体形改变或影响未来生育等，导致治疗的依从性下降，漏服甚至自行停药；其次是常担心发作而产生自卑、抑郁，甚至自杀意念。因此，应加强青春期患儿的健康教育和针对性管理，提高其对疾病的适应性和自我管理能力。首先，患者自己及家长需要掌握癫痫有关的知识，了解自己的病情，积极配合治疗；其次，正视疾病，消除焦虑、抑郁等负面情绪，建立乐观情绪，改善人际关系，必要时及时咨询医师。医师应鼓励患儿、家长及亲属正视现实，建立信心和勇气，克服恐惧、退缩、依赖、任性等心理行为障碍，保持乐观开朗、积极向上的心态。

（郭予雄）

第五节　儿童白血病

一、儿童白血病概述

1. 流行病学

白血病（leukemia）是一类造血干细胞的恶性克隆性疾病，是儿童时期最常见的恶性疾病之一，占 15 岁以下儿童恶性肿瘤的 25% ～ 30%。美国等发达国家的发病率约为（3.5 ～ 4.9）/10 万儿童，每年新发病例数约为 3250 人。亚洲地区儿童白血病的发病率低于欧美国家，其中，日本是亚洲地区儿童急性淋巴细胞白血病发病率最高的国家。历史上，我国 1986—1988 年的流行病学资料显示白血病的年发病率为每 10 万人中有 2.76 人，其中 15 岁以下儿童白血病约占恶性肿瘤的半数以上，占恶性肿瘤的首位。同期资料显示大部分地区的发病率与全国发病率相似。

2. 主要分型

根据白血病细胞起源主要分为急性髓系白血病（acute myeloid leukemia，AML）、急性淋巴细胞白血病（acute lymphoblastic leukemia，ALL）、慢性髓系白血病（chronic myeloid leukemia，CML）和慢性淋巴细胞白血病（chronic lymphoblastic leukemia，CLL）。儿童期慢性淋巴细胞白血病极其罕见。儿童期备受关注的还有婴儿白血病，伴有唐氏综合征的儿童急性白血病，以及幼年型粒单核细胞白血病等。

3. 儿童发病特点

Gurney 的调查资料显示，发达国家儿童 ALL 的发病高峰在 1 ～ 4 岁，峰值年龄 2 ～ 3 岁，约占 15 岁以下儿童 ALL 的 80%。在美国，儿童 ALL 的发病高峰年龄为 2 ～ 5 岁，此年龄阶段发病率为 5.3/10 万，随着年龄增长发病率逐渐下降。我国 20 世纪 80 年代流行病学资料显示，ALL 的高发年龄组为 0 ～ 9 岁，高峰年龄与发达国家相似为 2 ～ 5 岁，此后发病率下降。AML 的发病率较 ALL 低，约占儿童白血病的 20%。M2 型、M3 型、M4 型较常见，M5 型在小于 2 岁白血病患儿中更为常见，M7 型多见于 3 岁以下婴幼儿或伴有唐氏综合征患儿。

4. 预后转归

以细胞遗传学和分子生物学为基础的危险度分层治疗使得儿童白血病的疗效显著提高，儿童 ALL 的长期生存率为 80% 以上，儿童 AML 的疗效为 50% ～ 70%。分子靶向治疗的应用可使得以往预后不佳的 ph 阳性急性淋巴细胞白血病 3 年无事件，生存率提高至 70% ～ 80%。

二、病因与发病机制

儿童白血病的病因目前尚未完全清楚，可能的发病因素包括以下几个方面。

（一）病因

1. 有害物质的接触

（1）电离辐射。受到大剂量辐射的人群白血病发病率显著高于正常人群。广岛及长崎原子弹袭击幸存者中白血病发病率比未受照射的人群高数十倍。

（2）化学物质和药物。长期苯接触者白血病发病率明显增高。氯霉素、保泰松等药物可因为抑制骨髓而引起白血病。抗肿瘤药物，如氮芥、甲基苄肼及环磷酰胺等也具有致白血病的作用。霍奇金淋巴瘤等恶性疾病化疗后，可引起继发性白血病。

2. 病毒感染

Smith 等人研究发现，孕妇宫内胎儿感染可增加 5 岁以下儿童患 ALL 的危险。感染导致 ALL 危险性增加的机制可能是感染导致基因组的不稳定性增加。人类免疫缺陷病毒和丙型肝炎病毒（hepatic C virus，HCV）感染均增加了白血病的发病风险。人类 T 细胞白血病/淋巴瘤病毒Ⅰ（human T cell leukemia/lymphoma virus-Ⅰ，HTLV-Ⅰ）感染可导致淋巴细胞白血病和淋巴瘤。

3. 遗传背景

急性白血病并非遗传性疾病。但是，现已证明，某些遗传性综合征，如唐氏综合征（Down's syndrome）、先天性再生障碍性贫血（Fanconi's anemia）、神经纤维瘤病（von Reckinghausen's disease）等病人的白血病发病率明显增加。欧美研究表明，2%～3% 的儿童急性白血病与遗传因素有关。对于所有类型白血病患儿的同胞、后代、双亲调查提示未有肿瘤高发现象，虽有同胞相继发生白血病的报告，但发生率极低。同卵双胞胎发生白血病的概率大于异卵双胞胎。祖父、双亲、同胞中有遗传缺陷者与多种类型 ALL 的发病有关，其中包括肌肉骨骼疾病、胃肠疾病、变态反应疾病、遗传性心脏病及肺部疾病等。

（二）发病机制

白血病发病机制主要包括以下几个方面。

（1）细胞分子学异常：血液系统恶性肿瘤的发生至少需要 2 个遗传学打击才能发生病变。就急性白血病而言，其生物学行为除了细胞增殖能力增强和凋亡障碍之外，与其他实体肿瘤不同的特征是细胞分化发育障碍。对于 AML 而言，已明确一类遗传学打击产生 TEL-AML1、MLL 异常、PML-RARA 和 AML1-ETO 等，导致造血细胞分化发育障碍。另一类遗传学打击产生 BCR-ABL、FLT3 突变、Ras 突变和 Kit 突变等，导致细胞增殖能力增强。

（2）表观遗传学异常：不改变 DNA 核苷酸序列，而对基因表达水平进行调控的机制被称为表观遗传学，主要包括 4 种：DNA 甲基化、组蛋白共价修饰、核小体重塑、microRNA。在肿瘤发病过程中，除了核苷酸序列改变的遗传突变是其重要的发病机制外，能够改变基因表达水平的表观遗传学也具有同样重要的作用。与遗传学改变不同，表观遗传学对基因表达水平的影响是渐进的，除了对核小体重塑在血液肿瘤发病中作用的研究很少外，其他几种表观遗传学机制都在血液肿瘤的发病中发挥了一定的作用。

（3）基因多态性：基础和临床的研究都显示血液系统恶性疾病是多次打击导致多个基因突变而产生的克隆性疾病，基因突变是血液系统恶性肿瘤发生的直接因素，这些基因突变必然是人体内外因素相互作用的结果。病毒感染和化学毒物等外在因素必然要通过人体的内在因素发挥作用，内在因素的差异会导致不同个体对同样的致白血病外在因素不同的敏感性，因此人体的这些内在因素也是白血病发生的重要机制。影响白血病发生的内在因素大体上可分为两大类，一类是参与化学毒物代谢的各种酶类，如细胞色素 P450 和谷胱甘肽 S 转移酶等，另外一类是致癌毒物存在时参与细胞对这些毒物及毒物的损伤进行反应的各种蛋白，如 DNA 修复蛋白和 MDR1 等。内在因素的差异是由基因的多态性造成的。

（4）骨髓微环境异常：骨髓微环境内，骨髓基质细胞、纤维细胞、间充质细胞等为骨髓白血病细胞的生成、维持及发展提供了有利的保护环境。骨髓基质细胞与白血病细胞相互作用促进其生长及耐药。

三、临床表现

白血病的临床表现多与骨髓功能抑制和白血病细胞浸润有关，但不同类型白血病的临床表现有所差异（见表 8 - 4）。

表 8 - 4　白血病主要临床表现及其病理生理基础

临床表现	病理生理基础
乏力	白血病细胞对骨髓红系增殖抑制
出血	白血病细胞对骨髓巨核系增殖抑制
发热	白血病细胞对骨髓粒系增殖抑制
淋巴结肿大	白血病细胞浸润淋巴结
肝脾肿大	白血病细胞浸润肝脏、脾脏
中枢神经系统症状	白血病细胞浸润中枢神经系统
骨痛	白血病细胞浸润骨膜
高尿酸血症	白血病细胞异常代谢及破坏

（一）急性白血病

AML 和 ALL 具有相似的临床表现，主要与骨髓造血功能抑制和白血病细胞增殖浸润有关。

1. 正常骨髓造血功能受抑制表现

（1）贫血：约半数病人就诊时已有重度贫血，伴有乏力及面色苍白。部分病人因病程短，可无贫血。

（2）发热：部分病人发病早期出现发热，与白血病细胞代谢率提高和感染有关。由于白细胞数量减少及功能障碍，病人易发生感染。感染常见部位包括口腔、咽喉、尿道、肺及皮肤等。感染部位可发生溃疡或坏死，严重时可致败血症。常见的致病菌为革兰氏阴性杆菌，如大肠埃希菌、肺炎克雷白杆菌、铜绿假单胞菌等。

（3）出血：出血主要与血小板数量减少及功能障碍有关，可发生于全身各部位，多见于皮肤、牙龈、黏膜及胃肠道。病人也可出现血尿、月经过多甚至颅内出血。AL（急性白血病）病人常因颅内出血而昏迷死亡。

2. 白血病细胞增殖浸润的表现

（1）淋巴结和肝脾肿大：淋巴结和肝脾肿大由白细胞浸润所致，见于各型 AL，但以 ALL 更为常见。

（2）骨痛：骨痛常由白细胞骨骼浸润、骨髓膨胀及骨髓感染导致。

（3）中枢神经系统功能紊乱：白血病细胞可穿过血脑屏障，浸润至脑内，引起头痛、恶心、呕吐、视神经盘水肿、听觉障碍、抽搐甚至昏迷。中枢神经系统功能紊乱多见于 ALL 和儿童病人。

3. 其他临床表现包括体重下降、食欲缺乏等

大多数病人血象白细胞计数增多，血涂片分类检查可见数量不等的原始和幼稚细胞；少数病人白细胞计数减少，血涂片上难以找到原始细胞。骨髓象检查显示原始细胞显著增多。原始细胞大于 20% 骨髓有核细胞，即可确诊为 AL。

（二）慢性白血病

CML 病人临床进程可分为 3 个时期：慢性期（chronic phase，CP）、加速期（accelerated phase，AP）和急变期（blast crisis phase，BP/BC）。

CP：CP 可持续数年。病人可出现体重减轻、乏力、低热、盗汗等。就医时常发现脾肿大，肝脏及淋巴结肿大相对少见。血象显示粒细胞显著增多，可见各阶段粒细胞，原始细胞少于 5%，骨髓增生活跃，以粒细胞为主，粒红比例显著增高，原始细胞少于 5%。晚期病人可出现贫血及血小板减少症。病人如在 CP 内未经治疗，将进入 AP。

AP：各种症状进行性加重，包括体重明显下降、骨骼疼痛、贫血和出血等。脾持续肿大。外周血或骨髓中原始细胞为 ≥10%，外周血嗜碱性粒细胞为 10%，AP 可维持几个月到数年。

BP/BC：为 CML 的终末期，临床表现与 AL 类似。病人脾显著增大，白细胞可浸润至皮肤、淋巴结、骨骼和中枢神经系统，骨髓显示原粒 + 早幼粒细胞为 20%。急性病变预后极差，往往在数月内死亡。

四、诊断与临床分期

白血病的临床表现多由骨髓造血异常和白血病细胞浸润引起，具体见上一节内容。在实验室检查方面主要有血象及骨髓检查。

1. 血液检查

多数患儿血常规检查有血红蛋白及血小板减少。白细胞数量可增高、可降低或正常，部分患儿白细胞数超过 $100 \times 10^9/L$，外周血涂片通常可发现原始及幼稚细胞。

2. 骨髓检查

白血病的确诊必须行骨髓穿刺或活组织检查，并行 MICM 分型，即形态学（morphology）、免疫学（immunology）、细胞遗传学（cytogenetics）和分子生物学（molecular biology）分型。基因学分型是白血病新的分型方向。初始的骨髓 MICM 分型对白血病的分子分层诊断、微小残留病检测、靶向药物的应用，以及预后的判断具有非常重要的意义。

（1）形态学分型：即 FAB 分型，将急性髓系白血病分为 M0 至 M78 个亚型，急性淋巴细胞白血病分为 L1 至 L33 个亚型。由于对白血病本质认识及分子生物学的发展、形态学分类仅做诊断参考，因此不具有危险分组因素。

（2）免疫学分型：采用流式细胞学或免疫组织化学方法对白血病细胞进行免疫标记检测抗原表达，根据不同组合抗体标记，可以区分髓系或淋系白血病，并可进一步区分髓系分化阶段以及 B/T 淋巴细胞系，对白血病的诊断和治疗有重要指导作用。

（3）细胞遗传学和分子生物学分型：在儿童白血病中可检测出相当的染色体或基因异常。2001 年 WHO 发表了白血病的遗传学分型，又在 2008 年进一步修订，确定了 ALL 和 AML 遗传学和分子学特点，而对白血病的诊断更加重视重现性遗传学或基因异常，如 t（12；21）（ETV6-RUNX1），t（8；21）（RUNX1-RUNX1T1），t（15；17）（PML-RARA）。这些遗传学异常对于白血病的诊断和治疗非常重要，NCCN 指南根据细胞遗传学分型已经制定出各白血病的危险分组。例如，检测 t（15；17）（PML-RARA）阳性即为急性早幼粒细胞白血病，该疾病早期死亡风险高，及早使用维甲酸治疗可明显提高预后。

五、防治与护理

（一）白血病规范化治疗的病理生理基础

白血病的治疗包括支持治疗和抗白血病治疗。

1. 支持治疗

（1）防治白细胞淤滞（leukostasis）：循环血液中白细胞数显著增多，导致血液黏度增加，可形成血栓，堵塞肺及脑部小血管。病人出现呼吸困难、低氧血症、头痛、思维混乱、昏迷等。此时应尽快机械筛选去除血中白细胞，同时进行化疗抑制骨髓产生白血病细胞。

（2）防治代谢紊乱：化疗早期白血病细胞大量破坏，可引起一系列代谢紊乱，甚至威胁生命，包括高钾血症、高磷血症、高尿酸血症、低镁血症、低钙血症及尿酸中毒。血清尿酸浓度过高可因阻塞肾小管而引起肾功能衰竭。此时可给予碱性溶液水化及应用别嘌醇抑制尿酸合成。

（3）防治感染：白血病病人常伴有粒细胞减少（尤其在化疗期间）或淋巴细胞功能障碍，极易发生感染。病人宜住层流病房或消毒隔离病房。如出现发热，应做细菌培养和药敏试验，并迅速进行抗生素治疗。对存在低丙种球蛋白血症 CLL 病人，可静脉输注免疫球蛋白。

（4）输血：严重贫血病人应予以输血，也可考虑输入浓缩红细胞。血小板减少的病人，最好输注单采血小板悬液。白细胞淤滞时，不宜马上输入红细胞和血小板，以免进一步增加血黏度。

2. 抗白血病治疗

AL 第一阶段治疗的目标是通过化疗使病人迅速获得完全缓解（complete remission，CR），此后进行第二阶段治疗，即缓解后治疗。

（1）ALL：ALL 治疗主要包括诱导缓解治疗、缓解后强化巩固治疗、维持治疗和中枢神经系统白血病（CNSL）防治及造血干细胞移植（HSCT）。①诱导缓解治疗：即进行化疗，其中基本方案为长春新碱（VCR）和泼尼松（P）组成的VP方案。在此基础上加入柔红霉素（DNR），组成DVP方案，可进一步提高CR率，但DNR有心脏毒性作用。DVP再加左旋门冬酰胺酶（L-ASP）形成DVLP方案，是大多数ALL采用的诱导方案。L-ASP可引起肝功能损害、胰腺炎等。②缓解后强化巩固治疗：即加大化疗药物剂量进行化疗，清除体内残留的白血病细胞（微小残留病灶，minimal residual disease，MRD），定期检测MRD，并根据亚型决定强化巩固治疗的强度和时间。③维持治疗：完全缓解的ALL经过强化巩固治疗后，采取小剂量化疗药物进行维持治疗。目前普遍采用硫嘌呤（6MP）和甲氨蝶呤（MTX）联合治疗方案。④CNSL防治：髓外白血病中以CNSL最常见，目前多采用早期强化全身治疗和腰穿鞘注预防CNSL发生。尽管颅脊椎照射疗效确切，但由于其严重的不良反应，目前已不常用。⑤HSCT：异基因HSCT可使40%～65%的病人长期存活。主要适应证为复发难治的ALL。目前由于多药联合方案的应用、大剂量化疗、支持治疗的加强及HSCT的推广，ALL的预后已有很大改善。在制定ALL治疗方案时，应考虑病人年龄、ALL亚型、治疗后的MRD和耐药性、是否有干细胞供体等。

（2）AML：AML治疗包括诱导缓解治疗、缓解后治疗及HSCT。①诱导缓解治疗：可采用DA方案，即联合应用DNR和Ara-C。对APL病人可采用维生素A酸（ATRA）+化疗方案，其中对高白细胞的APL，也可将砷剂作为一线药物。②缓解后治疗：AML缓解后治疗时间较ALL明显缩短，CNSL发生率也较低，仅约2%病人可经HD Ara-C为主的巩固强化治疗后，进行HSCT，其中高危病人和复发病人首选HSCT。③难治AML的治疗：HD Ara-C联合化疗、HSCT及生物治疗等。

（3）CML：儿童CML治疗与转归与成人有一定差异性。目前一线治疗为酪氨酸激酶抑制剂——甲磺酸伊马替尼（imatinib mesylate，IM）：IM是一种酪氨酸激酶抑制物，能选择性靶向BCR-ABL表达阳性的白血病细胞，促进其凋亡。移植在儿童CML治疗中有重要地位，目前停药试验尚未在儿童患儿中开展。加速期治疗包括异基因HSCT、IM或干扰素联合化疗药物等。急变期治疗包括化疗（髓系急变可采用AML方案；急淋变可采用ALL方案）、IM及异基因HSCT等。

（二）化疗并发症及护理措施

化疗并发症主要由化疗药物毒性以及疾病本身引发，主要包括骨髓抑制伴感染或出血、消化道毒性、肝脏毒性、心脏毒性、肿瘤溶解综合征、静脉炎及局部组织坏死。

（1）骨髓抑制伴感染或出血：白血病本身或者化疗均可抑制正常骨髓造血功能，导致白细胞、中性粒细胞、血红蛋白及血小板计数减少。当白细胞以及中性粒细胞减少时，使得合并感染机会增加，血小板计数严重减少时，出血的风险增高，严重时均可危及生命。骨髓抑制期，感染易扩散，败血症、肺炎、肛周等严重感染发生率高，临床表现常不典型，不易形成局部化脓病灶，常有混合感染，常规抗菌治疗效果差。因此在骨髓抑制期，有条件应处于层流病房，饮食卫生清洁，护理方面应注意口腔、皮肤以及肛周的局部清洁，应早期使用广谱抗生素控制感染；血小板计数减低期间，出血风险增加，应有相应血制品的支持治疗，尤其要注意小儿跌倒、碰撞等意外造成严重出血，饮食方面尤其注意不食用带有尖刺的食物。

（2）消化道毒性：抗肿瘤药物刺激嗜铬细胞，使之释放5-羟色胺，刺激呕吐中枢，发生恶心呕吐等胃肠道反应，大多数化疗药物都会引起胃肠道反应，主要表现为恶心、呕吐、腹痛和腹泻等。治疗方面，通常在化疗前运用5HT3受体阻断剂来预防，包括托烷司琼、昂丹司琼等，呕吐严重者可加用抑酸剂保护胃黏膜，酌情补液防治脱水和电解质紊乱。护理方面，注意清淡易消化饮食。常见口腔和肛周黏膜炎，表现为口腔和肛周黏膜溃烂、充血。口腔黏膜的护理包括每次进食后用生理盐水漱口，2.5%碳酸氢钠含漱液预防真菌感染。肛周黏膜护理可用温水洗浴，保持干燥，可用1∶5000高锰酸钾坐浴。大剂量甲氨蝶呤引起的黏膜炎主要用亚叶酸钙解救治疗。

（3）肝脏毒性：化疗引起的肝损害多为可逆性，轻者无症状，重者表现为黄疸、厌油、恶心、肝区疼痛等。生化检查发现肝酶或胆红素升高，白蛋白水平降低，有时会有凝血功能异常。治疗方面，因病情可暂停化疗，酌情选用复方甘草酸苷、还原性谷胱甘肽等护肝药物，护理方面，注意饮食切勿油腻，戒煎炸多油重盐食物。

（4）心脏毒性：主要指蒽环类药物的心脏毒性，包括急性心肌损伤和慢性心功能损害，可表现为心慌气短、胸闷、心前区不适、充血性心力衰竭等，常与化疗药物累积量相关。心电图可有心律失常改变，例如传导阻滞、ST段改变等，心脏B超可有射血分数减低，心肌酶谱及心肌项目可有异常。治疗方面，酌情使用心脏保护剂，例如果糖二磷酸钠、磷酸肌酸钠、左旋肉碱等。

（5）肿瘤溶解综合征：在化疗药物作用下，大量的肿瘤细胞溶解坏死，引起高尿酸血症、高磷血症、高钾血症、低钙血症、低镁血症及尿酸结晶堵塞肾小管或肾衰竭。高尿酸血症可引起肾病，表现为呕吐、嗜睡、少尿、无尿、抽搐等肾功能不全症状，以及腹痛、血尿、尿浑浊等。高钾血症会抑制心脏传导系统，造成心动过缓、心律不齐，严重时可发生心室震颤及心搏骤停，肌肉系统可出现肌肉刺痛及迟缓性麻痹。低钙血症可出现口周及指尖麻木、手足抽搐、肌肉痉挛、惊厥等。治疗上尽可能促进尿酸溶解、排出或中和尿酸，包括别嘌醇、拉布立酶降尿酸、碳酸氢钠碱化尿液，以及足量液体的水化治疗并注意出入量平衡。高钾血症可使用静脉用胰岛素、葡萄糖酸钙以及呋塞米等降低血钾水平，必要时透析治疗。低钙血症可使用静脉滴注葡萄糖酸钙，注意不可滴注过快，可引起心搏骤停。轻度肾功能不全可通过水化、碱化尿液促进尿酸排出而逐渐缓解，严重肾功能不全伴少尿，无尿时应及时透析治疗。

（6）静脉炎及局部组织坏死：绝大多数化疗药物的给药途径是静脉给药，刺激性强，可引起不同程度的静脉炎，病变的血管颜色变成暗红色或暗黄色，皮肤色素沉着，局部疼痛，触摸病变的血管呈条索状，严重者可导致血栓性静脉炎，患肢肿胀、疼痛，一些化疗药物外渗后引起局部组织坏死、溃烂、瘢痕。血管超声可协助诊断静脉炎和静脉血栓。静脉炎以预防为主，尽量不用浅静脉输注化疗药物，静脉滴注后需冲管，可使用理疗、热敷、抬高患肢、外用烧伤药膏等。出现血栓时可用预防量肝素抗凝治疗。

（张进芳）

第九章　婴幼儿心理行为发育异常与疾病

第一节　依恋障碍

依恋障碍（attachment disorder）是指个体难以形成爱、持久和亲密关系的一种症状。儿童在 0 ～ 3 岁幼儿期时未能与特定照顾者建立关爱、安全、舒适等依附关系，因被疏忽照顾或伤害，又缺乏适当的处理，长大后出现了如自我封闭、自卑、捣蛋、反叛、滥爱或不懂得爱、注意力不能集中、过于冲动或不能控制情绪等行为表现。

依恋是孩子与母亲（或其他看护者）在互动中建立起来的一种亲密关系。由于儿童与母亲有不同的互动方式，儿童与母亲之间建立的依恋关系也是不同的。有的孩子与母亲建立起信任的、安全的依恋关系，而有的孩子总是担心母亲离开，他们甚至不能忍受母亲短暂的注意力转移。依恋障碍这一术语的使用很严格，通常用于几乎完全缺乏与他人产生真挚感情的能力的个体。

童年依恋障碍大致分为反应性童年依恋障碍和脱抑制性童年依恋障碍两大类型。前者指儿童社交关系模式的持续异常，并有情感紊乱，同时随环境变化产生反应（如恐惧和过度警觉、痛苦、与同伴的社交不良、对自我和他人的攻击，有的病例可有发育不良）。本症可以是父母严重的忽视、虐待，或教养不当的直接后果。后者指形成于 5 岁前的一种特殊的社会功能异常，尽管环境情况已明显改变，但依然存在诸如广泛的非选择性依恋行为、寻求注意的行为、不加区别的友好行为或与同伴的社交不良等。在环境影响下，可伴发情感或行为紊乱。

依恋障碍与家庭养育方式不当有密切关联。儿童对母亲的依恋程度与反应取决于养育者的一贯态度。理论而言，依恋的性质（安全或不安全）取决于养育者的照顾是否始终如一、及时认真、有预见性，以及儿童接受这些反应的能力。有研究者将父母的养育方式分为情感温暖型、拒绝型、过度保护型和偏爱型。情感温暖型的父母用语言和姿态表示对儿童的喜欢，经常赞扬儿童，能够谅解儿童的过错，尊重儿童的意见，参与儿童的活动并因其成功而骄傲；拒绝型父母对儿童期望值过高，过分限制儿童，对可能发生的问题过分焦虑等；过度保护型父母和偏爱型父母对儿童过分溺爱、迁就和偏袒。

另外，儿童的气质亦可影响其依恋行为。依恋的发展是一个双向过程，既有儿童对父母的依恋，又有父母对儿童的依恋。研究指出，在婴幼儿期，儿童的气质特征持久、强烈地影响着父母对他的态度和行为反应。还有研究表明，反映负性情绪的气质维度与不安全型依恋有关，吵闹、不安宁、不易安抚的儿童易遭到成人的冷落，形成依恋障碍的可能性更大。

再则，父母的依恋类型和自身特点也会影响孩子的依恋行为。依恋理论的一个基本假设是，成人的依恋心态，即成人关于其早年依恋关系的记忆、情感、期望和评价等，将影响其当前的社会交往和人际关系，特别是影响亲子关系的性质，这些又将进一步影响父母自己早年的依恋经验，与其子女的依恋类型、精神病理现象之间存在显著的联系。

对于无依恋障碍的儿童，要把关注点放在预防上，可以从如下角度考虑预防的切入点。一是宣传健康的养育方式。医师通过父母教育，帮助家长了解如何使儿童获得安全的依恋。宣传的重点在于让母亲和其他照顾者经常关心儿童的日常行为、主动调节自己的行为来适应儿童的行为节律，热情主动地与儿童接触、与儿童游戏及交谈。二是对于儿童的照顾，母亲或照料者应该做到提供充满爱心的、及时的和悉心的照顾。母亲或照料者对儿童的需要和发出的信号要有足够的敏感性，能及时予以反应，尤其是多给予鼓励、肯定及积极的评价，这是减轻特质焦虑乃至减少精神疾病发生的关键。三是提高管理技能。为了敦促儿童出现所期望的行为，要避免频繁更换养育者和养育地点，以保证儿童有比较固定的依恋对象。儿童的依恋只有恰到好处，才能促进儿童健康和谐的发展。成为称职家长需要的管理技能包括生活知识、卫生保健知识、心理知识、教育知识等。主要干预疗法则包括游戏疗法、家庭功能指导、音乐疗法以及心理治疗等。

（静　进）

第二节　常见婴幼儿行为问题

一、吮吸手指

吮吸手指（sucking fingers）是指儿童自主或者不自主地反复吸吮拇指、食指等手指的一种幼稚行为。吸吮反射是一种原始反射，在婴儿期发生率高达90%，因此在这一时期被认为是正常生理现象。吸吮手指是婴儿的自我安抚行为，可减少啼哭、帮助入睡。有研究表明，母乳喂养可增加儿童吸吮手指的概率。吸吮手指常发生在儿童与父母分开，或疲劳、嗜睡和沮丧时。随着年龄的增长，这一行为的发生率逐渐下降。调查显示，4岁时发生率仅为5%，学龄期后基本消失。但如果吸吮手指持续存在，成为难以克服的行为习惯，并且干扰儿童的其他活动，或引起牙齿咬合不良等口腔问题时，应视为异常。

反复吮吸手指的原因很多。婴儿无法将自己从周围环境的客体中区分出来，将手指当作乳头一样的外部客体而吸吮，这是由最初的生理反射逐渐演变过来的，多数幼儿在吮吸时还伴有咬的行为；婴幼儿被忽视或没有及时给予哺乳时也会导致吸吮手指，这是由于其把手指作为进食对象，长此以往，就会养成吮吸手指的习惯；再次，婴幼儿紧张、焦虑和害怕时也容易吮吸手指；此外，在培养婴幼儿入睡习惯时，家长如若在婴幼儿没有睡意的情况下让其躺在床上，婴幼儿可能因为无聊而将手指含在口中，久而久之也会形成入睡习惯，影响睡眠质量。

吸吮手指的行为虽然良性居多，但长时间地吸吮手指会因为局部刺激而导致手指变形，影响美观和精细运动，有的甚至会造成局部感染。如果该行为持续至换牙以后，可引起下颌发育不良、牙齿咬合异常，最终妨碍咀嚼功能。

处理和预后：吸吮手指宜采用综合性治疗方法。在病因上，及时解除可能导致儿童情绪紧张焦虑的诱因，同时父母勿过度焦虑，以免将情绪传染给儿童。在4岁前出现的吸吮手指行为，父母过度阻止反而会强化行为的发生，因此宜转移婴幼儿注意力，避免强制。在喂养习惯上，要及时给予婴幼儿喂哺。在睡眠习惯上，也不要将婴幼儿过早放在床上，应待其困倦时再放到床上。治疗过程中，避免讥笑、训斥，应鼓励其改正这种不良行为。对于难以克服的儿童，可以采用厌恶疗法，在其习惯吸吮的手指上涂苦味剂、酸味剂或者辣酱，形成吸吮厌恶刺激，有一定疗效。如果行为疗法均无效，也有文献报道在口腔内安装一种金属性腭槽，它可附着在牙齿上并遮盖口腔顶部，当儿童吸吮手指时不能与硬腭接触，从而减少手指对硬腭的刺激，持续放置6个月能达到纠正吸吮手指的行为。总而言之，吸吮手指的预后良好，随年龄增长会自然消失。

二、咬指甲

咬指甲（nail biting）是儿童期常见的不良行为，主要表现为反复出现的自主或者不自主的啃咬手指甲的行为，也偶见啃咬脚指甲。啃咬指甲在3～6岁时出现，常见于10～18岁青少年，甚至有的儿童终身会存在咬指甲的行为，但发生率随年龄增加而下降。国内报道，3 岁儿童发生率为 17% 左右，到 5 岁时则为 25%。国外有报道，10 岁儿童发生率为 30%～60%，至青春期为 20%，成人时约为 10%。虽然 5～10 岁这个年龄段男女的发生率无差异，但青春期后男性高于女性。

在诱因上，咬指甲与情绪紧张和焦虑有关，例如家庭不和、父母关系紧张、学习成绩不理想、家长或老师对儿童的批评等。儿童将咬指甲作为一种缓解方式，长此以往形成习惯。另外，有些儿童咬指甲则是因为没有养成剪指甲的习惯，也有儿童模仿其他人而咬指甲。有报道也提出咬指甲行为存在一定的遗传性。

临床表现：在症状上，咬指甲的程度轻重不一，大多数仅仅造成指甲的顶端凹凸不平，不能覆盖指端。严重时可咬到大小鱼际处的皮肤，或将指甲全部咬掉，乃至手指受伤，患疱疹、甲沟炎或甲床炎。情绪紧张时更容易出现这样的行为。

处理和预后：治疗上首先应找到儿童紧张不安行为的原因，消除儿童精神紧张的因素，多给予儿童关爱，鼓励其树立自信心，要注意训斥和歧视往往使其症状加重。另外，改善其学习生活环境，减轻学习生活中的各种压力，养成按时剪指甲的习惯。对于症状严重难以克服者，可采用行为疗法，例如厌恶疗法和习惯矫正训练。使用厌恶疗法时，可以在手指上涂黄连或奎宁水等苦味剂或者戴指套。习惯纠正训练的重点则是让儿童意识到咬指甲的害处，增强自我控制能力。对啃咬导致的皮肤破损和炎症，要及时包扎处理，防止进一步感染。咬指甲行为一般随儿童年龄的增长而逐渐消失，但有部分儿童的习惯可持续至成年期。

三、屏气发作

屏气发作（breath holding spells）是指儿童在恐惧、疼痛、情绪受挫或严重气愤后发生剧烈哭闹，之后突然出现呼吸暂停的现象，常伴有口唇发绀或全白，全身强直，意识丧失，抽搐发作，随后才哭出声来。大多数发生于 6～18 月龄的婴幼儿，3～4 岁后随着儿童语言表达能力的增强与剧烈哭闹现象的减少，屏气发作自然缓解，6 岁以后少见。儿童中发病率为 4%～5%。

有学者认为，该行为是没有语言表达能力的儿童发泄愤怒的一种方式，儿童个体气质对该行为的出现起重要作用，往往困难气质儿童屏气发作更常见，这些儿童在接近 - 退缩、反应强度和情绪气质因子上的得分高于无发作儿童。出现该行为的儿童往往与环境或父母之间存在明显的矛盾冲突，通常是初次发作后受到父母不适当的抚育方式而强化。也有报道认为，贫血会增加屏气发作的频率，用硫酸亚铁治疗后，屏气发作的频率减少。

临床表现：哭闹可以是短暂的或者长时间的，然后逐渐加剧，在呼气末出现呼吸暂停、脸色发白或发绀。发作通常持续 30 秒～1 分钟，严重者可以持续 2～3 分钟。根据发作时的皮肤颜色，屏气发作可分为青紫型和苍白型。一般青紫型比较常见，与呼吸调节的异常造成长时间的呼气性呼吸暂停有关。苍白型则与迷走神经过度活跃引起心动过缓有关。须与癫痫、心律失常、脑干肿瘤或者畸形相鉴别。与癫痫不同的是，屏气发作在发作前有诱因，意识丧失前有面色改变，脑电图正常；如果是苍白型发作，则需排除长 QT 间期综合征。

处理和预后：屏气发作常使父母非常恐慌焦虑，为此父母可能会不必要地限制一些活动，当儿童发脾气时又难以坚持限制，或者给予过度关注，这样反而会导致儿童为得到更多的关注或达到目的而发脾气，进一步促进屏气发作的发生。要告诉父母，儿童的这种现象并无损害，父母需要消除疑虑和焦虑，帮助父母分析引起发作的诱因，纠正不良的抚育方式，适当地忽视孩子的发脾气和屏气发作。同时让家长明白，孩子一旦失去知觉便会开始恢复呼吸。对于严重和发作频繁的苍白型患儿，可使用阿托品缓解症状。对伴有贫血的患儿，服用铁剂可缓解症状。也有研究报道，即使一些没有贫血的儿童服用铁剂后也可减少屏气发作的次数，机制不明。屏气发作的预后良好，发作随年龄增加而逐渐减少。

四、拔毛癖

拔毛癖（trichotillomania）是指儿童反复不自主地将自己身体的毛发拔除的行为，最常见的是拔自己的头发以致斑秃的现象，也有儿童拔自己的眉毛、睫毛、腋毛和阴毛等，极少数甚至拔和拉扯玩具、宠物的毛发。据估计，患有拔毛发癖致秃顶的患病率为 1%～2%，未致秃顶的约为 10%。男性平均发病年龄为 8 岁，女性为 12 岁，女孩多于男孩。

在病因学上，有学者认为拔毛癖与精神紧张和心理冲突有关，也有人认为这是强迫行为的一种。常见的导致儿童情绪紧张的因素有入托、入学、换学校、与同伴吵架、家庭矛盾、受虐、亲人死亡等。一般来说，发病年龄较早的，例如 5 岁以前开始的，其临床过程是发作性的，有时存在间歇期，有时还会伴随吸吮手指和捻头发等症状。另一类发作开始较晚，通常在青春期后发作，常伴有一些情绪障碍，例如抑郁症、焦虑症或人格障碍等。

主要表现为，当儿童能够抓到自己头发时便可以出现拔头发的行为，行为的发生有冲动性和发作性，难以控制。该行为通常在睡前、阅读和看电视时发生，情绪紧张时加剧。有的儿童还会出现吃掉拔除的毛发等行为，又称拔食毛发癖，从而引起消化道内毛肠石，导致腹痛乃至肠梗阻。须注意区别于甲状腺功能亢进或减退、缺钙或缺锌、皮肤疾病或长期应用药物等引起的脱发。

在治疗上，首先应找出生活中可能导致精神紧张的因素，采取积极主动的方式去应对和解决。调整情绪，减轻学习和生活的压力，改善睡眠。大部分拔毛癖采用单纯的行为治疗即有效果，例如正性强化疗法、厌恶疗法和习惯纠正训练等行为治疗措施。正性强化疗法即当儿童出现减少或者停止拔毛行为时，立即给予奖励或者积极的反馈，给予的奖励和反馈一定是儿童迫切希望得到的，但不能代价太大，且可以反复给予。当出现疗效后，应逐渐减少使用。但是如果儿童存在明显的情绪问题时，有时需要使用抗抑郁或者抗焦虑药物治疗。近年来有报告称使用 5 - 羟色胺抑制剂，例如氟西汀和氯丙咪嗪等取得良效。拔毛癖随儿童年龄增长可逐渐消失，一般发病在 6 岁前，发病晚的预后较好。

五、习惯性擦腿动作

习惯性擦腿动作（masturbation）是指儿童摩擦会阴部（外生殖器区域）的习惯性行为。6 个月左右的婴儿即可出现，但多数发生在 2 岁以后，在学龄前比较明显，上学后多数消失，但是到了青春期后又有明显增加的趋势。女孩较男孩多见。

会阴部的局部刺激可能是该病的诱因，例如外阴部的湿疹、炎症、蛲虫病、包皮过长、包茎或者衣裤过紧等均有可能诱发。儿童因局部的瘙痒而摩擦，在此基础上发展为习惯性动作。但也有不少病例无明确诱因可寻。

主要表现为，婴儿时期的发作表现为在家长怀抱中两腿交叉内收紧并伴有擦腿动作。

幼儿则表现为将两腿骑跨在凳子上或木块上，或将枕头、被子或衣物等塞到两腿之间，以达到挤压自己外生殖器的目的。女孩有时两腿交叉上下移擦。儿童进行摩擦时常两颊泛红，两眼凝视，额部微微出汗，呼之不应，如果强行禁止则会引发不满和反对。年长儿童该行为多发生在入睡之前或者醒后不久以及单独玩耍时，持续数分钟，有的伴有性高潮或性幻想。年幼儿童发作则可不分地点和时间。习惯性交叉擦腿需与颞叶癫痫相鉴别，需要进行脑电图检查加以排除。

由于这种行为很难为我国传统文化道德观念所接受，因此家长往往会过度恐慌和焦虑，甚至对儿童进行打骂。治疗过程中，首先应让父母了解到偶尔发生的习惯性交叉擦腿是儿童发育过程中的正常现象，家长不需要过度关注，一般采取忽视态度，分散儿童注意力。另外，需注意儿童外生殖器的清洁，检查有无寄生虫等疾病。在衣物穿着上，不要让儿童穿着紧身内裤，也不要穿着过多衣物。随着年龄增长，这种行为会逐渐减少直至消失。

六、撞头

撞头（head breaking）行为一般开始于出生后 9 个月左右，发作形式多样，有的孩子表现为俯卧位用头撞击枕头或者床面，也有的撞击硬的物体例如墙面。国外报道的婴幼儿发生率约为 22%，18 个月后逐渐减少，多数于 5 岁后消失。一般情况下，与睡眠相关的撞头男女发病率类似，其他情况下男孩多于女孩。撞头常常是婴幼儿最危险也最让家长担心的行为。

婴幼儿撞头的发生原因不明。可能由于婴幼儿更需要前庭的刺激，另外，睡眠障碍和夜醒也会增加撞头的概率。还有报道表明撞头与父母过度关注有关，强化了这一行为。另外，耳部感染和头痛也可能诱发撞头。此外，尽管撞头的儿童大部分是发育正常的儿童，但是在发育障碍儿童中，例如精神发育迟滞、孤独症谱系障碍儿童中撞头的情况明显增加。也有研究发现，撞头现象还有一定的遗传性。

儿童表现为用头有节律地撞击物体表面，包括枕头和墙面，一般持续约 15 分钟，有时长达数小时。撞头时，儿童表现得很放松且安静。撞头一般发生在睡眠前、醒后，因此将其列入睡眠障碍国际分类中，与身体摇晃、摇头等一起成为睡眠相关节律性运动障碍。撞头还可以发生在不愉快或者情绪激动时，有时听到节律的音乐后也可出现节律性撞头。有的儿童因为经常将头撞击硬物，撞击部位常有骨痂形成或者擦伤等，但脑部通常没有损害，也不影响儿童的生长。撞头可与其他不良行为如吸吮手指等同时存在。部分儿童撞头动作消失后代之以其他习惯性行为或者出现其他心理疾病。但撞头儿童家长通常非常焦虑，担心儿童的头部外伤。

干预的重点是首先进行家长教育，让家长在儿童撞头的习惯处放置缓冲垫。发作时，在保证儿童安全的前提下，不建议过度关注。如有睡眠障碍或者中耳炎等，建议治疗。如果儿童发生了严重且持续发作的撞头，则需要药物治疗，一般采用小剂量苯二氮䓬类药物，使用 2～3 周调整睡眠结构后停药即可。

七、身体摇摆

身体摇摆（body rocking）与撞头类似，节律性发作，主要表现为缓慢地、有节律地前后摇摆躯体，最多见于婴儿膝手位跪着时，前后摇摆。最早发生于 6 月龄婴儿，6 ～ 18 月龄达到高峰，多数于 4 岁消失。国外报道身体摇摆是最常见的节律性行为，43% 的婴儿会出现。干预原则与撞头相同。

八、夜间磨牙

夜间磨牙（bruxism）指儿童夜间入睡后咀嚼肌仍较强有力持续地非功能性收缩，使上下牙列产生磨动，并发出磨牙声音的行为。通常发生在眼球快速运动睡眠期（REM 睡眠）。约 15% 的 3 ～ 17 岁儿童有此表现，男孩较女孩更多见，常有家族内多发倾向。

病原因尚未明确，认为磨牙与日间焦虑、各种心理压力、紧张恐惧有关。与磨牙有关的疾病因素包括中耳渗液、过敏性鼻炎、肛门瘙痒、蛲虫感染、慢性腹部疾患、神经系统疾病以及口腔疾患等。

可引起日间咀嚼肌紧张、颞下颌关节痛、紧张性头痛、面部的疼痛和颈部僵硬。长期磨牙可引起牙和支持组织的损害及咀嚼肌疼痛。

处理：对于疾病引起的磨牙应以治疗原发病为主。而对无明显器质性病变引起者，则应仔细查明困扰儿童情绪的原因，并及时给予解除，使其磨牙行为自行停止。对于顽固者，可进行行为治疗和生物反馈治疗。

九、电子产品依赖

电子产品依赖指儿童长时间（每天超过 4 小时）沉迷于观看电视节目或手机，并导致不同程度身心症状的表现及一些发育落后，如语言发展受阻。儿童可形成依赖和强烈渴求，反复长时间观看电视、玩手机，同时可伴有快感，或出于逃避不快而迷恋于电子产品。有些儿童明知这样的行为有害身体，但难以控制，一旦隔绝则会出现戒断状况。儿童对电子产品的依赖，很难靠自己的力量去摆脱，其影响久远，直至成年后。其危害主要包括损害视力、睡眠障碍、肥胖症、颈腰部疾病、诱发癫痫以及其他心理障碍等。阶段性反应包括情绪波动剧烈、头痛、失眠、注意力下降、抑郁、不明原因的烦躁、不愿与伙伴交往、对户外游戏和其他玩具不感兴趣、模仿电视语言或行为等。不良的电子产品内容亦容易侵蚀儿童的心理，引发相应的行为问题。长期迷恋电子产品的儿童还表现为情绪低迷、懒散、麻木和消极。研究表明，压力感大、社会关系不良的儿童更容易患"电子产品瘾"，特别是家庭关系紧张、伙伴或师生关系紧张的儿童，易用电子产品来缓解紧张情绪。

处理：①家长要限制儿童看电视的时间与内容，而且从小即开始训练；②培养儿童自主接触电子产品的能力，即训练他们自己选择看电子产品的内容，控制看电子产品的时间、次数，懂得吸收有益的信息；③定时与儿童一起观看电视，帮助儿童理解内容，引导其培养自我控制能力；④培养儿童多种兴趣，鼓励儿童闲时多参加户外运动或其他游戏，鼓励他们多参加伙伴游戏。此外，保障良好的家庭关系、加强亲子互动、保持有规律的生活等也可有效控制儿童对电视的依附。儿童对电子产品的依赖若无法自拔时，应予适当的行为干预和心理治疗。

十、攻击行为

攻击行为（aggression）指儿童因欲望得不到满足时采取有害他人或毁物的行为，包括对他人的敌视、语言攻击、身体侵犯、伤害和破坏性行为等。儿童在 2 岁时产生物主意识，有了占有欲，而出现真正的指向性攻击行为一般在 3～4 岁，入小学后明显减少。表现为易发脾气或被激怒，出手打人、推人、咬人、踢人、抢东西（如玩具）和骂人等。多见于男童，且倾向于身体攻击，而女童倾向于语言攻击。持续性攻击行为可导致人际关系紧张、社会适应困难和反社会人格障碍等。攻击性儿童多来自过度溺爱、娇纵或惩罚过多的家庭。攻击行为还可能来自模仿和学习，养育者的无视、忽略甚至赞赏会强化攻击行为。防治的重点在于，指导养育者提高修养，以身作则，避免打骂体罚儿童，教会儿童控制或适度宣泄不良情绪，培养儿童的同情心和助人为乐的态度。通过奖励的方法来训练儿童学会等待和对需求的耐受性。儿童发脾气时采用"冷处理"方式，暂时不予理睬，或通过其他活动来分散其注意力；也可采取"隔离法"，让其独自在一房间里待一会儿，面壁思过和反省，直至平静下来。

（静　进）

第三节　婴儿肠绞痛

　　婴儿肠绞痛（infant colic）是指有些婴儿会出现突然性大声哭叫，可持续几小时，也可阵发性发作。哭时，婴儿面部渐红，口周苍白，腹部胀而紧张，双腿向上蜷起，双足发凉，双手紧握，抱哄喂奶都不能缓解，而最终以哭得力竭、排气或排便而停止，通常称为婴儿肠绞痛，尤其于夜间睡前好发作，故此，民间有"夜哭郎"一说。

　　大约30%的婴儿会出现夜间哭闹，出生后6周至半岁最为高发和频发，但很少持续至1岁。社区数据表明，这些孩子平均哭闹的时间可超过3小时，并且还定出所谓界定的"三标准"，即每天哭闹3小时以上、每周发生3次以上且连续表现3周以上。

　　婴儿哭闹时具有相应表现，例如脸红、皱眉、紧握拳头、圈腿，并发出凄厉、刺耳、高频的尖叫哭闹声，发作前没什么特殊征兆，多于傍晚入睡前或半夜高发。虽说是"肠绞痛"引起婴儿哭闹，但目前仍缺乏直接的依据。起初是怀疑婴儿哭闹可能导致过度吞气而使胃肠胀痛，加重哭闹，但影像学检查并未发现肠胃部轮廓异常。于是有医生推测，也可能是肠胃过度蠕动所导致，因为给婴儿试用小剂量抗胆碱能药物可缓解哭闹症状。

　　目前认为，由于婴儿肠壁平滑肌阵阵强烈收缩或肠胀气引起的疼痛，是小儿急性腹痛中最常见的一种，常常发生在夜间，多半发生在6个月以内的婴儿，并多见于易激动、兴奋烦躁不安的婴儿。婴儿肠绞痛的原因是多因素的，尚未完全发现。估计与如下原因关联：①婴儿吸乳时吞入大量空气，哭吵时亦吸入较多空气，形成气泡在肠内移动致腹痛。②喂奶过饱使胃过度扩张引起不适，饥饿时婴儿也阵阵啼哭。③牛奶过敏诱发肠绞痛。④兴奋型婴儿对各种刺激敏感，易激动哭吵。有些研究将绞痛与婴儿的肠道细菌联系起来。研究表明，有绞痛的婴儿有益细菌数值较低，有害细菌的数量会在他们的消化道中产生更多炎症，这可能导致各种消化问题，包括绞痛。

　　医学研究还报道了如下可能的器质性病因，如婴儿偏头痛、硬膜下血肿、便秘、牛奶蛋白不耐受、胃食管反流、乳糖不耐受、肛裂、脑膜炎、中耳炎、尿路感染、病毒性疾病、角膜擦伤、眼部异物、隐性骨折等，但这些只能占总体婴儿哭闹原因的5%。

　　在养育和心理因素方面，没有证据说明父母焦虑会导致孩子夜间不停哭闹，当然与父母的性格特征也没有必然关系，因为靠训练有素的职业治疗师照护这些"夜哭郎"，其哭闹和折腾仍会频发和高发，反而婴儿夜间哭闹会增加父母的焦虑。调查显示，"夜哭郎"与孩子的难养型气质类型关联不大，后者指经常哭闹、烦躁易怒或爱发脾气、不易安抚的孩子。而且，这种哭闹与喂养类型（母乳或奶瓶）、孕龄（足月与早产）、社会经济状况或季节也没什么关系。大部分夜间哭闹的婴儿不会留下任何不良影响，半岁以后上述情况均会自然消失。

　　干预防治方面，首先，应通过医生检查是否有器质性病因存在，如有，则采取针对性的治疗，没有也需获得医生相应的咨询指导。当婴儿因腹胀而哭闹发作时，可将孩子竖抱，头伏于肩上，轻拍背部排出胃内气体，亦可用手轻轻按摩婴儿腹部，或用毛巾包裹热水袋置于婴儿腹部以缓解可能的肠痉挛，也不妨试用开塞露进行通便排气。其次，坚持母乳喂养。母乳含有婴儿生长发育所需要的各种营养物质，母乳乳蛋白与酪蛋白比率更易于婴儿消化吸收，而牛奶中大部分为酪蛋白，在胃中容易结块，不易消化，易使大便干燥。坚持母乳喂养 6 个月及以上的婴幼儿肠绞痛发生率要低得多，母乳也排除了鸡蛋、小麦、大豆或坚果类食物所包含的致敏成分。美国儿科学会也不建议对"肠绞痛"哭闹的婴幼儿使用大豆配方食品。最后，调整和改善婴幼儿膳食。对母乳少或已使用配方奶的婴幼儿，需要根据营养专家指导选用恰当的配方奶粉，如完全水解蛋白配方奶似乎能有效减缓症状。益生菌也可能会有些缓解作用，如含有罗伊氏乳杆菌。但没有任何依据认为补充婴儿饮食中的纤维素或乳糖酶之类的能起到有效缓解哭闹的作用。

父母须慎用一些未经证实的方法，如给孩子喝含有洋甘菊、马鞭草、甘草、茴香和柠檬香脂混合的药茶。目前，网上也容易查到一些干预方法，如美国产妈宝乐"Gripe Water"的植物配方水，内含有豆蔻、甘菊、肉桂、丁香、姜、柠檬香脂、薄荷等物质，一度被吹捧为缓解胃肠胀气和消化不良的神药，但并非完全没有风险，如若执意使用，也应在医生指导建议下试用。

有资料显示，婴儿持续的夜间哭闹会影响夫妻婚姻质量，且诱发母亲产后抑郁、养育排斥、过早终止母乳喂养、不停地去看医生、频繁用药等问题。而且，也不排除个别父母会对哭闹的婴儿采取忽视和虐待行为，有的父母因不堪其扰索性将孩子交给祖辈老人或保姆代养，人为造成早期母子依恋剥夺。因此，父母应积极调整心态、征询专业医师咨询指导，避免出现养育排斥。

（静　进）

第四节　排泄问题

一、遗尿症

遗尿症（enuresis），亦称功能性遗尿，是指儿童到了能够控制膀胱排尿的年龄即 5 岁（或智龄 4 岁）以上仍经常出现不明原因（非器质性因素所致）的于白天和（或）夜间睡眠时不自主或有意地排尿在衣服或床上。可分为原发性和继发性 2 种。原发性遗尿是指遗尿从婴儿时期开始就一直存在，约占 80%。继发性遗尿则是指已有 6 个月以上的时间能正常控制排尿后再次出现的遗尿，约占 20%，多见于 5～6 岁儿童，常常发生在某些环境因素刺激后，精神因素是重要的致病因素。亦可根据遗尿发生的时间分为夜间型（只在夜间睡眠时排尿）、日间型（在醒觉时排尿）和日夜型（兼有上述两种情况）。遗尿在儿童中非常常见，由于对遗尿症的定义不同，发病率的报道亦有所不同。5 岁前儿童遗尿可达 30%～40%，5 岁后逐渐下降，8 岁后遗尿儿童约为 6%，男孩偏多。

至今为止，有关遗尿症的病因和发病机制尚未明了，研究认为该病的发病可能与遗传、膀胱功能紊乱、夜间抗利尿激素分泌缺陷、睡眠觉醒障碍以及精神心理等多个因素有关。

值得关注的是，不良的心理社会因素对遗尿症起了重要的作用，尤其在继发性遗尿中，心理社会因素更为重要。国内外的研究均发现，在受教育程度低的家庭、低层的社会经济团体、慈善机构的儿童，遗尿症的发生率较高，这可能与他们每天的活动无规律或环境应激因素较多有关。家庭功能不良或应激性的生活事件可引起或加重儿童的焦虑或抑郁情绪，常常是遗尿发生的重要诱因，或是遗尿加重的因素。父母对患儿遗尿采取批评、责备甚至惩罚常常是导致遗尿持续的重要原因。另外，排尿训练不当也可导致遗尿症。

患儿通常对已尿湿的衣裤或床单无感觉，仍继续酣睡。大多发生在夜间睡眠当中，也可发生在白天午睡时。一般遗尿每周 1～2 次，严重者几乎每晚都尿床，甚至每晚数次。当环境突然改变、遭受批评或惊吓、心情紧张、过度疲劳或兴奋、天气寒冷、身体不适时，遗尿症通常会加重。多数遗尿发生在上半夜，即睡眠的前 1/3 时间里，实际上可发生在睡眠的每个阶段。

遗尿还经常引起其他躯体和心理问题。如尿湿的衣裤、床单未及时更换，容易导致泌尿系统感染，尤其是女孩。父母及同伴对遗尿的态度和反应往往影响患儿的心理状态。如果因遗尿而经常遭受父母的责备、严厉的惩罚及同伴的羞辱、嘲笑、讥讽和排斥，将导致患儿自尊心受到伤害，继而出现情绪和行为问题，如焦虑、抑郁、自卑、脾气暴躁、孤僻、社交不良、不愿参加集体活动等，甚至还可影响患儿的学业、人格的发展。

因为一些器质性因素也可以导致遗尿，所以在诊断功能性遗尿症之前，首先必须注意排除器质性的因素。常见的器质性原因包括泌尿生殖系统的畸形、感染和梗阻、代谢性疾病、神经源性疾病及内分泌疾病，如隐性脊柱裂、泌尿系统感染、膀胱输尿管反流、尿路结石、高钙尿症、独肾、包茎、尿道口狭窄、脊髓肿瘤、炎症和外伤、癫痫、糖尿病等。此外，还应排除可以引起遗尿的重性精神病、重度精神发育迟缓和其他躯体性疾病。

儿童遗尿症的治疗，主要有心理行为治疗、心理支持性咨询、父母养育指导、自主排尿功能训练、报警器疗法即药物治疗等。在预防方面，帮助儿童建立规律的作息制度，合理安排生活，白天避免过度疲劳和过度兴奋。正确训练儿童大小便，掌握排便规律，夜间定时叫醒，使儿童逐渐形成夜间排尿的条件反射。注意保持良好的家庭功能，创建和谐的家庭环境，建立良好的亲子关系。提高儿童适应环境和生活应激事件的能力。

二、遗粪症

遗粪症（encopresis）亦称功能性遗粪，是指 4 岁及以上儿童仍经常不自主或有意在不恰当的地方（如衣服或地板上）排粪便。可分为原发性和继发性 2 种类型。原发性遗粪是指到 4 岁仍没有建立正常的排便控制，自出生以来一直有遗粪存在。继发性遗粪则是指在最近出现遗粪之前，已经至少有 6 个月以上的时间能正常控制排便。临床根据是否伴有便秘，可分为有便秘和溢出性失禁、没有便秘和溢出性失禁 2 种类型。据估计，1.5%～3%的儿童患有遗粪症，男孩较女孩多见，男女之比约为 5：1。孤独症或智力发育落后儿童也常有遗粪症。

遗粪症的病因及发病机制尚不明，遗传的易感性、不恰当的排便训练（如过于激进的或过早开始如厕训练或根本不训练排便而长期使用尿布）以及不良的心理社会因素（如不良的亲子关系、家庭功能失调等因素）都可能在遗粪症的发病中起到一定的作用。由于各种原因造成长期的粪便潴留是造成遗粪症的主要机制。

排便训练对于儿童来说是一项复杂的任务。当儿童学习怎样控制肠蠕动时，首先必须学会怎样识别来自肌肉和神经的、告知何时进行排便的信号。有时出于某种原因，例如正在进行有趣的活动时，他们试图回避或抑制这些信号。或者是由于其他一些原因，如不愿在陌生的地方上厕所，或被告知不要上公厕，因为公厕里有很多细菌，如此儿童便会尝试憋便，这就造成大便在结肠里积聚。如果不及时排出，大便会变大、变硬、变干。久而久之，拉伸的肌肉和神经在需要进行排便时发出的信号越来越弱，这种信号的减弱造成排便意外，即结肠和直肠应该排空时却常常存有大便。最终导致出现大便失控性地溢出。大多数形成这种排便回避模式的儿童也常常伴有异常的排便动作。就是当他们试图排便时收缩而不是放松括约肌。异常的排便动力加上回避排便模式，使儿童患上习惯性便秘和遗粪症的危险性大大增加。95%的大便失禁与功能性便秘有关。

主要表现为已发育至能控制排便的儿童反复不自主或有意地在不恰当的地方如裤子或地板上排便。遗粪的频率有轻重之分，轻者每月 1～2 次，重者可每日数次。常伴有便秘（大便少于 2 日 1 次）。虽经家长和老师指正教育仍难纠正。遗粪多发生在下午，极少发生在夜间，有的怕在托幼机构如厕而憋便，容易遗粪在裤内。约一半儿童可伴有腹痛。一部分儿童可伴有遗尿现象。长期遗粪者易合并泌尿系统感染，尤其是女孩。患儿可伴有不同程度的情绪障碍和行为障碍。

由于一些器质性因素也可导致遗粪，因此必须先排除器质性原因，然后才能诊断为功能性遗粪。常见的器质性因素有先天性巨结肠、先天性肛门闭锁伴直肠开口异常、腹泻、慢性胃肠道疾病、重性精神病、重度精神发育迟缓等。

干预治疗首先仍以心理咨询和指导为主。可通过心理咨询纠正家长的偏见。告知家长这是一种疾病，而不是儿童调皮、贪玩、不听话所致。指导家长和儿童正确认识遗粪症的病因和发病机制，了解可能加重症状的诱因，尽量消除和减轻儿童不良的心理因素，营造和谐的家庭环境，接纳孩子的现状，避免打骂孩子。建立规律的生活制度，指导培养孩子控制大便的能力，养成定时排便的习惯。

其次，亦可通过行为治疗，如应用操作性条件反射原理，以正常排便为目标行为，采用阳性强化法，一旦出现良好的排便行为，立刻给予社会性奖励或物质奖励，以强化良好的排便行为。对有便秘的儿童在培养良好的排便习惯的同时可给予导泻剂治疗，以保持直肠处于相对空虚状态，利于直肠壁重新恢复正常的结构，加强对便意的敏感性。一般以3天为1疗程，第1天灌肠导泻，第2天用栓剂导泻，第3天用轻泻剂，连续4个周期，以观察疗效。良好的疗效与疗程有关，如能坚持几个月至1年，疗效较好。

（静　进）

第五节　脆弱儿童综合征

脆弱儿童综合征（vulnerable child syndrome，VCS）指儿童一般在早期经历过严重的疾病或者意外事件，致使家长认为他们非常"脆弱"、容易生病甚至死亡。家长对孩子的生理状况十分担忧，常常对孩子进行过度保护，这种持续存在的恐惧感以及由此导致的亲子互动不良，造成了这类儿童出现一些心理行为问题，表现出强烈的分离焦虑、行为幼稚、学业问题和过度就医等症状。

通常情况下，患有脆弱儿童综合征的儿童具备以下3个因素：①儿童生命早期经历过负性事件，而且家长认为此事件威胁到儿童生命；②家长持续性抱有不切实际的信念，即认为自己的孩子更容易患病甚至死亡；③儿童存在行为问题或学习障碍。

所谓"脆弱"症状，实际上是一个谱系，"脆弱儿童综合征"是其中最为极端的一种，脆弱的病因和由此引起的后果常常因人而异。一方面，本症常由一些被父母过分夸大危害性的经历引起，比如认为婴儿早期哭泣是不正常的脆弱表现。另一方面，一旦父母认为孩子脆弱，会经常性带他们去做生理检查，服用药物，但很少考虑这些孩子行为表现背后的心理问题。这类儿童占总体的1%～6%，男孩偏多见。

影响因素包括：①父母在儿童出生时习得的一种负性持续性错误认知，这一观点强调父母的过度保护而非缺乏亲子情感交流是造成儿童脆弱综合征的关键原因。如家族病史家族里曾有过夭折的孩子、亲属，或母亲曾经有过流产、死产的经历。②儿童早期疾病事件。一般而言，儿童经历疾病事件的时间越早，父母越容易认为儿童是脆弱的，具体例如在孕育孩子的过程中，母亲患有孕期并发症、孕期筛查显示有异常结果，或者在分娩时有并发症、早产、低出生体重，或者在新生儿期患有疾病或并发症、先天畸形、高胆红素血症、新生儿筛查结果阳性，或者在婴儿期过度哭闹、频繁吐奶、严重的疾病、住院事件、频繁的自限性疾病（如胃肠炎）等。③父母的心理因素也会影响其对孩子脆弱性感知的程度，那些缺乏社会支持、缺少亲属情感关怀、孕产期抑郁（尤其是产后抑郁）以及自己感觉不能胜任父母角色，甚至无法控制自己生活的父母更容易觉得自己的孩子很脆弱。

脆弱儿童的主要表现是分离焦虑，不愿离开父母，不愿独处，不愿社交等。从而引发婴幼儿的过度幼稚行为，或是退缩行为，与年龄不符的社交不成熟行为。还可引发一系列躯体化症状，如腹痛、头痛、发热、紧张性呼吸困难，从而引发分离哭闹、纠缠父母、不愿去托幼机构、恐惧退缩等，也可引发喂养困难、拒绝进食、营养不良等问题。脆弱儿童现象通常会使父母陷入无法自拔的焦虑、恐惧、抑郁和睡眠障碍。

对脆弱儿童综合征最好的管理就是尽力预防本症的发生，而当未能有效预防，临床医务人员发现父母持有孩子"脆弱"的错误认知，并可能或已经影响儿童行为和正常发展时，可以尝试以下方法进行治疗和管理。

干预措施要点在于，医生要在明确告知家长孩子身体健康之前，和家长进行深入的访谈，对孩子进行仔细的体格检查。向家长具体指出哪些体征表明孩子是健康的，避免用一些含糊其词的说法，比如"他看起来并没那么糟糕"。此时进行实验室检查往往并不能向家长证实孩子是健康的，这些检查反而会让一些家长认为孩子不是没有问题而是没有找到问题在哪里。

家长认知矫正：医务人员应帮助家长认识到他们对儿童脆弱性的认知存在偏差，而且这些错误认知源自其对早期事件的反应。应向家长解释并让他们能够了解这些早期经历很多人都曾有过，而且都已过去，如果对此仍然过分担忧，会影响到自己与孩子互动及相处的方式，从而对孩子的心理行为发展产生不利影响。此外，定期随访和转介十分必要。

（静　进）

第六节　喂养和进食问题

一、挑剔进食

挑剔进食（picky eating）简称"挑食"，也称偏食，是指儿童对食物种类的偏好，对自己喜爱的食物毫无节制，而对自己不喜欢的食物一概拒绝。挑食是一种不良的进食习惯，而不是一种疾病。严重偏食或偏食时间过久会导致因食品单调引发营养不良或肥胖、胃肠功能紊乱。近年来，在全国 22 个城市对 1～3 岁儿童饮食行为问题的流行病学调查结果显示：34.7% 的儿童有至少一种饮食行为问题，其中 19.0% 强烈偏爱某种食物。

1. 病因

（1）家长影响：挑食的影响因素可能是多方面的，可能因为家长食品种类选择单一、制作方式单一、食物质地不符合儿童需要、辅食添加时间错过味觉发育敏感期及咀嚼发育关键期等。偏食有一定的家族性，可能是儿童模仿父母、兄弟姐妹或养育者的结果。有些儿童已经出现了对某些食物的偏爱倾向，但父母出于对儿童的溺爱和迁就，明知这种偏爱不对，但担心儿童饥饿，仍经常给孩子做或买这些食品，这样孩子的偏爱就容易被逐渐强化而固定下来，成为不良习惯。

（2）微量元素铁和锌缺乏：铁缺乏影响胃肠道消化酶功能，导致儿童出现食欲缺乏；锌缺乏可以导致味觉减退，使儿童对清淡的蔬菜感到无味，而偏爱口味重的食物。

2. 临床表现

好发年龄为 2～6 岁，主要表现为吃得少、吃得慢、对食物不感兴趣、拒绝吃某些食物（持续时间大于 1 个月）、不愿尝试新的食物、强烈偏爱某些质地或某些类型的食物，造成膳食品种的单一。

3. 处理

（1）营养评价及指导：对儿童的体格生长进行全面评价，尤其是生长曲线图监测，采用膳食频率法和 24 小时回顾法了解营养素摄入情况，进行必要的实验室检测，如微量元素、血红蛋白、食物过敏、肠道菌群失调等，根据结果给予相应处理。

（2）家庭进食环境改善：要改善孩子的挑食必须先改变家庭环境，发挥父母及其他家人的榜样作用，创造良好的进食环境。

（3）进食行为指导：进食时避免分心（电视、故事、玩具）；规定进食时间（小于 25 分钟）；逐步引入新食物（15 次左右）；鼓励儿童自己进食（1 岁以后）；体验饥饿，获得饱感；限制两餐之间的零食，餐前不喝饮料，两餐之间隔一定时间（3 小时左右）；提供适合该年龄阶段的食物；允许和年龄相符的进食狼藉，营造快乐进食的氛围。

（4）预防：强调早期预防，从小培养良好的饮食习惯，从婴儿期添加辅食做起。添加辅食时应多样化，初次给予的辅食要专门制作，不适应婴幼儿咀嚼能力的加工方式或成人膳食会引起婴幼儿反感和拒食。一种食物连续添加的时间不宜过长，以免儿童吃腻或产生依赖。在幼儿期，对幼儿喜欢吃的食物，应限量并间隔其他食物。在食物的采购制作上应多样化，使儿童保持新鲜感。饭前不吃零食和喝饮料。有偏食倾向要及时纠正。膳食中注意含锌、铁等微量元素食物的补充，有利于预防偏食。同时，要注意创造良好的饮食环境，照养人的饮食习惯对儿童有潜移默化的影响，父母及家人要做好表率作用，注意不要强迫儿童进食，更不能责骂。

二、异食癖

异食癖（pica）是指儿童长期嗜食不作为食物的物质，如泥土、墙灰、石头及纸片等，通常并非由其他精神障碍所致。异食癖可见于儿童各个年龄阶段，多发生于 2～6 岁的儿童，男孩较女孩多见，一般农村儿童多于城市儿童。异食癖预后较好，症状随年龄增长而逐渐消失。

异食癖病因尚不明确。有人认为患儿体内缺乏某种特殊的营养物质，如锌，以致企图从非营养物质中摄取，或是由于患儿出现了强烈的连续或周期性渴求某种物质，以异食癖取得或维持某种特殊的心理快感。不少贫血和肠虫症（尤其蛔虫症）患儿有异食癖行为，但是并不能解释多数病例。另外，物质剥夺、父母分离、家庭破裂及父母对儿童的忽视等心理因素也可以成为异食癖的发病原因。

1. 临床表现

（1）一般情况：患儿一般较消瘦，常出现食欲减退、疲乏、呕吐、面黄肌瘦、便秘、营养不良等。

（2）嗜食非食品物质：患儿自觉或不自觉地嗜食一些通常不作为食物和营养品的物质。常见物质有泥土、墙灰、纸屑、沙子、油漆、毛发、带子、纽扣、衣布、指甲等。较小的物品能吞下去，较大的物品则放在嘴里咀嚼。患儿常不听家长的劝阻，躲着家长偷偷吞食，症状表现顽固且持久，虽受家长训斥，但一有机会仍我行我素。

（3）并发症：患病日久则产生不同的并发症，吞食灰泥、油漆可产生铅中毒；吞食大量污物、粪便者造成肠寄生虫病；吞食黏土可造成贫血与缺锌；吞食头发、石头等可造成肠梗阻。

（4）情绪和行为障碍：多数患儿性格怪异，伴有其他情绪和行为障碍。

2. 处理

（1）治疗原发病：如果患有肠寄生虫病，应积极进行驱虫治疗。常用驱虫药有阿苯达唑、左旋咪唑。如有贫血，应积极治疗，补充铁剂和维生素 C。常用的铁剂有富马酸亚铁、硫酸亚铁等。尽量避免接触含铅高的物质。

（2）心理行为治疗：①改善生活和学习环境，对父母进行指导；②用心理治疗表，每天记录患儿异食的内容、次数、诱因及行为矫治方法的效果；③把异食行为作为靶症状，加以评分和奖惩措施，强化其正性行为。厌恶疗法可采用中度刺激、催吐药物等，效果较好。

3. 预防

日常生活中关心儿童的心理变化，加强与儿童的交流和沟通；注意平衡膳食和锌剂的补充；对于幼儿，可定期驱虫，有利于减少异食癖的发生。

三、喂养困难

喂养困难是指儿童持续进食不当，或持续反刍或反胃，造成体重不增或下降。喂养本身是一个复杂的生理过程，正常的婴幼儿喂养行为通过一系列喂养者和婴幼儿之间正性、积极的生理和心理互动，完成婴幼儿的营养和心理需求。喂养困难发生的原因如下：①与婴幼儿喂养困难相关的影响因素主要涉及食物、婴幼儿、喂养者、喂养行为和喂养环境5个方面，这些因素相互联系，相互影响。②喂养与消化系统的结构与功能密切相关，需要口腔发育正常、完整的感知觉反馈、正常的肌肉张力等，其中任一环节出现问题，都会导致喂养困难。③有遗传学研究显示，喂养困难单卵双生子的发病率明显高于异卵双生子，提示该病与遗传因素有关。④喂养过程受环境和心理影响很大，其中最常见的环境因素是母婴关系不正常，患儿以进食行为表达对父母过度保护、过度控制的反抗，在潜意识中，以此作为解决心理冲突的一种方法。⑤锌、铁等微量元素缺乏也可以成为喂养困难的发病原因。

1. 主要表现

（1）患儿对各种食物均不感兴趣，没有食欲或偏食。多数儿童只吃一两种食物，但进食也不多。

（2）患儿饮食量过少，甚至抗拒进食，有时将进入口中的食物吐出。婴儿表现为不吃奶或吃奶很少、反刍或反胃，儿童表现为不思饮食，常一餐饭超过1小时。

（3）家长出于对儿童进食过少的恐惧，往往强迫儿童进食。

（4）形体消瘦、面色苍白，体重增长缓慢或下降，往往合并营养不良。

（5）体检除消瘦外，无其他器质性疾病存在。

2. 诊断

婴幼儿和童年喂养困难的ICD-10诊断标准如下。

（1）持续进食不当，或持续反刍或反胃。

（2）6岁前起病，至少在1个月内体重无变化或下降，往往合并营养不良。

（3）排除影响进食的其他器质性疾病和精神障碍。

喂养困难可见于多种疾病状态，如先天性心脏病、消化道畸形、各种急慢性感染性疾病、甲状腺功能减退症、儿童抑郁症等，应仔细鉴别。

3. 处理

（1）育儿指导：在对婴儿与主要喂养者的相互关系和家庭环境了解的基础上，给予父母有针对性的育儿指导，消除喂养者过度保护或过度控制的观念和行为。

（2）激发食欲：如果婴儿对食物表现出抗拒，不应采取强迫进食的手段，而应寻找足够的机会，在愉快的情况下使其尝试食物，多数儿童会从拒绝到接受，然后自然进食。反射性吸吮和饥饿提供最初的喂养动力。喂养成功的关键在于激发儿童的食欲，在有食欲的情况下进食，并在进食的过程中感觉愉快的口腔和消化道刺激，使进食行为得到强化。

（3）补充锌剂及健胃食物：锌的缺乏使患儿食欲下降，偏好口味重的食物，应予补充锌剂。也可适当应用健胃食物激发小儿食欲。

4. 预防

对于不同气质的儿童采用不同的方法，以解决儿童对过度控制的反抗。在日常膳食中，注意锌、铁等微量元素的补充，对于确有器质性疾病的儿童，应及早就医诊治。

四、进食障碍

我国尚无大规模的流行病学调查资料，国内外文献报道的各种类型的饮食障碍的总发生率接近5%，患病以发达国家的白人女性为主。在美国疾病控制中心2006年对青少年的危险行为调查中，62%的女孩和30%的男孩都在调查之前的30天内尝试过减肥，46%的女孩和30%的男孩都曾有过暴食的经历。这些现象可能是患进食障碍的先兆。患进食障碍的青少年人数是成年人的5倍。此病的发病率在儿童中也逐渐上升。患病者以女孩为主，男孩比例不断增加，但依然只占约10%。

病因包括遗传因素、神经激素因素、心理因素及社会因素等。主要分类包括神经性厌食症、贪食症及反刍障碍。治疗干预方法包括行为治疗、营养咨询以及药物治疗等。

涉及喂养和进食问题或障碍，要求儿科医师、家庭、社区、决策者共同参与。发育行为儿科医师在这类疾病的诊疗过程中，在提倡整个环境共同改变中具有关键作用。儿童喂养/进食问题或障碍与食物、儿童、带养人、喂养/进食行为和喂养/进食环境等多方面具有密切的关系。创造良好的饮食环境、喂养人自身培养良好的饮食习惯、进行适当的身体活动、建立积极理性的自我认知和身体形象概念等对预防喂养/进食问题或障碍有重要的意义。

（静　进）

第七节　儿童孤独症

《精神疾病诊断与统计手册（第五版）》（DSM-5）已将孤独症统称为孤独症谱系障碍（Autistic Spectrum Disorder，ASD），也称自闭症。ASD是一组神经发育障碍性疾病，其核心症状为生命早期即出现的社会交往障碍以及重复、刻板行为和狭隘的兴趣，临床表现及背景的异质性极大。遗传和发育早期环境因素的交互作用在ASD发病中可能起着关键作用。半个多世纪以来，多学科致力于探索研究儿童孤独症病因及发病机制，迄今仍未能予以说明，因此临床上仍缺乏生物学标记用于诊断，可以说亦缺乏特异的临床治疗方法。ASD通常导致较高的终生致残率，成为目前对这类儿童生存与发展构成巨大危害的公共卫生问题。令人担忧的是，多国报道ASD发病率均呈递增趋势，除归因于"诊断性增长"、社会认识与意识增强、空间聚类效应等外，不排除某些环境因素在其中起着"诱畸"作用。

世界各国关于ASD的流行病学研究资料均显示其发病率呈递增趋势。美国疾病预防和控制中心（CDC）报道，2019年美国儿童孤独症患病率已达1/54。我国尚无ASD患病率的全国性报告，大约为1%。ASD以男性居多，男女比率约为4∶1。同时，超过70%的ASD还伴有其他发育和精神障碍，常见的伴随症状包括智力落后、注意缺陷多动障碍、感觉异常、抽搐性运动障碍及运动功能异常；存在免疫失调、胃肠性问题；睡眠障碍、焦虑、癫痫、抑郁、强迫症等。

目前学界普遍认为，ASD为生物学缺陷所致的疾病，主要由遗传因素和某些未知的环境因素共同作用诱发疾病。但是，迄今为止关于遗传学研究的资料浩如烟海，关联基因突变或异常的报道涉及几乎所有人类染色体，多达上千个基因。此外，某些环境毒素作用也无法忽视，如重金属超标、病毒感染、化学品中毒、有机磷等均被提及。这些生物性因素可能导致胎儿期或是出生后儿童脑神经发育异化，逐渐暴露出ASD的特有症状。

母亲孕期糖尿病、孕期病毒感染孕期肥胖超重，父母高龄得子、父母自身的精神心理问题，婴儿早产、低出生体重等均与ASD发病存在关联。

ASD的症状主要呈现于两大维度，即社交障碍、狭隘兴趣与刻板行为。语言障碍为大多数典型孤独症儿童就诊的主要原因。

社会交往障碍表现为缺乏自发性的社会或情感交流动机和行为，如喜欢独自玩耍，缺乏亲子依恋，缺乏共享行为及利他行为；不听从指令，我行我素；多种非言语交流行为存在显著缺损，如缺乏目光对视和面部表情，较少运用肢体语言；不能准确判断情境等。

语言障碍是大多数典型孤独症儿童就诊的主要原因，多表现为语言发育落后或语言倒退，部分患儿表现为语言过多，但缺乏交流性质，如重复刻板语言、自言自语和"鹦鹉语言"等。高功能ASD儿童虽有正常的词汇量及基本沟通能力，但其语用能力较差，表现为说话技巧的机械性，如音量、语调及语速单一，较少使用口语或俗语，不能理解双关语、讽刺、幽默等复杂的语言表达。

狭隘的兴趣和刻板行为是 ASD 儿童的另一个核心症状，他们沉溺于某些特殊兴趣中，固执地执行某些仪式行为和刻板动作，这些特殊兴趣和刻板行为并非一成不变。典型 ASD 儿童的兴趣点集中在无意义的事物上，而高功能 ASD 患儿则可能有"特殊的才能"。

　　过去认为 70% 左右的孤独症儿童智力落后，目前随着诊断标准的放宽，智力正常或超常的孤独症儿童明显增加。高功能 ASD 儿童的总体智力则基本属于正常范围，但其有特殊的智力结构。研究显示，这类儿童的手眼协调以及心理运作的速度和准确度能力较差，而机械记忆力较有优势。可伴有动作笨拙、固执行为，拘泥于形式，对新环境的适应能力较差；而对某些数字、图形等记忆力超群等表现。

　　大多数孤独症儿童存在感觉异常，表现为对某些声音、视觉图像或场景的特殊恐惧；或是喜欢用特殊方式注视某些物品；很多患儿不喜欢被拥抱；常见痛觉迟钝现象；特殊的本体感觉，如喜欢长时间坐车或摇晃、特别喜欢或惧怕乘坐电梯等。

　　ASD 症状的发育性变化特征使得早期临床诊断不易，尤其是 2 岁前儿童由家人照顾，并无太多社会交往的要求。

　　ASD 的早期发现主要依赖于照顾者和社区初级儿童保健医生，在婴幼儿早期体检与疾病筛查中建立 ASD 的筛查工作是早期发现的关键。具体实施上可采用国际通用的筛查量表和问卷，推介的方法有：①筛查：采用婴幼儿孤独症筛查表（CHAT）和孤独症行为量表（ABC），其中，ABC 供家长和抚养者对可疑儿童进行评估时使用，共 57 项，每个条目按 0 ～ 4 级评分，最后累积计算总分。得分大于 67 可以考虑孤独症诊断。②诊断性晤谈：多为结构式问卷，如《孤独症诊断面谈量表（修订版）》（ADI-R）、《孤独症诊断观察量表》（ADOS）和《儿童孤独症评定量表》（CARS）。其中，ADOS 尚无中文修订版本，CARS 由专业人员对儿童进行评估，共 15 个条目，1 ～ 4 级评分，总分 30 ～ 36.5 为轻、中度孤独症，大于 37.0 分为重度孤独症。③其他辅助测评：认知能力评估可用《贝利婴幼儿发育量表》（BSID）、《斯坦福 – 比奈智力量表》（SBIS）和《韦氏儿童智力量表》（WISC）等。适应能力评估常用《儿童适应行为量表》《婴幼儿社会适应量表》等。在诊断明确后尽早开展康复训练，未达标准但存在高危行为的，宜边干预边密切观察监测，以免错失干预关键时期。

　　ASD 迄今缺乏特异治疗方法，主要靠"三早"，即早发现、早诊断、早康复训练。康复教育和训练一直是 ASD 的主要干预手段。目前盛行的各种矫治法良莠不齐，疗效评估也一直存在着争议。这些方法尚无法真正治愈 ASD，大部分是以最大限度改善儿童症状并尽可能发挥其潜能，同时帮助患儿及其家庭更有效地应对病症。近几年，康复治疗方面的研究热点已从研发新干预方法转为综合干预模式探索及疗效的循证研究方面。以下几种方法被认为是具有一定循证依据的矫治法。

　　（1）应用行为分析（ABA）：其基础是行为强化理论，运用功能分析法从个体需要出发，采用"A（antecedent）-B（behavior）-C（consequence）"模式，即"前因 – 行为 – 后果"来塑造正性行为。行为分解训练法（discrete trial training, DTT）是 ABA 的基本教学、训练的方式，典型的任务分解技术有 4 个步骤：训练者发出指令、儿童的反应、对儿童反应的应答、停顿。训练要求个体化、系统化、严格性和科学性，保证具有一定的强度，每周 20 ～ 40 小时，每天 1 ～ 3 次，每次 3 小时，持续 1 ～ 4 年。DTT 可在多种环境实施，包括家庭、学校、社区环境，有助于提高 ASD 儿童的智力、语言、日常生活技能及积极社会行为，减少刻板行为。现代 ABA 干预逐渐融合其他技术，强调情感人际发展。

（2）孤独症和相关沟通障碍儿童治疗与教育（TEACCH）：为目前欧美国家获得较高评价的孤独症综合教育方法。该方法主要针对 ASD 儿童在语言、交流、感知觉及运动等方面的缺陷进行教育，核心是增进患儿对环境、教育和训练内容的理解和服从。TEACCH 实践中运用各种视觉结构化要素，将环境中的信息翻译成 ASD 儿童能够理解掌握并偏爱的概念，训练内容包含儿童模仿、粗细运动、手眼协调、语言理解和表达、认知、生活自理、社交及情绪情感等方面。该疗法在国内应用广泛，亦取得较好的疗效。

（3）人际关系发展干预（RDI）：以心理理论（ToM）为基础，训练人际关系发展的规律和次序是：目光注视—社会参照—互动—协调—情感经验分享—分享友情。依此设计了一套由数百个活动组成的训练项目，以游戏的方式进行，由父母或训练者主导，以提高 ASD 儿童对他人的心理理解能力。RDI 强调的是人际关系方面的动机和技巧，其与 TEACCH、ABA 等治疗方法有许多共同特征，但是它最独特的标志在于强调经验的分享与互动。

（4）图片交换沟通系统（PECS）：主要针对那些无语言或语言有限的 ASD 儿童的沟通问题，其理论基础是操作条件反射理论，教导 ASD 儿童使用图片系统来应对简单的问题，借助视觉支持帮助 ASD 儿童获得功能性交流。该疗法训练效果较快，适用范围广泛，教师、治疗师和家庭成员都容易掌握。此外，有研究采用辅助及替代交流设备改善 ASD 儿童沟通能力的个案研究，如语音生成设备、电脑辅助等，尚无疗效评估报道，但当伴随言语障碍的 ASD 儿童对 PECS 反应效果不佳时，应考虑辅助及替代交流设备干预。

（5）药物治疗：荟萃分析显示，ASD 儿童的死亡风险是正常同龄儿童的 2.8 倍，这种高风险与并发症状相关。因此，药物治疗作为辅助性的对症治疗有其必要性。抗精神病药物可有效减少 ASD 儿童的重复性行为，但对青少年和成人治疗的有效性仍缺乏证据。利培酮和阿立哌唑可用于减轻患者的易激惹情绪、自伤和攻击性行为。对伴发注意缺陷与多动障碍的患者建议使用中枢神经兴奋剂。亦有研究报道选用一些替代药物和补充剂（如褪黑激素、催产素、维生素、无麸质无酪蛋白饮食等），但尚需进一步研究验证有效性。

总体来说，ASD 伴随的症状越多，患者致残的可能性就越大。须强调，父母的配合是干预的有效措施，他们是否全面积极地配合和介入对患儿预后产生重要影响。ASD 儿童进入青春期后可能伴随出现更多情绪和不良行为问题，也可伴随违纪和攻击暴力行为，有些合并发展为更严重的精神障碍。正如第八届世界孤独症日主题"了解、尊重、接纳"，增强公众的 ASD 知识教育与普及，使社会对 ASD 儿童更理解、宽容和接受，构建良好的融合环境，对他们的生存与发展极为重要。对 ASD 患者应建立横跨整个生命周期的有效的个体化教育和生物医学干预，提供终生支持。

（静　进）

第八节　幼儿语言发育障碍

语言障碍（language disorders）是指儿童存在表达性语言（分享自身的观点和想法）、感受性语言（理解他人所说的内容）或应用性语言（语言的社交应用，如目光接触、解码非语言的信息、礼貌的请求、保持话题等）方面的困难。

国外报道，2 岁儿童语言迟缓的发生率约为 15%，学龄前儿童语音障碍的发生率为 10%～15%，学龄儿童为 6%。国内资料报道也接近此。

儿童语言发育障碍发病机制十分复杂，涉及遗传、大脑发育损害、听力障碍、智力低下、孤独症、脑炎后遗症、代谢性疾病、环境剥夺、电子产品依赖等诸多因素。主要表现为儿童可能存在开口延迟。他们的词汇量以及词汇多样性都低于预期。他们的句子较短而且不复杂并有语法错误。可能擅长通过上下文来理解意义，但却存在词汇提取困难，贫乏的语言解释，在符合儿童年龄和文化情况的同义词、多义词、双关语理解力上的缺陷。儿童在服从长指令、详述一连串语言信息（如记住一个电话号码或一个购物清单）以及记忆新的声音序列时出现困难。交流困难则体现在陈述关键的事件信息和讲述有条理故事的能力不足。同时伴有社交回避、注意力难以集中（尤其在语言学习和交流的情景下）、攻击性行为增多、情绪波动，甚至自我伤害等行为。

语言障碍的干预必须以评估为前提，评估内容包括认知、听力、口腔结构和功能、行为等。对于前语言阶段的儿童，尤其推荐象征性游戏测试（symbolic play test，SPT），以了解幼儿的非言语象征性思考能力和早期概念的形成，从而合理地判断幼儿的语言潜能。

儿童语言治疗的主要目标是在日常交流和教育环境中为儿童提供可能进行信息沟通的途径。因此，目标的制订应依据儿童的年龄、语言障碍的严重程度和病因等因人而异，但有效的干预必须由家庭成员和干预者在治疗场景之外提供有效的支持。

一、家长培训

通过家长培训向家长传授有关语言障碍的原因、表现和干预的原则和方法，积极争取家长为孩子营造最有利于其语言发育和沟通的家庭环境，如：与孩子面对面交流；积极参与孩子的活动，并逐渐对活动做一些小小的修改；选择孩子有兴趣，但又需要家长一些帮助的游戏或活动，与孩子一起做；创造机会让孩子提出请求，比如玩具够不到、吃的东西每次只给一点点、给孩子二选一的选择；对常规的活动做一些小改动；解释或评论孩子的活动，建议新的活动；等等。

二、幼儿的语言干预

以游戏形式为主的治疗可能更易使 3 岁前儿童获益，因为在游戏中儿童和家庭成员创造了丰富的语言交流的环境，儿童新的沟通行为也在半结构化的游戏场景中得以强化，同时也为父母示范了在家庭中可以开展的语言刺激活动。该年龄儿童的语言治疗不建议以认卡片或认单词的形式进行，同样，电视或 DVD 的方式也不利于促进其词汇学习和沟通技能的获得。语言治疗形式可概况为"3A"：①让儿童做引导（allow），即参与到儿童有兴趣的活动中，并围绕此活动与儿童进行交流。②调整自己的说话方式（adapt），与儿童面对面，并保持视线基本在同一水平；通过慢速、简单、重复和伴手势的表达方式，使儿童更容易理解治疗师/父母的语言；解说儿童所发出的声音、动作或手势；必要时可结合场景进行适当的提问。③增加新经验和词汇（add），通过示范和提示增加新的游戏内容和游戏方式，并在交流中增添新的词汇和内容，如命名人和物，描述人、物、场景，谈论感受，解释可能的原因，展开联想或推测等，也可对儿童的表达进行扩展和延伸。

三、前语言阶段的干预

处于前语言阶段的儿童尚不能用单词交流，干预的目标是利用儿童所具备的非言语沟通技能如手势、姿势、特殊的手语等，建立一个可靠的沟通方式。当儿童已经建立起表达基本需求的可靠方式时，非言语的技能被延伸，可最大限度地促进儿童表达性语言的发育。治疗师应在儿童采用非言语形式表达的同时帮其"配音"，既帮助儿童沟通成功，又使其聆听到想表达的语言。随着沟通技能的提高，绝大多数儿童的口语发声也增强。

四、辅助沟通系统

对于严重语言障碍，理解或口语表达有困难的儿童，可以根据各自的情况使用手语、交流板或交流手册进行沟通。交流板或交流手册是将日常生活中的活动通过常用的字、图片或照片显示出来，以便借此进行沟通。电子交流装置也可酌情选用。

（静　进）

第十章 婴幼儿口腔保健和护理与乳牙龋病

 第一节 乳牙的生长发育和功能

一、乳牙的生长发育

1. 乳牙生长发育的规律

牙齿发生发育是一个连续的过程，与全身的生长发育一样呈现出年龄相关的规律性。乳牙胚的发生是从胚胎的第 2 个月开始，5～6 个月出现钙化，至出生时，20 颗乳牙胚均已形成；乳牙胚形成后恒牙胚也相继发生，第一恒磨牙牙胚形成于胚胎期的第 4 个月，恒切牙牙胚形成于胚胎期的第 5～6 月。

2. 乳牙在口腔内的时间及作用

最短者 5～6 年，长者可达 10 余年。虽然乳牙随着恒牙的萌出替换，在口腔内存在的时间有限，但乳牙期正值儿童生长发育的快速期，因此保护乳牙对于保证消化和吸收营养，刺激颌面部正常生长发育，引导恒牙的正常萌出，起着举足轻重的作用。

3. 乳牙生长发育的影响因素

（1）理化因素。在胚胎期，某些有害因素如致畸药物、X 线照射、病毒感染等可导致胎儿的发育畸形，包括乳牙胚和恒牙胚生长发育异常。

（2）营养因素。孕妈和婴幼儿的营养及维生素（如钙、磷、维生素等）缺乏，均可不同程度地影响不同阶段牙齿的发育和生长，如硬组织的钙化和形成，表现为出生后乳牙甚至恒牙的牙釉质发育不良，其中恒牙多发生在第一恒磨牙和恒切牙。

（3）孕妇或儿童服药不当。在牙齿发育、矿化期间，孕妇或儿童服用四环素族的药物可引起牙齿永久性变色，导致四环素牙，严重者可伴牙釉质发育不全和牙齿缺损。

4. 口腔保健和护理欠完善

婴幼儿时期（0～3 岁）是乳牙陆续萌出、恒牙处于钙化的时期。如果不注意口腔保健，婴幼儿极易发生龋齿，还可罹患牙龈炎、口腔黏膜病、口颌畸形等，从而对其一生的口腔健康产生不良影响。因此，婴幼儿的口腔健康应该受到特别关注。

二、乳牙的功能

乳牙的功能包括咀嚼和吞咽食物、正确发音、维持间隙和保持牙列整齐，以保证机体生长发育的能量需求、维持日常良好的沟通交流、引导恒牙萌出到正确位置和促进颌面部的健康发育、确保颜面美观，这对于让孩子拥有美丽灿烂笑容且身心健康，至关重要。

1. 咀嚼与吞咽食物

牙齿是行使咀嚼功能的直接工具，食物进入口腔后，首先经过牙齿的切割研磨等一系列机械加工。正常的乳牙能发挥良好的咀嚼功能，给颌、颅底等软硬组织以功能性刺激，增进牙周组织的健康，促进其血液、淋巴循环，增强代谢，同时咀嚼运动中反射性促进胃肠蠕动，刺激分泌消化液，增进消化功能，进而有利于正常的生长发育。婴幼儿期是生长发育的旺盛期，这个时期家长开始给宝宝添加各类营养丰富的辅食，如果咀嚼功能异常，不能很好地吞咽消化食物，宝宝的发育将会受到一定的影响，乳牙龋病伴随而来的牙冠破坏，食物嵌塞、疼痛等，都可能导致咀嚼功能低下。

2. 正确发音与日常沟通交流

婴幼儿期是儿童开始发音和学习语言的关键阶段，牙齿在牙列中排列的位置，以及牙与唇舌之间的关系，对言语的清晰程度和发音的准确性有着重要的影响，因此正常的乳牙列有助于儿童的正常发音学语。如果前牙破坏或是缺失，舌齿音、唇齿音、齿音等的发音均会受影响。

3. 维持间隙与引导恒牙正确萌出

乳牙还可以引导恒牙的萌出，并为其预留萌出空间。如果乳牙因为龋齿或外伤等破坏导致预留空间变小，很可能引起恒牙的萌出位置或时间异常；乳牙过早丧失将无法对萌出的恒牙起引导作用，则可能导致恒牙的萌出错位异常。

4. 保持牙列整齐与确保颌面部健康发育

牙齿按照一定规律生长形成弧形排列的牙弓，上下颌牙齿尖窝交错，牙、牙弓和上下颌关系紧密形成一个整体，使得唇颊部丰满，颌面部形态正常，表情自然，因此乳牙列的完整性和正常功能将影响儿童的颜面美观，进而影响儿童的心理健康。一个孩子如果乳牙满口龋齿或是多个乳牙过早脱落容易被小伙伴嘲笑，不愿意张口说笑，亦可能因为吃饭慢或口齿不清，不能很好地跟小伙伴一起玩耍。

由上可见，为了让孩子拥有美丽灿烂笑容，保持身心健康，一口健康美观的乳牙是关键。因此家长要摒弃"小孩子不用刷牙""乳牙坏了不用治，以后会换掉的"等错误观点，从宝宝开始重视保护乳牙的健康。

第二节　婴幼儿的口腔保健

婴幼儿指 0 ～ 3 岁的儿童，这一时期是乳牙陆续萌出、恒牙处于钙化的关键期，口腔保健尤为重要。

一、新生儿期的口腔保健

新生儿是指胎儿自娩出到出生后 4 周。胎儿在离开母体后经历了一系列生理功能的变化，将在乳牙的钙化进程中刻录下新生线。

1. 实施新生儿口腔清洁

虽然新生儿还没长牙齿，但也要进行口腔清洁，以建立健康的口腔生态环境。家长在清洁双手后，用温开水泡湿消毒过的纱布或棉签，充分清洁宝宝的黏膜、牙龈和舌头上残留的奶垢。

2. 正确对待新生儿"马牙"

新生儿口腔黏膜上偶尔出现白色米粒球状物，俗称"马牙"，这是牙板上皮剩余角化物残留，可不予处理，随后自行脱落；如"马牙"引起出血疼痛或影响吸吮，可到口腔科就诊判断是否需要进行处理。

3. 增强新生儿体质

坚持母乳喂养是增强新生儿体质的方式，因为母乳营养均衡且富含多种抗体等，母乳喂养的婴儿发育更为健康，如可增强免疫力、提升智力、降低婴儿猝死发生率、减少儿童期肥胖、减少罹患过敏性疾病的概率等。

4. 避免新生儿口腔感染

新生儿的口腔唾液腺不发达，唾液分泌量不足，黏膜比较干燥，容易发生感染，最常见的有白色念珠菌感染，必须注意：①经常消毒喂养器具（如奶瓶、奶嘴等），保持口腔卫生；若消毒后 24 小时内没有使用，需重新消毒，以免滋生细菌。②避免口对口亲吻宝宝，或是用嘴接触宝宝的喂养器具，如试奶温时，可以滴一滴奶到自己的手上以感觉温度，不要通过口接触奶嘴去试温度。③产妇要做好乳头清洁和口腔护理，同时自己坚持有效刷牙，配合使用牙线，必要时加用冲牙器。

二、婴儿期的口腔保健

婴儿是指出生后 4 周到 1 周岁。在这期间，婴儿口腔的肌肉神经开始发育，上下颌骨发育，出现咀嚼运动，乳牙逐渐萌出，恒牙的硬组织开始逐渐钙化形成。婴儿期的口腔保健项目如下。

1. 关注乳牙的萌出，必要时咨询牙医的专业意见

一般来说，6 月龄左右开始萌出第一颗乳牙，为下颌乳中切牙。牙齿的萌出时间存在很大个体差异，有的宝宝早一些，在 4 ～ 6 个月萌出；有些则晚一些，在 10 ～ 12 个月萌出。爸爸妈妈们不必太过纠结宝宝第一颗牙齿的萌出时间。但超过 1 岁仍没有牙齿萌出，

则建议到儿童口腔科拍片做进一步检查，排除乳牙先天缺失、遗传病或系统性疾病的可能性。

2. 提供足够营养促进恒牙硬组织的钙化形成

宝宝出生后在恒牙的硬组织逐渐钙化形成的过程，需要足够的营养保证正常生长发育。随着消化系统的发育，在乳类喂养的基础上，应适当给宝宝添加辅食；在宝宝快要长牙或正在长牙时，可把食物的颗粒逐渐做得粗大，这样有利于促进宝宝牙齿的生长，并锻炼他们的咀嚼能力。

3. 调整喂哺方式、吸吮姿势和喂养习惯等促进上下颌骨的发育

推荐母乳喂养姿势为45°斜卧位或半卧位。人工奶瓶喂养要注意下颌与奶瓶的角度。如婴儿平卧自抱奶瓶吸奶，下颌需用力前伸吸吮，容易引起牙齿畸形，即常说的"地包天"。乳头不宜过大，与婴儿的外形吻合为宜。避免婴儿的头部长期处于一种睡眠体位，防止头部受压影响颌面部正常发育。

4. 家人协同进行婴儿期口腔护理

（1）家人协同进行婴儿期口腔护理。宝宝出生后就要开始进行口腔护理，1岁内的小宝宝身体还很软，这个时期的卫生清洁要完全由家长或监护人来完成。

（2）婴儿期口腔护理方法及注意事项。家人在洗手后，将干净纱布缠绕在手指上或用棉签，蘸点温开水，按照一定顺序，从左到右，从上到下，轻柔清洁和按摩宝宝的口腔黏膜，包括上腭、舌头、口底等部位。动作注意轻柔，避免造成黏膜损伤，出现口腔创伤性溃疡。1岁内的宝宝使用牙膏容易反感，诱发呕吐，可以不使用牙膏，只用放凉的温开水清洁。

（3）孩子和父母采取的姿势及注意事项。

1）姿势包括：①为了防止小宝宝身体动来动去造成的损伤，可让宝宝平躺在床上或是用大毛巾将小宝宝包裹起来，一手抱住孩子，同时手指固定头部撑开上下颌，另一手按摩清洁牙齿。这种"怀抱式"还能为婴儿提供强烈的安全感。②也可以是家长一手轻轻托着头部，一手撑开口腔进行清洁，另一个家长帮忙固定身体，用手和肘控制婴儿的胳膊和腿，如图所示的"膝对膝法"。

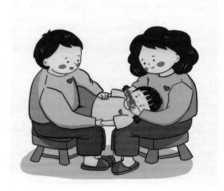

2）注意事项：每次喂奶后和睡觉前最好都进行口腔护理，每天至少进行一次全面的口腔清洁。养成清洁习惯的宝宝，未来更不容易排斥刷牙，家长也能及时发现宝宝的口腔变化。

（绘图：中山大学附属口腔医院王晓红）

三、幼儿期的口腔保健

幼儿期是指1～3岁，正是乳牙列完全萌出建立的时间。幼儿期的口腔保健项目如下。

1. 提供更多更丰富均衡的营养素满足恒牙的牙釉质发育的需要

营养素主要来源于饮食，而食物的摄入主要通过口腔，如果儿童的营养素供给比例不当，或患严重偏食症或口腔疾患，可以影响营养素的摄入。这一时期的营养不良，如钙、

磷、维生素等微量元素的缺乏可造成恒牙的牙釉质发育不全。幼儿断奶并添加辅食后，糖类食品摄入增加，易患龋病。婴幼儿龋病高发的主要原因是不良的喂养习惯和未进行有效的牙齿清洁。比如牙齿萌出后含奶入睡、喂夜奶、延长母乳或奶瓶喂养时间，频繁多次、过早过多饮用含糖饮料等。

2. 合理调整饮食结构促进乳牙萌出

幼儿期牙齿逐渐萌出，在保证营养均衡的前提，必须合理调整饮食结构。

（1）要完全停夜奶和适时戒奶。从口腔健康的角度，1岁至1岁半的宝宝要完全停夜奶、戒断母乳和奶瓶喂养，练习使用吸管杯，慢慢过渡到使用广口杯喝奶喝水。不推荐包括果汁在内的各类含糖饮料，买牛奶和奶粉时留意配料表中将"生牛乳"排第一位的，市面上很多酸酸甜甜口味的"奶"制品，其实只是奶饮料，含有大量的糖分和添加剂。

（2）避免过软的食物。很多家长担心宝宝消化不好，准备的食物大都又软又黏。其实随着牙齿的逐渐萌出，咀嚼效率的提高，幼儿是可以摄入一定硬度的食物。长期食用过软的食物，不利于宝宝牙颌的正常发育，容易出现牙列拥挤。要锻炼学习啃咬咀嚼食物，乳牙期出现稀疏牙缝其实才是健康的，牙缝是为今后替换更大的恒牙预留空间。

3. 熟悉乳牙萌出时间顺序及异常的对策

（1）乳牙萌出时间顺序。乳牙列最先萌出的是下颌乳中切牙，约在出生后的第6个月；萌出顺序常为：1、2、4、3、5；下颌早于上颌；最后萌出的是第二乳磨牙。但由于存在个体差异，牙齿萌出年龄和顺序不一定完全一致，一般女孩比男孩萌出时间早些，有时差异可达两三年。

（2）乳牙萌出异常的对策。牙齿萌出往往是左右对称的，对于某个宝宝，任何一侧牙齿的萌出时间与平均萌出时间有6个月的差异都是正常的。如果一侧牙齿已经萌出，另一侧同一牙齿超过半年仍未见萌出，建议前往医院拍摄X光片明确牙齿的发育是否正常，排除先天缺失或发育畸形的可能性。

4. 选择合适的幼儿期刷牙姿势和执行者

（1）选择合适的刷牙姿势。

1）年龄偏小的幼儿可以继续采用"膝对膝"姿势刷牙。年龄略大的幼儿如图片所示，刷牙前家长先清洁双手，站或坐在宝宝的右后方，视线高于宝宝的头部或是宝宝的头部枕在家长的腿上，以便能看到宝宝的口腔状况，左手托住宝宝的下巴使头轻微上抬，用臂弯控制宝宝的头部不乱晃。左手食指中指和拇指帮助牵拉口角，右手握牙刷，按照一定顺序进行内侧面、外侧面和咬合面的有效清洁，并配合使用牙线。

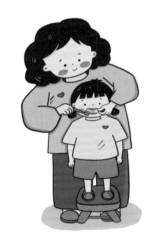

2）刷牙时可在镜前，让宝宝观察自己刷牙的样子，边刷牙，边给宝宝讲解刷牙的方法。在学习刷牙的过程中，播放一些刷牙的动画、视频、刷牙歌曲，让宝宝在玩耍中慢慢习惯每天刷牙。

（2）幼儿期刷牙的执行者。幼儿期的刷牙仍必须由家长完成，当孩子主动要求学刷牙时，家长要鼓励并予以表扬，

（绘图：中山大学附属口腔医院王晓红）

以提高宝宝刷牙的兴趣，但孩子独自刷牙并不能有效去除菌斑。因此，幼儿期的刷牙，在鼓励孩子自己刷牙的同时，必须由家长完成，才能保证刷牙效果。如果相邻的乳牙间隙已经关闭，则需要加用牙线，或是其他辅助工具。家长执行并完成刷牙才能达到事半功倍的效果。

5. 谨防跌倒外伤，保障乳牙、颌面部和恒牙胚的正常发育

（1）儿童具有活泼好动、探索未知新鲜事物的天性，幼儿期是平衡、灵敏与协调发展的时期。由于协调能力差，四肢的条件反射不健全，在运动或玩耍时，易发生碰撞、跌倒出现牙齿及颌面部外伤。儿童牙外伤发生率高，幼儿期乳牙外伤常造成乳牙早失，甚至影响相应恒牙胚的生长发育。

（2）随着儿童活动量和活动范围的扩大，应加强监护，防止乳牙外伤的发生。活动区域尽量垫有软垫，对于尖锐的边角要用泡沫进行包裹，室外活动时最好穿胶底不滑的运动鞋，在进行高强度、对抗性运动时，最好佩戴头盔、运动防护牙托等防护用具，以防范外伤。预防婴幼儿牙外伤是家长和监护人的责任。发生牙外伤，应及时到儿童口腔科就诊，评估外伤的类型及严重程度，是否对恒牙胚造成影响，以免忽视错过治疗时机。

第三节　婴幼儿的日常口腔护理措施

一、刷牙的方法

几乎所有的权威机构都建议宝宝还没长牙之前就开始进行口腔清洁护理，一方面减少感染的可能性，另一方面让宝宝更快适应刷牙这个动作。美国儿童牙医协会建议，家长帮助监督孩子刷牙，直到 7 岁；每天应至少刷牙两次。儿童刷牙方法因人而异，较常用的为 BASS 刷牙法和圆弧法。

1. 巴氏（BASS）刷牙法

巴氏（BASS）刷牙法又称龈沟清扫法或水平颤动法，是美国牙科协会推荐的一种有效去除龈缘附近及龈沟内菌斑的方法。首先将刷头对准牙齿与牙龈交接的地方，刷毛与牙长轴呈 45°角指向根尖方向（上颌牙向上，下颌牙向下），轻微加压，前后水平颤动 10～15次。刷毛向牙齿轻压，使刷毛略呈圆弧，刷毛的侧边也与牙齿有相当大的接触，但刷毛不可被牙齿分叉。刷前牙内侧面时，可以将刷柄竖起，用刷头后部的刷毛接触牙龈，下牙从下向上刷，上牙从上向下刷。按照从左到右，从下到上，一定顺序进行刷牙。刷完一个区域移至另一个区域时，注意两个区域之间应有重叠，因此有效地刷完一口牙齿是需要至少 3 分钟。

2. 圆弧刷牙法

圆弧刷牙法即"画圈法"刷牙，其要领是将刷毛放置在牙面上，轻压使刷毛略弯曲，在牙面上画圈，每部位反复画圈 5 次以上。前牙内侧面需将牙刷竖放，牙齿的各个面（包括唇颊侧、舌侧及咀嚼面）均应刷到。刷到前牙外侧面的时候，可以让宝宝发"e"的音，这时门牙是对咬着的，然后牙刷在牙齿上面进行连续的圆弧形转动。

3. 综合刷牙法

家长帮助宝宝刷牙时，可以综合运用多种方法，注意按照一定顺序，从左到右，从下到上进行，从牙龈刷到咬合面，以免遗漏。刷前牙需要清洁 2 个面，刷后牙需要清洁 3～4 个面，尤其是最后一颗大牙的最后面容易遗漏，所以刷该面时，半张口，刷头竖起轻刷，才能做到有效刷牙。

二、牙刷的选择

1. 刷头的选择

选择刷头小一点，大概能覆盖 2 颗牙齿为宜，刷头太大，很难灵活清洁到各个角落；但刷头太小，清洁的效率和力度会减弱，应选择跟宝宝牙齿大小相符的刷头。刷毛软一点，以不损害黏膜，又可去除牙面的软垢为宜。手握柄略粗一点的儿童牙刷，更方便进行口腔，也方便宝宝握持开始试着自己学习刷牙动作。不推荐儿童使用 360°牙刷。

2. 电动牙刷的使用

使用电动牙刷的原因是孩子手部缺乏灵活性，难以操控牙刷，家长由于姿势问题，给孩子刷牙时不如自己刷牙自如，使得菌斑清除不力。电动牙刷刷头可以转动或颤动作自动运动，在清洁能力、使用效率上确实优于手动牙刷，前提是宝宝愿意使用电动牙刷，并且家长能将刷头应用到所有牙面。对于不喜欢振动触感的宝宝，可能手动牙刷会更容易接受，从而达到清洁的目的。只要刷牙方式正确，电动牙刷与手动牙刷两者的清洁效果无明显差别。

三、牙膏的选用

牙膏所含的摩擦剂和表面活性剂能辅助去除菌斑和软垢，通过添加氟化物还有坚固牙齿的效果。世界口腔卫生组织推荐，儿童刷牙也可使用含氟牙膏，适量的氟可使牙齿变得更紧固，更耐磨耐酸，有效预防龋齿。3岁以下的儿童每次牙膏用量约为米粒大小，薄薄一层铺满刷毛，为安全使用量。牙刷不蘸水，挤上牙膏慢慢刷出泡沫，才能发挥牙膏的最大功效。

刷牙最好使用温开水，骤冷或骤热的刺激会让宝宝感觉不适，过热容易引起黏膜损伤，过冷不利于牙膏内的有效物质发挥活性，对于小宝宝，放凉一点点的温开水是最好的选择。

四、清洁牙缝的秘密武器

1. 使用牙线的必要性

尽管刷牙是应用更为广泛的机械性控制菌斑的方法，但是仅仅刷牙并不足以清除所有牙面上的菌斑。当乳牙萌出至出现两颗牙齿有接触时，邻面菌斑就很难通过刷牙去除。牙菌斑在牙缝中慢慢滋生，分解食物残渣中的糖产生酸性物质，让牙齿脱矿最终形成邻面龋齿，这时候就需要使用其他方法来进行邻面清洁。很多小宝宝第一颗龋齿就发生在门牙的牙缝之间。

2. 牙线的正确使用方法

使用牙线时，一般取20～25cm长，用食指和拇指顺着牙缝的走向，缓慢压入牙缝内，紧贴两侧牙齿的邻面，从牙龈向牙冠方向，做提拉动作清除牙菌斑。要注意的是，牙线需变成C形环绕一侧邻牙，充分滑进该侧牙齿与牙龈的间隙。婴幼儿牙齿根部与牙龈组织之间有大约1.8mm的宽度，称为龈沟，是牙菌斑堆积的重灾区。使用牙线的重点部位为上门牙和后牙的牙缝。注意不要使劲将牙线压入牙龈，容易造成牙龈损伤，出血疼痛。使用牙线的姿势跟刷牙是一致的，仍要按照一定顺序进行，以免遗漏某个牙缝。一开始学习用牙线有一定难度，需要孩子和家长反复练习。

3. 家长对使用牙线的误区

有些家长认为，使用牙线会使牙龈出血或是使牙缝变宽，而拒绝使用牙线。医生会告诉你，健康的牙龈在正常清洁是不会出血的，一碰就出血的牙龈恰恰是因为存在牙菌斑，更要加强清洁。而柔软的牙线并不会使牙缝变得稀疏。

4. 其他牙缝清洁工具的优缺点

为了使用方便，有些牙线加上了手柄，称为牙线棒。有些孩子的牙缝比较宽，容易食物嵌塞，使用牙线去除食物团块的效率不高，这种较宽的牙缝可以使用牙间隙刷。冲牙器可以帮助冲刷去除较宽牙缝和靠近牙龈藏匿龈沟的食物残渣和软垢，在用餐后只要冲洗

1～3分钟，可以冲掉牙缝里的食物残渣。但切记冲牙器替代不了刷牙和牙线的作用。由于冲牙器喷水时存在一定压力，婴幼儿比较难配合使用。

婴幼儿的口腔健康对其未来一生的生理和心理健康至关重要，而且这一阶段婴幼儿自己不具备维护口腔卫生的能力，家长作为幼儿健康的第一责任人，从孩子出生的那一刻起，应当指导其均衡摄入营养，提供口腔的保健和护理，积极维护婴幼儿的口腔健康。婴幼儿乳牙龋病虽然患病率非常高，发病年龄小和发展非常迅猛且严重，但只要家长高度重视和认真细致护理，同时从小培养婴幼儿的口腔卫生习惯，养成良好的饮食习惯，并及时发现和治疗，乳牙龋病是一种可防可控的疾病。由此家长、儿童和医生携手努力，共同维护一口健康美观的乳牙，让孩子拥有美丽灿烂的笑容，以保证婴幼儿的身心健康。

第四节　婴幼儿乳牙龋病

一、婴幼儿乳牙龋病的特点和高危因素

（1）乳牙龋病俗称"蛀牙""烂牙""虫牙"，是儿童最高发的慢性疾病，该病损是不可逆的。临床上常遇到家长声称，孩子的牙齿发育不好，长出来就没了，往往是在没有完全萌出时已经发生龋齿造成破坏，牙齿部分缺失，导致家长有"牙齿长出来就是个坏牙"的错觉。

（2）乳牙龋病患病率非常高，发病年龄小，发展非常迅猛且严重。2018出版的第四次全国口腔健康流行病学调查报告显示，3岁儿童乳牙患龋率为50.8%，平均患龋牙数2.28。儿童乳牙龋病的发生率远超家长们的想象。在牙齿刚萌出不久甚至牙齿尚未完全萌出，即可发生龋齿，乳牙龋病发展非常迅猛且严重。在《儿童口腔医学》的教材中写道"低龄儿童龋齿是指小于6岁的儿童，只要在任何一颗乳牙上出现一个或一个以上的龋齿，或是因为龋病造成的牙齿缺失。对于3周岁甚至更小年龄的婴幼儿，如果出现光滑面上有龋洞，或是3岁有大于等于4个龋洞，即可判断为重度低龄儿童龋齿"。临床上可见到6个月婴儿，刚萌出的上门牙已发生龋齿。

（3）婴幼儿乳牙易患龋病的高危因素。

1）乳牙的颈部外形明显缩窄，同时乳牙列存在生理间隙，容易堆积食物残渣和滞留牙菌斑；

2）乳牙的钙化程度相对于恒牙低，抗酸能力弱，易患龋病且常常发生多颗龋齿；

3）儿童的食物大多偏软，且甜食多，黏着力强，容易发酵产酸；

4）乳牙的牙质比较薄，婴幼儿没办法进行自我口腔清洁，而家长又意识不足，没有帮助婴幼儿进行有效的口腔清洁，如家长一两个月不注意清洁，就有收获一口烂牙的风险；

5）婴幼儿时期的睡眠时间较长，唾液量分泌不够，利于细菌繁殖；

6）乳牙龋病往往没有明显症状，家长容易忽视龋洞的存在，一旦儿童出现疼痛或肿胀等症状，常已经是发展到牙髓病、根尖周病，甚至残冠残根等无法治疗的地步；

7）婴幼儿乳牙龋病尤其是同一颗牙齿的多个面，若不细心观察，很容易疏漏；

8）有些家长误认为"乳牙终将被替换"，忽视婴幼儿乳牙龋病。

二、乳牙龋病的危害

乳牙龋病危害极大，不仅直接累及口腔颌面部，严重时甚至影响患儿的身心健康。

1. 乳牙龋病直接累及口腔颌面部结构和功能

（1）乳牙因龋病出现牙洞，尤其是出现波及很多颗后牙时，咀嚼功能明显减退，有时还会形成偏侧咀嚼等不良习惯；或是出现"地包天"，严重时会导致颌面部发育异常。

（2）由于龋洞的存在，食物残渣软垢堆积，易导致新萌出的恒牙也发生龋病。乳牙龋病进展成牙髓炎甚至根尖周炎时，炎症将波及恒牙牙胚，导致恒牙的发育异常，萌出时间错乱，甚至停止发育。

（3）破损的牙冠牙根可刺激黏膜和舌头，造成局部组织溃疡。

2. 严重乳牙龋病影响患儿的身心健康

（1）多数乳牙有龋齿，咀嚼功能低下，影响孩子的营养摄入，婴幼儿正处于生长发育的旺盛期，全身发育会受影响，身材矮小、瘦弱，抵抗力下降。

（2）幼儿期是儿童学习语言的时期，乳牙的崩坏和早失会影响正确发音。门牙缺损发黑会影响美观，对孩子的心理健康造成一定的影响。

三、婴幼儿乳牙龋病的预防

虽然婴幼儿乳牙龋病患病率非常高，发病年龄小和发展非常迅猛且严重，但只要家长高度重视，在做好婴幼儿的口腔保健和实施婴幼儿的日常口腔护理措施（详见本章第二节和第三节）的基础上，同时加强婴幼儿乳牙龋病的预防，适时去看牙医，婴幼儿乳牙龋病是一种可防可控的疾病。

1. 尽早口腔清洁，注重口腔护理，避免致龋菌定植

反复强调婴儿出生之后，无论有无牙齿的萌出，都要进行口腔清洁，尤其在宝宝出生时没有建立自己的口腔生态环境之前；幼儿期是变形链球菌在婴幼儿口腔中定植的时间，变形链球菌是目前公认的龋病主要致龋菌；有研究表明变形链球菌在口腔的初始定植时间为出生后的 19 ～ 31 个月，这个时间正是乳牙萌出和乳牙列逐渐建立的时期，致龋菌传播越早，患龋风险越高。避免致龋菌在口腔内的定植，是预防婴幼儿龋病的关键。

2. 强化看护人自身口腔清洁，讲究喂养卫生，避免致龋菌传播

唾液是病原体传播的载体，有研究表明龋病致病菌是可以在妈妈和宝宝之间传播的，如果妈妈口腔内有龋齿，就算还没有引起什么不适的症状，也说明妈妈的口腔里是存在致龋菌的，这些特殊的病菌在日常生活接触中难免就会"传播"到宝宝的口腔。看护人注意做好自身口腔清洁，不能与孩子共用餐具，莫把致龋菌传播给孩子。同时看护人应注意喂养卫生，不要用嘴巴接触宝宝的奶嘴去检测奶的温度或把勺子放到口中试温度再喂孩子，更不要将食物嚼烂喂给孩子，避免将口腔内的致龋菌传播给孩子。

3. 尽快治疗婴幼儿乳牙龋病，防止龋病进一步发展，预防再次出现龋病

一旦出现乳牙龋病，不仅仅要治疗已经成型的龋洞，更重要的是防止龋病的进一步发生发展，预防再次出现龋病。指导家长帮助孩子做好口腔卫生护理和养成良好的饮食习惯，以促进儿童口腔健康免受龋病困扰才是最终目标。

4. 尽量优选食材，培养良好饮食习惯，减少婴幼儿乳牙龋病发生率

食物因素在乳牙龋病发病过程中，起着至关重要的角色，如食物的含糖量与龋病的发生呈正相关关系，高糖的食物具有高的龋病发生率。各类糖的致龋性从高到低依次为：蔗糖＞葡萄糖＞麦芽糖＞乳糖＞果糖＞山梨醇＞木糖醇。要非常注意的是婴幼儿进食的频率和食物的性状。进食次数越多，龋病活动性越强。食物越软，睡眠时间越长，口腔的自洁作用就越差。家长如果喂养频繁，无节制地使用奶嘴，不控制夜奶，没有有效进行口腔护理，儿童发生龋病的可能性就会非常高，发病年龄小，进展迅猛。

5. 优先婴幼儿乳牙龋病危险性评估，争取看护者充分配合，定期随访

美国儿童牙医学会认为，应在婴儿第一颗乳牙萌出即 6 个月至 1 岁时，进行适当的口腔健康评估，由专业的儿童牙医和家长合作完成，并颁发了龋病风险评估工具（CAT），例如美国儿童牙医学会《0～3 岁儿童龋病危险性评估表》（见表 10-1）。

表 10-1　0～3 岁儿童龋病危险性评估表

0～3 岁儿童龋病危险性评估表		
因素	高危	低危
生物学因素		
母亲或其他主要看护者有活动性龋洞	是	
父母或看护者社会经济地位低	是	
每天三次以上的饭间含糖零食或饮料	是	
含带有糖类液体的奶瓶入睡	是	
有特殊的健康护理需要	是	
保护性措施		
饮用最佳浓度的氟化用水或氟补充剂		是
每天用含氟牙膏刷牙		是
专业医师局部涂氟		是
定期口腔护理		是
临床检查		
白垩斑或釉质缺损	是	
肉眼可见的龋洞或充填体	是	
牙面上有牙菌斑	是	
儿童患龋风险的总体评估	高□	低□

（引自郑佳佳、姜玺军、仝星宇翻译的美国儿童牙医学会《Guideline on Caries - risk Assessment and Management for Infants, Children, and Adolescents》）

总之，没有哪一种龋病管理措施是完美的，如果没有家长及看护者对口腔护理和保健的足够重视、充分配合和定期随访，任何一种龋病控制措施都不可能取得成功。

第五节　看牙医时机的选择及意义

如何选择看牙医的时机，做到适时去看牙医做检查并及时诊治和干预是婴幼儿乳牙龋病防治的关键。

一、看牙医时机的选择

作为家长，最好的看牙时机是在孕期。孕期是孩子口腔器官快速发育和形成的时期，也是父母开始制订孩子口腔保健计划的最佳时机。家长在期待宝宝到来的这段时间，是最愿意学习了解健康保健知识的时期，即将为人父母有强烈的愿望，想要将最好的一切呈现给孩子。有研究显示对孕妇的口腔健康教育将提升其子女的口腔健康水平。我们相信，跟准妈妈探讨良好营养和孕期的口腔健康教育是最有效的，也是最符合预防保健原则。

二、口腔检查时机的选择

口腔健康检查是终生性预防教育和口腔护理的基础，有助于保持最佳的口腔状态。第一次口腔检查最好是婴儿期，大概在第一颗牙齿萌出时或是 1 周岁之前，而且最好由儿童口腔科医生来进行。但如果孩子有特殊的口腔问题，如发育异常、黏膜病、牙外伤等，应立即就诊。

三、龋病风险评估时机的选择

第一次检查的内容包括医生询问孩子的口腔卫生习惯、喂养方式、食物种类、饮食习惯等，提供饮食与营养建议；家长直接咨询口腔知识，加深了解宝宝牙齿生长发育的特点、口腔保健措施的重要性和口腔护理的方法；医生通过口腔检查和问卷调查，进行宝宝患龋风险评估，同时制订预防性指导的健康计划。

四、干预时机的选择

根据宝宝的龋病风险评估，确定复查时间和干预措施。可选择 3、6 或 12 个月定期复查一次。根据孩子的年龄不同，相应进行口腔卫生以及牙外伤等方面的预防性指导，包括存在患龋风险的孩子，可以局部使用氟化物防龋；纠正不正确的喂养姿势和不良饮食习惯，如偏侧咀嚼、下颌前伸、吐舌等严重者可导致牙、颌面畸形；适时干预不良习惯，如许多婴幼儿早期由于心理和生理上的需要，较短时间内有吮吸、咬指等习惯，随着年龄增长，逐渐减少，2 岁以内对此无须干预，但如果持续到 3 岁以后，不仅没有减弱甚至有所增强，属于口腔不良习惯，可能造成牙及颌面骨骼不良变化，则要及时进行阻断。

五、定期看牙医的意义

（1）尽早看牙医，使医生和父母能够在孩子出现严重口腔问题之前讨论保持口腔健康的方法，以促进制订预防性指导计划。

（2）尽快做第一次口腔检查，有助于早期诊断和治疗婴幼儿乳牙龋病，以避免乳牙龋病等扩展。

（3）通过看牙医，让宝宝更好地接触口腔科环境和熟悉儿童口腔科工作人员，可在最大程度上避免或减少孩子以后看牙的恐惧心理，降低出现口腔病患的概率。

（4）家长陪伴甚至安抚和医生配合消除婴幼儿焦虑情绪和恐惧心理。有研究表明，母亲对牙科的焦虑情绪会对儿童看牙产生负面影响，因此家长自身应先稳定情绪。一般情况下，年龄越小，对看牙的适应程度越差，看牙的恐惧心理越明显，针对这一年龄段的孩子看牙所可能出现的焦虑情绪，家长须陪伴并给予充分安抚。看牙前，家长可以对孩子进行适当的解释和演习，通过绘本或动画片了解看牙流程，但不建议过度强调看牙这一事件，以免对孩子造成心理压力，更加不能在看牙前恐吓孩子"再不听说话带你去看牙""不好好刷牙就拔光你的牙齿"之类。

（卢佳璇　杨惠玲）

第十一章　婴幼儿视觉发育规律及其异常

第一节　婴幼儿的视力发育规律

虽然正常新生儿眼球已经成型，但由于大脑发育还不完善，视觉结构、视神经尚未成熟，还无法协调双眼运动，不能对焦处理视觉信息，因此此时新生儿仅仅对光线有反应，看到的是模糊的黑白世界；其视力只有成人的 1/30，只能看到水平方向和眼前 18～38 厘米的人或物，这就是婴儿总是对颜色对比强烈或形状比较突出的食物感兴趣的原因。

不过，婴幼儿时期大脑可塑性很强，视力可在接下来的几个月中随大脑快速发育不断发展，因此宝宝看到的东西也越来越清楚，一般在 6～8 个月就能达到和成人一样的视力。

一、婴幼儿视力发育过程

0～6 岁是眼球结构和视觉功能发育的关键时期，其中婴幼儿阶段视力发育的过程主要有以下几个时间段。

（1）1 个月内。出生一周的宝宝可看到 8～15cm 远的物体，眼睛能够追随物体；一周后的宝宝可以看见 3m 处的物体，喜欢看人的面孔或者高对比度的图案，两只眼睛运动还不够协调；

（2）2 个月。宝宝的视力越来越集中，喜欢看活动的物体和熟悉的大人的脸，喜欢看深浅对比的颜色，在 90 度范围内眼球能随着物体运动；当有物体很快地靠近眼前时，会出现眨眼等保护性反射，注视小手 5 秒以上。

（3）3～4 个月。3 个月宝宝的视线开始可以固定，能看清约 75cm 远的物体，视力约为 0.1；视线还能跟随移动的物体而移动，对颜色很敏感，不少宝宝都喜欢红色。

（4）5～6 个月。此时宝宝眨眼次数增多，能够准确看到面前的物体，还可能抓起来在眼前玩耍；手眼协调更好，可以在眼睛的控制下玩弄手上的物品，还能追随你手中移动的玩具。

（5）7～8 个月。能辨别物体的远近和空间；喜欢寻找那些突然不见的玩具；可跟宝宝玩"躲猫猫"的游戏，观察宝宝的兴奋程度和反应及时与否。

（6）9～10 个月。宝宝的视线可以随着移动的物体上下左右地移动，可以寻找掉下来的玩具，还能辨别物体的大小和形状，可以区别简单的几何图形，观察物体的不同形状。

（7）11～12 个月。1 岁时视力可达 0.2，能区别物体，会模仿动作，能看见细小的东西如爬行的小虫、蚊子，能注视 3m 远的小玩具。

（8）13～18个月。向垂直的方向发展（如行走、堆高积木）；精辨能力发展，能配对相同的东西，并分辨两个相似物的异同；能指认书上的图案；涂鸦时手有垂直、水平及画圆弧的动作；能指认形状。

（9）19～24个月。可以仅依靠视觉能力来探索物体（不必靠触觉或其他知觉）；能模仿别人的动作；视觉记忆内容增多，所有相关视觉的技能更加熟练；能够配对颜色和形状。

（10）2～3岁。2岁时视力可达0.4以上，3岁时视力可达0.5以上，此阶段婴幼儿开始能用塑料拼图板来配对简单的形状；能玩简单拼图；能大概画出不规则圆形；可插长度2～3cm的插棒入孔；开始认识文字符号。

二、婴幼儿视觉发育的影响因素

影响婴幼儿视觉发育的因素可分为内在因素和外在因素，其中内在因素包括遗传因素和机体内环境因素，外在因素包括围生期因素、营养因素及外环境因素。各类因素可相互作用影响视觉发育。

（一）内在因素

影响婴幼儿视觉发育的内在因素主要包括遗传因素和机体内环境因素。目前的研究主要认为基因是在近视的易患性方面起基础性的作用；而在视觉系统发育过程中，神经活动则是一个关键的机体内环境因素，神经递质和神经营养因子等在眼发育的自身塑形方面起保护和修饰作用。

（二）外在因素

影响婴幼儿视觉发育的外在因素主要包括围生期因素，营养因素及外环境因素。

1. 围生期因素

研究发现出生时有围生期并发症的儿童较正常儿童更易患视觉疾病，如弱视和屈光不正等。早产是导致婴幼儿视觉系统受损的高危因素，但其是否会引起婴幼儿视觉发育永久落后尚存争议；围生期缺氧引起的新生儿中枢神经系统损伤也可能导致视觉受损。

2. 营养因素

孕期营养物质的均衡摄入对胎儿视觉发育起重要作用。研究发现孕妇膳食中补充鱼油可提高新生儿红细胞中的DHA含量，进而促进视觉功能发育；婴幼儿维生素A供给不足或缺乏可能导致夜盲症的发生；钙和锌对维持正常视力发育具有重要意义；此外过量食用甜食也可能通过改变晶状体、房水渗透压和引起维生素B1消耗增多等导致儿童视力发育不良。因此为促进婴幼儿正常的视觉发育，需保证婴幼儿饮食合理、健康且全面。

3. 环境因素

人和动物在出生时视觉系统尚未发育成熟，因此生后一定时期的发育过程中，视觉系统能根据外界环境的刺激调整和改变神经联系和突触结构，即视觉发育具有可塑性。因此需关注环境因素在婴幼儿视觉发育关键期中发挥的重要作用。

三、如何促进婴幼儿视觉发育

婴幼儿在视力发育上也是需要家长们的一些帮助的，看看我们家长可以做些什么吧！

1. 颜色刺激

宝宝在半岁前，视力具有三色视觉，这时候对比比较强烈的黑白两色对他视觉的刺激是比较大的，因此在这个时期可常常在宝宝眼前 20 ～ 38cm 处放一些具有黑白对比色的玩具，经常看可以刺激视觉发育。而在半岁之后，宝宝需要颜色更加丰富、对比更加强烈的物品，一些图像和玩具都是不错的选择，尤其是形状比较有特色的东西可以作为玩具。

2. 视觉游戏

这时候玩一些视觉游戏也能促进宝宝的视力发育，可以用开灯关灯，或者直接拿着手电筒和宝宝玩，让他了解明暗的变化，也可以知道白天黑夜，这些也能刺激视力的发育。

3. 补充营养

促进宝宝视力发育，补充一些维生素也是不错的选择。维生素 B 群、维生素 C、胡萝卜素和 DHA 等都对视力有益处，是视觉发育的最好营养素，可以在给宝宝的辅食中增加一些动物肝脏、乳类、瘦肉、绿叶蔬菜、豆类、小麦胚芽之类的食物，不过一定得弄碎才给宝宝吃哦！

第二节 婴幼儿的视觉问题

一、婴幼儿的视觉问题

婴幼儿常见视觉问题包括遗传性眼病、感染性眼病、正常结构变异的眼病还有早产造成的眼病，那么这些眼病问题对婴幼儿会造成怎样的危害呢？

1. 遗传性眼病问题

遗传性眼病的遗传形式一般分为显性遗传、隐性遗传和性连遗传三大类。常见的遗传性眼病中，先天性白内障、无虹膜症、视网膜色素变性症等属显性遗传；视网膜胚胎母细胞瘤、部分视网膜色素变性症、白化症等疾病属于隐性遗传；而色盲、脉络膜缺失症则属于性联遗传。遗传性眼病大多仅能控制症状，无法根治，因此婚前检查和遗传咨询是避免遗传性眼病的必要方法。

2. 感染性眼病问题

如果感染发生于胚胎发育期，尤其是前三个月，会严重影响眼球的结构，造成重大眼球异常。感染原以梅毒、德国麻疹和艾滋病最常见，也最严重。生育年龄的妇女最好能事先加以预防治疗。小宝宝出生时，若产道有细菌如淋菌、披衣菌等，会使眼结膜感染而形成新生婴儿眼炎，因此新生婴儿应例行接受预防治疗，若已确定产道有感染，甚至可采取剖腹产，避免产道感染。

新生婴儿时期如果患有鼻泪管阻塞，泪囊容易反复发生泪囊炎、治疗方面要先控制感染，并以按摩或手术治疗先天性鼻泪管阻塞。原则上，六个月内采取按摩的保守治疗，六个月以后则采取较积极的手术疗法。

3. 正常结构变异的眼病问题

新生婴儿的视力发展，从出生到二个月大，仅能看到模糊的影像，因此对于明亮、鲜艳的物体较感兴趣；此时大脑的神经发展尚不足以稳定控制眼球的运动，因此若发现眼睛有内斜视或外斜视的情况，并不一定是异常的现象。从二个月到六个月，这段时间是眼球运动及立体感发育的关键期，视觉感官刺激的玩具，可促进眼睛的发展；六个月以后，正常的孩童应该是两眼正视，如果还发现有斜视的情形，就必须请专家检查，必要时给予适时的治疗。切记一岁至六岁是治疗的关键期。此外新生婴儿的眼球较小，眼轴较短，此时双眼处于生理性远视状态。随着生长发育眼球逐渐增长，眼轴逐渐变长，生理性远视逐渐减少趋向正视。若正视后眼球继续增长，眼轴过长，就会发展为近视。因此需尽早预防和干预。

4. 早产造成的眼病问题

视网膜血管的发育从怀孕十六周开始，一直到足月四十周才发育完全，因此怀孕周数小于三十六周、体重小于 2 千克的早产婴儿，很容易形成病变，称为早产婴儿视网膜病变，有可能造成失明的后果。因此必须于出生后 4～6 周起定期检查，适当治疗预防失明。此外，早产婴儿特别容易有高度近视及散光，因而形成弱视，也必须注意。

二、婴幼儿的视觉检查

（一）婴幼儿为什么需要定期进行视觉检查

针对 6 岁以内的儿童尤其婴幼儿，许多影响视觉发育的眼病发病隐匿，且由于这类眼病外观上无明显异常表现，婴幼儿年龄小无法表达眼睛的问题，或由于婴幼儿自小就有这类眼病，对视觉问题没有认知等，仅靠家长观察常常很难发现。因此需要定期为儿童进行视觉检查。

不同年龄段的儿童需要关注的眼病不同，每个年龄段都有各自的眼保健重点。早产儿、低体重儿易发生可致盲的早产儿视网膜病变，因此需及时做眼底筛查，早发现、早治疗。婴儿期需筛查先天性白内障、先天性青光眼，尤其严重的白内障对视力发育影响很大，应及早治疗，否则视力难以恢复。幼儿期和学龄前期则应重点关注斜视、弱视和屈光不正三种儿童常见眼病。

（二）婴儿视力发育如何自检

（1）宝宝眼睛是否经常斜视。

（2）宝宝看图画书或者照片时是否经常偏着头看。

（3）给宝宝看书时是否得拿得很近。

（4）看书时宝宝是否要闭着一只眼睛才看得清。

（5）宝宝是否经常无故流眼泪。

（6）宝宝即使不困的时候是否也常揉眼睛。

（7）不爱做需要近看的活动，比如涂鸦。

（8）不爱做需要远看的活动，比如看天上的鸟或飞机。

（9）眼睛直接看去是否有些斗鸡眼。

（10）瞳孔里有白色、灰白色或者黄色物质。

（11）眼睛里有流脓或者有结痂。

（12）眼睛发红，几天都不好，有时候眼睛还疼或者对光线敏感。

（三）婴幼儿视力如何检测

因婴幼儿特殊的生理特点，他们的视力功能检测常需要检查者花上充足的时间、具备细致的观察能力和熟练的检查技巧，且即便如此婴幼儿的视力检查结果也常是大体估计的。

1. 视动性眼球震颤（optokinetic nystagmus，OKN）

视动性眼球震颤是测试婴儿视力的一种视觉生理检查方法（见图 11 - 1）。把涂有黑白条栅的测试鼓放置于婴儿眼前，当鼓转动的同时，婴儿双眼先是顺着测试鼓转动方向移动，随之产生一急速的逆向转动（见图 11 - 2）。这种重复的顺向和逆向转动，称为视动性眼球震颤。然后，逐渐把测试鼓条栅变窄，直至被检幼儿不产生视动性眼球震颤反应，即可计算用视角分析法计算出幼儿的视力。因为此年龄段的幼儿专注力不易集中，视力测试较为困难，很难测出确切的视力，容易低估其确切视力，所以建议做重复测试，方能做出可靠的判断。

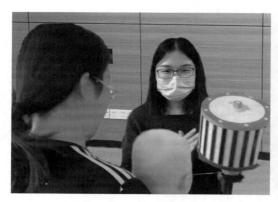
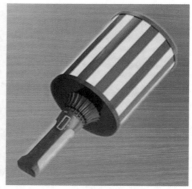

图 11-1　使用视动性眼球震颤鼓测试婴儿视力　　图 11-2　视动性眼球震颤测试鼓

2. 选择观看法（preferential looking，PL）

选择观看法的原理是婴儿观看带有图像的画面要比无图像的画面更感兴趣，因此将各种不同宽度的黑白条纹呈现在婴儿眼前，引起婴儿注意，根据婴儿的眼睛运动反应测得视力。

Teller 视力卡检查法的基本设计原理便是基于 PL 测试法（见图 11-3）。家长怀抱婴儿坐在腿上，位于距 Teller 视力卡 57cm 处，检查者于测视卡的窥视孔观察婴儿的注视反应。Teller 视力卡利用黑色条纹和白色间隔之间的亮度反差来造成对比（见图 11-4）。条栅数目多少称为空间频率，其单位为周/度，用每度视角所含条栅数目表示，两条相邻最亮的条栅为 1 周。条栅越粗，空间频率越低；条栅越细，空间频率越高。在同一空间频率，被检查者所能识别的最小对比度称为对比敏感度值。不同的空间频率，对比敏感度值也不相同。当被测试者的视觉不能分辨出条栅，无注视反应时，便是被测婴儿的视力对比敏感度值低于此对比敏感度值。在对比敏感度值接近 100% 时，人眼分辨最细条栅的频率即相当于视力表检查的结果 1.0，其空间频率约为 42 周/度。

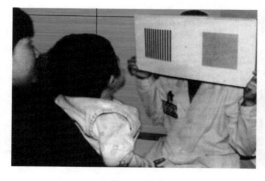
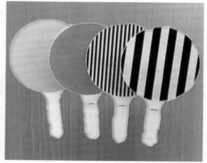

图 11-3　　　　　　　　　　　图 11-4　婴幼儿选择性注视检测卡

3. 选球实验

婴幼儿的视力还可以通过分辨黑色背景下的白色小球来推算。在 3m 距离能辨认出直径 1.9cm 的小球，相当于 E 字视力的 0.1；能辨认出直径 1.3cm 的小球，相当于 0.16；能辨认出直径0.95cm的小球，相当于0.25；能辨认出0.62cm的小球，相当于0.3；能辨认0.47cm的小球相当于0.5；能辨认0.32cm的小球，相当于0.6的视力。

4. 儿童视力表

1～2岁幼儿手、眼和身体的协调力已能基本自主，可使用儿童视力表测视力，如Cardiff儿童视力表（见图11－5），让幼儿指出或者说出所看到的图画。2～3岁幼儿已能较为清晰地表达，可以利用儿童视力表进行较为准确的视力检查。这类视力表也是根据视角原理设计（见图11－6）。超过三岁的儿童，已能基本理解医生及家长的意思，可以正常采用和成人一样的E字视力表检测视力。

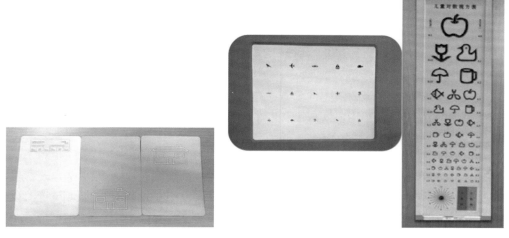

图11－5 Cardiff儿童视力表　　　　图11－6 儿童对数视力表

（四）定期的儿童眼保健及视力检查

0～6岁儿童眼保健及视力检查服务是儿童健康管理的重要内容，主要由乡镇卫生院、社区卫生服务中心等基层医疗卫生机构承担，总共有13次检查。其中新生儿期2次，分别在新生儿家庭访视和满月健康管理时进行；婴儿期4次，分别在3、6、8、12月龄时进行；1至3岁幼儿期4次，分别在18、24、30、36月龄时进行；学龄前期3次，分别在4、5、6岁时进行。家长需定期主动带孩子到附近社区卫生服务中心或乡镇卫生院接受儿童健康管理，同时接受眼保健及视力检查服务。目前我国已形成完善的三级妇幼保健网络，各地的妇幼保健机构将对基层医疗卫生机构进行眼保健工作的指导，并开展专项检查、接受基层转诊；各地的综合医院或专科医院也将提供技术支持，接受需要更专业的眼科检查和治疗的儿童。

三、婴幼儿常见视觉问题的预防

近视、斜视和感染等使婴幼儿常见的视觉问题，且对视觉发育影响重大，因此需在日常生活中即注意尽早预防，给婴幼儿一个健康的视觉环境的意识，帮助宝宝养成良好用眼习惯的理念。

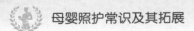

1. 讲究眼部卫生

平时注意宝宝眼部卫生，防止感染性疾病。宝宝要有自己的专用脸盆和毛巾，每次洗脸时应先洗眼睛。宝宝毛巾洗后要放在太阳下晒干，不要随意用他人的毛巾或手帕来擦宝宝的眼睛。宝宝的手也要经常保持清洁。当眼睛有分泌物时，妈妈可以用消毒棉签为宝宝擦拭眼睛。

2. 少接触电子产品

宝宝最好不要看电视、手机等电子产品。长时间近距离使用电子视屏类产品易消耗儿童远视储备量，影响视力发育；严重时宝宝会出现乏力、食欲不振、营养不良、白细胞减少、发育迟缓等现象。因此建议婴幼儿禁用手机、电脑等视屏类电子产品，3～6岁尽量避免接触和使用手机、电脑等视屏类电子产品。

3. 正确喂养姿势

喂奶时最好不要长期躺着或用一个姿势喂奶，因为长期固定一个位置喂奶，宝宝往往窥视固定的灯光，容易造成斜视。所以喂奶时妈妈可以经常换动姿势，让宝宝运动眼球。

4. 减少噪音

噪音能使宝宝对光亮度的敏感性降低，还能使视力清晰度的稳定性下降。因此在宝宝居室里要注意环境的安静，不要摆放高噪音的家用电器，看电视或听歌曲时，不要把声音放得太大。

5. 色彩训练

多给宝宝看色彩鲜明如黄、红色的玩具，可以经常调换颜色；多到外界看大自然的风光，也有助于提高宝宝的视力。另外，用玩具逗宝宝，也不要把玩具放在离眼睛太近的地方，否则会影响宝宝的视力发育。

6. 良好的环境亮度

宝宝的视觉发育需要良好的环境亮度。白天要保证室内光线明亮，夜间睡眠时应关灯。保证充足睡眠和营养。要多带儿童到户外玩耍，到医院建立眼健康档案，监测视力发育和远视储备量的变化，及时发现近视征兆并进行干预或矫正。

7. 增加户外活动时间

户外活动接触阳光，能促进眼内多巴胺释放，从而抑制眼轴变长，预防和控制近视过早发生。所以稍大的婴幼儿应坚持户外运动；3～6岁儿童应每日户外活动时间2小时以上，尽可能"目"浴阳光。

第三节　婴幼儿常见眼病和视力异常的筛查与治疗

一、婴幼儿常见眼病和视力异常的筛查

宝宝一天中睡眠占用的时间较长，又常常闭着眼睛，眼前即使有异物也不会很快地闭眼以保护眼睛，所以很难发现宝宝眼睛的异常。若异物在眼内停留时间过长，或由于异物停留在眼球里而继发感染。此外不同因素引起的视力异常也很常见，因此家长需识别相关的症状，尽早发现并及时就医。下面就列举宝宝刚出生时极易出现的几种症状。

1. 流泪

宝宝眼睛自然流出泪水，时多时少，通常是由于各种上呼吸道感染性疾病，如流行性感冒、麻疹、风疹等，都可能引起并发炎症，阻塞泪管而出现流泪。鼻炎、鼻窦炎也可能引起流泪不止。

2. 怕光

宝宝的眼睛不愿睁开，喜欢躲在阴暗处。此症状最常见于"红眼病"、麻疹、水痘、风疹和流行性腮腺炎等疾病的初期。

3. 发红

宝宝眼睛的白眼球及眼皮发红，并伴有黄白色分泌物。这一症状最常见于麻疹初期和流行性感冒，风疹、红眼病和猩红热在发病过程中，也会有不同程度的红眼现象。

4. 无神

如果宝宝的眼神黯淡，应考虑其体质虚弱，多伴有消化不良、贫血、肝炎和结核等慢性消耗性疾病。另外，遗传性近视也可能使宝宝出现眼神无力等现象。

5. 睑垂

如果宝宝眼睛下垂，应及时带宝宝就医。

6. 眼屎

宝宝眼角周围有分泌物，多是因为宝宝的免疫功能尚未健全，结膜上皮和淋巴组织还未发育完全，加上缺乏泪液分泌的缘故，一旦被细菌感染，极易发生结膜炎，使分泌物增多。当然，也有一部分宝宝患结膜炎是由于妈妈患有子宫颈炎、阴道炎等疾病，在分娩期间因眼部感染而发生结膜炎。

7. 频繁眨眼

宝宝频繁眨眼，应考虑有异物入眼的可能；沙眼、眼睑结石、角膜轻微炎症，亦会产生这种现象；频繁眨眼并牵动面部肌肉，同时还伴有精神不集中，应从宝宝多动症方面考虑。

8. 瞳孔区发白

若发现宝宝瞳孔区发白应当高度警惕先天性白内障、视网膜母细胞瘤等眼底疾病的可能，尽早去眼科检查。

9. 不能追视、视物距离过近、眯眼

提示可疑的视力异常，需尽早就诊。

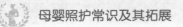

10. 眼位偏斜、歪头视物

提示可疑斜视，需尽早就诊。

二、婴幼儿常见眼病和视力异常的表现和治疗

（一）新生儿泪囊炎

1. 病因

由于婴幼儿发育过程中鼻泪管下端开口处的胚胎残膜未退缩，或开口处被上皮碎屑堵塞，导致泪液和细菌容易潴留在泪囊中，引起继发性感染。

2. 表现

患这种病的孩子出生之后即出现流泪症状，数天之后可见流泪的同时，内眼角还有黏黏的黄白色脓液流出，早上起床时眼睛有很多眼屎，一般是单眼发病。

3. 治疗

治疗新生儿泪囊炎主要是按摩大眼角稍偏下部皮肤（即泪囊区）促使鼻泪管下口开放，配合抗生素眼液（如妥布霉素眼液）点眼。随着孩子自身的发育，并经过按摩治疗，大多数新生儿泪囊炎患儿能痊愈。若上述治疗无效，年龄大于 5 个月者（部分医生主张大于 7 个月，甚至 10 个月），可采用泪道冲洗或探通，必要时可进行泪道置管治疗。

（二）先天性眼睑内翻倒睫

1. 病因

下眼皮的上缘或上眼皮向眼球方向翻转（下眼皮内翻的多见），睫毛倒伏到眼球表面，刺激角膜（黑眼球的表层）和球结膜（白眼球的表层）引起流泪。

2. 表现

这种孩子出现流泪症状的同时，多伴有眨眼增多，注意力不集中，老用手揉眼。一般两眼同时发病。

3. 治疗

如果睫毛倒伏不明显，刺激症状也不重，可以观察，定期医院眼科复查（一般 3 ～ 6 个月 1 次）就可以。如果 6 ～ 7 岁以后倒睫仍明显，刺激症状仍较重，或者虽然年龄不到 6 ～ 7 岁，眼睛流泪、充血发红症状很重，角膜表面已有白色斑，则可需要做睑内翻矫正手术治疗。手术比较简单，多数情况不需做皮肤切口，只需缝线缝合法就能矫正。极少数患儿则需要做皮肤切口才能完全矫正。

（三）新生儿脓漏眼

1. 病因

这是一种由淋球菌感染引起的超急性细菌性结膜炎，多是由于出生时被患有淋球菌性阴道炎的母体的阴道分泌物污染所致，医学上又叫作"淋球菌性结膜炎"。

2. 表现

患儿一般在出生后的 2 ～ 4 天双眼同时发病，出现怕光、流泪、眼皮高度水肿等表现，且病情发展非常迅速，严重者结膜水肿突出眼裂之外。患儿眼睛的分泌物开始为浆液性，然后很快转为脓性，大量的黄色脓液从眼裂中不断流出，患儿睁眼困难。此病严重影响患儿视力，甚至会发生角膜溃疡穿孔和全眼球炎而导致失明，还可能并发全身其他部位的化脓性炎症，如关节炎、脑膜炎、肺炎、败血症等。

3. 治疗

主要是抗淋球菌治疗。目前，治疗上一般采用3%硼酸水或1：10000的高锰酸钾溶液反复冲洗眼睛，除去脓性分泌物。眼睛局部频繁滴5000～10000单位/mL的青霉素液、0.3%氧氟沙星眼液（急性期可30分钟1次），氧氟沙星眼膏或红霉素眼膏涂眼。全身用药以每天每公斤体重10万单青霉素静脉滴注或分4次肌肉注射，共用药7天。

（四）先天性青光眼

1. 病因

由于胚胎时期发育障碍，使房角结构先天异常或残留胚胎组织，阻塞了房水排出通道，导致眼压升高，整个眼球不断增大。

2. 表现

早期自觉症状较轻，仅有轻微怕光、流泪，一般难以引起父母的注意，还往往误以为"水汪汪的大眼睛"而盲目高兴。后期可能出现角膜混浊甚至视野缺损。

3. 治疗

治疗先天性青光眼的药物可选择β受体阻滞剂如美开朗、贝特舒、贝他根或拉坦前列腺素（适利达）、碳酸酐酶阻滞剂类的滴眼液（派立明等）。激光治疗主要是激光小梁成形术，适用于已经使用了较大剂量的药物治疗，仍不能控制眼压或视功能继续恶化者。手术治疗包括小梁切开术、房角切开术、小梁切除术、房水引流器植入术和睫状体破坏手术等。

（五）早产儿视网膜病变

1. 病因

早产儿中，视网膜病变的发病率约10%～20%，出生体重越低、出生孕周越小其发病率越高。这与早产儿视觉发育尚未成熟相关。

2. 表现

由于新生儿视觉尚未发育成熟，因此无明显表现，必须通过筛查，才能及时发现。只有及时干预，才有可能获得较好的治疗效果。若发现较晚、错过了最佳治疗窗口期可致盲。对于出生体重<2000g的低体重儿和出生胎龄<32周的早产儿，应在出生后4～6周或矫正胎龄32周（出生时的孕周＋出生后的周数）做首次眼底筛查。符合筛查标准的早产儿应到有筛查能力的医疗机构检查。

3. 治疗

根据视网膜病变情况确定治疗方案和复查时间。

（六）先天性白内障

1. 病因

较复杂，可能与遗传因素和环境因素相关。

2. 表现

白内障即眼部晶状体混浊，若晶状体混浊部位比较靠前，或者整个晶状体都混浊，家长就会发现瞳孔区发白；若混浊部位在晶状体后部，瞳孔区就不会出现发白，需要用专业的红光反射来筛查。

3. 治疗

单眼的严重白内障最好在 2～3 月龄进行手术治疗，治疗不及时则视力难以恢复。

（七）屈光不正

屈光不正包括远视、近视、散光和屈光参差。远视是指远处的光线聚焦形成的影像位于视网膜后；近视则是远处的光线聚焦形成的影像位于视网膜前；散光是指光线不能聚焦在同一个焦点上；屈光参差是指双眼的屈光度数相差太大，比如双眼的远视度数相差 150 度或散光度数相差 100 度，度数较高的眼就容易形成弱视。

1. 病因

较为复杂，多为遗传因素和用眼习惯等多重因素作用的结果。

2. 表现

近视表现为看近物清楚，远处则模糊；远视则为看近物模糊，容易视疲劳，严重者远处食物也不清晰；散光则表现为整体视物模糊，容易视疲劳、眯眼等。家长多关注近视，然而由于高度远视、散光和屈光参差容易形成弱视，因此也需引起重视。

3. 治疗

屈光不正通过视力检查和屈光筛查容易发现，但确诊需要进行散瞳验光。常用的矫正方法是配戴眼镜，需要通过医学验光后综合屈光度、有无斜视及眼部其他健康状况最后确定眼镜度数。

（八）弱视

1. 病因

弱视是由于视觉发育期内单眼斜视、严重远视、近视和散光、双眼屈光度数相差太大或先天性白内障、上睑下垂等引起的视力发育障碍。

2. 表现

单眼或双眼最佳戴镜视力低于相应年龄的视力，或双眼视力相差两行以上，视力较低眼为弱视。

3. 治疗

弱视大部分可以治愈，年龄越小、发现越早，治疗效果越好，6 岁之后较难治疗，因此弱视应早发现、早诊断、早治疗。单眼斜视引起的弱视容易发现，但是远视、散光或者屈光参差等引起的弱视因为无特殊的异常表现常常被忽视，因此需要通过定期的视力检查、屈光筛查和眼位检查及时发现。

（卢文华）

第十二章　儿童鼾症与腺样体及扁桃体肥大

 第一节　儿童鼾症

一、什么叫儿童鼾症

很多家长都认为，孩子打呼噜是睡得踏实。其实不然，孩子睡觉天天打呼噜应警惕是否患儿童鼾症。

儿童鼾症是指患儿熟睡后呼噜声响度增大超过 60 分贝（dB），同时妨碍正常呼吸时的气体交换。其临床主要表现为严重打呼噜，伴有梦游、遗尿和白昼嗜睡，且 5% 的鼾儿兼有睡眠期间不同程度的憋气现象，故儿童鼾症也称打呼噜、打鼾、或阻塞性睡眠呼吸暂停低气量综合征。

二、儿童鼾症发病机制

（一）儿童打鼾的原因包括什么

引起儿童打鼾的病因很多，主要病因包括睡姿不好、支气管炎、鼻腔的炎症如鼻窦炎及过敏性鼻炎和腺样体及扁桃体肥大；其他的病因还有小颌症，巨舌症，肥胖等。其中，腺样体或和扁桃体肥大是常见原因。

（1）睡姿不好。有些儿童由于睡姿不好，舌头过度后垂而阻挡呼吸通道可致打鼾的出现。针对此病因所致的打鼾，仅需让儿童将头侧着睡就可中止打鼾的现象。

（2）支气管炎。支气管受到炎症刺激时痰液增加，而儿童尤其是婴幼儿缺乏咳嗽排痰能力，痰液由支气管的纤毛摆动运送到咽喉部后难以排出，形成气道的相对狭窄，引起打鼾也是常见的。当积极治疗控制支气管炎时，打鼾现象随之消失。

（3）腺样体及扁桃体肥大。腺样体肥大尤其合并扁桃体肥大为儿童鼾症最常见的原因，甚至有些孩子的腺样体会随着年龄增长慢慢增生，当肥大腺体占据了鼻咽部和喉咽部大部分空间时，便会出现睡觉打鼾的现象。

（4）其他。如小颌症，巨舌症，肥胖等也可引起儿童打鼾，经相应处理如手术和控制体重均可缓解和中止儿童打呼噜。

（二）儿童鼾症的病因

虽然儿童打鼾的病因主要包括睡姿不好、支气管炎、鼻腔的炎症如鼻窦炎及过敏性鼻炎和腺样体及扁桃体肥大，其中腺样体尤其合并扁桃体肥大是最常见原因。儿童由于年纪小，气道空间相对较小，位于鼻腔最后端、鼻咽顶上的腺样体（也称鼻咽扁桃体）若肥大，尤其是合并位于口咽部扁桃体窝中的扁桃体（也称腭扁桃体）肥大就容易造成上呼吸通道的阻塞；同时腺样体过度肥大堵塞了鼻咽呼吸道，使上呼吸道长期处于狭窄状态，患儿只有张着嘴呼吸才感到顺畅；另外儿童晚上睡眠时，小支气管因迷走神经张力高造成痉挛而变窄，这些因素相互作用使小孩呼吸道变窄，通过增加呼吸气流产生的阻力，继而引起支气管黏膜和黏液、鼻孔，软腭，舌根等的震动，协同与由张口呼吸时咽腔悬雍垂的震动，共同使睡眠患儿奏起了随着呼吸节律所形成的呼噜声，它可时而因憋气停顿，时而因高调变声重起呼吸。在夜间听到似音乐节律的噪音（响度超过 60 分贝），看到缺氧所致的肢体多动和烦躁不安，宝妈应警惕，带小孩到耳鼻喉科排查。

三、儿童鼾症的危害及预防

1. 儿童鼾症的危害有哪些

（1）张口呼吸、打呼噜、精神萎靡、注意力下降。腺样体肥大部分堵塞了鼻咽呼吸道；患儿只有通过张嘴呼吸以部分缓解上呼吸道的狭窄状态，才感到顺畅，当张口呼吸不足以完全代偿上呼吸道的狭窄时，就可引起缺氧。因此儿童鼾症既可引起孩子张口呼吸、打呼噜、憋气、夜间呼吸暂停、睡眠质量下降（表现为睡眠不安、频繁觉醒）、梦游和遗尿，严重时由于缺氧会使儿童白昼嗜睡、烦躁，注意力不集中。

（2）影响儿童身体生长发育和智力发育。生长激素主要在夜间深度睡眠时分泌，在睡眠中鼾症的儿童由于缺氧会引起促生长激素分泌减少，故如没及时去除病因，长期的缺氧会影响儿童的生长和发育，如身材矮小；更为严重的是，处于发育阶段的儿童神经系统对缺氧非常敏感，大脑缺氧将会影响脑神经细胞的发育，使儿童的专注力及注意力下降、多动、脾气暴躁，甚至影响智力发育。

（3）听力下降。肥大的腺样体压迫到咽鼓管的开口时，通过机械性的阻塞影响鼾症儿童的听力。这种听力的下降只有通过手术去除机械性的阻塞，方可奏效。如果不及时手术治疗，中耳腔可出现积液，继而引起分泌性中耳炎，促进或加重鼾症患儿听力的下降。

（4）影响鼻腔鼻窦的通气引流。腺样体所处位置特殊，过度肥大容易堵塞后鼻孔，直接影响鼻腔、鼻窦的通气、引流，进而引起鼻窦炎和气管炎等，加重鼾症患儿缺氧和听力下降。

（5）腺样体面容。如果鼾症患儿得不到及时正确的治疗，长期张口呼吸将导致患儿面部的发育异常，出现"腺样体面容"，表现为硬腭高拱、前突，上颌骨变长，上唇上翘，牙齿排列不整齐、上切牙突出、咬合不良，眼距增宽，面部表情比较呆滞等。

（6）其他。鼾症患儿还可伴有心血管和呼吸系统的异常，如高血压、心脏肥大、心律不齐；30% 患者肺功能检查有不同程度的慢性肺损伤。还可能有情绪压抑及健忘等。

2. 如何预防儿童鼾症

常态下儿童不打鼾，打鼾可能是某些疾病的先兆，同时打鼾可致儿童矮小、腺样体面容、听力及注意力降低，长远会导致高血压、心脏肥大、心律不齐和慢性肺损伤，甚至损害大脑功能，表现为智力低下，情绪压抑及健忘等，因此家长们可通过采取以下方法及措施，以预防儿童打鼾。

（1）调适儿童睡姿。最好让儿童采取侧睡体位和使用合适高度的枕头。因为仰睡时，舌头容易滑到后方，阻塞住喉咙，增加打鼾的次数；另外当枕头太低时，易使儿童下颚向上抬，造成以口呼吸，导致打鼾。

（2）控制儿童体重。由于肥胖易使儿童出现打鼾或加重打鼾，家长应保持儿童的营养均衡，可通过限制儿童摄取过多的糖和咖啡因，尽可能减少食用垃圾食品和碳酸饮料如可乐等，以防止营养过剩性肥胖；对肥胖儿童则可通过科学配餐和锻炼减重，以减少或减轻打鼾。

（3）增强儿童体质。通过适当锻炼提高儿童免疫力，增强身体抵抗力，减少各种急慢性呼吸道疾病的发生，避免炎症引起的上呼吸道阻塞，以预防因呼吸道不畅而打鼾。

（4）积极应对呼吸道疾病。如发现儿童经常感冒、反复腺样体和扁桃体肿大，应积极治疗，在医生的指导下合理用药，减少呼吸道的分泌物，减轻腺样体和扁桃体的肥大，以缓解呼吸道的堵塞，减少打鼾。必要时可手术切除肥大的腺样体或和扁桃体，消除呼吸道的堵塞。

（5）锻炼声带附近的肌肉。常让儿童在闲时多唱唱歌，因为唱歌能主动锻炼声带附近的肌肉，让松弛的肌肉变得更有弹性，以改善打鼾。

（6）经常训练儿童深呼吸。通过深呼吸的训练可使鼻道保持畅通，以较好地减轻打鼾。

（7）养成儿童规律性作息。保持和保证儿童作息时间的规律性，减少睡前的剧烈活动，使儿童不易睡前过于兴奋，对预防儿童打鼾有一定好处。

第二节　儿童腺样体及扁桃体肥大

一、腺样体肥大和扁桃体肥大

腺样体也叫鼻咽扁桃体或增殖体，位于鼻咽（鼻腔后面）和口咽的交界处（鼻咽顶）。腺样体属于淋巴组织，出生后随着年龄的增长而逐渐长大，3～6岁是它增殖最旺盛的时期，一般情况下10岁以后就会逐渐萎缩。在3～6岁期间，引起感冒的病毒、病原菌感染、过敏等多种危险因素都易致腺样体增生。如果这种炎性刺激反复发生或者长期存在，腺样体就会发生病理性的增生，腺样体肥大多见于小儿。腺样体的位置比较特殊，故为引起儿童鼾症的最常见原因，如果病理性增生肥大的腺样体向两侧可压迫咽鼓管而引起中耳炎，向前可引起鼻炎、鼻窦炎，向下引起鼻后滴流、扁桃体炎、咽喉炎、气管炎。

腺样体和扁桃体可同时发生肥大。腺样体和扁桃体都是淋巴组织，长期反复的炎性刺激常常可同时作用于腺样体和扁桃体，引起这些淋巴组织的慢性炎症反应，继而病理性增生、肥大。如果位于鼻咽的腺样体（鼻咽扁桃体）和位于口咽的扁桃体（腭扁桃体）同时病理性增生和肥大，就更易直接使呼吸道严重变窄，加重打鼾，甚至出现憋气和严重缺氧。

二、小儿腺样体肥大

如发现孩子有以下症状之一，家长需警惕，及时带小孩到耳鼻喉科就诊排查。

1. 总是感冒、流鼻涕、反复咳嗽

进入秋冬季节，呼吸道感染的病人越来越多，孩子也是一样，但不能忽视呼吸道感染比较常见的症状。孩子感冒以后，如果出现鼻子堵、流鼻涕、打呼噜或者反复咳嗽等症状，在感冒后的7～10天内还不用太紧张；但是如果感冒一个月后孩子还是持续上述症状，甚至加重，则须引起重视。

2. 睡觉张口、流鼻涕、翻来覆去

孩子晚上睡觉总是张口呼吸、打呼噜，常常翻来覆去，还经常出现烦躁、出汗、尿床、夜惊、磨牙等情况。如果经调适儿童睡姿及枕头，控制儿童体重等后，儿童打鼾不减轻而逐渐加重。

3. 注意力分散、偏食、听力下降

平常喜欢挑食，脾气比较古怪，有时还出现耳痛，注意力不集中，看电视音量开得很大等。经教育引导难以奏效的小孩。

4. 常打呼噜、个矮小、颜值下降

如果小孩睡觉常打呼噜，白天没精神，脸色苍白，久而久之发现身材较矮小和脸型明显变丑。

儿童腺样体肥大可通过视诊、触诊和辅助检查确诊。

1. 视诊和触诊

视诊可见患儿出现"腺样体面容"，如上唇上翘，牙齿排列不整齐、上切牙突出、咬合不良，眼距增宽，面部表情呆滞等；患儿张口进行口咽检查可见咽部充血发红，咽后壁附着脓性分泌物，常伴有腭扁桃体肥大；间接鼻咽镜检查可在鼻咽处看到红色块状隆起。触诊可发现鼻咽部顶后壁有柔软的淋巴组织团，不易出血。

2. 辅助检查

鼻内镜检查、鼻咽 X 线侧位片、CT 扫描有助于确诊。对于听力下降儿童可同时进行听力及中耳功能评价。鼾声明细的患儿建议行睡眠呼吸监测过筛试验。

三、儿童腺样体及扁桃体肥大治疗

儿童腺样体及扁桃体肥大的治疗方式主要包括药物和手术。

（一）药物治疗的方法和疗效

1. 药物治疗的方法

根据国内外文献资料以及中山大学附属第一医院耳鼻喉医院的治疗经验，可鼻腔局部使用糖皮质激素及白三烯受体拮抗剂，对于改善儿童睡眠呼吸障碍具有一定效果，对于合并过敏性鼻炎的患儿可加用抗组胺药物治疗。

2. 药物治疗的疗效

有一部分腺样体肥大患儿通过单纯药物治疗，即可以达到良好的治疗效果，如经过药物治疗后症状明显改善、复查腺样体有所缩小，继续药物治疗即可。一般来说，单一的腺样体肥大且较小的患儿，经内科治疗疗效较好。

3. 能否单纯药物治疗？

通过规范的药物治疗后无效，或者不能耐受药物治疗，或者存在轻度以上的睡眠呼吸暂停低通气综合征的患儿建议早期接受手术治疗，达到缓解临床症状的目的、预防长期缺氧导致的局部或全身并发症。

4. 药物治疗与手术治疗哪个效果更好

根据最权威医学杂志《新英格兰医学杂志》的研究结果，在改善患儿注意力和执行力方面，药物和手术疗效无明显差异，但是在减轻整体症状、间接行为（在学校表现）、生活质量和睡眠监测指标方面，手术均优于药物治疗！

（二）需要接受手术治疗的情况

是否采取手术治疗方式，主要根据孩子的症状、病程、鼻内镜检查结果，睡眠呼吸监测结果、有无并发症来决定的。一般来说，药物治疗无效或不能耐受药物治疗的患儿，需采取手术治疗；合并症多的或较重患儿则要直接尽早手术。总之，出现以下情况之一建议手术治疗：

（1）睡眠打鼾、张口呼吸，存在阻塞性睡眠呼吸暂停低通气综合征（睡眠呼吸监测）。

（2）腺样体堵塞后鼻孔超过2/3。

（3）腺样体肥大引起中耳炎、鼻窦炎、气管炎、腺样体面容等。

（4）腺样体和扁桃体同时发生较严重肥大。

（5）扁桃体过度肥大引起打鼾，或者影响发音、吞咽。

（6）反复急性扁桃体炎发作，一年超过 4 次。

（7）扁桃体良性肿瘤。

（三）手术的方式和时机

1. 手术的方式

目前手术方式主要是在全麻下，采用常规切割器削除手术和低温等离子消融手术（微创）两种方式。

低温等离子消融手术（微创）与常规切割器削除手术的比较，与常规切割器削除手术比，低温等离子消融具有微创、损伤小、出血少、痛苦小、术后伤口疼痛轻、恢复快等优点。但由于低温等离子手术使用的是一次性刀头，费用相对于常规手术要高一些。

2. 手术的时机

（1）结合患儿的年龄。

1）单纯的腺样体切除建议三岁以上手术。相对来说，2 岁以下孩子术后容易复发，但如果孩子症状很重，严重影响孩子的睡眠和生长发育，建议还是早点手术。

2）由于扁桃体属于免疫器官，5 岁以前具有免疫功能，而 5 岁以后由于肝脾等免疫系统逐渐成熟，扁桃体免疫功能基本退化。一般扁桃体切除手术的时机建议 5 岁以上。如病情需要可适当放宽年龄限制或者可切除单侧扁桃体。

（2）结合手术预约和住院时长。

1）手术预约流程及注意事项。

A. 首先应预留从就诊、进行各种检查到完成门诊评估的时间；一般手术预约需 1 周。但病情较重的患儿则可手术预约和检查评估同时进行。

B. 手术预约后，家长应注意关照患儿，因感冒或者频繁咳嗽的时期是不适合做全麻手术的。

2）住院时长及照顾。

A. 因手术属于微创，可以预约日间手术病房手术，手术结束麻醉复苏后观察 2 – 3 小时即可出院，家长根据指引在家照顾，门诊随访即可。特殊情况需住院者一般住院 3 – 5 天。

B. 扁桃体切除后进食流质和半流质饮食 14 天。

（四）术后注意事项

（1）饮食问题。

1）单纯腺样体切除术，术后 6 小时后即可半流质饮食。而扁桃体切除或消融术后饮食则应特别注意。

2）术后 24 小时内：全麻术后 6 小时后可进食冷流质，如冰牛奶、冰矿泉水、不含杂质的纯雪糕等，含服口中后再慢慢咽下，有助止痛止血；之后可适当根据口味进食其他冷流质，如豆奶、汤类等。不建议吃水果及果汁，因含果酸，刺激伤口可能引起疼痛和影响伤口的愈合。

3）术后 24 小时～3 天内：建议进食常温流质（可适当加一点盐），如稀粥上的独水、水蛋、汤水等。

4）术后 3～14 天：可进食半流质：如稀饭、面条、粉条汤等，不宜硬，不宜吃油炸食物，每次进食后都要漱口。应少量多餐，积极进食可以促进伤口的愈合。由于手术创面疼痛减轻，饥饿难耐，很多患儿常常要求进食一些固体食物。这里需要强调术后 5～7 天是继发性出血的高峰期，此时进食不当可造成大出血，因此切不可掉以轻心，应继续半流质饮食到白膜完全脱落，方可正常进食。术后 2 周大多数白膜已脱落，在复诊医生确定后方可正常进食。

（2）预防感染及出血。

1）可根据病情及医生建议适当使用抗生素治疗。

2）扁桃体切除术后有两个出血高峰：①术后 24 小时内，此段时间内应严密观察，特别是小儿患者有频繁的吞咽动作，应怀疑有出血可能，立即报告医生处理。②术后 5～7 天，多为白膜脱落过快引起。家长应注意监督：①不宜过早进食硬食物；②不宜大声喊叫、剧烈咳嗽；③不宜过度劳累。

3）少部分患者出现低热，与水分补充不够有关，应注意补充足量水分，也可以给予布洛芬退热治疗。个别患者有耳部疼痛，是扁桃体疼痛引起的牵涉痛，不要紧张，一般不需要处理，1～3 天会逐渐消失。

4）如合并鼻窦炎及中炎、过敏性鼻炎等，术后应继续用药。过敏性鼻炎患儿可根据讨敏原检测结果，有条件可以接受脱敏治疗。

5）术后伤口局部会出现反应性水肿，加上有分泌物，所以还是会感觉鼻子堵、打鼾；这种情况会随着伤口的恢复逐渐减轻。家长可以关注患儿睡眠打鼾变化。

6）关于张口呼吸：手术只是解决了张口呼吸常见的原因，使鼻咽腔通畅，但长期张口呼吸的习惯已养成，非短期能解绝。伤口恢复后可咨询医生如何进一步改变该习惯。

7）关于腺样体面容（颌面部、牙齿畸形）：手术后儿童面容不会改善，因为腺样体面容是长期缺氧形成的，往往是不可逆的，手术只是避免此面容进一步加重。孩子牙颌面畸形需要持续关注，必要时接受小儿口腔科或正畸科的治疗。

（3）随访时间：家长应在术后 2 周、3 个月、1 年带患儿返院复诊。有需要可增加随访次数。

（4）有条件者术后 3 个月复查睡眠呼吸监测。

（文译辉　杨惠玲）

第十三章　健康与管理

 第一节　孕产妇健康管理

一、服务对象

所有计划妊娠如新婚夫妇、准备生育夫妇及已经妊娠的妇女，向其做好健康教育，使其接受孕期保健管理和住院分娩等服务。妇女保健管理是一门综合性交叉性学科，综合运用临床医学、保健医学、预防医学、心理学、营养学等多学科的知识，保护和促进妇女身心健康，提高人口素质。孕产妇健康管理是其中一部分，是指从妊娠前、妊娠期、分娩期到哺乳期为孕产妇和胎儿及新生儿的健康进行的一系列保健措施，从而保障母婴安全，降低孕产妇死亡率和围产儿死亡率。孕产妇健康管理包括孕前保健、妊娠早期保健、妊娠中期保健、妊娠晚期保健、分娩期保健、产褥期保健、哺乳期保健。

二、孕前保健

孕前保健是通过评估和改善计划妊娠夫妇的健康状况，减少或消除导致出生缺陷等不良妊娠结局的风险因素，预防出生缺陷发生，提高出生人口素质。

（一）健康教育及指导

1. 掌握重点人群

社区卫生服务机构要主动与社区内公安、民政、计划生育、妇联各个部门联系，掌握辖区内重点人群即新婚夫妇和准备生育夫妇的名单和基本情况。

2. 组织健康教育的形式

社区卫生服务机构通过张贴宣传画、发放宣传资料、组织知识讲座、放映科普录像、开展社区咨询活动等多种形式的宣教，吸引有关妇女主动加入孕产妇保健服务管理。

3. 普及孕产期保健知识

（1）生育的基本知识。性是生命之源，新生命是精子和卵子结合成受精卵，然后发育，经过胚胎成长为胎儿。结婚后，如暂时不考虑生育，应充分做好避孕措施以防意外怀孕。最好在心理、思想、物质等准备好之后有计划地受孕、生育，迎接新生命的到来。

（2）孕前保健，计划生育。孕前保健是预防出生缺陷的一项重要措施，优生优育首先从孕前保健做起。遗传和环境是影响优生的两大因素。计划受孕前要排除遗传和环境方面的不利因素。同时，社会关爱、家庭支持、丈夫关爱、妇女本人提高自我保健意识也很重要。

（3）孕产期保健的流程、内容及意义。孕产妇从准备怀孕开始到产褥期结束的各个阶段都必须到相应的社区卫生服务机构或医院接受孕产期保健服务，及早登记建册，定期产前检查，接受保健指导，做到住院分娩，重视产褥期保健。（见图 13-1）

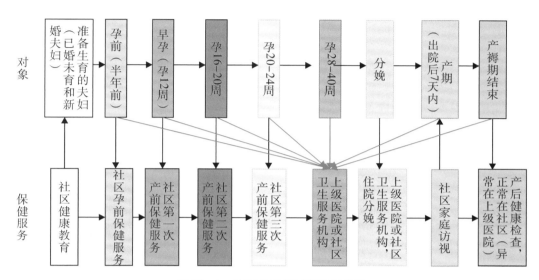

图 13-1　理想的孕妇系统保健全程

（4）社区提供服务的地点、方式。孕产妇可到相应社区卫生服务机构或医院咨询。

（5）对流动人口的相关政策。孕产妇到相应社区卫生服务机构咨询社区医生。

（二）常规保健（针对所有计划妊娠的夫妇）

1. 评估孕前高危因素

（1）询问计划妊娠夫妇的健康状况。

（2）评估既往慢性疾病史、家族史和遗传病史，不宜妊娠者应及时告之。

（3）详细了解不良孕产史和前次分娩史，是否为瘢痕子宫、是否有早产或死胎史等。

（4）详细了解生活方式、饮食营养、职业状况及工作环境、运动（劳动）情况、家庭暴力、人际关系等。

2. 体格检查

（1）全面体格检查，包括心肺听诊、腹部触诊等。

（2）测量血压：高血压可引发其他疾病，包括子痫前期（一种严重疾病）。

（3）计算体重指数（BMI）：孕期应增加的体重在一定程度上取决于怀孕前的体重。

（4）常规妇科检查：包括窥器检查，即将一个金属或塑料装置（称为"窥器"）置入阴道，撑开阴道壁，以便看到宫颈；还会把一只手放在腹部，将另一只戴有手套的手的 1 根或 2 根手指插入阴道，以检查卵巢和子宫大小。

（三）必查项目

包括以下项目。

（1）血常规：贫血定义为血红蛋白 < 110g/L（血细胞比容 < 0.33），常与铁缺乏有关。不缺铁的情况下，平均红细胞体积 MCV < 80 fL 可提示地中海贫血，需要血红蛋白电泳进一步检测。

（2）尿常规：检查尿液是否有糖或蛋白质，尿液含糖或蛋白质可能是某种较严重问题的征象。

（3）血型（ABO 和 Rh 血型）：主要与判断和预防母婴血型不合有关。RhD 阴性（俗称"熊猫血"的稀有血型）的妊娠女性如果没有同种抗体，应在孕 28 周及有临床指征时预防性使用抗 D 免疫球蛋白，以预防同种异体免疫反应。

（4）肝肾功能：妊娠期肝肾负担加重，需要了解备孕妇女肝肾功能状态，如存在基础病变，需要进一步检查明确疾病的类型以评估妊娠风险。在早孕期和孕晚期需要监测 2 次。

（5）空腹血糖水平：妊娠期糖尿病与多种不良妊娠结局有关，首次产前就诊时接受空腹血糖筛查，对高危人群（糖尿病家族史、妊娠前 BMI ≥ 30 kg/m² 、妊娠年龄 > 35 岁、首次产检时发现葡萄糖尿等）进行管理，能改善妊娠结局。

（6）传染性疾病筛查：包括乙型肝炎病毒表面抗原筛查、梅毒血清抗体筛查和 HIV 筛查。以上病毒可通过母胎传播而导致胎儿宫内感染风险。所有妊娠女性均应在首次产前就诊时接受艾梅乙筛查，检测和规范管理或治疗对母亲和胎儿有很大益处。

（7）地中海贫血筛查（广东、广西、海南、湖南、湖北、四川、重庆等地区）：如果夫妻双方都为地中海贫血基因携带者，须产前咨询，了解胎儿存在重度地中海贫血的概率，必要时进行产前诊断检查。

（四）备查项目

包括以下项目。

（1）子宫颈细胞学检查（1 年内未查者）：医生用棉签从宫颈刮取并检测一些细胞，从而判断是否有宫颈感染或癌症。

（2）TORCH 筛查：包括风疹病毒、弓形虫、巨细胞病毒、单纯疱疹病毒及其他。妊娠女性 TORCH 感染筛查的实际方法有地区差异。如孕妇出现与以上病毒相关的感染症状或者胎儿超声检查异常时，需有针对性的检查。需要警惕一点，母体感染并不意味着胎儿感染，要确定胎儿是否感染还需要进行确诊检查。

（3）阴道分泌物检查：筛查细菌性阴道病并进行治疗（若筛查阳性）可能会降低早产发生的风险，但这些都尚存争议。

（4）甲状腺功能检测：妊娠期甲状腺功能减退和甲状腺功能亢进都会对母亲及胎儿造成不良反应。

（5）75 g 口服葡萄糖耐量试验：针对高危妇女（BMI ≥ 30 kg/m² 、有妊娠期糖尿病既往史或已知糖代谢受损、有多囊卵巢综合征），检测是否有糖尿病（高血糖），即需饮用葡萄糖水，分别抽取空腹、餐后 1 小时及 2 小时血样。

（6）血脂水平检查。

（7）妇科超声检查：检查子宫大小、形状和方位、子宫内膜、子宫肌层和宫颈的外观，评估子宫及附件有无肿块、囊肿、输卵管积水等。

（8）心电图检查：了解孕妇的心脏功能情况，必要时进行心脏彩超检查。

（9）胸部 X 线检查：通过常规胸片检查识别是否存在实质性肺部疾病。

（五）发现和预防疾病

（1）严重遗传性疾病：由于遗传因素先天形成，患者丧失全部或部分自主生活能力，子代再现风险高，医学上认为不宜生育的疾病。

（2）指定传染病：《中华人民共和国传染病防治法》中规定的艾滋病、淋病、梅毒以及医学上认为影响结婚和生育的其他传染病。

（3）有关精神病：精神分裂症、躁狂抑郁型精神病以及其他重型精神病。

（4）其他与婚育有关的疾病，如重要脏器疾病和生殖系统疾病等。

三、孕早期健康管理

（一）孕早期健康教育和指导

孕妇系统管理是指从确诊妊娠开始，到产后 42 日之内，以母婴共同为监护对象，按照妊娠各期所规定的一些必查和备查项目，进行系统检测、监护和保健指导，及时发现高危情况，及时转诊治疗和住院分娩及产后随访，以确定母婴安全与健康的系统管理。

（二）建立孕产妇保健手册

我国城市和农村开展医院三级管理，建立孕妇系统保健手册制度。保健手册需从确诊早孕时开始建立，系统管理直至产褥期结束（产后满 6 周）。手册应记录每次产前检查时孕妇与胎儿的情况及处理意见。在医院住院分娩时，产妇应提交孕产妇保健手册。出院时，医生需将住院分娩及产后母婴情况填写完整后并将手册交还给产妇，由产妇交至居住的基层医疗保健组织，以便进行产后访视（共 3 次，分别是出院 3 日内、产后 14 日、产后 28 日）。

（三）孕妇健康状况评估

1. 病史/孕产史

第一次产前就诊时或之前，让孕妇完成一份问卷，以获取其社会心理史、病史、产科史和家族史信息。这些信息可用于填写初始产科记录，其将记录孕妇的产前、产时和产后过程。目前已有多种用于产科记录的纸质和电子表格。这些表格有助于确保完整和系统的妊娠记录，常用于风险评估规划。妊娠女性病史/孕产史的主要内容包括：

（1）个人信息及人口统计学信息：包括姓名、性别、年龄、籍贯、民族、婚姻、住址等。

（2）既往产科史：如果前次妊娠结局不良，则再次妊娠结局不良的风险会增加。

（3）个人病史：包括免疫接种，针对遗传性疾病和物质滥用的风险评估，感染史/暴露史，以及致畸因素暴露史。

（4）家族病史：家族史中的一些信息可能提示影响胎儿的遗传性疾病，这些信息包括已知或疑似遗传病、多发畸形、多次自然流产、相同或类似疾病的复发、智力障碍、孤独症谱系障碍及血亲联姻。血亲联姻是指与第二代堂表兄弟姐妹或亲缘更近的亲属生育，这在一些种族/宗教群体中常见，可升高胎儿发生多基因遗传病、遗传性代谢病及畸形的风险。

（5）既往手术史：评估其他疾病对妊娠及分娩的影响。

（6）月经史和妇科史：包括初潮年龄、月经周期、子宫或附件手术史等。

（7）本次妊娠史：本次妊娠是否有发热史、用药史等。

（8）到疟疾、结核和寨卡病毒流行地区的旅游史。

（9）潜在有毒环境物质的暴露史。

（10）估计预产期：目前已有根据末次月经日期估计预产期和孕龄的计算公式。

2. 一般体检及妇科检查

（1）测量基线血压：如果妊娠女性的基线血压升高（收缩压 120 ~ 129 mmHg 且舒张压 <80 mmHg）或有高血压（收缩压 ≥130 mmHg 或舒张压 ≥80 mmHg），医生应尽量查询妊娠前的血压记录，以明确其是否有缓进型（妊娠前已存在的）高血压。如果妊娠后半段出现血压升高，则上述信息（妊娠前已存在的高血压和/合并子痫前期）将十分有助于做出正确诊断。

（2）体重及身高，计算 BMI：有利于建议妊娠过程中恰当的体重增量。体重低下和肥胖女性的妊娠期特定风险增加。

3. 实验室检查及超声检

实验室必查项目如下。

（1）ABO 型与 Rh 型及抗体筛查、血常规检查：RhD 阴性的妊娠女性如果没有同种抗体，应在孕 28 周及有临床指征时预防性使用抗 D 免疫球蛋白，以预防同种异体免疫反应。贫血在妊娠各期均可对母儿造成一定危害，尽早发现及纠正贫血可改善妊娠结局。

（2）尿常规检查：孕期尿常规检查与非孕期一致，在孕晚期需要注意尿蛋白的情况。孕晚期每次产检的时候均需要进行尿常规的检查。

（3）宫颈癌筛查：宫颈癌筛查的频率不受妊娠的影响，但妊娠女性的异常筛查结果的处理不同于非妊娠女性。

（4）传染性疾病（HIV、梅毒、乙肝）：妊娠女性进行普遍的 HIV、梅毒、乙肝检测。目的是：启动恰当的妊娠女性医疗管理；给女性提供咨询；通过恰当干预显著减少围生期传播。

（5）衣原体：衣原体感染的患病率与年龄及性行为密切相关，所有年龄 <25 岁的妊娠女性及有性传播感染危险因素的年龄 ≥25 岁妊娠女性都须接受衣原体筛查，应治疗检测结果呈阳性的妊娠女性。检测结果呈阳性的妊娠女性应在治疗后的 3 ~ 4 周接受治愈检测，并在 3 ~ 4 个月后复查。

（6）甲状腺功能筛查：妊娠期甲状腺功能减退和甲状腺功能亢进都会对母亲及胎儿造成不良反应。有甲状腺疾病症状或体征的女性应测定促甲状腺激素。尽可能使用相应人群和妊娠阶段特定 TSH 参考范围来解读妊娠女性的检测结果。

4. 超声检查

常规早期（孕20周前）超声检查有益，因为它对孕龄的估算准确性高于末次月经法，从而能显著降低因过期妊娠的引产率和疑似早产临产时的抗宫缩剂使用率。应尽可能在妊娠早期行超声检查，这在以下情况中尤其重要：月经不规律、末次月经未知或不确定、口服避孕药期间受孕，以及实际子宫大小与根据末次月经推算的大小不相符。妊娠早期超声检查可更早检出临床上未怀疑的胎儿畸形（包括非整倍体），也可更早检出多胎妊娠。在妊娠早期，由于胎儿体积小并且在持续发育，胎儿畸形的检测受到限制；一些提示潜在异常的标志可随胎儿的发育而出现，如食管闭锁相关的羊水过多。超声技术在迅速发展，它越来越多地被用于早期妊娠胎儿畸形评估。早期妊娠胎儿解剖学检查有潜在的益处和局限性。大多数妊娠女性需要中期妊娠超声检查，以获得更可靠的胎儿解剖学评估结果。

5. 必要时心理量表测定

孕产妇可与医生讨论的潜在社会心理问题包括：本次妊娠是计划内妊娠还是意外妊娠、接受检查的潜在障碍（如通讯、交通、儿童保育问题、经济限制情况、工作日程）、妊娠女性是否有稳定的住所，以及其心理健康和压力水平（包括抑郁筛查）。妊娠女性在围产期应至少接受1次使用标准化和已验证工具的抑郁和焦虑筛查，在必要时，建议做出可能的改变或转诊。如有性创伤既往史，正常的产前保健、临产和分娩过程可引起其心理上的痛苦；与医生讨论这些问题，并对保健的某些方面做出改善，也许能部分缓解这方面的痛苦。

（四）指导要点

1. 孕早期生活方式及卫生指导

（1）避免接触有害的物质和宠物，谨慎用药。工作涉及或靠近化学品或其他有毒物质，或接触反射线等，应向医生咨询，必要时调整工作岗位。

（2）改变不良生活方式，例如抽烟、嗜酒等，不吃未经煮熟的鱼、肉、海鲜等，不长时间浸泡热水澡等。

（3）避免高强度、高噪音环境工作。

（4）避免家庭暴力。

（5）性生活：孕早期流产的概率高，虽然性生活并不导致流产，但孕早期建议尽量减少性生活。

（6）卫生保健：注意个人卫生，勤洗澡、勤换衣。洗澡应采用淋浴，不宜盆浴。注意口腔卫生与保健，必要时进行口腔检查及治疗。如有发热、阴道流血、妊娠剧吐等，应当及早就医。

2. 心理保健指导

妊娠对妇女是一个强烈的刺激，此期母体对胚胎的免疫排异及耐受需要一个调整过程，雌、孕激素水平的改变容易引起孕妇的早孕反应。角色的转变和生理的改变导致了孕妇复杂的心理状态。孕期孕妇普遍存在焦虑心理，其中以孕早期最多见。妊娠早期孕妇心理健康水平下降，表现为躯体症状明显，出现焦虑、抑郁等负性情绪及人际关系敏感，而早孕反应程度重的孕妇，焦虑、抑郁等发生率明显高于早孕反应程度轻的孕妇。孕妇要加强自身修养，学会自我心理调节，善于控制和缓解不健康的情绪，保持稳定、乐观、愉快

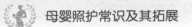

的心境。方法有自我鼓励、转移情绪、释放烦恼、广交好友及寻求家庭、配偶支持等。

3. 营养保健指导

孕早期主要是胚胎发育阶段，生长比较缓慢，所需营养几乎与妊娠前没有太大差别，最重要的是合理膳食。孕早期膳食营养的特点是全面营养、合理调配、避免营养不良或营养摄入过量。孕早期饮食安排应当注重优质蛋白质食物，富含矿物质、维生素食物，以及易于消化吸收的粱谷食物的摄入。孕妇和孩子的最佳饮食包括大量新鲜水果、蔬菜、全谷类、一些低脂乳制品，以及一些蛋白质（如，肉、鱼、蛋或干豆类）。避免摄入汞含量高的鱼类，包括鲨鱼、剑鱼、青花鱼、枪鱼和方头鱼（来自墨西哥湾）。汞是一种可阻碍胎儿脑部正常发育的物质。应完全禁酒，限制咖啡因摄入量，每日饮用咖啡不应超过 2 杯。不喝或限制含糖量高的饮料。补充产前维生素，产前维生素是怀孕前一个月及怀孕全程使用的维生素补充剂。

4. 产前筛查和产前诊断

所有妊娠女性均应在孕 20 周前接受非整倍体筛查。

（1）产前筛查：筛查性检测可识别非整倍体风险较高的胎儿，分为三大类。

1）使用母体血液中游离 DNA 的非侵入性产前检查：评估妊娠女性循环中的游离 DNA，以筛查 21 三体、18 三体、13 三体及性染色体非整倍体。

2）血清学筛查：评估妊娠女性血清中与唐氏综合征（21 三体）及 18 三体等相关的特定生化标志物水平，还可结合超声特异性标志物的评估。早期血清学综合筛查包括孕妇血清 β – HCG 和妊娠相关蛋白 A 等测定及超声检查；妊娠中期血清学筛查指标有血清 AFP、HCG 和游离 E3。

3）神经管畸形筛查：超声检查。

（2）诊断性检查。是对侵入性操作获得的样本（如绒毛膜绒毛或羊水细胞脐血细胞）进行遗传学检查以确定胎儿是否为非整倍体，常用的侵入性操作为绒毛膜绒毛活检或羊膜穿刺脐带穿刺术。医生根据不同孕周给出不同建议。

（五）分类管理

1. 未发现问题的孕妇管理

孕早期保健指导，包括避免致畸因素、预防疾病、卫生、营养、心理保健和丈夫及家庭成员的参与等。告知染色体非整倍体筛查的必要性。孕产妇在早孕期内，携带本人身份证到居住地的社区卫生服务中心（乡镇卫生院）建立健康档案，同时建立孕产妇保健手册，登记社区孕产妇保健服务登记本。孕产妇保健手册记录孕妇主要病史、体征及处理情况，是孕产期全过程的病历。包括开始建手册时的孕产妇登记、每次产前检查结果、住院分娩及产后母婴随访、产后 42 天健康检查情况。手册要妥善保管，产后需将手册送回建册的社区卫生服务中心（乡镇卫生院）。

2. 发现有异常的孕妇管理

（1）高危妊娠的筛查及个体化指导。高危妊娠包括遗传性疾病，年龄 ≥35 岁或 <18 岁，生育过畸形儿，原因不明的 2 次以上自然流产史，既往死胎、死产、新生儿死亡史，肝肾功能异常，BMI 指数异常，妊娠期并发症等情况。医院开展高危妊娠评分筛查，指导孕期产前检查，在产前检查中，对高危孕妇做到早发现、早预防、早治疗，并实行专案管

理。孕产妇及家属要明白高危妊娠的危险性，听从医护人员的指导和安排。

（2）转上级医院。存在高危因素，产检医院如果救治条件有限，不能处理或难以做出诊断的，应转上级医院进一步确诊治疗，经上级医院的早孕或产科等相关门诊明确诊断，并明确能否继续妊娠；明确有并发症者，留在上级医院进行健康管理；对于不适宜继续妊娠者，及时终止妊娠。

3. 出现危急征象的孕妇管理

出现产科出血、妊娠剧吐、急腹痛、妊娠合并严重内科疾病等危急征象的孕妇，基层医院不具备救治条件时，须紧急转诊至上级医疗机构。在转诊过程中，由基层医疗机构直接同上级机构联系，保证在转诊期间有医护人员护送，并保障绿色通道通畅。

四、孕中期健康管理

（一）孕中期健康教育和指导

妊娠第 14 ～ 27 周末称为中期妊娠。妊娠中期是胎儿生长发育较快的阶段，胎盘已形成，不易流产，妊娠晚期并发症尚未出现。此阶段应仔细检查妊娠早期各种影响因素对胎儿是否有损伤，妊娠晚期并发症的预防也需从妊娠中期开始。评估首次产检结果。进行妊娠中期营养、生活方式、妊娠生理知识、早产的认识与预防、妊娠期糖尿病筛查意义等宣教。在妊娠中期进行胎儿畸形筛查，对于疑有畸形或遗传病及高龄孕妇的胎儿，要进一步做产前诊断和产前治疗。适当补充铁剂和钙剂，监测胎儿生长发育的各项指标，预防和早发现胎儿发育异常，并预防和治疗生殖道感染，可以减少妊娠晚期、产时、产后的并发症。

1. 孕期的生活方式指导

妊娠中期流产概率较孕早期明显下降，孕吐等反应明显缓解，这时期大多数孕妇可保持与怀孕前一样的活动水平，包括旅行和性行为。这时期孕妇衣着要宽松、柔软，佩戴宽大的乳罩，注意个人卫生，保持口腔清洁及充足的睡眠时间。

2. 心理指导

随着妊娠的继续进展，孕妇的情绪发生了变化，妊娠初期出现的不适症状逐渐消失，食欲和睡眠恢复正常。尤其是胎动的出现，对孕妇来说无异于一剂强心剂：胎儿实实在在地活着，并且以他的能力向他的母亲做自我介绍，这对孕妇是一个极大的安慰，怀孕失败的恐惧骤减，取而代之的是更多的幸福和自豪的感觉。所以说，妊娠中期这 3 个月是孕妇心理上的黄金时期。孕中期孕妇常见心理问题包括：①依赖性增强，把自己放在被照顾的位置，连一般的工作及家务都不敢做；②移情现象，将自己的情感关怀全部倾注到腹中的胎儿上；③如果产检发现妊娠期糖尿病、产前筛查异常或胎儿结构筛查异常，则心理负担加重，焦虑不安。这时期可指导孕妇通过生活、工作或休息的适当调整，保证良好的心理状态。产检时，与医生充分交流沟通，了解自身和胎儿的情况，减少担心。也可以向有经验的人交流学习等。同时，积极与丈夫沟通，获得丈夫及家人的支持及参与。

3. 运动指导

孕期孕妇应做运动前和运动中的风险评估，评估是否具有可能增加母婴并发症及损伤风险的内科和产科因素。孕妇应接受全面的临床评估，包括病史、目前的健康问题和用药、目前有无妊娠相关并发症，以及当前的运动和体力活动水平。孕妇若有一些基础或新发的内科和产科问题，则可能限制或避免运动。运动会对一些产科并发症产生不利影响，这与女性之前的体质无关。评估纳入或禁止的运动类型，强度、逐渐增加的难度，频率和持续时间。典型的锻炼从热身和拉伸（5～10分钟）开始，然后是锻炼计划（每次30分钟，每周至少150分钟），最后是放松运动（5～10分钟）。

4. 营养指导

孕中期开始，胎儿生长速度加快，在孕前膳食的基础上，增加奶类200g/d，孕中期增加动物性食物（鱼、禽、蛋、瘦肉）50g/d，以满足对优质蛋白质、维生素A、钙、铁等营养素和能量增加的需要。建议每周食用2～3次鱼类，以提供对胎儿大脑和视网膜发育有重要作用的n－3长链多不饱和脂肪酸。孕妇还应进食足量的新鲜水果和蔬菜，以补充胡萝卜素和维生素，每天最好摄入500g蔬菜。由于子宫逐渐膨大压迫肠道，容易引起便秘，而蔬菜、水果富含纤维素，能促进肠蠕动，促进排便，故宜多食。孕中期孕妇的膳食应根据特点进行如下安排。

（1）增加奶的总摄入量达到500g/d：奶是钙的最好食物来源。可选用液态奶、酸奶，也可用奶粉冲调；可分别在正餐或加餐时食用。孕期体重增长较快，因此可选用低脂奶，以减少能量摄入。

（2）增加鱼、禽、蛋、瘦肉的摄入：在孕前平衡膳食的基础上，再增加鱼、禽、蛋、瘦肉共计50g左右。当体重增加较多时，可多食用鱼类而少食用畜禽类。食用畜禽类时尽量剔除皮和肥肉。鱼类尤其是深海鱼类，每周最好食用2～3次。

（3）增加植物油摄入：脂质尤其是必需脂肪酸是细胞膜及中枢神经系统髓鞘构成的物质基础。孕中期，胎儿机体和大脑发育速度加快，对脂质及必需脂肪酸的需要增加，必须及时补充。因此，孕中期应增加烹调植物油的量，如豆油、花生油、菜油等，也可以直接吃些花生、芝麻、核桃仁等油脂含量多的食物。

（4）增加餐数，食量适度：孕妇可每日进餐4～5次，每次食量不可太多，这样可以多吸收营养，而又不会使胃肠负担过重。

5. 预防出生缺陷的产前筛查和产前诊断

出生缺陷是指出生前已经存在的结构或功能异常，其产生的原因包括遗传、环境及二者共同作用。遗传咨询、产前筛查和产前诊断是出生缺陷防治过程中十分重要的环节。

（1）遗传咨询：遗传疾病已成为人类常见病、多见病。遗传病高危险人群包括：①夫妻双方或家系成员患有某些遗传病或先天疾病者，曾生育过遗传病患儿或先天畸形的夫妇；②生育过不明原因智力低下或先天畸形儿的夫妇；③有不明原因的复发流产或有死胎、死产病史的夫妇；④孕期接触不良环境因素及患有某些慢性病的夫妇；⑤常规检查或常见遗传病筛查发现的异常者；⑥其他需要咨询者，如婚后多年不孕的夫妇，或35岁以上的高龄孕妇。

（2）产前筛查：产前筛查是减少缺陷儿出生、提高人口素质的一个重要方面。包括：①非整倍体异常：根据检测方法可分为孕妇血清学检查和超声检查，根据筛查时间，可分为孕早期和孕中期筛查。②神经管畸形：包括血清学筛查及超声筛查。③胎儿结构筛查：在妊娠18～24周期间，通过超声对胎儿的各个器官进行系统筛查，目的是发现严重致死性畸形无脑儿、严重脑膨出、严重开放性脊柱裂、严重胸腹壁缺损并内脏外翻、单腔心、致死性软骨发育不良等。④先天性心脏病：大部分的先天性心脏病无遗传背景，可在妊娠18～24周进行先天性心脏病的超声筛查。

（3）产前诊断：又称宫内诊断，指在胎儿出生之前应用各种先进的检测手段，影像学、生物化学等技术，检测分析胎儿染色体核型等，为胎儿宫内治疗（手术、药物、基因治疗等）及选择性流产提供依据。

（二）孕妇健康状况评估

1. 询问与观察

有早期妊娠经历，自觉腹部逐渐增大。初孕妇于妊娠 20 周感到胎动，经产妇感觉略早于初产妇。胎动随妊娠进展逐渐增强，至妊娠 32～34 周达高峰，妊娠 38 周后逐渐减少。正常胎动每小时 3～5 次。

2. 产科检查

（1）子宫增大：随着孕周增大，子宫逐渐增大。

（2）胎动：一般在妊娠 20 周后孕妇可感觉到胎动。有时在腹部可以看到或触到胎动。

（3）胎心音：胎心音呈双音，似钟表"滴答"声，速度较快，正常时每分钟 110～160 次。

3. 辅助检查

（1）超声科检测胎儿生长发育并在妊娠 18～24 周筛查胎儿结构畸形；29～32 周及 37～41 周各一次彩色多普勒超声可了解子宫和胎儿动脉血流。

（2）24～28 周进行 75 g 葡萄糖耐量检查有无妊娠期糖尿病。32 周后适时复查血常规、尿常规、肝肾功能。孕晚期（35～37 周）可进行 B 族链球菌筛查。高危人群 34 周后进行胎监检查，非高危人群 36 周进行胎监检查，每周 1 次。

4. 心理量表测定（必要时）

（三）分类管理

1. 未发现异常的孕妇的管理

孕 16～20 周重点做生活保健、营养和心理保健指导，提倡丈夫、家人参与。18～24 周进行胎儿大排畸超声筛查。24～28 周进行妊娠期糖尿病筛查。

2. 发现有异常的孕妇的管理

（1）个体化指导。对轻度子痫前期、早产、贫血、妊娠合并心脏病、妊娠合并慢性肾炎、妊娠期肝内胆汁淤积症、妊娠期糖尿病情况，医生会针对性地做生活、饮食、医学管理的指导并监测，必要时转上级医院就诊。

（2）适时转至上级医疗卫生机构。

1）根据当地情况，如产前筛查或结构筛查异常，可抽血样或转诊到有资质承担产前筛查或产前诊断的医疗机构进行进一步诊疗。

2）如果产检过程中发现严重的妊娠并发症（心脏病、肝脏疾病、肾脏疾病、血液/内分泌相关疾病、外科并发症、晚期先兆流产、产科出血、胎盘植入、妊娠期高血压疾病等），当地产检医院不能处理的，应听从医生建议，积极转诊到上级医院。

3. 出现危急征象的孕妇的管理

如果出现以下情况，产检医院无救治条件，须立即转上级医疗卫生机构。

（1）胎动不正常或消失。

（2）妊娠期高血压疾病：出现头痛、眼花、视物模糊、左上腹疼痛、抽搐和昏迷等危急症状。

（3）妊娠合并心脏病：出现心慌、胸闷等心力衰竭症状。

（4）妊娠合并肝病：出现消化道症状或黄疸。

（5）妊娠期肝内胆汁淤积症：出现黄疸等。

（6）妊娠合并糖尿病：出现酮症酸中毒等。

（7）有甲状腺危象倾向。

五、孕晚期健康管理

妊娠晚期，胎儿生长发育最快，体重明显增加。此期需进行妊娠晚期营养及生活方式、孕妇自我监护、分娩及产褥期相关知识、母乳喂养、新生儿筛查及预防接种等宣教。定期行产前检查，监测胎儿生长发育的各项指标，防治妊娠并发症（妊娠期高血压疾病、妊娠期肝内胆汁淤积症、胎膜早破、早产、产前出血等），及早发现并矫正胎位异常，特别注意胎盘功能和胎儿宫内安危的监护，及时纠正胎儿缺氧，妊娠41周以后需住院。做好分娩前的心理准备，考虑对母婴合适的分娩方式。指导孕妇做好哺乳准备，有利于产后哺乳。

（一）孕晚期健康教育和指导

1. 孕期的生活方式指导

大多数孕妇可保持与怀孕前一样的活动水平，包括旅行、工作、运动和性行为。某些疾病患者可能需要限制活动，必要时咨询医生。

（1）旅行：整个孕期都可以驾驶和驾车旅行，但在驾车旅行时，须注意下列事项：始终系好安全带。肩带应经过两乳之间，系到腹部的侧方；腰带应从腹部下方绕过。长途旅行期间多休息，务必经常停车，以便能走动和伸展腿部，从而预防可带来危险的血栓形成。保持汽车的气囊处于工作状态。女性也可在孕期乘飞机旅行。但如果计划在孕期快结束时乘飞机，应询问航空公司，大多数航空公司不允许女性在孕期的最后1个月乘飞机。长途飞行期间，务必经常变换坐姿体位，并活动腿部和足部。在保证安全的情况下，还应站起来四处活动，以防止腿部形成血凝块。

（2）工作：是否应停止工作取决于孕妇的健康状况、胎儿的健康状况，以及工作内容。孕期没有发生问题的女性通常可一直工作到分娩前，但这取决于具体工作及工作所涉及的内容。如果工作涉及或靠近化学品或其他有毒物质，应与医生进行讨论。然而，应考虑到工作场所的安全性和女性工作的体力要求，特别是对于早产风险较高的女性。

（3）性生活：在正常的孕期可以有性生活。性交可以诱发临产，原因包括对子宫下段的物理刺激，性高潮所致的内源性催产素释放，精液中前列腺素的直接作用，或感染性物质的暴露增加。但是，在没有妊娠并发症（如阴道出血、胎膜破裂）的情况下，没有足够的证据推荐不要在妊娠期间进行性交。

2. 心理指导

在妊娠的最后 3 个月中，孕妇重新感到压抑和焦虑，身体内出现种种更大的不适，使她们开始为分娩和胎儿是否健康而担心。这时，她们的精力往往都投注到胎儿身上。随着预产期的迫近，她们迫不及待地盼望着孩子早点出生，以解除负担。这种焦急不安，在一定程度上缓解了孕妇对分娩的惧怕心理。

3. 运动指导

所有成人孕妇在每周所有或大多数日子里每日进行至少 30 分钟的运动。孕期运动有很多益处，包括改善心境、精力水平和睡眠，还可改善孕期症状，如便秘、腹胀感、肿胀和背痛。适合的运动取决于目前怀孕情况、既往怀孕情况，以及怀孕前的活动水平。一般而言，通常推荐步行和游泳，这 2 种运动很适合孕妇。孕妇应避免进行易致跌倒或伤及腹部的活动，包括曲棍球、足球、篮球、骑马、滑降滑雪和体操。为了安全考虑，应该避免仰卧平躺（在怀孕 3 个月以后）；缓慢开始活动，缓慢增加活动强度；避免在炎热或潮湿的天气下运动；大量饮水；穿戴可支撑乳房的胸罩；如果喘不上气或无法轻松讲话，应停止运动。如果有以下任何症状，应停止运动并告知医生：阴道出血，呼吸困难，感觉头晕目眩或头晕，头痛或胸痛，肌肉无力，子宫收缩，阴道漏液，腿部肿胀、疼痛、发红或皮温升高，感觉胎儿的活动不及平时多。

4. 营养指导

孕中、晚期胎儿生长迅速，骨骼和牙齿迅速钙化。神经系统快速发育，胎儿脑细胞发育处于第一高峰。此期（特别是孕晚期）需要大量的营养素来保障胎儿身体和大脑的发育。

（1）保证充足的蛋白质和能量摄入。孕期蛋白质－能量营养不良会直接影响胎儿的体格和神经系统发育，导致早产和胎儿瘦小。孕中期每天食用鱼、禽、蛋、瘦肉共 3 ～ 4 两，孕晚期再增加 75 g 左右，为 4 两～半斤。同样重量的鱼类与畜禽类所含的优质蛋白质相似，如果体重增长较快时，应选择多食用鱼类，食用畜禽类时尽量剔除皮和肉眼可见的肥肉，畜肉可优选牛肉。

（2）保证铁的摄入。建议所有孕妇口服补铁，以应对妊娠和分娩间铁需求量增加。

（3）保证维生素 D 和钙摄入。孕中期孕妇需要的钙含量为 1000 mg，孕晚期为 1200 mg 以满足宝宝骨骼及牙齿发育。

（4）保证多不饱和脂肪酸的摄入。可以吃汞含量低的鱼类和海鲜，摄入这些种类的鱼有益于孩子的发育，只要不吃得太过频繁即可。

（二）孕晚期产妇指导要点

1. 自我监护方法

数胎动：胎动感通常始于中期妊娠，为孕 16 ～ 20 周时，且经产妇比初产妇出现得早。孕妇最初感受到胎动（即"胎动初感"），往往被描述为"轻轻扑动"。胎动监测是通过孕妇自测评价胎儿宫内情况最简便有效的方法之一。随着孕周增加，胎动逐渐由弱变强，至妊娠足月时，胎动又因羊水量减少和空间减少而逐渐减弱。若胎动计数≥6 次/2 小时为正常，<6 次/2 小时或较平时减少 50% 者提示胎儿可能缺氧，建议前往医院就诊。

2. 孕期并发症防治指导

（1）便秘：妊娠期间常见。肠蠕动及肠张力减弱，排空时间延长，水分被肠壁吸收，加之增大妊娠子宫及胎先露部对肠道压迫，常会引起便秘。排便习惯正常的孕妇可以在妊娠期预防便秘，每日清晨饮一杯开水，多吃易消化的、含有纤维素多的新鲜蔬菜和水果，并且每日进行适当的运动，养成按时排便的良好习惯。必要时口服缓泻剂，使粪便润滑容易排出。

（2）痔疮：痔静脉曲张可在妊娠期间首次出现，妊娠也可使已有的痔疮复发和恶化。因妊娠期子宫增大或妊娠期便秘，使痔静脉回流受阻。除了多吃蔬菜和少吃辛辣食物外，还可通过温水坐浴、服用缓泻剂缓解痔疮引起的疼痛和肿胀感。

（3）消化系统症状：妊娠早期恶心、呕吐常见，应少食、多餐，忌油腻的食物。妊娠子宫使胃上移，会引起胃灼热。餐后避免弯腰和平躺，并适当活动以减缓症状，或服用抑酸剂。

（4）腰背痛：妊娠期间关节韧带松弛、增大，妊娠子宫向前突使躯体重心后移，腰椎向前突，使腰背肌处于持续紧张状态，孕妇常出现轻微腰背痛。休息时，腰背部垫枕头可缓解疼痛，必要时卧床休息、局部热敷及服止痛药物。如腰背疼痛明显者，应及时查找原因，按病因治疗。

（5）下肢及外阴静脉曲张：因子宫增大压迫下腔静脉使股静脉压力增高，随妊娠次数增多逐渐加重。在妊娠晚期，应尽量避免长时间站立，可穿弹力袜，晚间睡眠时应适当垫高下肢以利于静脉回流。

（6）贫血：孕妇于妊娠中晚期对铁的需求增多，单靠饮食补充明显不足，应自妊娠4～5个月开始补充铁剂。

（7）下肢肌肉痉挛：是孕妇缺钙的表现，肌肉痉挛多发生在小腿，于妊娠晚期多见，常在夜间发作，多能迅速缓解。出现下肢肌肉痉挛的孕妇应及时补充钙剂。

（8）下肢水肿：孕妇于妊娠晚期常有踝部、小腿下半部轻度水肿，休息后消退，属于生理现象。睡眠取侧卧位，下肢垫高15°能使下肢血液回流改善，水肿减轻。

（9）外阴阴道假丝酵母菌病：30%孕妇的阴道分泌物中可培养出假丝酵母菌。多数孕妇无症状，部分孕妇有阴道分泌物增多、外阴瘙痒伴疼痛和红肿，应药物治疗。

（10）早产：是指妊娠满28周至不足37周间分娩者。孕期定期产前检查，指导孕期卫生，积极治疗泌尿道、生殖道感染。孕晚期节制性生活，以免胎膜早破。加强对高危妊娠的管理，积极治疗妊娠并发症及预防并发症的发生。已明确宫颈机能不全者，应考虑进行宫颈环扎术。

（11）妊娠期糖尿病：处理原则是积极控制孕妇血糖，预防母婴并发症的发生。

（12）妊娠期高血压疾病：娠期高血压疾病治疗的目的是控制疾病、延长孕周、确保母胎安全。治疗的基本原则是休息、镇静、解痉，有指征的降压、利尿，密切监测母胎情况，适时终止妊娠。应根据病情轻重分类，进行个体化治疗。

3. 分娩准备教育

分娩是可能使人有压力且可能改变生活的事件，分娩教育的主要目标是减少对该事件的恐惧和焦虑。分娩教育的其他目标是使女性能够在临产和分娩时充满自信、感到舒适并得到周围人的支持。

（1）分娩教育课程可提供下述条件：会见其他孕妇、妊娠夫妻，分享经历，获取关于妊娠、临产、分娩、产后、新生儿、育儿问题的知识，解决恐惧和担忧的问题，以及有专门的时间做分娩准备。分娩是一个生理过程，要树立自然分娩的信心，剖宫产是解决难产和母婴并发症的一种手段。了解镇痛措施。分娩四要素包括产力、产道、胎儿和精神因素。学习产时保健知识，包括3个产程。第一产程指临产开始直至宫口开全，该产程需保持镇静乐观的情绪，正确对待宫缩和镇痛。第二产程是胎儿娩出期，这时期主要配合助产士的指令帮助胎儿娩出。第三产程是胎盘娩出期，做到与婴儿早接触、早吸吮。这些信息有助于孕妇及其丈夫了解临产和分娩时会发生什么，还为女性提供了一个平台，使其可在当代产妇保健环境中做出最终选择，并制订个人分娩计划。

（2）妊娠晚期产检时与医生及助产士讨论在正常分娩时会做什么和紧急情况发生时必须做什么，以及入院的时机等，从而减少与医护人员之间关于分娩的矛盾和误解。

（3）选择1个或多个支持者在分娩时持续提供支持似乎具有心理上和医学上的双重益处，例如丈夫陪伴分娩或者导乐分娩。

4. 高危孕妇的随访及转诊

产检过程中，产检医生对孕产妇妊娠风险进行动态评估，根据病情变化及时调整风险分级和管理措施，并进行高危专案管理、定期随访。妊娠晚期出现妊娠及分娩并发症（如妊娠高血压疾病、妊娠晚期出血、胎儿宫内窘迫、产科出血、休克、DIC、羊水栓塞、严重感染、早产等），妊娠并发症（如心脏病、肝肾疾病、外科并发症等），妊娠合并性传播疾病、艾滋病等，应听从医生建议，必要时转诊。

5. 母乳喂养

（1）鼓励母乳喂养：提倡婴儿出生后前6个月实行纯母乳喂养；6～24个月的婴幼儿，在科学添加辅食的同时鼓励母亲继续母乳喂养。在婴儿出生后的最初6个月，母乳是其唯一所需的食物。大多数婴儿在4～6月龄时除了摄入母乳外，还会开始摄入其他食物。对大多数母亲和婴儿来说，母乳喂养是最佳选择。

（2）母乳喂养的益处：即使短期哺乳亦有益，这些益处甚至可持续到母乳喂养停止后。除了健康益处外，母乳喂养还有助于建立亲子关系，这是非常值得的。

（3）乳腺产乳的生理过程：母乳由乳房中的乳腺产生。在孕期，这些腺体会做好产生乳汁的准备。分娩后，体内的激素物质会使乳房充满乳汁。在分娩后最初几日，只会分泌少量的淡黄色乳汁，称为"初乳"。初乳具备新生儿所需的全部营养。数日后（通常是分娩后2～3日），产乳量开始增加。大多数健康的女性可产生充足的乳汁。每当婴儿吮吸完乳房中的乳汁时，产妇的身体便会产生更多的乳汁。某些情况可造成泌乳不足，比如：母乳喂养频率不够；婴儿难以吮吸乳汁；身体疲倦、生病或有很大压力；使用某些药物；吸烟；接受过某些类型的乳房手术。

（4）何时开始母乳喂养？大多数女性应在产后开始母乳喂养。如果条件允许，分娩后立即拥抱孩子会有帮助。皮肤接触可帮助孩子学习吸乳。分娩后最好尽快开始母乳喂养，理想情况是在1小时内。在这期间，大多数孩子是清醒的并想要接受母乳喂养。如果在分娩后无法立即和孩子待在一起，可采取一些措施以便仍能进行母乳喂养。如可使用吸乳器来收集乳汁，以便孩子稍后饮用。使用吸乳器也可促进乳房继续产生乳汁。

六、产后随访

(一) 产后访视时间

社区计生工作人员及医务人员会对产妇进行电话或上门随访，共 3 次，分别是出院 3 日内、产后 14 日、产后 28 日。

(二) 产后访视的内容

1. 产褥期保健指导

产后保健对于产妇的健康至关重要，产后产妇身体机能恢复的好坏关系到其一生的健康和幸福。产后访视是围产保健的重要组成部分，直接关系到产妇康复、婴儿健康成长和母乳喂养的成功。产后访视的内容包括产妇和新生儿两部分。①针对产妇的访视内容：体格检查，如子宫收缩、复旧情况、恶露情况、伤口愈合情况、全身状况和乳房检查等；产褥期护理和生活指导；计划生育指导等。②针对新生儿的访视内容：了解产妇孕期和新生儿出生时和出生后的情况；观察新生儿一般情况；新生儿全身查体，发现问题及时转诊；宣传母乳喂养，指导喂养和护理；新生儿听力筛查等。

2. 母乳喂养困难指导

母乳喂养中最常见的问题是婴儿乳汁摄入不足、乳头和乳房疼痛，以及乳房感染。

(1) 婴儿乳汁摄入不足：原因可能为婴儿吸奶困难或产妇乳汁生成不足。

(2) 乳头和乳房疼痛：表现的状况包括乳头损伤或血管收缩、乳房肿胀、乳管堵塞及乳房感染。这些问题一定程度上源于喂养技巧不正确，尤其是婴儿不能正确衔乳及不能排空乳房引起乳房疼痛，主要干预方法是识别和纠正所有不恰当的喂养技巧或习惯，以保证婴儿能正确衔乳并能规律、频繁地完全排空乳房。

(3) 乳房肿胀：缓解乳房肿胀所致的疼痛的措施包括冷敷、挤奶，以及使用镇痛药。

(4) 乳管堵塞：乳管堵塞的初始处理为评估母乳喂养技巧，确保乳房在每次哺乳时被完全排空。

(5) 哺乳期乳腺炎：处理方法包括缓解症状（温和镇痛药和冷敷）、着重改善母乳喂养技巧和完全排空乳房，以及经验性抗生素治疗。

3. 对产后便秘、痔疮、会阴或腹部伤口等问题进行处理

(1) 便秘：多喝水，多吃易消化的、含有纤维素多的新鲜蔬菜和水果，并且每日进行适当的运动，养成按时排便的良好习惯。必要时口服缓泻剂，使粪便润滑容易排出。

(2) 痔疮：除了多吃蔬菜和少吃辛辣食物外，还可通过温水坐浴、服用缓泻剂缓解痔疮引起的疼痛和肿胀感。

(3) 会阴或腹部伤口护理：保持伤口清洁、干燥，如伤口出现红肿热痛，尽早去医院就诊。

(三) 产后转诊

(1) 发现有产褥感染、产后出血、子宫复旧不佳、妊娠并发症未恢复以及产后抑郁等问题的产妇，应及时转至上级医疗卫生机构进一步检查、诊断和治疗。

（2）发现有产后头痛（尤其当这些特征不是患者平时头痛的典型表现时）、高血压和（或）抽搐、产后出血、子宫内翻、呼吸困难或胸痛、围生期心肌病、严重的疼痛性外阴水肿的产妇，应及时转诊治疗。

七、产后 42 天健康检查

（一）产后 42 天检查地点

产后 6 周，也就是 42 天左右，除乳腺以外，所有的器官和系统基本上恢复到孕前状态。这个时间段，产妇要回到社区或医院进行检查及评估。

（二）产后 42 天保健的方法

1. 询问及观察

询问饮食、睡眠、恶露变化及乳汁分泌情况等。

2. 一般体检和妇科检查

（1）血压检查：尤其是对于妊娠期高血压的产妇来说，产后测量血压非常重要。

（2）妇科检查：了解产妇伤口愈合情况，检查产妇的生殖系统恢复情况、恶露情况。

（3）乳房检查：了解有无乳房疼痛、肿块，以及乳汁分泌情况，并进行必要的指导。

（4）盆底检查：检测盆底肌的肌力和肌张力，以及盆底肌恢复情况，并进行必要的指导。

3. 辅助检查

血常规检查了解有无贫血，妊娠期糖尿病妇女产后需再次进行葡萄糖耐量检测等。

（三）产后 42 天保健指导内容

1. 心理保健指导

产后忧郁（产妇忧郁症或婴儿忧郁症）是指一过性状态，特征为几种轻度抑郁症状，如悲伤、哭泣、易激惹、焦虑、失眠、筋疲力尽、注意力下降，以及情绪不稳定（可包括很高兴）。这些症状通常会在产后 2～3 日出现，在此后数日达峰，并在发病后 2 周内缓解。分娩后，女性也可发生创伤后应激障碍。创伤后应激障碍干预措施包括紧急事件应激晤谈，结构性心理干预，表达感情的写作，鼓励产后立即与健康的新生儿进行皮肤接触，以及在经历死产后抱抱或看看孩子。产后精神病较少见，但若存在，会很严重，并可危及生命。

2. 性保健指导

（1）产后避孕：多数女性会在产后 6 周内恢复性活动，做好产后避孕可减少意外妊娠。若女性采用不完全母乳喂养，在产后 25 日即可恢复排卵，因此避孕开始时间应不晚于产后第 3 周。若女性采用完全母乳喂养，恢复排卵的时间较晚且较难预测。在产后早期开始避孕的时间取决于避孕方法，因为一些激素避孕法可影响哺乳。

（2）产后性功能障碍：产后性功能障碍的因素包括会阴创伤，紧急剖宫产或胎头吸引术辅助的阴道分娩；雌激素水平较低和阴道干涩（尤其是母乳喂养的女性），以及产后情绪变化、疲劳和时间约束。产后的一些问题可能无法逐渐消退，特别是性欲低下，必要时专科就诊。

3. 纯母乳喂养 6 个月指导

鼓励在条件允许时进行为期至少 1 年（12 个月）的母乳喂养。在婴儿出生后的最初 6 个月，母乳是其唯一所需的食物。大多数婴儿在 4 ～ 6 月龄时除了摄入母乳外，还会开始摄入其他食物。对于大多数产妇和婴儿来说，母乳喂养是最佳选择。越来越多的女性因为母乳喂养的健康益处而选择母乳喂养。即使短期哺乳亦有益，这些益处甚至可持续到母乳喂养停止后。除了有利健康外，母乳喂养还有助于建立亲子关系；预防可造成呕吐或腹泻的胃部感染；预防耳部或肺部感染；降低婴儿猝死综合征的发生风险。同时，还可以帮助婴儿在成长过程中以健康速率增重。此外，母乳喂养还可减少分娩后的子宫出血；减小压力；孕期结束后减轻更多体重（如果进行母乳喂养至少 6 个月）；减少喂养孩子的花费；降低发生乳腺癌、卵巢癌或子宫内膜癌的概率。接受过乳房手术的产妇可尝试母乳喂养并观察自己能否产生充足的乳汁。许多接受过隆胸术的女性都能产生足量乳汁，但部分女性不能。接受过缩乳术的女性常出现泌乳不足，但这也因人而异。部分情况下不推荐母乳喂养。例如，正在接受癌症治疗、在哺乳期使用某些不安全的药物；如果婴儿出生时患有"半乳糖血症"，也不推荐母乳喂养。

4. 产妇营养指导

对于营养良好的产妇，哺乳期间膳食摄入量对乳汁营养质量几乎无影响。哺乳期女性一般应从均衡膳食中获取必要的维生素和矿物质，必要时添加维生素补充剂。产妇每天需要的热量约为 3000 千卡。《哺乳期妇女膳食指南》在一般人群基础上增加了以下 5 条内容：①每天比孕前增加 80 ～ 100 g 的鱼、禽、蛋、瘦肉（每天总量为 220 g），必要时可部分用大豆及其制品替代。②每天比孕前增饮 200 mL 的牛奶，使饮奶总量达到每日 400 ～ 500 mL。③每周吃 1 ～ 2 次动物肝脏（总量达 85 g 猪肝，或总量 40 g 鸡肝）。④至少每周摄入 1 次海鱼、海带、紫菜、贝类等海产品。⑤新鲜蔬菜 500 g，适量水果。

5. 产后运动

产后运动和健康饮食有助于减肥，后者可以改善或预防许多与未来肥胖相关的风险，如糖尿病和高血压。产后恢复体力活动可降低产后抑郁的发生率，只要这种运动能缓解压力而不是引起压力。根据耐受情况，每日进行多次凯格尔盆底肌运动可以减少产后尿失禁和肛门失禁。

（韦春姣）

第二节　婴幼儿健康管理

一、婴幼儿健康管理的需求

由于婴幼儿生长发育过程中的重要特点，其对健康管理的需求也与成人有很多不同之处。随着我国国民经济的发展和人民生活水平的提高，婴幼儿健康管理的需求在不断变化，民众对婴幼儿健康管理的要求也在不断提升。目前看来，婴幼儿健康管理的需求主要包括以下几个方面。

（一）定期健康监测与评估

生长发育是儿童不同于成人的重要特点，婴幼儿期是儿童生长发育最迅速的时期。有着连续性、阶段性、各器官系统发育不平衡性及个体差异性等特点。婴幼儿生长发育又受到各种内外环境的影响。因此，从婴儿呱呱坠地起就要通过各种不同的方式对其生长发育水平、健康状况以及影响健康的危险因素定期进行评估。按照我国《0～6岁儿童健康管理服务规范》的要求，新生儿生后1周内，医务人员需到新生儿家中进行访视，同时进行产后访视；新生儿满28天，需到乡镇卫生院或社区卫生服务中心进行随访，并接种疫苗；在婴幼儿3、6、8、12、18、24、30、36月龄，分别在乡镇卫生院或社区卫生服务中心进行8次健康检查和评估。

（二）健康信息的收集及健康档案的建立

每次家庭访视或在医疗机构进行健康体检及诊疗活动后，将会产生大量相关的健康信息（包括生长发育的指标、体格检查结果、实验室检查及影像学检查资料等）。由于婴幼儿生长发育的连续性，有必要收集和管理这些健康信息，为婴幼儿建立持续可共享的健康档案，便于在今后的健康管理和疾病诊疗过程中进行对比并作为评估和诊治的依据。我国的儿童健康档案包括单张检查单、本式纸质档案（婴幼儿保健手册、病历本）、单机版/局域网健康档案及全网共享型健康档案。迄今为止，我国大多数地区仍在使用本式纸质健康档案和局域网健康档案。电子健康档案信息能在医疗机构内部或保健系统内进行传输，但不能给家长和其他机构的医务人员共享。因此迫切需要建立共享型儿童健康管理平台，以互联网和手机 App 为载体，更利于全方位收集与共享健康信息，促进婴幼儿的持续健康管理。

（三）营养状况评估与营养指导

婴幼儿时期是儿童生长发育最快的时期，营养对生长发育的影响至关重要。长期营养不良不但对婴幼儿的体格生长有影响，而且对神经系统及其他器官系统的发育都有影响，甚至对成年后的健康及慢性疾病产生深远的影响，因此必须定期评估婴幼儿的营养状况，并给予科学合理的指导。预防和治疗各种类型的营养不良（例如蛋白质－热能营养不良、各种营养相关性疾病、肥胖等）。

（四）健康生活方式的建立

建立健康的生活方式是婴幼儿健康成长的保证，也是健康管理的重要内容和手段。良好的生活方式包括进食、睡眠、大小便、活动、休息、学习等良好行为习惯的养成。健康管理人员必须在每次访视或体检时详细询问并记录这些生活方式，在科学地评估后，个体化地指导家长如何促进这些良好生活习惯的形成。

（五）神经心理行为健康与干预

随着国民健康保健意识的提高，儿童神经心理行为的发育受到越来越多的关注。婴幼儿的神经心理行为发育水平表现在运动（大运动和精细运动）、语言、个人 – 社交和适应能力方面。这些能力不仅是婴幼儿健康成长的保证，也是成年后融入社会、独立生活和工作的先决条件。定期科学地评估婴幼儿神经心理行为的发育水平，能够及时地发现偏离，早期发现各种原因导致的神经心理发育障碍，尽早干预，使偏离儿童逐渐恢复正常，尽可能减少近期及远期的危害。

（六）健康危险因素的防范

婴幼儿的健康危险因素不仅包括生长发育障碍和各种疾病对婴幼儿健康的影响，也包括各种意外伤害事件对婴幼儿造成的危害。要通过定期的健康检查和评估发现体格和神经心理行为发育偏离、危害婴幼儿身心健康的疾病（如营养不良、佝偻病、贫血、慢性腹泻等）以及容易导致婴幼儿发生意外伤害的环境因素，迅速纠正或采取相应的防范措施。

（七）健康教育与健康促进活动

健康教育是促进婴幼儿健康的重要服务内容，是健康管理的重要手段，意义重大。需要所有儿科医务人员在婴幼儿的不同时期，运用各种方法，通过多种途径不断地进行宣教，增加和提高婴幼儿家庭自我保健的知识及能力，达到促进婴幼儿健康成长的目的。

（八）婴幼儿健康保险与政策环境的改善

婴幼儿健康保险及与健康相关的国家和地方的政策法规也是婴幼儿健康管理的重要需求。迄今为止，我国大多数地区已建立起包括婴幼儿在内的全民医疗保障体系，但保障水平普遍比较低下。今后如何扩大婴幼儿相关的医疗保险覆盖面是宏观健康管理的重要任务。除医疗保险之外，医疗救助制度、婴幼儿保健服务、婴幼儿健康体检的经费资助等都需要出台相应的政策，不断改善婴幼儿健康管理的政策环境。

二、不同年龄阶段婴幼儿健康管理的实施要点

由于不同年龄阶段婴幼儿有着各自不同的特点，其健康管理的实施要点也有所不同。

（一）新生儿期的健康管理要点

新生儿期指胎儿娩出后自脐带结扎至生后满 28 天。新生儿刚刚脱离母体，内外环境发生了巨大变化，要经历身体各器官系统功能的转换。而其本身对环境的适应能力不成

熟，此时期生命脆弱，发病率和死亡率是整个婴幼儿时期最高的，尤其是早期新生儿（出生 7 天以内的新生儿）。因此新生儿健康管理尤为重要，其主要包括以下两方面。

1. 出生时的健康管理

（1）清理口腔、擦干刺激。新生儿娩出后应立即清理口腔黏液，保证呼吸道通畅。用毛巾彻底擦干全身，同时评估新生儿的呼吸状况。如彻底擦干刺激后新生儿仍有呼吸困难，应立即寻求帮助。

（2）皮肤接触。若母亲及其新生儿状态良好，应尽早让新生儿与母亲进行皮肤接触，持续至少 90 分钟。

（3）脐带处理。在脐带停止搏动后 1 ～ 3 分钟，距脐带根部 2 cm 的位置结扎断脐。脐带暴露于空气中并保持干燥有利于脱落，不要给脐带断端缠绕绷带、覆盖纸尿裤及其他东西，不外敷任何药物。

（4）尽早开奶。在皮肤接触过程中，指导母亲尽早开始母乳喂养。保证正确的喂养姿势和乳头衔接方法。早期母乳能促进乳汁分泌，提高母乳喂养的成功率。

（5）测量体重、身长。测量新生儿的体重、身长并准确记录。

（6）全面检查。测量体重、身长后应全面检查新生儿，测体温，检查有无先天缺陷、产时损伤、呼吸困难。注意头部、眼部、腹部、躯干及四肢有无异常。有任何危险指征应及时处理。

2. 出生后的健康管理

（1）喂养指导。母婴同室，鼓励母亲坚持纯母乳并昼夜按需喂养，不给新生儿提供除母乳外的其他任何液体（如糖水、配方奶等）。正确的哺乳方法能维持良好的乳汁分泌。确实因母乳不足或存在医学禁忌母乳喂养的情况［如人类免疫缺陷病毒（human immunodeficiency virus，HIV）感染母亲所生的婴儿或母亲滥用药物］不能实现母乳喂养的，应指导母亲科学地人工喂养。

（2）保暖。新生儿出生后的环境温度明显低于母亲宫内的温度，因此需要积极保暖。新生儿的室居温度应保持在 22 ～ 24℃，湿度 55%。新生儿衣着应松软、干爽、保暖。保证新生儿体温正常恒定。

（3）发育指导。母亲及家长经常近距离地与新生儿微笑、说话和抚摸新生儿，有利于早期的感情交流，促进婴儿感知觉的发育。

（4）清洁护理。新生儿衣物宜用柔软的棉布制作，要宽大且易穿脱。勤换尿布，便后应清洗臀部并擦干，保持会阴和臀部皮肤清洁干燥。生后 24 小时后每日清水沐浴，清洗新生儿的面、颈。特别注意清洗腋下、腹股沟等皮肤褶皱处。新生儿皮肤娇嫩，清洁时应保持动作轻柔，以免造成皮肤破损。

（5）维生素 K_1。住院期间常规给予维生素 K_1 肌注，以预防新生儿维生素 K 缺乏性出血症（vitamin K deficient bleeding，VKDB）。

（6）预防接种。新生儿生后 24 小时内常规接种卡介苗和乙肝疫苗。

（7）新生儿筛查。新生儿出院前可接受新生儿听力筛查、新生儿疾病筛查（包括苯酮尿症、先天性甲状腺功能低下）。有些地区还开展了葡萄糖 - 6 - 磷酸脱氢酶缺乏症、先天性肾上腺皮质增生症（CAH）的筛查，甚至运用串联质谱技术将遗传代谢病的筛查增加到几十种。

母婴照护常识及其拓展

（8）慎用药物。新生儿肝肾功能不成熟，对某些药物代谢率低，易发生不良反应。母乳喂养者用药应注意乳汁中药物对新生儿的影响。

（二）婴儿期的健康管理要点

出生至 1 周岁为婴儿期，此时期体格生长迅速，婴儿对能量、蛋白质的需求量大，易发生营养不足，罹患各种营养缺乏性疾病并导致生长发育落后。又由于其自身消化吸收功能尚未完善，易发生消化功能紊乱。随着婴儿月龄的增大，从母体获得的免疫抗体在生后 6 个月逐渐消失，主动免疫功能尚未发育成熟，6 月龄后的婴儿易患感染性疾病。婴儿期的运动、感知觉、语言、情绪、行为都呈飞越式的发展。需要适时合理地评估其发育水平并给予正确的引导。针对上述婴儿生长发育的特点，其健康管理的要点主要包括以下几个方面。

1. 生长监测

运用生长发育曲线图监测婴儿的生长发育情况，早期发现生长偏离，积极分析原因，及时矫治。

2. 喂养指导

婴儿期体格生长非常迅速，正确的喂养方式是满足营养素摄入的关键。提倡纯母乳喂养至 4～6 个月开始添加辅食。不管是纯母乳喂养、配方粉喂养还是混合喂养的婴儿，在 4～6 个月添加辅食以前均不需要喂水。辅食添加应遵循"由少到多、由细到粗、由稀到稠、由软到硬、由一种到多种"的原则进行。辅食添加不仅仅提供了额外的能量，也训练了婴儿的进食技能，是婴儿生长育过程中极其重要的一环。不论何种喂养方式，足月儿需补充维生素 D 400 IU/d，早产儿为 400～800 IU/d。

3. 定期体格检查

婴儿在生后 1 年内至少在 1、3、6、8、12 月龄定期健康检查 5 次，6 月龄检查血红蛋白 1 次。早期发现佝偻病、缺铁性贫血、营养不良、发育异常等各种疾病应及时干预治疗。

4. 户外活动

户外活动（如日光浴、空气浴）有利于体格生长。户外环境给予婴儿各种不同于室内的感知觉刺激，可促进婴儿大脑的发育。

5. 预防接种

按国家计划免疫程序，完成 1 岁以内免疫接种。

（三）幼儿期的健康管理要点

幼儿期指 1 周岁后到 3 周岁前，这一时期体格发育的速度较婴儿期减缓，但仍然较快；语言和智能发育迅速，是社会心理行为发育最迅速的时期；运动发育逐步完善，活动能力增强，活动范围扩大，但识别危险的能力不足，自我保护意识和能力不足，发生意外伤害的风险增大；免疫力和消化能力仍不健全，易发生呼吸系统和消化系统的感染性疾病，也易发生消化功能紊乱。因此，幼儿期的健康管理需注意以下要点。

1. 加强营养与喂养指导

1 岁以后的喂养由乳类为主转换为混合膳食，以固体食物为主。此阶段生长相对较快，营养需求仍较高，但消化系统功能仍不完善，科学合理的喂养可以预防营养缺乏及消化功能紊乱，保证正常的生长发育。

2. 促进语言和智能发育

此期应高度重视与幼儿的语言交流，通过唱歌、讲故事、做游戏等方式促进幼儿的语言发育。

3. 预防疾病和意外

加强预防接种及疾病预防的宣教，做好感染性疾病与传染病的预防工作。教育家长注意监护，防止意外伤害。

4. 持续做好生长发育监测

定期对幼儿进行生长发育监测，每 3 个月进行 1 次体格检查，至少 1 年 2 次。及时发现生长偏离，分析原因，科学干预。幼儿期乳牙逐渐出齐，注意口腔卫生，做好口腔保健，定期涂氟，预防龋齿。

三、婴幼儿健康管理的常用方法

（一）家庭访视与持续随访

1. 新生儿家庭访视

（1）正常足月新生儿：至少 2 次访视。首次访视：出院后 7 天内进行。了解出生时的情况、预防接种情况及新生儿疾病筛查情况。观察居家环境，询问和观察黄疸、喂养、大小便、睡眠、脐部情况和口腔发育。测量新生儿体温，进行体格检查，记录出生时的体重、身长，建立《0～6 岁儿童保健手册》。如发现问题，应酌情增加访视次数或转诊。满月访视：生后 28～30 天进行，新生儿满 28 天后，需在当地卫生服务中心接种乙肝疫苗第二针。访视需重点询问和观察喂养、大小便、睡眠、黄疸的情况，并进行体格测量、体格检查及发育评估。

（2）高危新生儿应在出院后 3 天内进行访视，并根据具体情况增加访视次数，把握转诊指征。符合以下高危因素之一为高危新生儿。

1）早产儿（胎龄＜37 周）、低出生体重儿（出生体重＜2500 g）。

2）宫内、产时或产后窒息，缺氧缺血性脑病及颅内出血。

3）高胆红素血症。

4）新生儿肺炎、败血症等严重感染。

5）患有各种影响生活能力的出生缺陷（如唇裂、腭裂、先天性心脏病）以及遗传代谢性疾病。

6）母亲有异常妊娠及分娩史、高龄分娩、患有残疾并影响养育能力。

2. 婴幼儿健康管理

（1）随访地点。当地乡镇卫生院、社区卫生服务中心。

（2）随访时间。在 1、3、6、8、12、18、24、30、36 月龄进行，共 9 次。可根据具体情况增加随访次数。

（3）服务内容。询问并记录 2 次随访期间幼儿喂养、睡眠、大小便及患病情况。进行体格测量及体格检查，做好体格和心理行为发育评估。给予健康宣教和综合指导。

（4）血常规检查。在 6～8、18、30 月龄时分别进行血常规检查 1 次，及时发现及治疗缺铁性贫血。

（5）听力筛查。在 6、12、24、36 月龄时用听行为观察法分别进行听力筛查 1 次。

（二）定期健康检查及健康档案的建立

定期健康检查，监测和评价幼儿生长发育情况，早期发现异常及时干预，指导家长科学育儿及预防疾病，促进儿童健康成长。

1. 健康检查内容

（1）问诊。

1）喂养史。喂养方式（母乳、配方粉或混合喂养）、奶量、食物转换（辅食添加）情况，餐次、食物种类及摄入量，饮食行为及进食环境，营养补充剂使用情况。

2）生长发育史。既往生长发育及神经心理行为发育情况。

3）生活习惯。睡眠、大小便、卫生习惯的情况。

4）过敏史。药物及食物过敏情况。

5）患病情况。2 次随访之间的患病情况。

（2）体格测量。

1）体重。体重为各器官、系统、体液的总和。体重易于准确测量，是反映儿童营养状况最常用的指标。儿科临床中采用体重计算药量和静脉补液量。所有年龄阶段的儿童每次健康检查都应测量体重。

2）身长。身长指头部、脊柱与下肢长度的总和。对于小于 3 岁的婴幼儿，测量仰卧位身长比测量站立位身高更准确。3 岁以下测仰卧位身长，3 岁以上测立位身高。

3）头围。头围是反映婴幼儿脑发育和颅骨生长的重要指标，生后至 2 岁增长最快（由出生时的 34 cm 增长至 2 岁时的 48 cm）。所以儿童从出生起至 2 岁，在每次健康体检时都应测量枕额头围（occipitofrontal circumference，OFC）。对于有神经系统或发育问题的所有年龄段儿童，每次就诊时都应测量 OFC。

（3）体格检查。

1）一般情况。观察婴幼儿的表情、活动水平、外表、行为和态度、体型以及营养状况。

2）皮肤。有无黄染、苍白、发绀、皮疹、瘀斑、瘀点、血管瘤，颈部、腋下、腹股沟、臀部等皮肤皱褶处有无潮红或糜烂。

3）淋巴结。全身浅表淋巴结的大小、数目、质地、活动度，有无压痛。

4）头颈部。前囟大小及张力，有无方颅、颅骨软化，有无特殊面容，有无颈部包块或活动受限。

5）眼。外观有无异常，结膜有无充血及分泌物，有无眼球震颤。应检查婴儿有无注视和追视。

6）耳。外观有无异常，耳道有无分泌物。

7）鼻。外观有无异常，有无异常分泌物。

8）口腔。检查口腔黏膜情况及有无唇腭裂，扁桃体是否肿大，乳牙数目及龋齿情况。

9）胸部。胸廓是否对称，有无鸡胸、漏斗胸、肋膈沟、肋骨串珠。听诊肺部呼吸音有无异常，有无心律不齐及心脏杂音。

10）腹部。有无腹胀、触痛、疝气、包块。触诊肝脾大小。

11）外生殖器。有无畸形、阴囊水肿及包块。触诊睾丸位置及大小。

12）脊柱四肢。脊柱有无后突或侧弯，四肢是否对称，有无畸形，根据具体情况进行发育性髋关节发育不良的筛查。

13）神经系统。四肢活动的对称性、活动度及肌张力。

（4）神经心理行为发育监测。婴幼儿每次健康检查时都应了解儿童神经心理行为发育情况，及时发现并干预发育偏离的儿童。有条件的地区可灵活运用各种评估量表或工具对婴幼儿进行神经心理发育测试。

（5）实验室及其他辅助检查。

1）血常规或血红蛋白检查。在6～8月龄时检查1次，1～3岁每年检查1次。

2）听力筛查。在6、12、24、36月龄时分别行听力筛查1次。对有听力损失高危因素的儿童应重点关注。

3）视力筛查。推荐对5岁以下儿童筛查弱视、斜视和其他视力问题。如有条件，可从12月龄开始，使用摄影筛查仪或自动验光仪评估视力风险。

4）其他检查。有条件的地区可根据具体情况开展尿常规、膳食调查及营养分析等检查项目。

2. 健康档案建立

新生儿第一次家庭访视时，建立0～6岁儿童保健手册，每次随访时，应逐项如实填写。健康档案内容应包括儿童健康管理随访表、新生儿家庭访视记录表、儿童生长监测图、婴儿期饮食情况记录、预防接种信息登记表等。

（三）定期预防接种与免疫治疗

1. 预防接种管理

1）为辖区内所有婴幼儿建立预防接种证和预防接种卡等档案。

2）采取预约、通知单、网络、电话、手机短信、广播通知等方式通知监护人，告知儿童接种疫苗的时间、地点、种类和相关要求。

3）每半年对辖区内儿童的预防接种卡进行核查和整理。

2. 预防接种的实施

1）接种前的准备。接种工作人员应查验预防接种证（卡、薄）或电子档案，核对受种者的个人信息及接种记录，确定本次受种对象及接种疫苗的品种。询问受种者的健康情况及是否有疫苗接种禁忌证，告知监护人所种疫苗的种类、作用、禁忌、不良反应及注意事项，并签署知情同意书。

2）接种时的工作。再次核对受种者的个人信息及本次接种疫苗的品种，严格按照《预防接种工作规范》规定的接种月（年）龄、部位、途径和安全注射的要求进行接种。

3）接种后的工作。告知监护人，接种后受种者必须在留观室观察30分钟才能离开。接种后及时在预防接种证、卡（薄）上记录，并预约下次接种疫苗的时间、种类、地点。

3. 预防接种的禁忌证

禁忌证是指个体在接种疫苗后容易发生严重副反应的情况。禁忌证由个体的状态而不是疫苗本身所决定。在有禁忌证的情况下接种，产生的副反应可能给受种者造成严重的伤害，医生应该及时识别并避免为有禁忌证的个体接种相关疫苗。所有疫苗的一般禁忌证有：对疫苗所含成分过敏，发热，急性疾病患病期及慢性疾病急性发作期，进行性神经系统疾病。有些疫苗有特殊的禁忌证，如各种原因所致的机体免疫系统抑制是减毒活疫苗的禁忌证。监护人需在正规预防接种门诊，按国家规定的免疫程序，如实提供受种婴幼儿的健康状况，详细阅读并签署知情同意和知情告知书后，规范接种各类疫苗。

4. 常见预防接种反应及处置原则

用于预防接种的免疫制剂属于生物制品，接种后对人体来说是一种外来刺激，减毒活疫苗的接种实质上是经历了一次轻度感染，而灭活疫苗对人体是一种异物的刺激。因此疫苗接种后一般都会引起不同程度的局部和（或）全身反应，这种反应可分为一般反应和异常反应。

（1）一般反应。

1）局部一般反应。

A 临床表现：少数孩子接种灭活疫苗后 24 小时内可能出现发热，一般持续 1～2 天，很少超过 3 天；个别孩子在接种疫苗后 2～4 小时即有发热，6～12 小时达高峰；孩子接种减毒活疫苗后，出现发热的时间一般比接种灭活疫苗稍晚，如接种麻疹疫苗后 6～10 天可能会出现发热，个别可伴有轻型麻疹样症状。少数除出现发热症状外，还可能出现头痛、头晕、乏力、全身不适等情况，一般持续 1～2 天。个别孩子可出现恶心、呕吐、腹泻等胃肠道症状，一般以接种当天多见，很少超过 2～3 天。

B 处置原则：如发热在≤37.5℃时，应加强观察，适当休息，多饮水，防止继发其他疾病；如发热 >37.5℃或≤37.5℃并伴有其他全身症状、异常哭闹等情况，应及时到医院诊治。

2）全身性一般反应。

A 临床表现：少数孩子在接种疫苗后 24 小时或稍后，局部出现红肿，伴疼痛。红肿范围一般不大，仅有少数人红肿直径 >30mm，一般在 24～48 小时逐步消退；有些因注射部位吸附剂未完全吸收，刺激结缔组织增生，而形成硬结。接种卡介苗 2 周左右，局部可出现红肿浸润，随后化脓，形成小溃疡，大多在 8～12 周后结痂（卡疤），一般不需处理，但要注意局部清洁，防止继发感染。

B 处置原则：如红肿直径和硬结 <15mm 的局部反应，一般不需任何处理；如红肿直径和硬结在 15～30mm 的局部反应，可用干净的毛巾先冷敷，出现硬结者可热敷，每日数次，每次 10～15 分钟；当红肿和硬结直径≥30mm 的局部反应，应及时到医院就诊。需要注意的是，接种卡介苗出现的局部红肿，不能热敷。

（2）异常反应。异常反应为合格的疫苗在实施规范预防接种过程中或者实施规范预防接种后造成受种者机体组织器官、功能损害，相关各方均无过错的药品不良反应。严重不良反应主要包括荨麻疹、斑丘疹、喉头水肿、血管性水肿、过敏性紫癜、血小板减少性紫癜、局部过敏坏死反应（Arthus 反应）、过敏性休克等。急性过敏反应一般在接种疫苗后数分钟至 30 分钟内发生，因此，孩子接种后，应在指定区域观察 30 分钟后无不适方可离开，接种完成回家后，家长应注意接种部位的护理和观察儿童的健康状况。

5. 国家免疫规划疫苗免疫程序（见表 13 - 1）

表 13 - 1　国家免疫规划疫苗儿童免疫程序表（2021 年版）

可预防疾病	疫苗种类	接种途径	剂量	英文缩写	接种年龄														
					出生时	1月	2月	3月	4月	5月	6月	8月	9月	18月	2岁	3岁	4岁	5岁	6岁
乙型病毒性肝炎	乙肝疫苗	肌内注射	10 或 20μg	HepB	1	2					3								
结核病①	卡介苗	皮内注射	0.1mL	BCG	1														
脊髓灰质炎	脊灰灭活疫苗	肌内注射	0.5mL	IPV			1	2											
	脊灰减毒活疫苗	口服	1 粒或 2 滴	bOPV					3								4		
百日咳、白喉、破伤风	百白破疫苗	肌内注射	0.5mL	DTaP				1	2	3				4					
	白破疫苗	肌内注射	0.5mL	DT															5
麻疹、风疹、流行性腮腺炎	麻腮风疫苗	皮下注射	0.5mL	MMR								1		2					
流行性乙型脑炎②	乙脑减毒活疫苗	皮下注射	0.5mL	JE - L								1			2				
	乙脑灭活疫苗	肌内注射	0.5mL	JE - I								1、2			3		4		
流行性脑脊髓膜炎	A 群流脑多糖疫苗	皮下注射	0.5mL	MPSV - A							1		2						
	A 群 C 群流脑多糖疫苗	皮下注射	0.5mL	MPSV - AC												3	4		
甲型病毒性肝炎③	甲肝减毒活疫苗	皮下注射	0.5 或 1.0mL	HepA - L										1					
	甲肝灭活疫苗	肌内注射	0.5mL	HepA - I										1	2				

①主要指结核性脑膜炎、粟粒性肺结核等。

②选择乙脑减毒活疫苗接种时，采用两剂次接种程序。选择乙脑灭活疫苗接种时，采用四剂次接种程序；乙脑灭活疫苗第 1、2 剂间隔 7 ～ 10 天。

③选择甲肝减毒活疫苗接种时，采用一剂次接种程序。选择甲肝灭活疫苗接种时，采用两剂次接种程序。

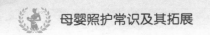

6. 特殊健康状态婴幼儿的免疫接种

如孩子患有某些先天性疾病、基础疾病或处于疾病状态等，接种疫苗后会可能会增加发生不良反应的风险，在接种前要如实向接种人员告知健康状况，对于一些患有罕见或较严重疾病的特殊健康状态儿童，建议及时转诊至特殊健康状态儿童免疫咨询或接种门诊进行咨询及接种，确保孩子能及时安全有效接种。

（四）健康教育与交流

1. 健康教育的内容

（1）喂养与营养。大力提倡纯母乳喂养，科学地进行食物转换，做到膳食营养均衡，培养儿童良好的饮食行为，注意食品安全。预防蛋白质－能量营养不良、超重/肥胖、维生素 D 缺乏性佝偻病、营养性缺铁性贫血等常见的营养性疾病。

（2）体格生长。告知监护人定期测量体格发育指标（体重、身长/高、头围）的重要性，反馈测量结果。指导监护人运用儿童生长发育监测图对儿童的体格发育进行连续监测。

（3）心理行为发育。根据儿童的月（年）龄进行预见性指导，促进其心理行为发育。

（4）预防伤害。打消监护人的侥幸心理，重视儿童伤害预防，针对不同年龄、不同地区儿童伤害发生的特点进行预防性指导。

（5）疾病预防。指导监护人积极预防儿童呼吸道和消化道的常见疾病，培养良好的卫生习惯，勤洗手，常通风。按时预防接种，加强体格锻炼。

2. 健康教育的形式

（1）发放印刷资料。将各种健康教育的内容印刷成宣传单张、折页或装订成册，放置在各级卫生服务机构的咨询台、候诊区或诊室。

（2）播放影音资料。各级卫生服务机构在门诊观察室、候诊区、健康教育室等场所或宣传活动现场播放各种健康教育影音资料。

（3）设置健康教育宣传栏。在各级卫生机构的输液室、候诊区、健康教育室或收费大厅的显眼位置设置宣传栏，并定期更换内容。

（4）举办健康知识讲座。定期举办讲座，面对面教授育儿知识，解答育儿问题。

（5）开展健康咨询活动。各级卫生服务机构定期在各辖区开展健康咨询活动（如义诊），解答疑问，发放健康宣传资料。

（6）个体化健康教育。各级卫生服务机构的医务人员在上门家访服务时，应有针对性地提供个体化健康教育。

（7）利用网络平台的宣传。各级卫生服务中心可创建自己的公众号，借助网络的媒介平台，通过科普文、小视频等多种形式多样化地进行健康知识宣传。

（五）培养体能锻炼的习惯

1. 户外活动

户外活动能增强儿童适应冷空气的能力，提高机体免疫力，日照还能预防维生素 D 缺乏性佝偻病。一年四季均应鼓励户外活动，冬季应注意身体的保暖，预防冻伤。夏季注意防晒，预防中暑。

2. 皮肤锻炼

婴幼儿的皮肤按摩、温水浴、擦浴，年长儿的沐浴均可以刺激皮肤，有利于呼吸、消化、循环，也是父母与孩子感情交流的重要方式之一。

3. 体育运动

婴儿主/被动操、幼儿体操可促进婴幼儿的运动发育，改善血液循环，促进其身心健康。

四、婴幼儿健康管理的重点内容

(一) 体格生长的健康管理

1. 身长/身高的健康管理

(1) 身长/身高的测量 (略)。

(2) 身长/身高的评估。

1) 均值离差法 (mean±SD)。这是最常用的一种方法。利用均值加减标准差的方法进行分级。一般采用五级划分：均值±1SD 之间的测量值为中等；均值+ (1~2SD) 之间者为中上；大于均值+2SD 为上等；均值- (1~2SD) 之间者为中下；小于均值-2SD 为下等。也有加入了大于均值+3SD 为超高，小于均值-3SD 为重度矮小的七等分级法。

2) 百分位数法。较均值离差法更直观精确地评估个体身长/身高在人群中的水平。也采用五等级划分法：大于 P97 为上等；P25~P75 为中等；P75~P97 为中上；P3~P25 为中下；小于 P3 为下等。

3) 标准差的离差法 (Z 积分或 Z score，SDS)。主要用于不同性别、不同年龄、不同指标之间的比较：Z 评分 (SDS) = (X-均值)/SD。其中，X 为测得值，SD 为标准差。Z 评分的评价方法与均值离差法一样，低于-2 为下等，高于+2 为上等。

4) 身长/身高增长速度的评估。每次体检对身长/身高的横断面评估可以了解儿童在同龄人中所处的水平，但对儿童个体而言，身长/身高的纵向增长速度更为重要。可以根据儿童个体生长曲线的斜率与参考曲线斜率的比较来评估儿童的生长速度是否正常。

(3) 对身长/身高的干预。

1) 监测身长/身高。定期进行身长/身高的测量和监测。

2) 加强运动。加强纵向运动，如摸高、跳绳、打篮球、单杠、吊环等。

3) 均衡营养。平衡膳食营养，不挑食，多吃富含优质蛋白质及微量营养素的食物 (如鸡蛋、牛奶、牛肉、海鲜、蔬菜等)；多晒太阳，促进内源性维生素 D 的合成，同时适量给予维生素 D 补充剂。

4) 保证睡眠。保证充足的睡眠时间，新生儿 15~20 小时，婴儿 13~18 小时，幼儿 12~14 小时。

5) 心理健康。创造温馨和谐的家庭养育氛围，促进儿童轻松愉快地成长。

6) 疾病治疗。纠正影响身长/身高的健康危险因素，及时治疗相关疾病。

2. 体重的健康管理

(1) 体重的测量 (略)。

(2) 体重的评估。儿童体重的评估与身长/身高的评估类似，一般也分为 5 个等级：

中等、中上、上、中下、下。体重是否合适与身高关系密切，故常用体重指数（BMI）来判断：

体重指数 = 体重（kg）/［身长/身高（m）］²

（3）对体重的干预。

1）监测体重。定期进行体重的测量和监测。

2）加强运动。运动可以促进食欲，改善全身的血液循环。长期规律的运动可以增强体质，也可以增加代谢，防治超重和肥胖。

3）合理喂养。提倡母乳喂养，科学地进行食物转换，平衡膳食营养可以促进婴幼儿体重正常增长。

4）培养良好的生活习惯。早睡早起，保证充足的睡眠时间，尽量不接触手机、电脑等电子产品。减少室内静坐的时间，鼓励户外活动。

（二）神经心理行为的管理

1. 听力的检测

目前，我国普遍开展了新生儿听力筛查，并要求各级卫生服务中心，在6、12、24、36月龄时分别进行1次听力筛查。重点关注有听力损失高危因素的儿童。发现问题及时转诊。

2. 语言发育进程评估

语言发育要经历发音、理解和表达3个阶段。新生儿即会哭叫，3～4个月会咿呀发音，6～7个月能听懂自己的名字，12个月时能说几个简单的单词。18个月时能用15～20个字，能说出主要家庭成员的称谓。24个月时能说出简单的人、物名和图片。3岁时能指认多种物品名，并说出2～3个词组成的短句。

3. 神经心理行为能力的评估

（1）学龄前儿童语言能力测试。有10～36个月儿童语言能力自查表、18～36个月儿童语言能力测试题及36～84个月语言能力测试题。可对相应年龄阶段的儿童进行语言能力测试。

（2）神经心理行为的评估。分为筛查性和诊断性，筛查性测验常用的有：①丹佛发育筛查法（Denver Development Screen Test，DDST）：主要用于6岁以内儿童的发育筛查，实际对4、5岁以内的儿童较为适用。测试内容分为大运动、精细运动、语言、个人适应性行为4个能区。测试结果有异常、可疑、正常及无法解释4种。如果第一次测试不正常，2～3周予以复查，如仍不正常，需进一步诊断性测试；②年龄及发育进程问卷（age & stages questionnaire，ASQ）：适用于1个月～5岁半的儿童。该问卷主要由父母填写，包括沟通能区、大运动能区、精细运动能区、问题解决能区、个人 – 社会能区。ASQ已在国际上广泛使用，目前已修订到第3版，即ASQ-3，中文版也于2013年正式出版。常用于婴幼儿的诊断性测试，包括贝莉婴儿发育量表（Bayley Scales of Infant Development）、盖泽尔发育量表（Gesell Developmental Scales）。

4. 对婴幼儿神经心理行为的干预

（1）语言训练。改善语言环境，多种语言或方言混杂的复杂语言环境不利于儿童语言发育。父母应尽量从繁忙的工作中抽出时间多与孩子交流，家庭成员尽量使用单一语言交流。当儿童想做什么事情或者希望得到什么物品时，应鼓励儿童用语言进行表达，增加语言表达的机会，促进儿童的语言发育。亲子互动式阅读也是促进儿童语言发育的重要方法。

（2）心理行为干预。指导监护人了解婴幼儿各年龄阶段心理行为发育的里程碑，按年龄及儿童的实际能力鼓励父母与孩子互动玩耍与沟通交流。监护人应及时应答婴幼儿的各种反应，培养安全的情感依恋。3 月龄后开始建立昼夜节律及良好的睡眠习惯。1 岁以后重视培养良好的行为习惯和坚强的意志。为幼儿提供合适的玩具及图书，组织有创造性的游戏，指派一定的任务。利用丰富多彩、生动活泼的形式，促进幼儿语言、思维及社会情绪的发展。

（三）营养与喂养的管理

营养是维持生命和保证婴幼儿正常生长发育必不可少的条件。婴幼儿生长发育迅速，需要能量和营养相对较多，如营养供给不合理，易发生相应的营养问题。由于内外环境各种因素的影响，婴幼儿对营养的需求存在个体差异，营养与喂养的指导需要个体化。

1. 婴幼儿营养的检测与评估

婴幼儿营养状况的评估不仅包括体重、身长、BMI、皮下脂肪、上臂围等体格发育指标，还需要进行膳食调查、评价及相关的实验室检查。

（1）膳食调查。膳食调查包括称重法、询问法、记账法，其中询问法多用于个人膳食调查，其余 2 种多用于集体膳食调查。

（2）膳食评价。①营养素摄入的评价。能量摄入大于 85% 推荐摄入量（Recommended Nutrient Intake，RNI）或适宜摄入量（Adequate Intake，AI）时，提示能量摄入足够，低于 70% 表示能量摄入不足。蛋白质摄入量大于 80% RNI 或 AI 时，提示蛋白质摄入足够，低于 70% 表示蛋白质摄入不足。优质蛋白质需占膳食中蛋白质的 1/2 以上，矿物质、维生素的摄入也应大于 80% RNI 或 AI。②宏量营养素供能比例。各年龄段宏量营养素的供能比例不同。在 6 月龄以内，婴儿膳食中蛋白质产能占总能量的 9%，脂肪占 48%，碳水化合物占 43%。6～12 月龄，蛋白质产能占总能量的 20%，脂肪占 40%，碳水化合物占 40%。1～3 岁，蛋白质产能占总能量的 25%，脂肪占 35%，碳水化合物占 40%。③膳食能量分布。对于 1～3 岁混合膳食的幼儿来说，一日三餐的食物供能也应合理。早餐供能占一日总能量的 25～30%，午餐占 35～45%，点心占 10%，晚餐占 25～35%。

（3）实验室检查。必要时可通过实验方法测定婴幼儿体液或排泄物中营养素及其代谢产物或其他有关化学成分，了解膳食中营养素的吸收、利用和贮存情况。

2. 婴幼儿营养的干预

（1）提倡母乳喂养，特别是对于 6 月龄内的婴儿，建立良好的母乳喂养方法，有助于提高母乳喂养的成功率。

（2）做好食物转换（辅食添加），遵循从少到多、从稀到稠、从软到硬、从细到粗、从一种到多种的原则，适时培养进食技能。

（3）保证膳食中宏量营养素（蛋白质、脂肪、碳水化合物）的比例合理，适当摄入各种微量营养素。

（4）培养良好的饮食习惯。3 月龄以内的婴儿按需喂养，3 月龄以后逐渐形成定时喂养。1岁以后由乳类为主转换为混合膳食以固体食物为主。幼儿应该规律、定时、定点、适量进餐。每日4~5餐,早、中、晚正餐最好与家人一起进行,点心1~2次,进餐时间控制在每餐20~25分钟。培养幼儿自我进食的能力,不强迫喂养,2岁后应自主、自由进食。

(四) 意外事故防范与安全管理

意外伤害是5岁以下儿童死亡的首要原因,故加强意外事故的防范、做好安全管理至关重要。

1. 跌伤

婴幼儿居室应安装封闭式防护栏,避免高处坠落。乘坐婴儿车时应为婴幼儿系好安全带。婴儿床应有防护栏。

2. 烧烫伤

洗澡水应确保均匀适宜的温度。使用热水袋给婴幼儿取暖时避免皮肤直接接触热水袋,妥善放置高温液体(水、汤、粥、油等),避免烫伤。婴幼儿不宜进厨房。

3. 窒息

3月龄以内的婴儿因活动能力有限,易因被褥、监护人的身体、奶液等造成窒息。婴儿最安全的睡眠姿势是仰卧位,提倡母婴同房分床睡。注意婴幼儿玩具上是否可能有易脱落的细小零件。较大的婴幼儿应防范食物、坚果、果冻、果核、硬币、纽扣等异物吸入。

4. 中毒

保证婴幼儿食物清洁卫生,防止细菌性食物中毒。避免食用有毒的食物,如毒蘑菇、河豚、鱼胆或蛇胆。药物须放在婴幼儿拿不到的地方,内外用药分开放置,避免误服外用药。房间内使用煤油、煤气、煤炭燃烧取暖时,须注意通风,避免一氧化碳中毒。

5. 溺水

浴缸用完应及时把水放干,防止孩子不慎跌入装满水的浴缸。家中有水缸或水井,应加盖。带婴幼儿去水边玩耍时必须高度警惕,确保其在安全水域以内和监护人身边。

6. 交通伤害

婴幼儿乘坐小汽车时应在后排使用儿童安全座椅,严禁将婴幼儿单独留在汽车里。

7. 动物伤害

严禁宠物单独与婴幼儿在一起。消灭老鼠,防止被其咬伤及传播疾病。

8. 其他

注意查看婴幼儿的手指、脚趾是否被细线缠绕,以免因血流受阻造成组织坏死。电风扇要有扇叶保护,防止婴幼儿伸手指进去。避免婴幼儿接触尖的、有棱角的玩具。严禁婴幼儿拿小匙或筷子等长形物体玩耍。检查家中是否有容易跌落砸伤婴幼儿的物品。注意查看婴幼儿身上是否有青紫、外伤的情况,避免婴幼儿受到虐待。发现类似情况一定要调查,必要时报警处理。

(王 静)

第十四章　婴幼儿与产妇运动建议

 第一节　盆底功能障碍

一、概述

（一）盆底肌的功能（支持、括约、性功能）

盆底肌就像一张"吊床"，一旦盆底肌因各种因素出现松弛或紧张，膀胱、尿道等盆腔器官的位置可能发生改变，排尿、排便或性生活可能受到影响，出现如漏尿、便秘、大便失禁、阴道松弛（排气、达不到性高潮等）情况。

盆底肌像"气球"，气球的扎口位置相当于盆底。盆腔的脏器都在这个气球里面，一旦盆底漏气或者出了问题，里面容纳的器官功能也会受到影响。

女性随着年龄的增长，尤其是绝经后，雌激素水平下降明显，盆底的功能也会因此受到影响，导致中老年女性容易发生漏尿。

（二）不同的盆底肌状态

（1）腹压增加时（如抱小孩、打喷嚏等）不由自主尿液流出。

（2）莫名的下体疼痛。

（3）健康享受生活每一天。

（三）盆底肌是什么

盆底肌指盆底的肌肉，每块肌肉在日常生活中都发挥非常重要的作用，盆底肌由耻骨尾骨肌、耻骨直肠肌、坐骨尾骨肌、髂骨尾骨肌等组成。控制排尿的肌肉叫作耻骨尾骨肌，又称"性爱肌"，这块肌肉出现问题，"性"福生活可能从此被打破以及导致粪便不经意排出或便秘。

（四）盆底功能检查

（1）专门的仪器检测能判断盆底肌是松弛了（如漏尿），过度紧张（性生活时阴道疼痛），还是正常。

（2）检查分类。

1）检查结果正常，而且无任何症状。

2）检查结果异常但无任何症状。

3）检查结果异常，有疾病的相关症状（如咳嗽、大笑、走路时漏尿；性生活时漏气、阴道疼痛、大便失禁、便秘；下体疼痛。

（五）呵护盆底肌

（1）定期做盆底功能检查（Glazer 评估）。坚持家庭盆底功能锻炼（骨盆运动/毛巾操/Kegel，运动或阴道哑铃）－毛巾操/kegel。这个运动于 1948 年被美国的阿诺·凯格尔医师所公布，能够提高性功能，改善漏尿病人发生尴尬情况，更能缩短顺产时间，有助于生孩子。

具体方法：①仰卧，双腿弯曲，保持正常呼吸；关闭尿道、肛门、阴道，收缩肛门，想象阴道里有个东西，然后将其由下至上提起；②坚持 3 ～ 5 秒，然后放松，再次收缩肛门，坚持 3 ～ 5 秒，然后再放松，如此反复。

（2）收缩和放松为一组，每 10 组为一次，每次 kegel 运动 2 ～ 3 组，每天早中晚 3 次 kegel 运动。

健康小贴士：运动前排空大小便，以保持锻炼的正常进行，kegel 运动时，避免大腿、臀部和腹部肌肉力量的参与，保持正常呼吸。

二、几种错误的小便姿势

（1）坐在马桶上踮着脚尖（这种解小便姿势，腹部需要用力，尿道也无法完全放松下来，导致膀胱内尿液无法一次性排空，久而久之，就会出现尿频现象）。

（2）半蹲姿势，腰部前倾，屁股翘起（正常情况下，解小便时盆底肌是放松的，而半蹲姿势下的盆底肌却是收缩的，同时腹部还要用力才能将尿液顺利排出。长时间用这种姿势解小便，不但盆底肌会受到损伤，无形之中，腹部肌肉力量也越来越强，最终会导致漏尿现象）。

（3）蹲姿。这种姿势跟半蹲姿势一样，小便盆底肌是收缩的。长期半蹲或蹲姿解小便，你的盆底肌可能会因此受到损伤，盆底可能会生病。

（4）生活中，你应该选择怎么样的小便姿势？

①坐姿。坐在马桶上，双腿张开，上部的身体略向前倾，如果条件许可，双脚下垫一小凳子，此时盆底肌肉是完全放松的，坐在马桶上整个身体也是比较放松的状态。

②蹲姿。人在下蹲时，腹部的压力比坐着时要大，这样能减少腹部用力，对解小便有帮助作用，而且也不会因此增加腹部用力。

三、盆底肌筛查

（一）盆底功能障碍

盆底功能障碍会引起各种后果即疾病，如阴道松弛、尿频、尿急、漏尿、子宫脱垂、阴道壁膨出等。

1. 漏尿的危害

（1）易伴随子宫脱垂等盆腔疾病的发生。

（2）影响工作和生活，严重时会导致抑郁。

（3）引发夫妻感情不和等问题。

（4）反复尿道感染（可能会时常出现尿频、尿急）。

（5）下体容易出现湿疹、皮炎等（一般会痛苦难忍）。

2. 盆腔器官脱垂

盆腔器官脱垂，是较多发生在产后和中老年女性的盆底功能障碍性疾病之一，常有下腹坠胀、阴道异物感等现象，躺着或卧床休息时症状会减轻。常有的症状：轻度者一般感觉不到下体有不舒服感。中重度病人常会感到下体有异物感或有东西掉出感；脱出的器官因经常与皮肤或衣服摩擦，导致脱垂器官的红肿、出血等，如果发生感染的话还会有脓性分泌物，让人感到痛苦和无法忍受。部分盆腔器官脱垂的病人还常常伴有漏尿、尿不出、尿不尽。由于盆底的支持组织发生缺陷或松弛而引起的盆腔内器官下降或转移、移位，从而引发位置发生改变，导致了器官功能的异常。常见的盆腔器官脱垂为子宫脱垂、阴道前后壁膨出，可伴随或不伴随膀胱和直肠的脱垂。

（二）盆底肌锻炼（作用、适应证、方式、准备工作、如何操作、注意事项）

尽早预防盆底疾病：进行盆底功能锻炼。盆底康复一方面能增强盆底肌的力量，还能加快产后盆底功能恢复，还能解决阴道松弛，增强阴道紧致感。

（三）在进行盆底锻炼前先进行盆底功能检查

这样才能科学地进行盆底功能锻炼，女性 45 岁之后都应该定期盆底功能检查，积极进行盆底功能锻炼。

膀胱过度活动症：最显著的特点是尿急、多有尿频、夜尿，女性常伴有急迫性尿失禁（如尿频、尿急、憋不住尿），因此，如果你不幸发生了尿频尿急，有可能患上了膀胱过度活动症。

原因：如膀胱感觉过敏、就是说即使膀胱内的尿液很少，却会出现总是想去解小便的欲望；盆底功能异常；精神因素。

处理措施：应对因膀胱过度活动症导致的尿频尿急，可到医院接受相应的治疗，或者在家锻炼盆底、膀胱功能。临床多采用药物和家庭相结合的方式；比较严重的膀胱过度活动症才会选择手术治疗。

第二节　如何科学产后瘦身

产后恢复：女人的第二次生命。

产后恢复黄金期：生完孩子后到产后一年。

把握科学瘦身黄金时期：产后6个月。

一、产后多久可以运动

产后运动时间因分娩方式而异。

1. 顺产

自然分娩，没有产后大出血情况的妈妈：在生产后2～3天就可以下床走动；3～5天就可以做一些收缩骨盆的运动，产后2周；就可以做柔软体操或伸展运动。

2. 剖宫产

应根据伤口恢复的情况选择合适的运动，如走路、kegel运动、跑步等。一般来说，产后一个月可开始做伸展运动，产后6～8周才适合做锻炼腹肌运动。建议剖宫产的女性在生完孩子3个月后再进行不同强度的运动。

二、产后锻炼宜与忌

1. 运动减肥的原则

（1）避免剧烈运动，运动前后一定要多做暖身、缓和的运动，以此来保护分娩后脆弱的体质。

（2）选择轻度、中度的有氧运动（慢跑、快走、游泳、舞蹈，每天15～20分钟，坚持5个月左右）。

（3）运动时如果发现有出血现象，应立即停止运动，等出血停止后再恢复运动。

（4）尽量避免过度屈伸关节，以防止造成关节韧带的拉伤或扭伤。

2. 产后减肥的禁忌

（1）不适宜减肥的情形：月子期间、便秘时、贫血时。

（2）忌生完孩子（产后42天内）就节食。

（3）忌用减肥药、减肥茶。

3. 产后减肥注意点

（1）均衡饮食。

（2）运动量要量力而行（刚开始运动以每次15分钟为宜）。

（3）运动时防护设备要备好（建议着舒适、透气的衣服在毛毯或瑜伽垫上锻炼，以免背部、骶尾骨受损或产生不适感）。

（4）避免做弓箭步和仰卧起坐的动作（伤口愈合好再做弓箭步，当肚子松垮有所改善之后才能进行仰卧起坐）。

（5）避免增加关节压力（如跳、跑、爬楼梯、打网球）。

（6）运动之后喂奶注意点（在运动之前喂奶）。

（7）补充水分有必要。

4. 温馨提醒

（1）产后新妈妈休息时，应注意卧位姿势。

（2）产妇应在平时采取侧卧位。

（3）有心脏病、高血压的新妈妈饱饭后不宜做胸膝卧位。

（4）尽量避免生冷的水果，刺激性强的食物（辣椒、蒜）。

（5）产后第一周少喝水。

5. 新妈妈随时可以进行的锻炼方式

（1）在等待红绿灯时，不要光是站着，这时可以做紧缩臀部的动作。

（2）打电话时，用脚尖站立，使腿部和臀部的肌肉紧绷。

（3）孩子睡着时，为避免发出声响，也可以垫着脚尖走路。

（4）拿着较重的物品时，可以伸屈手臂，锻炼臂部肌肉。

（5）因为产后忙于换尿片及抱孩子，总是弯腰，所以有机会要深呼吸，伸直背，挺直腰杆。

（6）平时乘坐电梯时，尽量贴墙而立，将头、背、臀、脚跟贴紧墙壁伸直，这样可以使身材保持挺拔。

三、月子里宜做的八种轻运动

从轻微运动做起，以后逐渐加大，下面介绍几种可以从生产第一天就可以做的轻度运动。

（1）手指屈伸运动：从大拇指开始，依次握起，再从小拇指开始依次展开。两手同时展开，然后握起；再次展开，然后握起；反复进行。整个过程中保持深呼吸，用鼻子缓缓地深吸一口气，再从口中慢慢地吐出来。

（2）背、腕伸展运动：双手五指交叉，紧握、向前水平伸展，背部用力后拽；然后两肘部紧贴耳朵，两手掌压紧；坚持 5 秒钟，放松。双手五指交叉，手掌向外，同样向前伸展，坚持 5 秒钟，放松。

（3）胸肌运动：坐直，伸展背肌。双手呈抱腕姿势，两腕抬至肩高，用力向左推肘，肩部不受力；然后用同样的方式用力向右推肘。

（4）合掌姿势：坐直，伸展背肌，双手合掌，一边吐气，一边挺胸互推手掌。坚持 5 秒，放松。

（5）紧肛运动：用力绷紧臀部肌肉和肛门，按秒数到"10"，然后放松。稍作休息后反复数次。

（6）骨盆运动：仰卧在床上，两膝紧贴弯曲并立，然后缓缓倒向左边，接着缓缓倒向右边，并尽量着床。让两膝如同在有节奏地画半圆形。需要注意的是，两肩最好不要离床。

（7）紧腹运动：仰卧于床上，然后屈膝，两手放于腰下，背与手之间留有空隙；一边注意不要屏住呼吸，一边慢慢用力绷紧腹部肌肉，逐渐缩小背与床的空隙，慢慢放松腹肌。

（8）盆底肌与腿的拉伸运动：仰卧，然后两腿交叉，用上边的腿拍打下面的腿 2～3 次。接着一边拉紧腰部肌肉，一边绷紧大腿，伸直脚尖，用力将两腿内收。坚持数秒，缓缓收回，复原。上下腿交替进行。

四、月子后可做的五种中等强度运动

1. 瘦腿运动

仰卧，膝稍弯，两手托后脑，将头抬起。左肘与右膝接触后恢复原来的姿势。抬着头感到吃力时，可将头靠在床上，左右交替，反复进行。

2. 减腹运动

两脚比腰部稍宽分开，脚尖朝外站立。颈与右膝弯曲，右手放于膝上支撑上半身，左手仿佛要推天花板似的向上伸展。边吐气边缓解拉伸侧腹，左右交替进行。

3. 细腿运动

两脚前后分开站立，右脚在前，左膝屈起，右脚尖上翘，边呼气边用双手按住右膝，拉伸右脚后侧。左右交替进行。

4. 减赘肉运动

两脚分开，与腰同宽，两手放于腰部，保持腹部向前。保持头肩不动，自右向左扭转腰部 2～3 回。注意腰向前突出时提臀，向后转时收腹。再逆向扭转。

5. 手腕消肿运动

跪坐，双臂与肩同款分开，手掌撑在床上。肘内侧向外，指尖向内，以伸展手腕。边吐气边拉伸肘部。手的位置稍向前伸，以增加拉伸强度。

五、七种简单子宫复旧操

新妈妈身体想要恢复至孕前状态，子宫复旧是基础，子宫复旧操有塑性效果。子宫复旧操，指通过锻炼腹部，进而实现子宫复旧。下面介绍几种简单实用的子宫复旧操。

（1）仰卧床上，让两膝关节屈曲，然后两脚撑平放在床上，把两手放在腹部，进行深呼吸运动，让肚子一鼓一收。

（2）仰卧床上，然后两手抱住后脑勺，稍抬起胸腹，然后把两腿伸直上下交替运动，幅度由小到大，由慢到快，连做 50 次左右。

（3）仰卧床上，用两手握住床栏，两腿一齐向上跷。注意，膝关节不要弯曲，脚尖要绷直，而两腿和身体的角度最好 90 度，跷上去后稍停一会儿再落下来，如此反复进行，直到感到腹部发酸为止。

（4）把两手放在身体的两侧，用手支撑住床，让两膝关节屈曲，两脚撑蹬住床，把臀部尽量向上抬，抬起后停止，大约 4 秒钟后落下；然后休息一会儿再继续。

（5）手放在身体两侧，把两腿尽量向上跷，翘起来感觉像蹬自行车一样两脚轮流蹬，直到两脚酸沉为止。

（6）站立在床边，用两手扶住床，两脚向后移。让身体形成一条直线，然后两前臂屈曲，把身体向下压，停两三秒钟后，两前臂伸直，身体向上起，如此反复进行 5～15 次。

（7）让一条腿立在地上，支撑起整个身体的重量。而另一条腿则弯曲抬起，然后用支撑身体的那条腿连续蹦跳，每次 20～30 下，两条腿交替进行，直到腿酸为止。

六、产妇体质虚弱的四种锻炼方法

新妈妈历经了生产的三个产程，常常会感到精疲力竭，如遇上难产、产程长、产后大出血等情况，体力和气血的消耗就更大了。所以对于分娩后体质虚弱的妈妈应该有专门的运动，以防造成意外情况的发生。

坚持在产后进行 5 个月左右的身体锻炼，这不仅对新妈妈的体质以及形体的恢复有益，还可以将全身的肌肉练得结实一些，消除臀部、腹部、大腿等处多余的脂肪，恢复新妈妈怀孕前的健美身姿。

体质虚弱的七类人：

第一，体虚，潮热汗多者。

第二，血压持续升高者。

第三，有较严重的心、肝、肺、肾疾病者。

第四，贫血且有其他产后并发症者。

第五，剖腹产者。

第六，会阴严重撕裂者。

第七，产褥感染者。

这些新妈妈由于体质虚弱，身患疾病，分娩后恢复较慢，不能进行强度大的锻炼，只能做一些轻微的活动。

体质虚弱的新妈妈及时进行活动有助于体力恢复，排便及排尿，可以避免或减少静脉栓塞的发生率，而且能使骨盆及腹肌张力恢复，避免腹壁皮肤过度松弛。但是，由于体质虚弱，产后锻炼更应循序渐进。新妈妈可以先进行舒缓的运动，然后逐渐加大运动量与运动强度。

分娩后一个月内，体质虚弱者应以室内运动为主，其后可以逐渐进行并延长户外运动的时间。室内健美操在分娩后 72 小时且身体无特殊不适的情况下，即可开始运动，每日 2 次，每次 10 分钟。

适合体质虚弱者的四式运动：

1. 头颈部运动

平躺，头举起，然后试着用下巴靠近胸部，保持身体其他各部分不动，再慢慢回原位。重复 10 次。这种运动有助于新妈妈收缩腹肌，使颈部和背部肌肉得到舒展。

2. 胸部运动

平躺，手平放两侧，将双手向前直举，双臂向左右伸直平放，然后上举至双掌相遇，再将双臂向下伸直平放，最后回前胸复原。重复 5 ～ 10 次。这样可以使乳房恢复弹性，预防松弛下垂。

3. 腿部运动

平躺，举右腿使腿与身体呈直角，然后慢慢将腿放下，交替同样动作，重复 5 ～ 10 次。运动目的是促进子宫及腹肌收缩，并使腿部恢复较好曲线。

4. 阴道肌肉收缩运动

平躺，屈双膝使小腿呈垂直，两腿打开与肩同宽，利用肩部及足部力量将臀部抬高成一个斜度，并将双膝并拢；数"1、2、3"后再将腿打开，然后放下臀部。重复做 10 次。

可以使新妈妈的阴道肌肉收缩，预防膀胱、子宫、阴道下垂。

七、如何预防和治疗子宫脱垂

产后子宫脱垂患者感到下腹、外阴及阴道有下坠胀感，并伴有腰酸背痛感，久立或者劳动时这种感觉更加严重，惹病情继续加重，严重影响行动。为了预防这一情况可以采取以下几个方法。

（1）按摩疗法。子宫恢复靠收缩，但子宫收缩靠什么呢？靠自然机制。也就是生产发动之后，子宫就不断地收缩，排空了再排空，让子宫不会有空隙。我们传统上教导产妇按摩子宫，使用子宫收缩药，或是中医使用生化汤，都是辅助手段。其目的还是引导子宫不断地收缩，直到没有出血且子宫腔保持净空为止。

（2）缩肛运动疗法。用盆底肌肌肉收缩法将肛门向上收缩，就如同大便完了收缩肛门那样。每天做数次，每次收缩 10～20 下。臀部抬高运动，平卧床上，屈膝，两脚踏床紧贴臀部，两手臂平放在身体两侧，然后用腰部抬高与放下。每次 2 次，每次 20 下左右，并逐步增加多次数。

（3）其他。产后子宫脱垂也可以采用针灸，中药外用和内服，子宫脱垂也可以采用针灸，中药外用和内服，子宫托等综合治疗。严重的子宫脱垂应行保守性手术，使子宫恢复正常前状态以利于受孕，如阴道前后壁修复术加主韧带缩短术及子宫颈部分切除术。但术后一旦受孕，应进行剖宫产术分娩，以免产后再次造成子宫脱垂。

第三节 大人放松、宝宝疯玩的益智亲子游戏

一、抬头训练，扩大视觉范围

（一）关键能力培养

锻炼宝宝的颈部肌肉，开阔视野，扩大视觉范围，促进宝宝的智力发育。

（二）这样玩游戏

让宝宝自己俯卧在床上，两臂屈肘胸前，妈妈在宝宝的一侧逗引其抬起。

（三）温馨提醒

刚开始每次做 30 秒，慢慢根据训练情况逐渐延长至 3 分钟左右。

二、摇拨浪鼓，锻炼手眼协调能力

（一）关键能力培养

锻炼宝宝的抓握能力和观察力，对宝宝的手眼协调、视觉能力也大有裨益。

（二）这样玩游戏

妈妈手摇拨浪鼓吸引宝宝的注意力，当宝宝张开小手时，鼓励宝宝抓握。当宝宝握住玩具时，妈妈可以这样说："宝宝抓到喽，宝宝真棒！"

（三）温馨提醒

拨浪鼓能发出富于变化的响声，吸引宝宝的注意力。妈妈要时常检查拨浪鼓两旁的弹丸是否牢固，防止其因不牢固而掉落，出现被宝宝吞食的情况。

三、亲子游戏

（一）搓手臂

（1）左手握住宝宝的小手，固定。右手拇指与其余四指握成环状，松松地套在宝宝的手臂上。

（2）右手手掌从宝宝的腕关节开始圈绕，揉按至宝宝的肩关节。揉按时，以腕关节用力。

（二）扩胸运动（促进宝宝生长和智能发育）

（1）宝宝仰卧，双手握住宝宝的手腕部，大拇指放在宝宝的掌心。

（2）将宝宝两手臂放在胸前交叉，让宝宝两手臂向外平展与身体呈 90 度角，掌心向上。

（3）使两臂再次放在胸前交叉，以上动作重复两个八拍。

（三）小手拉小脚（提高宝宝的手腿协调动作）

准备：

（1）干净的拼图地板或毛毯。

（2）引导宝宝抬起小手去碰触他的脚丫，亦可左右交替运动。在游戏时，你可以跟宝宝说：我们的手和脚是好朋友，一起来碰碰。

目的：让宝宝的手和腿之间的动作更为协调。

心得：父母可以在一旁边进行鼓励，比如，念唱一些小儿歌，能提高宝宝对游戏的兴趣。

（四）两手拿积木

准备：两块积木。

玩法：妈妈拿着一块积木递给宝宝，让宝宝用左手接住，然后再拿起另一块积木给宝宝，观察宝宝是伸出右手来接，还是将积木转到右手，腾出左手来接。

目的：锻炼手部抓握的能力及手眼协调的能力。

心得：宝宝如果能自己用拇指、示指拿东西，则表示他的手部动作发育很好。

（五）追影子

准备：手电筒。

玩法：在一个有太阳的日子，教宝宝留意地上妈妈与宝宝的影子，让宝宝追着妈妈的影子踩，接着进行位置的变化继续游戏。也可以在家里用说手电筒制造一个光点，让宝宝进行追逐，待宝宝抓到以后，再换光点的位置，让宝宝抓。

目的：锻炼宝宝的身体平衡能力。

心得：这个游戏可以让宝宝尽量多做练习，熟练掌握身体的平衡能力。

（六）数玩具

准备：几种宝宝喜欢的玩具。

玩法：

（1）先把玩具给宝宝玩。

（2）待到宝宝不玩了以后，让宝宝将玩具收拾起来。

（3）妈妈在宝宝收拾时数玩具的数量，并协助宝宝将玩具归位放好。

目的：让宝宝知道数数的顺序，培养宝宝的数学智能。

心得：虽然宝宝要到 3 岁才能基本了解数的概念，但是，若是从 2 岁就对宝宝进行早期的数前教育，对宝宝以后的学习都是大有好处的。

（七）找妈妈

准备：无。

玩法：

（1）妈妈身穿鲜艳的衣服，站在离宝宝眼睛 30cm 远的地方。

（2）妈妈缓缓移至宝宝左边，再缓缓地到宝宝右边。

（3）这时，宝宝会跟着妈妈的移动而向左和向右各转动 180°，来寻找妈妈。

目的：锻炼宝宝对颈部肌肉的控制力。

心得：妈妈可以经常和宝宝玩这个游戏，既锻炼宝宝的颈部肌肉力量，又能安抚宝宝不安的心情。

（八）双腿上举运动

玩法：

（1）双手四指紧贴在宝宝的膝关节处，两拇指按在宝宝的腓肠肌上，使宝宝的双腿伸直。

（2）缓缓上举，使宝宝的双腿与身体呈 90 度角。

（3）慢慢还原，再重复做。

（九）足底，足背抚触

（1）宝宝自然仰卧，用左手握住宝宝的踝关节，右手食指指腹在宝宝足底沿顺时针方向按揉一圈。

（2）宝宝自然仰卧。将双手四指放在宝宝的脚下，大拇指放在宝宝的脚面上。

（3）双手拇指横放，从下向上画圈揉搓宝宝的脚背。

（十）小手握握，锻炼抓握能力

目的：训练宝宝的手的握持能力，同时培养亲子感情，提高宝宝的人际交往能力。

玩法：把食指塞到宝宝的手中，使宝宝握紧，并停留片刻。

（林子洪）

第十五章 肠道微生态与母婴保健

 第一节 微生态基础知识

一、概述

(一) 微生物的概述

1. 微生物的定义

微生物是存在于自然界的一大群通过肉眼无法看见，须借助光学显微镜或电子显微镜放大百倍、千倍，乃至数万倍才能观察到的微小生物。它们体形微小，结构简单，且种类繁多，分布广泛，兼具有繁殖迅速、易于变异等特点。

2. 微生物的分类

微生物种类繁多，可达数十万种，在自然界中，绝大多数微生物有益于人类和动植物，有些甚至是必要的，仅有少数会使宿主发生病害，或在特定条件下致病。根据不同分类依据，可将微生物分为不同的类型。

（1）根据微生物的结构特点，可分为非细胞型微生物、原核细胞型微生物和真核细胞型生物三大类。

1）非细胞型微生物：此类微生物无典型的细胞结构，仅由单一核酸（RNA 或 DNA）和蛋白质衣壳组成，且无产生能量的酶系统，因此只能依赖活细胞进行生长增殖，如病毒。

2）原核细胞型微生物：这类微生物原始核呈环状裸 DNA 团块结构，无核膜、核仁，DNA 和 RNA 同时存在；细胞器不完善，只有核糖体。如细菌、支原体、衣原体、螺旋体和放线菌等。

3）真核细胞型生物：这类微生物的细胞核分化程度高，有核膜和核仁，细胞器完整，如真菌。

（2）根据微生物对机体的影响，可将其分为共生菌、病原菌和中性菌三大类。

1）共生菌：也称为益生菌。常态下，大多数寄生在人类和动物体内的微生物是无害的，有些还可帮助抵抗病原微生物的入侵。如肠道中的大肠埃希菌可向宿主提供必需的 B 族维生素（B_1、B_2 和 B_{12} 等）和多种氨基酸等营养物质；牛、羊等反刍动物由于胃内有可分解纤维素的微生物定植，才能消化草料作为其营养物质。

2）病原菌：也称为病原或致病性微生物，是指少数能引起人类和动物、植物病害的微生物。如艰难梭菌、假单胞菌、变形杆菌、肝炎病毒等，可引起人类和禽、兽的各类感染性疾病。

3）中性菌：也称为条件致病性微生物。中性菌多为兼性厌氧菌，在正常情况下不致病，但在特定情况下可导致疾病。如大肠埃希菌在肠道内一般不致病，但在泌尿道或腹腔中则可引起感染。

3. 微生物的分布

微生物广泛分布在自然界中的土壤、空气、水和动植物中。大量的微生物组成具有生物多样性的微生物世界。微生物的分布范围分为大环境和小环境。大环境指的是微生物广泛分布的土壤、空气和水；小环境则指的是微生物存在的人与动物的体表及其与外界相通的腔道，包括皮肤、消化道、呼吸道和泌尿生殖道等部位。尤其是消化道，其微生物种群约占人体微生物数量的90%，因此，其与肠道微环境构成的肠道微生态近年来备受关注。

（二）肠道微生态的概述

1. 肠道微生态的定义

肠道微生态是由肠道内栖息的微生物及其生存的肠道微环境构成。广义的肠道微生物指的是包括细菌、真菌和病毒在内的各类微生物，其数量巨大（≥100万亿个）、种类繁多（≥1000种）且变化复杂，而狭义的肠道微生物则特指肠道细菌。肠道微生物通过与肠道壁黏膜之间相互作用，共同构成人体最庞大且功能巨大的微生态系统。

2. 肠道微生物的分类

肠道微生物的分类与微生物分类方式相似，常根据肠道微生物对机体的影响，将肠道微生物分为：①益生菌（即共生菌），是肠道的优势菌群，对机体发挥有益作用，主要包括双歧杆菌、乳酸杆菌、类杆菌等，多为专性厌氧菌；②中性菌（即条件致病菌），如肠杆菌、肠球菌等，多为兼性厌氧菌；③有害菌（即病原菌），如艰难梭菌、假单胞菌、变形杆菌等，可引起肠道感染性疾病。也有部分研究忽略中性菌，根据微生物对宿主的利弊将寄生于肠道的六大类主要菌群（包括拟杆菌门、厚壁菌门、变形菌门、放线菌门、梭杆菌和疣微菌门）分为两大类，即有益菌群和有害菌群。

二、肠道微生态的功能

肠道微生态是人体最庞大的微生态系统，被称为人体第二基因组，在人体整个成长发育过程中发挥着巨大的生理功能，参与人体免疫防御、物质代谢、能量调节、内分泌调控和神经系统调节等多种重要的生理和病理过程。

1. 形成菌膜屏障保护肠道组织

正常菌群在肠道中黏附、定植和繁殖，进而形成一层菌膜屏障，又称为定植抗力。肠道微生物通过定植抗力竞争性结合肠道中的黏附位点和营养物质，使外源性病原菌和致病菌难以在肠道中定植而发挥保护作用；同时，肠道微生物还可通过产生乳酸和细菌素抑制病原菌的产生；另外，菌膜屏障还参与了肠黏膜屏障的构成，继而成为人体防止外源微生物侵入的一道重要防线。

2. 参与营养代谢与吸收

（1）促进维生素合成：肠道微生物菌群可合成多种维生素，包括维生素 K 和多种水溶性 B 族维生素（如维生素 B_1、B_2、B_3、B_5、B_6、B_7、B_9 和 B_{12} 等）。

（2）参与各类物质代谢：在人体的营养代谢过程中，一些必需营养物质无法通过人体生化途径代谢产生，也无法自身合成，此时肠道微生物则发挥了重要效应。肠道微生物直接参与了蛋白质、脂质和胆固醇的代谢，可产生 β - 葡萄糖醛酸酶和硫化酶等物质间接或直接供人体利用。

（3）促进营养物质消化吸收：肠道细菌尤其是拟杆菌和梭菌，可分解食物中的碳水化合物和肠道上皮细胞分泌的糖蛋白，产生多种短链脂肪酸，通过降低肠道 pH 促进人体对钙、铁和维生素 D 的吸收。另外，正常肠道菌群还可增加肠黏膜坚固性，分泌 5 - 羟色胺促进肠道蠕动增强机体对营养物质的消化吸收。

3. 参与免疫调节

肠道是人体内最大的免疫器官。一般认为肠道免疫作用的产生依赖于原籍菌群，即初始的肠道菌群。肠道微生物通过与宿主在肠道黏膜表面相互作用逐渐建立和发展了肠道黏膜免疫系统，并成为机体免疫系统的重要组成部分。

（1）形成生物屏障：原籍菌群黏附于肠黏膜，竞争肠上皮的黏附位点抑制致病菌定植或侵入肠上皮细胞。

（2）调节免疫相关细胞及细胞因子分泌：正常菌群能刺激宿主产生免疫及清除功能，原籍菌群可显著激活巨噬细胞活性，促进细胞因子的分泌，进而增强宿主的免疫功能；某些肠道细菌通过产生细菌素抑制机会致病菌生长。

（3）改善肠上皮通透性：部分肠道细菌通过改善肠上皮通透性，减少肠道毒素泄露及病原微生物入侵。

4. 内分泌调节

肠道菌群与人体的内分泌系统相互作用，肠道菌群可直接或间接产生和分泌内分泌激素，同时自身又受人体内分泌激素的调节，进而影响人体的代谢、免疫和行为。研究表明，肠道细菌的定植有助于人体内分泌系统的成熟，肠道中的共生细菌可产生和分泌激素；许多与人体代谢相关的激素，包括肾上腺素、去甲肾上腺素、多巴胺、5-HT 和褪黑激素等，可能从细菌的水平基因转移进化而来。反过来，人体分泌的激素也影响细菌生长与功能，并可能进一步对人体产生影响。如儿茶酚胺能增强细菌附着到人体肠道组织的能力，影响细菌的生长和毒力，并进一步影响人体的多种反应，包括行为、代谢、食欲和免疫应答等。

5. 神经系统调节

近期研究发现，肠道菌群对中枢神经系统有着重要影响，可在分子水平上调控大脑神经化学物质，通过在基因、mRNA、蛋白质等水平调节神经递质的表达，从而直接或间接影响社会行为，如压力、认知和焦虑等。肠神经系统可以独立于中枢神经系统之外控制肠道功能，同时还与中枢神经系统和自主神经系统相互调控。有研究表明，无菌小鼠有明显的社交障碍，类似的行为出现于神经系统发育障碍患者体内；另外，无菌小鼠表现出重复整理毛发的行为和与周围环境互动的减少，也与自闭症患者匮乏的社会沟通能力和自我重复某些行为相似；在移植微生物进入无菌小鼠体内后，这些行为相对减少，这些结果提示肠道微生物与神经发育障碍和自闭症引起的社交障碍密切相关。自闭症儿童所伴随的消化问题与肠道微生物功能异常也有着密切的联系，表现为自闭症患儿肠道菌群丰度减少，包括普氏菌属、粪球菌属和韦荣球菌属的显著降低。

第二节　肠道微生态的影响因素与调控

一、肠道微生态的影响因素

（一）外源性因素

1. 环境因素

通过对比研究发现，不同地区儿童肠道菌群的丰度存在较大差异，表明环境因素可影响肠道菌群的数量和种类。尤其是不良的环境因素，如污染的空气或水源、房屋装修散发出来的汞和铅等重金属污染，以及甲醛、苯等污染物，可破坏肠道菌群，导致肠道菌群失衡，呈现未老先衰的状态。

2. 理化因素

各类物理化学因素可影响人体肠道微生态，包括放化疗、激素或抗生素应用不当。

（1）射线照射：肠道微生物对射线照射的抵抗能力强于人。当人体接受一定量放射物质或放射线照射后，机体的免疫应答能力显著破坏，免疫细胞如吞噬细胞和淋巴细胞的功能与数量下降，血清的非特异杀菌作用减退或消失。而微生物在照射后对抗生素耐药性提高，毒性增强，因此易出现肠道微生态失衡。

（2）激素和化疗：部分激素和化疗药物在治疗疾病的同时，也可能导致机体免疫力降低，进而影响肠道微生态的平衡。

（3）抗生素滥用：长期大量使用广谱抗生素将抑制或杀死大多数敏感菌和正常菌群，而耐药菌则凭借抗生素的选择作用大量繁衍，导致人体肠道菌群失调，进而出现腹泻或便秘等症状，甚至诱发假膜性结肠炎。20世纪70年代常有使用克林霉素导致患者出现结肠炎的报道。研究表明，与使用抗生素有关的正常菌群的变化可能会促进艰难梭菌过度生长和产生毒素；某些抗生素较容易导致肠道正常菌群改变；且用药途径也可影响腹泻和假膜性结肠炎的发生，口服发生率高于静脉给药；罗红霉素/阿莫西林可引起出血性结肠炎，但相对少见。在肠道正常菌群中，耐药性传递相当频繁，因此需引起重视。

3. 心理因素

心理因素与肠道微生态的调控也有密切关系。如果长期处于紧张焦虑或抑郁情绪，这些不良情绪刺激将影响自身大脑皮层引起神经内分泌系统功能失调，进一步导致肠道生理功能紊乱，使肠道内微生物稳态失去平衡，最终造成肠道老化。

4. 人为因素

（1）不健康的饮食和生活习惯：不健康的生活方式如吸烟、喝酒、熬夜等，以及食用过多的酸性食物、速食品、油炸食物、冷饮，暴饮暴食、挑食等不健康的饮食习惯均可能破坏肠道微生物稳态，导致有益菌数量或活性降低，进而造成肠道菌群失调。

（2）创伤及手术：外科操作包括手术、整形、插管以及一切影响人体正常生理解剖结构的方法与措施，都会导致正常菌群的易位转移。因此，在微生态失调的诱发因素中，外科治疗措施尤为多见。

（3）便秘：多发生于中老年人，由于肠道张力和推动力逐渐减退，牙齿缺损，咀嚼食物困难，加上运动量少等，中老年人容易出现胃肠道的消化、蠕动功能显著降低，极易引起便秘。便秘时，粪便在肠道停留时间过长，可使肠道微生态发生改变，有害菌群增殖加快从而导致肠道微生态的失调。

（二）内源性因素

1. 遗传因素

遗传因素可导致肠道微生物数量发生变化，从而造成肠道微生态异常，例如肥胖患者肠道内的菌群组成伴随体重变化而变化；与非遗传性肥胖的野生小鼠相比，遗传性肥胖的小鼠盲肠菌群中厚壁菌门比例增加，而拟杆菌门降低（约50%）；为两类小鼠提供低脂高糖的食物一段时间后，小鼠盲肠内的菌群组成不变。由于肠道菌群的成分的不同，肥胖者更容易从食物中提取能量生成脂肪。

2. 免疫因素

当人体免疫力下降时，一方面，外界病原微生物容易入侵机体，与在体内维持肠道平衡的肠道微生物竞争养分，从而抑制肠道微生物的活力和繁殖；另一方面，一些条件致病菌的活力增强，也将影响原有肠道微生物的平衡，进而导致肠道微生态失衡。

二、肠道微生态的动态平衡调控

（一）肠道微生态的发育成熟与退化

1. 肠道微生态随年龄增长的变化趋势
目前有两种不同的说法。

（1）肠道微生态形成后基本种数不会改变。人刚出生时，肠道呈无菌状态，出生后，消化道与外界相通，在2～4小时后，细菌进入肠道定居繁殖。其中，需氧菌首先进入肠道并消耗肠道中的氧气，为厌氧菌的定植创造条件；3日后，厌氧菌、酵母菌和乳酸杆菌定居肠道，增加肠道内酸度；随后，双歧杆菌定居并大量繁殖，在出生后8天肠道菌群即可达到85%～90%；出生后1～2周，正常肠道菌群的比例即成定局，并长期定植，基本终生不会改变，仅在周围环境或外因作用下出现菌群失调。

（2）肠道微生态随年龄增长不断发生变化。人体肠道菌群从出生开始就与人类相伴，其形成分4期：一期为无菌肠道期；二期为初始期，细菌来源于分娩时母体的阴道、粪便及医院等；三期为哺乳或人工喂养期；四期为固体饮食期。整个肠道菌群形成过程在1～3岁逐渐趋于成年人。母乳喂养的婴儿1周岁时肠道菌群的发育已经比较完善；随后，肠道菌群随年龄增加，多样性不断增加；到固体饮食期，人体肠道菌群已逐步衍化为成人菌群（双歧杆菌为重要菌群）；3周岁时，基本接近成年人。成年期肠道内菌群相对稳定，但当进入老年期时，生活习惯、饮食行为及医药使用等使肠道内益生菌逐渐减少，而有害菌将渐渐增加。此外，一些生理功能包括免疫系统功能的改变也将显著影响肠道菌群的组成。

2. 婴幼儿早期肠道菌群发育与相关影响因素

早期肠道菌群发育包括 3 个阶段：发育期（3 ～ 14 个月）、过渡期（15 ～ 30 个月）和稳定期（30 个月以后）。菌群组成和功能与多种因素（环境因素、地理位置、喂养方式等）相关。其中，母乳喂养对发育期菌群的影响最大，且母乳喂养的婴儿肠道菌群的稳定性高。母乳含有双歧杆菌属和乳酸菌属，可直接转移到婴儿肠道。同时，母乳中的低聚糖和复合糖可促进双歧杆菌的生长。终止母乳后，厚壁菌门的菌群成熟。另外，阴道产婴儿中拟杆菌属丰度较高，也与菌群多样性较高和成熟较快相关。

3. 孕期母亲肠道微生态和哺乳期母乳菌群的变化

（1）孕期：孕妇在妊娠的不同时期肠道菌群变化显著，且不同个体之间差异较大。表现为怀孕后母亲肠道内的放线菌和变形菌增多，菌群多样性下降；怀孕期间增加的变形菌是在炎性肠病病人肠道内活跃的细菌，可诱导炎症、葡萄糖耐受和胰岛素敏感性下降。因此，尽管微生物组基因的总体保持稳定，但母亲在怀孕后期，菌群构成显示出极强的炎症和能量流失的信号。

（2）哺乳期：初乳菌群的多样性及丰富度最高；产后 2 周的母乳菌群中乳杆菌属显著减少；哺乳期间，变形菌门增加而厚壁菌门减少，初乳优势菌属（葡萄球菌属等 5 个菌属）逐渐变化；妊娠期高血压母亲的母乳菌群多样性降低，且在菌属水平的组成上发生显著改变。

（二）肠道微生态的动态调控

1. 肠道屏障功能的调控

人体肠道具有较为完善的功能隔离带，即肠道屏障，可将肠腔与机体内环境分隔开来，防止致病性抗原侵入。肠道屏障包括生物屏障、化学屏障、机械屏障和免疫屏障，既有助于保护机体免受病原微生物的侵袭，还有助于维持肠道微生态的动态平衡。

（1）生物屏障：是指对外来菌株有定植抵抗作用的肠内正常菌群。肠道常驻菌与人体肠腔的微空间结构形成一个相互依赖又相互作用的微生态系统，正常的肠道微生物群可抑制致病菌生长，构成一个对抗病原体的重要保护屏障。

（2）化学屏障：由胃肠道分泌的胃酸、胆汁、各种消化酶、溶菌酶、黏多糖、糖蛋白和糖脂等化学物质构成。可抑制细菌在胃肠道上皮的黏附和定植，稀释细菌产生的毒素并冲洗清洁肠腔。

（3）机械屏障：是指完整的彼此紧密连接的肠黏膜上皮结构，肠黏膜屏障以机械屏障最为重要，其结构基础为完整的肠黏膜上皮及上皮细胞间的紧密连接。通常情况下，肠黏膜上皮细胞、细胞间紧密连接和菌膜构成肠道的机械屏障，可有效阻止细菌及内毒素等入侵体内。

（4）免疫屏障：由肠黏膜淋巴组织和肠道内浆细胞分泌型抗体构成，可通过细胞免疫和体液免疫作用防止致病性抗原对机体的伤害。

2. 肠道微生态与远端器官的相互调控

肠道微生物与机体的多器官、多个系统均有密切联系，可相互作用，因此有人提出了肠肺轴、肠脑轴、肠肝轴、肠肾轴、肠心轴、肠皮肤轴、肠骨轴、肠肌轴和肠肝脑轴、肠肾脑轴等。其中目前关注较多的为肠肺轴和肠脑轴。

（1）脑－肠轴：肠道菌群与脑通过自主神经、肠神经、脊髓、下丘脑－垂体－肾上腺轴（HPA）、免疫系统和肠内分泌信号、神经递质、支链氨基酸、胆汁酸、短链脂肪酸、肽聚糖等途径和介质进行双向交流。

大脑向肠道菌群发送信号的关键形态学成分是自主神经系统中的交感神经和副交感神经分支，可影响肠道菌群组成或活性改变，且可影响肠道运动和肠道分泌。另外，下丘脑－垂体－肾上腺轴也是大脑影响肠道菌群组成的另一重要机制。而肠道菌群也可通过激活迷走神经反向调节大脑功能。肠道菌群本身既具有产生神经递质和神经调节因子的能力，同时还可调节宿主的各种代谢反应，产生具有神经活性的代谢产物，从而调控大脑功能，进而影响人的精神行为，可影响老年时的退化性神经疾病，如阿尔茨海默病、帕金森病等。此外，肠道微生物还可直接作用于免疫系统，影响与大脑调控相关的细胞因子的产生，从而调控大脑功能；或通过免疫系统和神经系统间的相互作用调控大脑功能。

（2）肠－肺轴：肠道微生态的稳定，即肠道菌群的健康和完整性对于维持肺部的健康有重要作用。肠道菌群能通过肠－肺轴影响肺部多种疾病，包括病毒性肺炎、哮喘、肺结核、慢性阻塞性肺疾病等。研究表明，维持正常的肠－肺轴交流将有利于缓解肺部疾病。

肠—肺交流至少包括 5 条途径：第一，肠道微生物发酵膳食纤维以及淀粉产生的丁酸、乙酸和丙酸等短链脂肪酸，能通过血液循环进入肺部组织；第二，未被代谢的短链脂肪酸能进入外周血液循环系统和骨髓，进一步影响免疫细胞的发育；第三，骨髓来源的免疫细胞在远端身体部位如肺组织引发免疫反应；第四，肠道的免疫细胞（如命名为 IC2s、ILC3 和 TH17L 的免疫细胞）还可以通过血液循环直接从肠道迁移到呼吸道，影响呼吸系统的免疫活动；第五，微生物代谢产物脱氨基酪氨酸（DAT）通过增强 I 型干扰素（IFN）反应来保护宿主免受流感病毒感染。

第三节　肠道微生态调控失衡与疾病

一、肠道微生态调控失衡与消化道疾病

（一）概述

肠道菌群主要位于下消化道结肠及直肠中，因此肠道菌群与消化道的关系最为密切，几乎所有的消化道疾病均与肠道菌群密切相关，如炎症性肠病（inflammatory bowel disease，IBD）、功能性消化不良（FD）、肠易激综合征（IBS）、非酒精性脂肪性肝病（NAFLD）、肝硬化和胰腺疾病等。其中，IBD 与肠道菌群的关系研究近期尤为引人关注。IBD 包括溃疡性结肠炎（ulcerative colitis，UC）和克罗恩病（Crohn's disease，CD），是一种慢性复发性非特异性肠道炎性疾病，累及回肠、直肠、结肠，临床表现为腹泻、腹痛，甚至可有血便。下面以 IBD 为例展开描述。

（二）与肠道菌群调控相关的发生机制

IBD 的发病机制目前尚不明确，可能是在易感基因的基础上，由环境、感染和免疫等因素促发体内免疫系统与肠道微生态系统调控失衡所导致的炎症反应。

正常状态下，肠道微生态处于动态平衡状态，可调控 Treg 细胞和黏膜内免疫细胞稳态，并使 TH1 和 TH2 等细胞呈现免疫耐受状态，从而维持肠道黏膜内稳态。已知机体遗传因素在肠道菌群的建立和形成中发挥重要作用。有研究表明，当机体存在 NOD2、ATG16L1、IRGM 或 FUT2 等基因的突变时，机体肠道菌群的组成发生变化，更易发生炎症性结肠炎。同时，多种环境因素也可影响肠道菌群的组成。在遗传因素和环境因素共同作用下，机体肠道菌群组成发生改变，黏膜附着菌群增多且进一步增殖，异常增多的菌群可激活 TH1 和 TH2 细胞释放细胞因子引起肠壁黏膜组织受损，组织细胞防御功能降低，导致细菌入侵，炎症反应更为剧烈，进而导致炎症性结肠炎。

（三）治疗与干预

肠道菌群在 IBD 的发病机制中起重要作用，因此其 IBD 的治疗可从肠道菌群的调控入手。

1. 微生态制剂

微生态制剂（microbial ecological agent，MEA）是指通过活微生物影响并改变肠道微环境，这里的活微生物指的是人体自有的、可定植于肠道并繁殖的、对宿主无致病性的、具有抗菌作用、可调节免疫并对宿主代谢活动产生影响的多种微生物。MEA 包括益生菌、益生元以及合生元。其中，合生元是将益生菌和益生元以一定比例混合制成的生物制剂，既可发挥益生菌活性，也可增强益生菌活性，使益生菌的作用更显著。目前，临床常用制剂包括双歧杆菌、乳酸杆菌、乳果糖等。不同种类的 MEA 对细胞因子的调节作用不同，

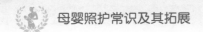

目前对不同种类的 MEA 治疗 UC 或 CD 的疗效评价相关研究仍较少，至于如何有效运用各种 MEA 纠正 IBD 患者肠道菌群失调达到治疗效果还有待研究。

2. 粪菌移植

粪菌移植（fecal microbiota transplantation，FMT）是向患者肠道移植健康人群肠道菌，改善 IBD 患者肠道菌群失调，重建正常微生态的治疗方式。然而，FMT 在治疗 IBD 的过程中，其缓解症状的疗效维持时间个体之间差异性很大。在应用 FMT 治疗 IBD 时，需要反复多次输入粪便才能获得长期的疾病缓解，且在治疗过程中要注意捐赠者必须进行传播疾病的筛查。FMT 可以通过结合胃管或鼻饲管、胃镜检查、结肠镜检查、乙状结肠镜检查或灌肠等途径进行给药。然而，选择给药途径是因人而异的，需要量身定制，还需要更深入和规范的研究来确定最佳的给药途径及治疗频率。

3. 食疗法

影响肠道菌群最大的一个因素就是饮食，所以饮食干预肯定是有效的并且是风险最低的一种干预方式，但是效果会比较慢，操作起来会比较烦琐，而且没有明确的靶标。目前尚未制定出明确有效的配方食谱，因此最靠谱的方式是根据患者的菌群检测情况个性化定制与相应菌群调控相关的食谱。

二、肠道微生态调控失衡与癌症

（一）概述

肠道菌群在维持肠道稳态、肠道代谢和肠道免疫系统方面具有重要作用，其可通过直接或间接的方式影响肿瘤的发生和发展。结直肠癌作为与肠道菌群密切相关的疾病尤其引起人们重视。结直肠癌是指发生在结肠或直肠的癌症。在我国常见恶性肿瘤死亡中，结直肠癌患者位居第五，且近 20 年来结直肠癌的发病率正逐渐增加，因此从肠道菌群调控相关的角度阐明其发生机制，并开展相关治疗尤为重要。

（二）与肠道菌群调控相关的发生机制

人们已知肠道菌群可通过不同途径直接或间接影响肿瘤的发生、发展和转移。其中已有多项研究表明，肠道菌群失衡可诱导结直肠癌的发生、发展和转移。

1. 促进细胞周期调控异常

研究发现，肠道微生物紊乱可诱发慢性炎症，同时微生物合成生物毒素和有毒代谢产物增多，可使肠上皮细胞周期调节异常，导致细胞癌变。

2. 诱发 DNA 损伤或甲基化

肠道微生物代谢紊乱导致基因毒性代谢物多聚乙酰 – 肽合成增多，可诱导肠道干细胞中 DNA 腺嘌呤烷基化，并诱发双链断裂，导致 DNA 损伤，进而引起肠细胞癌变。肠道微生物菌群还可促使肠上皮细胞少数基因高度甲基化，进而诱发癌前结直肠病变。

3. 促进肿瘤细胞增殖

研究表明，消化道链球菌表面蛋白 PCWBR2 可与整合素 α2/β1 相互作用，活化肠癌细胞 PI3K-AKT-FAK 通路，促进肿瘤细胞增殖，进而促进结直肠癌的发展。

（三）治疗与干预

肠道菌群失衡可影响结直肠癌的发生、发展和转移等，因此可从调控肠道菌群的角度进行治疗和干预。

1. 微生态制剂

研究表明 MEA 可通过提高胃肠黏膜屏障的防御功能或抑制与结直肠癌发生相关的因子而抑制结直肠癌的发生。如由嗜酸乳杆菌和双歧杆菌组成的益生菌混合物可抑制幽门螺杆菌、假单胞菌和梭状芽孢杆菌等生长而减少炎症反应驱动的结直肠癌的发生；益生菌可抑制与结直肠癌发生密切相关的酶（如 7α-羟化酶、硝基还原酶等）的活性，并能促进导致结直肠癌的物质如亚硝基等的降解。此外，MEA 的使用还可提高结直肠癌手术、化疗或免疫治疗的疗效。如行结直肠癌根治术的患者若服用 MEA，可有效保护胃肠黏膜屏障，促进患者术后康复并降低复发率；在无菌小鼠模型中采用嗜酸乳杆菌联合顺铂治疗，可显著提高顺铂的抗肿瘤疗效和荷瘤小鼠的存活率；双歧杆菌可促进树突状细胞和 CD8 阳性 T 细胞的活化而增强 PD-L1 对结直肠癌的抗癌疗效。

2. 粪菌移植

目前已有研究表明，FMT 可用于缓解结直肠癌患者进行免疫检查点抑制剂治疗过程中发生的相关性结肠炎症状，可重建肠道菌群多样性并提高结肠黏膜调节性 T 细胞的比例；在结直肠癌小鼠模型应用化疗药物治疗后，移植健康小鼠供体的粪便可减轻应用化疗药物引起的腹泻和肠黏膜损伤等表现。这些研究提示粪菌移植在结直肠癌治疗中具有发展前景，因此值得进一步的完善和研究。

三、肠道微生态调控失衡与内分泌疾病

（一）概述

内分泌系统由内分泌腺和分布于其他器官的内分泌细胞组成，调节机体的生长发育和各种代谢，维持内环境的稳定，并影响行为和控制生殖等。目前报道与肠道菌群相关的内分泌系统疾病主要有糖尿病和肥胖，其中Ⅱ型糖尿病尤其受关注。Ⅱ型糖尿病是以胰岛素抵抗和胰腺 β 细胞分泌障碍为主要特征的一种代谢性疾病，患者多表现为血糖升高和代谢紊乱引起的多尿、多饮、多食和体重减轻等症状。受遗传、生活习惯、环境等多种因素的影响，近年来，临床新诊断为Ⅱ型糖尿病的患者数量逐年增加。研究表明，肥胖人群中厚壁菌门与拟杆菌门的比例上升，可诱发炎症反应，介导机体产生胰岛素抵抗，进而导致Ⅱ型糖尿病和缺血性心血管疾病风险上升。加强肠道菌群与Ⅱ型糖尿病关系，有助于寻找Ⅱ型糖尿病治疗的新靶点。

（二）与肠道菌群调控相关的发生机制

1. 胆汁酸学说

肠道菌群通过胆汁酸影响胰岛素敏感性。在糖尿病患者体内，胆汁酸可作为调节介质激活多种相关信号通路，发挥提高机体糖耐量、增加代谢率等作用。研究表明，当受试者肠道菌群中厚壁菌门相对丰度降低而变形菌门相对丰度升高时，其粪便中次级胆汁酸水平

下降，并与其胰岛素敏感性降低有明显的相关性。由此可见，肠道菌群可以调节胆汁酸在肝脏合成及在肠道中重吸收的过程，从而影响宿主胆汁酸的代谢和血糖调节。

2. 短链脂肪酸学说

肠道菌群可通过短链脂肪酸影响血糖。肠道菌群可通过发酵产生多种短链脂肪酸为结肠上皮细胞提供能量，并发挥减轻局部炎症、修复受损肠黏膜屏障的功能，也可参与肝脏中的糖脂代谢，减少胆固醇的合成。肠道菌群失调时，肠道有害菌增多，短链脂肪酸水平和构成异常，抗炎症、脑肠肽激素分泌减少，促使胰岛细胞功能受损，胰岛素抵抗，进而引起糖尿病。

3. 内毒素学说

肠道菌群可通过脂多糖引发慢性炎症。研究发现，革兰阴性菌在糖尿病患者肠道菌群中比例较高，脂多糖作为其细胞壁的成分之一也随之增多。异常增多的脂多糖穿过患者脆弱的肠黏膜上皮后进入血液循环，与 CD14 及 Toll 样受体 4/5 结合，并释放白细胞介素 - 1、白细胞介素 -6、肿瘤坏死因子 - α、转化生长因子 - β1 等炎症因子引发机体慢性炎症，进而促进糖尿病的发生、发展。

4. 生长因子学说

肠道细菌能通过发酵膳食纤维增加内分泌调节肽（PYY）、胰岛素样生长因子（GLP -1 及 GLP -2）的分泌。其中，GLP -1 具有以下功能：①直接降血糖；②降低胰岛细胞凋亡的速率；③通过肠道 - 胰岛轴增加胰岛素的敏感性，同时刺激胰岛素分泌，减少胰岛细胞凋亡并能促使胰岛 β 细胞增殖；④保护胰岛细胞不受糖毒性和其他炎性损伤。与此同时，GLP -2 具有肠营养效应，肠道细菌可通过 GLP -2 调节肠道屏障功能。研究发现，肠道菌群失调可能会抑制 PYY、GLP -1、GLP -2 等激素的分泌，从而干扰胰岛 β 细胞的增殖与活性，进而导致糖尿病的发生。

（三）治疗与干预

1. 改善饮食习惯

糖尿病患者肠道菌群的组成受其生活习惯的影响较明显。目前饮食因素对肠道微生态的影响已经得到广泛认可，具有高热量饮食习惯的 II 型糖尿病患者在人群中占很大比例，这部分患者常摄入过多脂肪、胆固醇、糖类，缺乏膳食纤维的摄入。因此需调整患者饮食习惯，增加膳食纤维在饮食中的比重。研究发现饮食中加入膳食纤维后，研究对象的肠道菌群发生明显改变，主要表现为可发酵膳食纤维的益生菌（瘤胃球菌和优杆菌）数量增加。适量摄入膳食纤维可以促进肠道益生菌的增殖，竞争性抑制致病菌，增加饱腹感、控制总能量摄入，从而起到维持糖脂代谢平衡、提高胰岛素敏感性、减轻胰岛素抵抗的作用。

2. 益生菌

目前益生菌对于糖尿病的作用机制尚未完全阐明，主要可能通过以下机制实现：调节肠道微生态平衡，调节免疫系统功能，以缓解糖尿病病症；保持肠道黏膜的完整性，增强其屏障功能；降低机体氧化应激反应；降低机体中的血糖水平。已经有很多研究证明益生菌可以用来调节肠道菌群，进而改善糖尿病，如乳酸菌菌株被用于治疗 II 型糖尿病。还有文献表明，益生菌和益生元通过改善肠道微生物群，可改善 T2DM 和心血管疾病，进而产生胰岛素信号刺激和降胆固醇作用。

3. 粪菌移植

粪菌移植（FMT）是将健康人粪便中的功能菌群移植到患者胃肠道内，重建新的肠道菌群。研究表明，异体肠道微生物移植可使受试者胰岛素敏感性上升，血糖代谢率增高，并且产丁酸的肠道微生物数量增加。但目前粪菌移植治疗糖尿病的研究甚少，仍需要进一步的研究。另外粪菌移植需要严格的筛查、监管，成本较大，且存在供者筛查不严、存在漏洞等可能，因此广泛推广需较长时间。

4. 减重手术

已有相关研究表明肠道菌群是减重手术改善代谢的机制之一，对于Ⅱ型糖尿病患者，减重手术加药物治疗比单纯药物治疗更有效。另外，减重手术后患者肥胖症状明显改善，由肥胖引起的菌群失调也会得到改善。但减重手术也有一定风险，如腹腔出血，吻合口溃疡、狭窄、漏等并发症，亦有减重手术效果不明显的可能。

四、肠道微生态调控失衡与母婴健康

（一）概述

婴幼儿期是肠道菌群逐渐形成的时期，与多种因素如环境因素、地理位置、生产方式和喂养方式等有关，尤其是生产方式和喂养方式对婴幼儿肠道菌群的形成具有重大意义。目前已有研究表明，婴幼儿期肠道菌群的组成和丰度、孕期和哺乳期母亲肠道菌群的变化与婴幼儿长大后所患的一些疾病相关。

（二）肠道微生态调控失衡与婴幼儿疾病

1. 生产方式差异与婴幼儿疾病

剖宫产分娩是影响婴幼儿肠道正常菌群形成的最重要因素之一，它有效阻断了微生物从母亲到婴儿的自然垂直转移，并导致微生物群发展偏差，尤其在婴幼儿期前 6 个月显著影响剖宫产分娩婴幼儿的疾病谱。与阴道分娩的孩子相比，剖宫产出生的婴儿患 4 种常见的、免疫介导的儿童慢性炎症疾病的风险显著增加，包括炎症性肠病、类风湿性关节炎、乳糜泻和Ⅰ型糖尿病。近期有研究尝试在婴儿首次接受母乳喂养时，通过粪便移植的方式为婴儿提供来自自己母亲分娩前 3 周的稀释粪便供体，3 个月后检测婴儿粪便微生物组成。结果发现，粪菌移植治疗的剖宫产出生的婴儿的粪便微生物群组成随时间发展与正常分娩婴儿的组成显著相似，提示剖宫产出生的婴儿的肠道微生物群可通过移植母体粪菌在出生后恢复。

2. 喂养方式差异与婴幼儿疾病

通过对来自不同国家、不同年龄段的婴幼儿肠道微生物组成和比例进行对比研究分析，结果发现婴幼儿微生物的组成和多样性伴随年龄增加，但在不同阶段母乳喂养的婴幼儿与非母乳喂养的婴幼儿的微生物组成存在差异。在发育阶段（3 ～ 14 个月），肠道微生物以双歧杆菌（益生菌）占主导地位，母乳喂养的婴幼儿肠道中双歧杆菌数量多于非母乳喂养的婴幼儿；在过渡阶段（15 ～ 30 个月），婴幼儿的微生物种群开始多样化，双歧杆菌比例略下降；在稳定阶段（31 ～ 46 个月），微生物种群趋于稳定并和成年人肠道微生物的组成接近，呈现典型的成人微生物组群。因此，为确保婴幼儿肠道微生态的正常建构，提倡母乳喂养，特别是出生后 6 个月内纯母乳喂养尤为重要。

3. 婴幼儿早期菌群失调与疾病

研究发现，婴幼儿期接触抗生素会严重干扰肠道菌群，是造成后期过敏高发的因素之一；不健康的肠道菌群与肥胖、Ⅱ型糖尿病、心脏病、炎症性肠病和孤独症等密切相关。

（三）干预与治疗

婴幼儿肠道菌群组成和丰度异常与多种慢性疾病的发生相关，因此可通过尽早调节肠道菌群的方式干预。调节肠道菌群的方式包括生产方式，饮食，补充益生菌、益生元、合生元和粪菌移植。生产方式提倡自然分娩；饮食方面提倡母乳喂养，尤其出生后 6 个月内纯母乳喂养，有助于婴幼儿肠道微生态的初步建构；同时，可根据婴幼儿的具体情况，适当补充益生菌和益生元；如婴幼儿肠道菌群严重失衡可在条件允许的情况下，进行粪菌移植。

第四节 肠道微生物的检测、储存与应用

一、微生物的检测

（一）检测方法的概述

目前，微生物的检测方法主要包括形态学、生物化学和免疫学等手段。

（二）具体方法

1. 形态学检查

形态学检查指主要通过光学显微镜或电镜等仪器观察微生物形态的检查方法。

（1）常用于微生物形态学检查的显微镜。

1）普通光学显微镜：常用于细菌染色标本或活菌运动的观察。

2）暗视野显微镜：利用这种显微镜能见到小至 4～200 nm 的微粒子，分辨率可比普通显微镜高 50 倍，常用于明视野显微镜中不易清晰观察的不染色活菌、螺旋体及其动力。

3）荧光显微镜：荧光显微镜是以高压泵射出的紫外线或蓝紫光为光源，照射已经过荧光处理的被检物体，使之发出荧光，然后在显微镜下观察物体的形状及其所在位置。荧光显微镜用于研究细胞内物质的吸收、运输、化学物质的分布及定位等。

4）电子显微镜：精度更高，主要用于病毒的形态学检查，而细菌、真菌的形态学检测一般不需要用电子显微镜检测，但可使检查从细胞水平提升到亚细胞水平，为研究细菌的生理功能、遗传与变异和致病性等提供条件。

（2）常用的染色方法。常用的染色方法包括革兰染色法、抗酸染色法和荧光染色法等。对微生物的鞭毛、荚膜、芽孢和异染颗粒等，需用特殊的染色方法。

（3）应用。

1）细菌的形态学检查：常用显微镜放大法，多使用普通光学显微镜。由于细菌体型小、半透明，因此使用时需将细菌进行染色，以增加其与周围环境的对比度，以便人眼能看清楚。染色法有多种，最常用和最重要的分类鉴别细菌的染色法是革兰染色法。

2）真菌的形态学检查：常用显微镜放大法，根据样本来源先进行不同处理后再染色镜检。

3）病毒的形态学检查：病毒的很多特征如大小、形态、结构等必须借助电子显微镜进行检查。对于目前尚难培养而形态又非常典型的病毒，可直接从感染组织或分泌液，或者接种病毒的鸡胚和细胞培养收获的材料做电子显微镜检查，直接观察病毒粒子。

2. 生物化学检查

随着微生物实验技术或方法的不断创新，传统的细胞生化反应鉴定方法已逐渐被自动化检测仪器及试剂盒所取代。

（1）传统的细胞生化反应鉴定方法：如幽门螺杆菌的检验（快速尿素酶检验）、核酸

杂交技术等。

（2）现代化测序方法：16s rDNA 测序、18s rDNA 测序、ITS 测序与转录组学微生物基因诊断分子等生物学技术方法。

1）16s rDNA 测序：16s rDNA 为编码原核生物核糖体小亚基 rRNA 的 DNA 序列，主要进行细菌或古菌的多样性分析，是细菌分类学研究中最常用的"分子钟"，通过检测 16srDNA 的序列变异和丰度，可以了解环境样品中群落多样性信息。

2）18s rDNA 测序：18s rDNA 为编码真核生物核糖体小亚基 rRNA 的 DNA 序列，用于反映样品中真核生物之间的种类差异，主要用于真核生物尤其是真菌的检测分类。

3）ITS 测序：ITS 包含 2 个区域：ITS1 位于真核生物核糖体 rDNA 序列 18S 和 5.8S 之间；ITS2 位于真核生物核糖体 rDNA 序列 5.8S 和 28S 之间。该类测序主要对环境微生物中的真菌多样性进行分析。

3. 免疫学检查

主要使用免疫荧光技术、酶联免疫技术等免疫学方法，用于病毒蛋白抗原检测和早期抗体检测等方面。

二、肠道微生物的应用

（一）粪菌移植

1. 概述

粪菌移植（FMT）是指将分离健康供者粪便中的功能菌群、粪人工组合菌群或模拟 FMT 的配方菌群移植到患者胃肠道内，通过重构或恢复肠道菌群稳态，治疗与肠道微生物菌群失调相关的疾病。

FMT 的概念及应用最早可追溯至我国东晋时期，著名医药学家葛洪撰写的《肘后备急方》首次记载用"黄龙汤"即粪液治疗食物中毒、腹泻的方法，即所谓的"饮粪汁一升，即活"；李时珍的《本草纲目》亦记载利用人粪治疗疾病的方法。后期，因人粪入药机制不明及伦理考量等致人粪治病停滞。西方对于 FMT 的研究起步较晚，但发展迅速。1958年后，相继有多名美国医生利用粪水或粪便等成功治疗炎症性结肠炎。2010 年，美国明尼苏达大学 Alexander 及其团队经基因测序分析粪菌移植前后的菌群组成，发现对治疗难辨梭菌感染进行有效的粪菌移植，使移植受体的菌群与移植供体的菌群变得更相似。随后，FMT 成为临床研究的焦点，出现较多 FMT 相关的临床试验。2012 年，国际首个非营利性粪菌库在美国成立，开启了 FMT 实验的大门。目前，粪菌移植正逐步被认识、接受，粪菌移植的临床价值日益得到国内外医学界关注，在癌症如结肠癌、乳腺癌、肾癌、宫颈癌、肝癌、肺癌和头颈癌等进行了临床实验，其对其他多种菌群相关性疾病的治疗也正处于探索性研究。经过实践不断更新粪菌移植方法学，目前其理论体系已逐渐从粪菌移植转变为菌群移植，展现出广阔的研究前景。

2. 供体的筛选

FMT 被认为是一种特殊的器官移植，且受者多是肠道菌群严重失衡的患者，因而确保供者肠道菌群健康尤为重要，故筛选工作非常重要。根据 2017 年欧洲 FMT 共识、中华粪菌库及我国儿童 FMT 共识对供菌者的筛选要求和标准严格进行筛查排除，一般先通过问卷调查来排查，特别需关注志愿者的用药史、疾病史、生活方式及危险因素，选择身心健康、功能状态良好的供体。目前，国际标准要求供体：① 3 个月内无抗生素使用病史；②无IBD、IBS、慢性便秘等胃肠道疾病史及胃肠道恶性肿瘤或大的胃肠道手术史；③无自身免疫性或特异反应性疾病，目前未接受免疫调节治疗；④无 MS、超重或肥胖（体质量指数 >25 kg/m²）或中、重度营养不良；⑤无恶性疾病病史，目前未接受抗肿瘤治疗；⑥无神经、精神疾病史，并要求符合上述标准的患者在 4 周内行血清学和粪便检测，排除HAV、HBV、HCV、HIV、梅毒、艰难梭菌、沙门菌、志贺菌、鼠疫耶尔、森菌等常见病原菌，鞭虫、隐孢子虫及其他寄生虫和虫卵感染。剔除粪便标本中含有致病病原体的供体，警惕处于早期或窗口期的疾病，确保 FMT 的安全性。

3. 粪菌液的制备

迄今，国内外对此操作尚未达成共识。粪便细菌被列为二级生物危害，操作者应做好标准预防。

（1）粪便量：粪便取量目前尚无统一标准。大多数研究使用 30～150 g，供者的粪便应尽量新鲜，一般不超过 6 小时，保存温度需维持在 6～8℃，储存在密闭容器中，以避免细菌过度生长。

（2）制备的时间：分为 6 小时和 1 小时方案。

1）手工 6 小时方案：为保护厌氧菌，推荐粪便离开人体 6 小时内经实验室处理输注到患者体内。

2）智能化 1 小时方案：中华粪菌库基于专业的"粪菌智能分离系统"（GenFMTer，南京法迈特）设备，可将离开人体的粪便迅速标准化处理，1 小时内即可输入患者体内。

（3）制备流程和方法：国外主要采用手工粗滤加离心富集法，取 30～50 g 捐赠粪便加入 150～250 mL 无菌等渗氯化钠溶液（0.9% Nacl）稀释，经过搅拌匀浆，过滤除去不溶颗粒，离心后弃上清液，悬浮于 0.9% Nacl 溶液反复离心，最后制得 200～500mL 粪菌混悬液。国内采用微滤加离心富集法，依赖 GenFMTer 设备实施"clean FMT"方案，即采用多级过滤甚至微滤，再经反复智能离心洗涤，去除与细菌密度不相近的物质和可溶物质以纯化粪菌液，此方案省时、省力、效率高。

（4）粪菌液的状态：分为新鲜粪菌液和冻干粪菌液，后者在前者的基础上添加甘油后低温冰冻（-80℃），或可制成冰冻粪菌胶囊。冻干粪菌在实现 FMT 异地救治中意义重大，取用当天需 37℃水浴解冻，并于解冻开始后 6 小时内输注。研究表明，冰冻粪菌和新鲜粪菌在复发性 CDI 治疗中疗效相同，且冰冻粪便更具有潜在优势。

4. 移植途径

FMT 根据给入的位置分为 3 种途径：上消化道、中消化道、下消化道途径。目前尚无明确证据支持某种移植途径最合适。研究报道，冻干粪菌胶囊使用最低剂量（2～3 粒）治疗复发性 CDI 患者，即可获得 88%（43∶49）的治愈率。有研究提示，在溃疡性结肠炎治疗中结肠镜移植途径最佳；需多次进行 FMT 的治疗者，鼻腔肠管、中消化道及结肠途径表现出明显优势。移植途径应根据疾病的类型、部位及患者心理综合选择。

（1）上消化道途径：主要有口服、鼻胃管、胃镜孔道、胃造瘘口移植；剂型包括移植菌液和胶囊。缺点是在患者存在梗阻的情况下，移植粪便不能到达结肠。

（2）中消化道途径：指经鼻肠管移植和经内镜肠管移植实现全肠道给药。

（3）下消化道途径：包括灌肠、结肠镜、结肠造瘘口以及结肠 FMT。

另还有胶囊化粪便产品可将粪便装入胶囊中，患者以口服的方式使用。胶囊粪便产品的优点是不需要昂贵的仪器，多次服用对患者的损伤较小，患者耐受性好，尤其适用于老年患者。在制作胶囊的过程中，可以除去可能存在于无症状供体中的真菌、寄生虫、病毒以及一些炎症介质，减少疾病传播的可能性。

5. 安全性探讨

FMT 治疗疾病总体来讲安全有效，不良反应事件较少，由于移植菌群和受体之间可能产生免疫反应，短期内可能出现轻微的不良反应，多为轻微的胃肠道反应，如恶心、打嗝、呕吐、腹痛、腹泻或便秘、短暂发热等，多为自限性；也有吸入性肺炎（经口）、发热、菌血症（经口/经肛）、直肠胀肿（灌肠）等报道；另有报道显示患者因镇静后误吸、常规麻醉后十二指肠粪菌移植物反流、感染性休克及中毒性巨结肠（鼻胃管 FMT）等原因导致死亡的个案。长期的不良反应是 FMT 相关的肠道病原体传播，包括丙肝和艾滋病等，必须引起高度警惕，因此系统评估供体的健康状况、做好严格的筛查严格控制菌群制备和贮存条件、充足长期随访的数据都至关重要。据统计，目前全世界使用 FMT 治疗的患者已超过 5000 例，超过 200 种临床实验正在进行，且在溃疡性结肠炎和肠易激综合征的治疗上获得成功。

（二）益生菌制剂

1. 概述

益生菌是一种活的微生物，在给予适宜剂量时可对宿主的健康起有益作用。按菌株的来源和作用方式，可将其分为原籍菌、共生菌和真菌。原籍菌来源于人体肠道菌群，可直接补充，如双歧杆菌、乳杆菌、粪链球菌等；共生菌来源于人体肠道菌群外，与人体原籍菌共生，并有助于原籍菌生长、繁殖或直接发挥作用，如芽孢杆菌、酪酸梭菌、枯草杆菌等；真菌制剂主要为布拉酵母菌，其作用机制独特。

2. 作用机制

（1）抑制致病菌的生长：与肠道上皮细胞结合竞争病原体附着位点或消耗其营养物质。

（2）改善肠道屏障功能：可通过提高紧密连接相关蛋白表达改善肠黏膜细胞紧密连接，从而增强肠道上皮屏障功能。

（3）调节免疫系统：诱导保护性细胞因子（如 IL - 10 和 TGF - β）并抑制炎性因子（如 TNF - α）。

（4）调节疼痛感觉：某类乳杆菌可诱导肠道上皮细胞阿片受体和大麻素受体的表达，介导肠道疼痛功能。

3. 临床应用

目前，益生菌已广泛应用于多种疾病的辅助治疗。

（1）感染性腹泻：研究发现，应用益生菌可降低儿童急性腹泻的发生率，还可降低腹泻的持续时间；合理应用益生菌对预防抗生素相关性腹泻也有较好效果，可预防腹泻发生及缩短腹泻持续时间。

（2）腹部大手术后的应用：腹部大手术由于创伤性大，术后机体免疫力低下，加上禁食、胃肠功能未恢复等，易导致肠道菌群失调，细菌移位诱发全身感染，甚至发生败血症而危及生命。研究提示，应用益生菌调整肠道菌群有助于降低术后感染发生率和减少术后应用抗生素的时间。

（3）特异性皮炎：多篇研究报道提示益生菌对特异性皮炎有预防作用，但其具体机制有待进一步探讨。

（4）抑制幽门螺旋杆菌和保护胃黏膜：研究表明，益生菌虽不能根除幽门螺旋杆菌，但能对其起到一定的抑制作用。

（5）治疗短肠综合征及肠激惹综合征：已有学者采用益生菌制剂治疗这 2 种疾病并取得较好效果。

（6）应注意供者筛选，有少数例子出现供者粪便含有抗药性的大肠杆菌，但经过详细的检测可以排除此情况。

（罗海丹　丛　馨　杨惠玲）

第十六章　母婴营养需求与膳食指导

营养是指机体从外界摄取食物，经人体组织器官的消化、吸收和获取能量，以维持机体正常生理功能及其活动的过程。营养素是指所有食物中含有的可被机体摄入、消化、吸收和利用，并参与机体组织器官构成，提供能量，调节生理功能的成分。

机体所必需的营养素有 40 多种，按结构和功能可分为七大类，即蛋白质、碳水化合物、脂质、膳食纤维、维生素、矿物质和水。其中，碳水化合物、蛋白质、脂质在机体内需要量比较大，称为宏量营养素；维生素、矿物质需要量比较小，称为微量营养素。

正常时，机体可根据自身性别、年龄、生理状况等变化，调控营养素的摄入、消化、吸收和利用，使其处于动态平衡，以满足构建组织器官、维持组织器官生理功能及活动的需求。其中任一环节发生障碍都可通过影响营养素的种类、含量或质量和比例导致机体的异常，如营养素长期摄入不足、营养素长期消化和吸收不良或营养素消耗过多可引起营养缺乏，否则会引起营养过剩。无论是营养缺乏还是营养过剩都会严重影响机体的健康，尤其是母婴等特定人群，根据其营养需求对其进行膳食指导备受关注。下面将分别介绍膳食结构与中国膳食指南、食物分类与营养价值评价、各类食物营养成分与营养价值、孕产妇人群营养与膳食指导、婴幼儿人群营养与膳食指导、食品卫生与安全知识，供广大妇幼人群参考，做到科学饮食、均衡营养。

 第一节　膳食结构和中国膳食指南

膳食结构是一个国家、一个地区或个体日常膳食中各类食物的种类、数量及其所占的比例。膳食结构的形成是一个长期的过程，受一个国家或地区人口、农业生产、食品加工、饮食习惯等多因素的影响。理想的膳食结构应该是平衡膳食。平衡膳食是制定膳食指南的科学依据和基础。

膳食指南（Dietary Guideline，DG）是由政府和科学团体根据营养科学的原则和人体的营养需要，结合当地食物生产供应情况及人群生活实践，专门针对食物选择和身体活动提出的指导意见。

一、膳食结构

一个国家或区域的膳食结构反映了当地资源、文化和民族等特征。在没有科学设计和干预的情况下，每一种膳食模式都有着其各自的优势或不足。根据各类食物所能提供的能量及各种营养素的数量和比例来衡量膳食结构的组成是否合理。

（一）世界上典型的膳食结构

依据动、植物性食物在膳食构成中的比例，世界上典型的膳食结构主要包括以下 4 种类型。

1. 东方膳食结构

该膳食结构以植物性食物为主，动物性食物为辅。大多数发展中国家如印度、巴基斯坦、孟加拉国和非洲一些国家等属于此类型。该膳食结构的特点是谷物食物消费量大，动物性食物消费量小，植物性食物提供的能量占总能量近 90%，动物性蛋白质一般少于蛋白质总量的 10%～20%。平均每天能量摄入为 2000～2400 千卡（kcal），蛋白质仅 50 g 左右，脂肪仅 30～40 g。这种膳食结构膳食纤维充足，但来自动物性食物的营养素如铁、钙、维生素 A 的摄入量常会出现不足。这类膳食容易出现蛋白质、能量营养不良，以致体质较弱，健康状况不良，劳动能力降低，但心血管疾病（如冠心病、脑卒中）、Ⅱ 型糖尿病、肿瘤等慢性病的发病率较低。

2. 经济发达国家膳食结构

该膳食结构以动物性食物为主，是多数欧美发达国家如美国、西欧、北欧诸国的典型膳食结构，属于营养过剩型膳食。该膳食结构的特点是粮谷类食物消费量小，动物性食物及食糖的消费量大。人均每日摄入肉类 300 g 左右，食糖甚至高达 100 g，奶和奶制品 300 g，蛋类 50 g。人均日摄入能量高达 3300～3500 kcal，蛋白质 100 g 以上，脂肪 130～150 g，以高能量、高脂肪、高蛋白质、低膳食纤维为主要特点。这种膳食模式容易造成肥胖、高血压、冠心病、糖尿病等营养过剩型慢性病发病率上升。因此，发达国家营养专家提出一些膳食修改建议，如美国农业部专家提出了基于每日 2000 kcal 能量的 8 大类食物膳食结构。

3. 日本膳食结构

该膳食结构是一种动植物食物较平衡的膳食结构，以日本为代表。该膳食结构的特点是谷类的消费量为平均每天 300～400 g，动物性食品消费量平均每天 100～150 g，其中，海产品比例达到 50%，奶类 100 g，蛋类、豆类各 50 g。能量和脂肪的摄入量低于欧美发达国家，平均每天能量摄入为 2000 kcal，蛋白质为 70～80 g，动物蛋白质占总蛋白的 50%，脂肪 50～60 g。该膳食模式既保留了东方膳食的特点，又吸取了西方膳食的长处，少油、少盐，多海产品，蛋白质、脂肪和碳水化合物的供能比合适，有利于避免营养缺乏病和营养过剩性疾病（心血管疾病、糖尿病和癌症），膳食结构基本合理。

4. 地中海膳食结构

该膳食结构以地中海命名，那是因为该膳食结构的特点是居住在地中海地区的居民所特有的，意大利、希腊居民的膳食可作为该种膳食结构的代表。该膳食结构的特点是富含植物性食物，包括谷类（每天 350 g 左右）、水果、蔬菜、豆类、果仁等；每天食用适量的鱼、禽、少量蛋、奶酪和酸奶；每月食用畜肉（猪、牛和羊肉及其产品）的次数不多，主要的食用油是橄榄油；大部分成年人有饮用葡萄酒的习惯。脂肪提供的能量占膳食总能量的 25%～35%，其中饱和脂肪所占比例较低（7%～8%）。此膳食结构的突出特点是饱和脂肪摄入量低，不饱和脂肪摄入量高，膳食含大量复合碳水化合物，蔬菜，水果摄入量较高。地中海地区居民心脑血管疾病、Ⅱ 型糖尿病等的发生率低，已引起了西方国家的注意，因此，西方国家纷纷参照地中海膳食结构改进自己国家的膳食结构。

（二）中国的膳食结构

近30年来，随着我国经济的高速发展，充足的食物供应和居民生活水平的不断提高，我国城乡居民的膳食结构发生了显著变化且地区差异大。当前我国居民存在3种膳食结构，即贫困和偏远地区居民保持了东方膳食结构，经济发达地区（大城市）居民已经是西方经济发达国家膳食结构，其他地区的居民则正从原来的东方膳食结构向西方经济发达国家膳食结构过渡。目前，我国正处于膳食结构变迁的关键期。尽管我国居民营养缺乏和营养过剩并存，但是目前要关注的是营养过剩引起的肥胖、心脑血管病、糖尿病、癌症等慢性病迅速增加，如何正确引导居民改变膳食现状，建立科学合理的膳食结构是一项紧迫而艰巨的任务。

（三）确保平衡膳食的措施

为了纠正目前我国居民膳食结构存在的问题，达到平衡膳食，需要全社会多部门联合采取措施。

（1）加强政府的宏观指导。建立和完善国家营养及慢性病监测体系，尽快制定国家营养改善相关法律法规，将国民营养与健康改善纳入国家与地方政府的中长期发展规划中。

（2）改善居民营养供给。发挥农业、食品加工销售（市场）等领域在改善居民营养中的重要作用。发展豆类、奶类、禽肉类和水产类的生产和食品深加工，增加这些食品的消费量，改变牲畜肉类消费需求过快增长的局面。

（3）加强营养健康教育。广泛宣传《中国居民膳食指南（2016）》，提高公众对平衡膳食和健康生活方式的认识，并付诸行动。

（4）加强营养和食品领域专业队伍人才建设。培养高素质专业人才。培训乡镇卫生院、村卫生室和社区卫生服务中心（站）等基层医疗卫生机构的相关工作人员，以便更好地解决目前我国居民营养过剩和营养缺乏双重问题。

二、中国居民膳食指南

《中国居民膳食指南》是以营养科学原理为基础，针对当前主要的公共卫生问题，提出我国食物选择和身体活动的指导意见，其目的是实现平衡膳食，满足膳食营养素参考摄入量（DRIs）的要求。

（一）《中国居民膳食指南》的修订

为了适应居民营养与健康的需要，帮助居民合理选择食物，1989年我国首次发布了《中国居民膳食指南》，1997年和2007年进行了两次修订，2016年5月发布了《中国居民膳食指南（2016）》系列指导性文件。

《中国居民膳食指南（2016）》是以理想膳食结构为导向，汇集了近年来国内外最新研究成果以及近10年我国居民的膳食营养结构及疾病谱变化新资料，参考了国际组织及其他国家膳食指南的制定依据，充分考虑我国营养和社会经济发展现状，还广泛征求筛选了相关领域专家、管理者、食品行业、消费者的重点建议，最终提出的符合我国居民营养与健康状况和基本需求的膳食指导建议。

《中国居民膳食指南（2016）》由一般人群膳食指南、特定人群膳食指南和中国居民平衡膳食宝塔3个部分组成。

（二）一般人群膳食指南

一般人群膳食指南适用于2岁以上健康人群，结合我国居民的营养问题，提出6条核心推荐条目，明确了平衡膳食、能量平衡、多吃的食物、少吃的食物和限制的食物。一般人群膳食指南的内容包括：①食物多样，谷类为主；②吃动平衡，健康体重；③多吃蔬果、奶类、大豆；④适量吃鱼、禽、蛋、瘦肉；⑤少盐少油，控糖限酒；⑥杜绝浪费，新兴食尚。

（三）特定人群膳食指南

特定人群包括孕妇、乳母、婴幼儿、儿童青少年、老年人和素食人群，根据这些人群的生理特点及营养需要，制定了相应的膳食指南。其中，0～2岁的婴幼儿喂养指南全面地给出了核心推荐和喂养指导，其他特定人群均在一般人群膳食指南的基础上对其膳食选择提出补充指导。

（四）中国居民平衡膳食宝塔

中国居民平衡膳食宝塔（Chinese Food Guide Pagoda）（以下简称"宝塔"）是根据《中国居民膳食指南（2016）》的核心内容和推荐，结合中国居民膳食的实际情况，把平衡膳食的原则转化为各类食物的数量和比例的图形来表示，体现了一个在营养上比较理想的膳食模式。

平衡膳食宝塔共分5层，各层面积大小不同，体现了5类食物和食物量的多少，其食物数量是根据不同能量需要而设计的。宝塔旁边的文字注释，标明了在能量1600～2400 kcal时，一段时间内成人每人每天各类食物摄入量的平均范围。第一层为谷薯类食物，成人每人每天应摄入谷、薯、杂豆类食物250～400 g，其中全谷物（包括杂豆类）50～150 g，新鲜薯类50～100 g；第二层为蔬菜水果，每人每天应摄入蔬菜300～500 g，水果200～350 g，深色蔬菜占总体蔬菜摄入量的1/2以上；第三层为鱼、禽、肉、蛋等动物性食物，每天摄入120～200 g，其中畜禽肉40～75 g，水产品40～75 g，鸡蛋1个（50 g左右）；第四层为乳类、大豆和坚果，每天应摄入相当于鲜奶300 g的乳类及乳制品，大豆和坚果制品摄入量为25～35 g，其中坚果每周70 g左右；第五层为烹调油和盐，每天烹调油不超过25～30 g，食盐摄入量不超过6g。

水和身体活动的图示（见图16-1）也包含在可视化图形中，强调增加身体活动和足量饮水的重要性。水的需要量主要受年龄、身体活动、环境温度等因素的影响，轻体力活动的成年人每天至少饮水1500～1700 mL（7～8杯），在高温或强体力活动的条件下应适当增加饮水量。提倡饮用白开水和茶水，不喝或少喝含糖饮料。鼓励养成天天运动的习惯，坚持每天多做一些消耗能量的活动。推荐成年人每天进行至少相当于快步走6000步以上的身体活动，每周最好进行150分钟中等强度的运动。

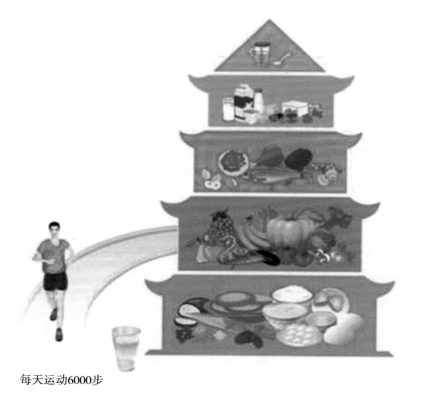

盐	<6克
油	25~30克
奶及奶制品	300克
大豆及坚果类	25~35克
畜禽肉	40~75克
水产品	40~75克
蛋 类	40~50克
蔬菜类	300~500克
水果类	200~350克
谷薯类	250~400克
水	1500~1700毫升

每天运动6000步

图 16 - 1　中国居民平衡膳食宝塔

第二节 食物种类与营养价值评价

一、食物的种类及营养价值

食物是人类赖以生存的物质基础，是各种营养素和有益的生物活性物质的主要来源。根据食物来源可分为两大类，即植物性食物（及其制品）和动物性食物（及其制品）。《中国居民膳食指南（2016）》将食物分为五大类，第一类为谷薯类，包括谷类（包含全谷物）、薯类（如马铃薯、甘薯、木薯等）；杂豆类（如红小豆、绿豆、芸豆、花豆等），通常保持整粒状态食用，与全谷物概念相符，且常作为主食的材料，因此把杂豆类和谷薯类归为一类。谷薯类主要提供碳水化合物、蛋白质、膳食纤维、矿物质及 B 族维生素。第二类为蔬菜和水果类，主要提供膳食纤维、矿物质、维生素及有益健康的植物化学物质。第三类为动物性食物，包括畜、禽、鱼、奶和蛋等，主要提供蛋白质、脂肪、矿物质、维生素 A、维生素 D 和 B 族维生素。第四类为大豆类和坚果类，大豆类指黄豆、青豆和黑豆；坚果类指花生、核桃、杏仁及葵花籽等。该类食物主要提供蛋白质、脂肪、膳食纤维、矿物质、B 族维生素和维生素 E。第五类为纯能量食物，包括动植物油、淀粉、食用糖和酒类，主要提供能量。从上述分类可知，不同食物的营养价值不同。

食物的营养价值是指某种食物所含营养素和能量能满足人体营养需要的程度。食物营养价值的高低不仅取决于其所含营养素的种类是否齐全，数量是否足够，也取决于各种营养素之间的相互比例是否适宜以及是否易被人体消化、吸收和利用。食物的产地、品种、气候、加工工艺和烹调方法等很多因素均影响食物的营养价值。

每一种食物都有其独特的营养价值，除母乳对 0～6 个月婴儿属于营养全面的食物外，没有哪一种食物能够满足人体对所有营养素的需要，因此，食物多样、平衡膳食对满足机体的营养需求非常重要。

不同种类食物所含有的能量和营养素的种类和数量不同，其营养价值也不同。另外，食物在生产、加工和烹调过程中，其营养素含量也会发生变化，从而其营养价值也发生了改变。

二、食物营养价值的评价及常用指标

食物营养价值的评价主要从食物所含有的能量、营养素的种类及含量、营养素的相互比例、烹调加工的影响等几个方面考虑。另外，随着食物中营养素以外活性成分的研究深入，食物中其他有益活性成分的含量和种类也可以作为食物营养价值评价的依据，如植物性食物中植物化学物的种类和含量。

（一）营养素的种类及含量

食物中所提供的营养素种类和含量是评价食物营养价值的重要指标。食物所含营养素不全或某些营养素含量很低，或者营养素相互之间比例不当，或者不易被人体消化吸收，

都会影响食物的营养价值，如谷类食物蛋白质中缺乏赖氨酸，从而使谷类蛋白质的营养价值与肉类比较相对较低。另外，食物品种、部位、产地及成熟程度都会影响食物中营养素的种类和含量。所以当评定食物的营养价值时，首先应对其所含营养素的种类及含量进行分析确定。

（二）营养素质量

在评价某种食物的营养价值时，所含营养素的质与量同样重要。食物质的优势主要体现在所含营养素被人体消化吸收及利用的程度，消化吸收率和利用率越高，其营养价值就越高。如同等重量的蛋白质，因其所含必需氨基酸的种类、数量和比值不同，其促进机体生长发育的效果就会有差别。食物蛋白质必需氨基酸的氨基酸模式越接近人体，该食物蛋白质的营养价值就越高。

营养质量指数（INQ）是指某食物中营养素能满足人体营养需要的程度（营养素密度）与该食物能满足人体能量需要的程度（能量密度）的比值。INQ 是常用的评价食物营养价值的指标，是在营养素密度的基础上提出来的。

$$INQ = \frac{某营养素密度}{能量密度} = \frac{（某营养素含量/该营养素参考摄入量）}{（所产生能量/能量参考摄入量）}$$

若 INQ ＝ 1，说明该食物提供营养素和提供能量能力相当，当人们摄入该种食物时，满足能量需要的程度和满足营养素需要的程度是相当的；若 INQ ＞ 1，则表示该食物营养素的供给能力高于能量，当人们摄入该种食物时，满足营养素需要的程度大于满足能量需要的程度；若 INQ ＜ 1，表示该食物中该营养素的供给能力低于能量的供给能力，当人们摄入该种食物时，满足营养素需要的程度小于满足能量需要的程度。一般认为，INQ ＞ 1 和 INQ ＝ 1 的食物营养价值高，INQ ＜ 1 的食物营养价值低，长期摄入 INQ ＜ 1 的食物会发生该营养素不足或能量过剩。INQ 的优点在于它可以根据不同人群的需求来分别进行计算，由于不同人群的能量和营养素参考摄入量不同，因此，同一食物不同人食用，其营养价值是不同的。

（三）食物抗氧化能力

随着食物营养研究的深入，食物的抗氧化能力也是评价食物营养价值的重要内容。食物中抗氧化的成分包括食物中存在的抗氧化营养素和植物化学物，前者如维生素 E、维生素 C、硒等，后者如类胡萝卜素、番茄红素、多酚类化合物及花青素等，这些物质进入人体后可以防止体内自由基产生过多，并具有清除自由基的能力，从而预防自由基水平或总量过高，有助于增强机体抵抗力和预防营养相关慢性病，所以这类抗氧化营养成分含量高的食物通常被认为营养价值也较高。

（四）食物血糖生成指数（GI）

不同食物来源的碳水化合物进入机体后，因为消化吸收的速率不同，对血糖水平的影响也不同，可用血糖生成指数来评价食物碳水化合物对血糖的影响，评价食物碳水化合物的营养价值，进而从另一侧面反映食物营养价值的高低。食物血糖生成指数低的食物具有预防超重和肥胖进而预防营养相关慢性病的作用，从这个角度，可认为食物血糖生成指数低的食物营养价值较高。

（五）食物中的抗营养因子

有些食物中存在抗营养因子，如植物性食物中所含的植酸、草酸等，可影响矿物质的吸收，大豆中含有蛋白酶抑制剂及植物红细胞凝血素等，所以在进行食物营养价值评价的时候，还要考虑这些抗营养因子的存在。

（六）加工烹调对营养素的影响

多数情况下，过度加工会引起某些营养素损失，但某些食物如大豆通过加工制作可提高蛋白质的利用率。因此，食物加工处理应选用适当的加工技术，尽量减少食物中营养素的损失。

三、评价食物营养价值的意义

对食物的营养价值进行评价具有重要意义。

（1）充分利用食物资源。全面了解各种食物的天然组成成分，包括所含营养素种类、生物活性成分及抗营养因子等；发现各种食物的主要缺陷，为改造或开发新食物提供依据，解决抗营养因子问题，以充分利用食物资源。

（2）保存食物营养素。了解在食物加工过程中食物营养素的变化和损失，采取相应的有效措施如改良加工工艺，最大限度地保存食物中的营养素。

（3）指导科学选购食物及平衡膳食。指导人们科学选购食物及合理配置平衡膳食，以达到促进健康、增强体质、延年益寿及预防疾病的目的。

第三节 各类食物的营养价值

每种食物都有其营养特点，只有食用多种多样的食物才能做到营养平衡，了解各类食物的营养价值是选择食物并搭配出平衡膳食的关键。

一、谷薯类及杂豆类

（一）谷类

1. 谷类的营养成分及特点

谷类食物主要包括小麦、大米、玉米、小米及高粱等，谷类食物中的营养素种类和含量因谷物的种类、品种、产地、施肥以及加工方法的不同而有差异。

（1）蛋白质：谷类蛋白质含量一般在 7.5% ~ 15.0%，根据溶解度不同，可将谷类蛋白质分为 4 类，即清蛋白（Albumin，溶于水或盐缓冲液）、球蛋白（Globulin，溶于盐溶液）、醇溶蛋白（Prolamin，溶于 70% ~ 80% 的乙醇）、谷蛋白（Glutelin，溶于烯酸和稀碱溶液）。其中，醇溶蛋白与谷蛋白是谷类丰富的蛋白质。小麦的谷蛋白和醇溶蛋白具有吸水膨胀性，可形成具有可塑性和延展性的面筋质网状结构，适宜制作各种面点。

谷类蛋白质一般所含的必需氨基酸组成不合理，谷类蛋白质的营养价值低于动物性食物，因其赖氨酸含量低，通常为第一限制氨基酸。有些谷类苏氨酸、色氨酸、苯丙氨酸、蛋氨酸也偏低。利用蛋白质互补作用，将谷类与豆类等含丰富赖氨酸的食物混合食用，弥补谷类食物赖氨酸的不足，提高谷类蛋白质的营养价值。也可以采用赖氨酸强化。目前，通过传统的杂交育种方法已培育出高赖氨酸玉米（如 opaque-2 玉米），其赖氨酸和色氨酸的含量比普通玉米高 50% 以上，因此，通过改进氨基酸模式，可提高其蛋白质的营养价值。

（2）碳水化合物：谷类含碳水化合物高，是碳水化合物最经济的来源，主要为淀粉，其余为糊精、戊聚糖、葡萄糖和果糖等。

谷类淀粉分为直链淀粉和支链淀粉。直链淀粉是由数千个葡萄糖分子通过 $\alpha-1,4$ 糖苷键线性连接而成，黏性差，遇碘呈蓝色，容易出现"老化"现象，形成难消化的抗性淀粉。支链淀粉除 $\alpha-1,4$ 糖苷键连接的葡萄糖残基主链外，由 24 ~ 30 个葡萄糖残基组成的支链与主链以 $\alpha-1,6$ 糖苷键连接，黏性大，遇碘产生棕色反应，容易"糊化"，提高消化率，其血糖生成指数较直链淀粉大。直链淀粉和支链淀粉的比例因谷类品种不同而有差异，并直接影响谷类食物的风味及营养价值，如普通玉米淀粉约含 26% 的直链淀粉，而糯玉米、黏高粱和糯米淀粉几乎全为支链淀粉。目前，已培育出直链淀粉含量达 70% 的玉米品种。

另外，谷皮中含有丰富的膳食纤维，加工越精细，膳食纤维丢失越多，故谷类食物是膳食纤维的重要来源。

（3）脂肪：谷类脂肪含量普遍较低，为 1% ~ 4%，但燕麦脂肪为 7%，主要集中在糊粉层和胚芽，在谷类加工中，易转入糠麸中。小麦胚芽脂肪含量可达 10.1%，而玉米胚芽中脂肪含量则更高，一般在 17% 以上，常用来加工玉米胚芽油。玉米胚芽油中不饱和脂肪酸含量达 80% 以上，主要为亚油酸和油酸，其中亚油酸占油脂总量的 50% 以上。

（4）矿物质：含量约 1.5%～3.0%。主要是磷和钙，多以植酸盐形式存在，消化吸收较差。主要存在于谷皮和糊粉层中，加工容易损失。

（5）维生素：谷类是人体 B 族维生素摄入的重要来源，如维生素 B_1、维生素 B_2、烟酸、泛酸和维生素 B_6 等，但玉米中的烟酸为结合型，不易被人体利用，经加碱加工后可转化为游离型烟酸。谷类的维生素主要存在于糊粉层和胚芽中，精加工的谷物其维生素大量损失。玉米和小米含少量胡萝卜素，玉米和小麦胚芽中含有较多的维生素 E。

（6）植物化学物：谷类含有多种植物化学物，主要存在于谷皮部位，包括黄酮类化合物、酚酸类物质、植物固醇、类胡萝卜素、植酸、蛋白酶抑制剂等，含量因不同品种有较大差异，在一些杂粮中含量较高。

黄酮类化合物在谷类中大部分与糖结合成苷类以配基的形式存在，小部分以游离的形式存在。在所有谷类食物中，荞麦中黄酮类化合物最高，芦丁约占其中总黄酮的 70%。花色苷广泛存在于黑米、黑玉米等黑色谷物中，具有抗氧化、抗癌、抗突变、改善近视、保护肝脏和减肥等作用。

酚酸类物质约占植物性食物中酚类化合物的 1/3，多为苯甲酸和肉桂酸的羟化衍生物，在谷物麸皮中酚酸的含量由高到低的顺序为：玉米 > 小麦 > 荞麦 > 燕麦。谷物麸皮中的酚酸绝大多数以束缚型酚酸的形式存在，主要作用于下消化道，经酶作用释放出生物活性物质，可以预防结肠癌等慢性病。

玉米黄素属于类胡萝卜素，以黄玉米含量最高，以天然脂的形式存在于玉米胚乳中，营养价值较高。脂酸广泛存在于谷类植物中，是种子中磷酸盐和肌醇的主要储存形式，在麸皮中含量较高。

2. 谷类食物的营养价值

粮谷类经深加工可以生产出各种产品，如面包、饼干及各类点心等，是目前市场上加工食品（预包装食品）的重要组成部分，其主要成分是碳水化合物。由于加工过程中选取的原料多数为精加工的面粉或米粉，因此微量营养素丢失较多。另外，由谷物蛋白经水解形成的生物低聚肽也是近年来的研究热点，有研究表明，玉米低聚肽具有降血压、降血脂等作用，小麦低聚肽具有血管紧张素转换酶（ACE）抑制作用、免疫调节、抗氧化等多种生物活性，原卫生部已经将这 2 种谷物低聚肽批准为新资源食品。

（二）薯类

薯类包括马铃薯、芋头、山药、豆薯等，淀粉含量为 8%～29%，蛋白质和脂肪含量较低，含有一定量的维生素和矿物质，并富含各种植物化学物。马铃薯中酚类化合物含量较高，多为酚酸物质，包括水溶性的绿原酸、咖啡酸、没食子酸和原儿茶酸，马铃薯中绿原酸的含量可达其鲜质量的 0.455%。山药块茎主要含淀粉、多糖（包括黏液质和糖蛋白）、胆甾醇、麦角甾醇、油菜甾醇、β-谷甾醇、多酚氧化酶、植酸及皂苷等多种活性成分，这些化学成分是山药营养价值和生物活性作用的物质基础。

（三）杂豆类

杂豆类主要有豌豆、蚕豆、绿豆、红豆、豇豆、小豆和芸豆等。其碳水化合物占

50%～60%，主要以淀粉形式存在；蛋白质仅占20%左右，含量低于大豆；脂肪含量也极少，为1%～2%，其营养素含量与谷类更接近。2016年《中国居民膳食指南》把杂豆类归到谷薯类。但杂豆类的蛋白质的氨基酸模式比谷类好。由于杂豆类淀粉含量较高，可以制作成粉条、粉皮、凉皮等，这些产品大部分蛋白质被去除，故其营养成分以碳水化合物为主，如粉条含淀粉90%以上，而凉粉含水95%，碳水化合物含量为4.5%。

二、大豆类及其制品

大豆按种皮的颜色可分为黄豆、黑豆、青豆；豆制品是由大豆类作为原料制作的发酵或非发酵食品，如豆酱、豆浆、豆腐、豆腐干等，是膳食中优质蛋白质的重要来源。大豆的营养价值如下。

（一）大豆的营养成分及特点

大豆的蛋白质含量高达35%～40%。大豆蛋白质由球蛋白、清蛋白、白蛋白和醇溶蛋白组成，其中球蛋白含量最多。大豆蛋白质赖氨酸含量较多，氨基酸模式较好，具有较高的营养价值，属于优质蛋白质。大豆与谷类食物混合食用，可较好地发挥蛋白质的互补作用。

大豆脂肪含量为15%～20%，以黄豆和黑豆较高，可用来榨油。大豆油不饱和脂肪酸约占85%，其中，油酸含量32%～36%、亚油酸52%～57%、亚麻酸2%～10%，还含有1.64%的磷脂。大豆油是目前我国居民主要的烹调用油。

大豆碳水化合物含量为25%～30%。其中，一半为可供利用的阿拉伯糖、半乳聚糖和蔗糖，淀粉含量较少；另一半为人体不能消化吸收的寡糖，存在于大豆细胞壁中，如棉子糖和木苏糖。

大豆含有丰富的钙、铁、维生素 B_1 和维生素 B_2，还富含维生素 E。

（二）大豆中的其他成分及特点

大豆中的其他成分包括植物化学物类及抗营养因子，如大豆甾醇、大豆卵磷脂、大豆低聚糖、植酸、蛋白酶抑制剂、植物红细胞凝血素、大豆异黄酮和大豆皂苷等，其主要成分介绍如下。

（1）大豆甾醇：大豆甾醇在大豆油脂中含量为0.1%～0.8%。其在体内的吸收方式与胆固醇相同，但是吸收率低，只有胆固醇的5%～10%。大豆甾醇的摄入能够阻碍胆固醇的吸收，抑制血清胆固醇的上升，因此有降血脂作用，起到预防和治疗高血压、冠心病等心血管疾病的作用。

（2）大豆卵磷脂：大豆卵磷脂是豆油精炼过程中得到的一种淡黄色至棕色、无异臭或略带有气味的黏稠状或粉末状物质，不溶于水，易溶于多种有机溶剂。大豆卵磷脂对营养相关慢性病如高脂血症和冠心病等具有一定的预防作用。

（3）大豆低聚糖：大豆中的水苏糖和棉子糖，因人体缺乏 α-D-半乳糖苷酶和β-D-果糖苷酶，不能将其消化吸收，在肠道细菌作用下可产酸、产气，引起胀气，故过去称之为胀气因子或抗营养因子。但近年来发现，大豆低聚糖可被肠道益生菌所利用，具有维持肠道微生态平衡、提高免疫力、降血脂、降血压等作用，故被称为"益生元"，目前已利用大豆低聚糖作为功能性食品基料，部分代替蔗糖应用于清凉饮料、酸奶、面包等多种食品生产中。

（4）植酸：大豆中含植酸 1%～3%，是很强的金属螯合剂，在肠道内可与锌、钙、镁、铁等矿物质螯合，影响其吸收利用。将大豆浸泡在 pH 4.5～5.5 的溶液中，植酸可溶解 35%～75%，而对蛋白质质量影响不大，通过此方法可除去大部分植酸。但近年来发现植酸也有有益的生物学作用，如具有防止脂质过氧化损伤和抗血小板凝集作用。

（5）蛋白酶抑制剂：大豆中的蛋白酶抑制剂以胰蛋白酶抑制剂为主，它可以降低大豆的营养价值。但经常压蒸汽加热 30 分钟或 1 kpa 压力加热10～25 分钟，胰蛋白酶抑制剂即可被破坏。因大豆中脲酶的抗热能力较蛋白酶抑制剂强，且测定方法简单，故常用脲酶实验来判定大豆中蛋白酶抑制剂是否已经被破坏。我国婴儿配方代乳粉标准中明确规定，含有豆粉的婴幼儿代乳品，脲酶实验必须是阴性。但近年来发现，蛋白酶抑制剂也具有有益的生物学作用，如抗艾滋病病毒作用。

（6）植物红细胞凝血素：是能凝集人和动物红细胞的一种蛋白质，集中在子叶和胚乳的蛋白体中，含量随成熟的程度而增加，发芽时含量迅速降低。大量食用数小时后可引起头晕、头疼、恶心、呕吐、腹痛、腹泻等症状，可影响动物的生长发育，加热即被破坏。

综上所述，大豆的营养价值很高，但也存在抗营养因素，大豆中的诸多植物化学物有良好的保健功能，这使得大豆成为健康膳食模式中不可缺少的膳食种类。

（三）豆制品的营养价值

豆制品包括非发酵性豆制品和发酵豆制品 2 类，前者如豆浆、豆腐、豆腐干、干燥豆制品（如腐竹等）；后者如腐乳、豆豉及臭豆腐等。

（1）豆腐。豆腐是大豆经过浸泡、磨浆、过滤、煮浆等工序加工成的产品，加工中去除了大量的粗纤维和植酸，胰蛋白酶抑制剂和植物红细胞凝血素被破坏，营养素的利用率有所提高。豆腐蛋白质含量为 5%～6%，脂肪为 0.8%～1.3%，碳水化合物为 2.8%～3.4%。

（2）豆腐干。由于加工中去除了大量水分，使得其营养成分得以浓缩；豆腐丝、豆腐皮、百叶的水分含量更低，蛋白质含量可达 20%～45%。

（3）豆浆。豆浆是将大豆用水泡后磨碎、过滤、煮沸而成，其营养成分的含量因制作过程中加入水的量不同而不同，易于消化吸收。

（4）发酵豆制品。豆豉、豆瓣酱、腐乳、酱油等是由大豆发酵制作而成的发酵豆制品。发酵使蛋白质部分降解，消化率提高；还可产生游离氨基酸，增加豆制品的鲜美口味；使豆制品维生素 B_2、维生素 B_6 及维生素 B_{12} 的含量增高，是素食人群补充维生素 B_{12} 的重要食物。经过发酵，大豆的棉子糖、水苏糖被发酵用微生物（如曲霉、毛霉和根霉等）分解，所以不会引起胀气。

（5）大豆蛋白制品。以大豆为原料制成的蛋白质制品主要有 4 种：①大豆分离蛋白，蛋白质含量约为 90%，可用于强化和制成多种食品；②大豆浓缩蛋白，蛋白质含量 65% 以上，其余为纤维素等不溶成分；③大豆组织蛋白，将油粕、分离蛋白质和浓缩蛋白质除去纤维素，加入各种调料或添加剂，经高温高压膨化而成；④油料粕粉，用大豆或脱脂豆粕碾碎而成，有粒度大小不一、脂肪含量不同的各种产品。以上 4 种大豆蛋白制品其氨基酸组成和蛋白质功效比值较好，目前已广泛应用于肉制品、烘焙食品、奶类制品等食品加工业中。

第四节　孕产妇人群营养与膳食指导

一、孕妇和乳母的营养与膳食

（一）孕妇的营养

孕妇营养充足是保证胎儿正常生长的必要条件。孕妇不仅要保证自身所需营养素，还得提供胎儿生长所需的营养素。孕期营养状况会影响胎儿生长发育。

1. 生理特点

母体自受精卵着床，体内会发生一系列生理变化以适应孕妇自身及胎儿生长发育的需要，为产后泌乳做好准备。

（1）内分泌的变化：孕期卵巢及胎盘分泌的激素增加，人绒毛膜促性腺激素、雌激素水平的增加可调节碳水化合物、脂肪的代谢，体内合成代谢加快，基础代谢率在孕中、晚期均增高。循环血中胰岛素水平增加，但胎盘、甲状腺、肾上腺分泌的各种拮抗胰岛素的激素也增加，因此孕期容易出现糖耐量异常和糖尿病。

（2）消化系统的变化：孕早期由于激素水平的变化，可出现恶心、呕吐、食欲减退等妊娠反应，严重者导致母体营养摄入不足，危及胎儿的安全。孕中、晚期，胃肠道平滑肌细胞松弛，张力减弱，蠕动减慢，胃排空延迟，消化液分泌减少，常出现消化不良和便秘等症状。

（3）重要器官的负荷变化：随着妊娠期的增加，孕妇的血容量也不断增加，其血浆容量与非孕妇相比增加45%～50%，红细胞、血红蛋白的数量也增加。红细胞增加的幅度低于血浆容量，形成血液的相对稀释，导致孕期生理性贫血。血容量的增加使心脏和肺的负荷增加，孕晚期由于膈肌上升，心脏向上向前移位，心率增快，心脏负担增大。有效肾血浆及流量增加导致肾小球滤过率增加，尿中葡萄糖、氨基酸、水溶性维生素等的代谢终产物的排出量明显增加。妊娠后期，有部分孕妇会出现水肿、高血压，严重者可出现子痫。

（4）体重增加：健康初孕妇妊娠期体重增加平均为 12.5 kg。增加过少或过快、过高都会对母婴双方不利。理想的情况是妊娠前 3 个月增加体重1.0～1.5 kg，以后平均每周增重不超过 0.5 kg。根据孕前 BMI 推荐的孕期体重增长范围见表 16 – 1。

表 16 – 1　据孕前 BMI 推荐的孕期体重增长范围（中国标准）

孕前体重分类	总增长范围（kg）	孕早期增长（kg）	孕中晚期增长速率（kg/week）
低体重（BMI < 18.5kg/m²）	11.0 – 16.0	0 – 2.0	0.46（0.37 – 0.56）
正常体重（18.5kg/m² ≤ BMI < 24.0kg/m²）	8.0 – 14.0	0 – 2.0	0.37（0.26 – 0.48）
超重（24.0kg/m² ≤ BMI < 28.0kg/m²）	7.0 – 11.0	0 – 2.0	0.30（0.22 – 0.37）
肥胖（BMI ≥ 28.0kg/m²）	5.0 – 9.0	0 – 2.0	0.22（0.15 – 0.30）

中国营养学会团体标准通过。

2. 营养需求

（1）能量：孕期能量的摄入量应与消耗量保持平衡，能量摄入过多，会造成母亲体重过高，对母婴双方无益。妊娠全过程应增加体重 12 kg 左右，孕中、后期每周增重应不少于 0.3 kg，不大于 0.5 kg。中国营养学会建议的孕期能量 EER 在孕早期不变，孕中期每日增加 300 kcal，孕晚期每日增加 450 kcal。

（2）蛋白质：孕期蛋白质的需要量随着妊娠期的延长而增加。中国营养学会建议孕期蛋白质 RNI 增加值为孕早期不变，孕中期增加 15 g/d，孕晚期增加 30 g/d。推荐量如在第一孕期未落实，则第二及第三孕期可进行有效的补充。

（3）脂肪：孕妇需摄入适量的脂类可保证胎儿的正常发育，以及脂溶性维生素和必需脂肪酸的吸收，对脑细胞和神经组织的发育具有重要作用。适当的脂肪积累有利于产后乳汁的分泌，妊娠期需储存脂肪 2～4 kg。孕妇脂肪供能占总能量的 20%～30%。孕期发现血脂增高，应控制脂肪摄入量。

（4）碳水化合物：葡萄糖是胎儿的唯一能源，耗用母体的葡萄糖较多，妊娠后期肝糖原合成及分解增强，因此碳水化合物需求增加。如果母体摄入碳水化合物过少，例如有严重妊娠反应的孕妇，则易引起脂肪氧化供能，产生酮体，对胎儿发育造成不良影响。孕早期应摄入富含碳水化合物的谷类和水果。

（5）矿物质：妊娠期孕妇需要摄入大量的矿物质来满足胎儿的需要。胎儿的骨骼形成需要钙、磷、镁参与，摄入不足会影响其骨骼的发育。

1）钙：新生儿体内含有 25～30 g 钙，大部分是在孕晚期由孕妇体内转移到胎儿体内的。在此期间，母亲肠道内钙的吸收率增加，每天钙潴留 240～300 mg，以用于胎儿骨骼和牙齿的发育。中国营养学会推荐的孕早期钙的 RNI 为 800 mg/d，孕中、晚期为 1000 mg/d。

2）铁：据调查，我国孕妇贫血患病率平均为 30%。孕期应特别注意铁的补充。孕妇及胎儿在整个妊娠期需铁量约为 1000 mg，妊娠中、后期需要量增加。孕中期铁的 RNI 为 24 mg/d，孕晚期为 29 mg/d，UL 均为 42 mg/d。

3）锌：动物实验研究结果表明，母体锌摄入量充足可促进胎儿生长发育和预防先天性畸形。成年妇女体内含锌 1.3g，孕期增至 1.7g。孕妇应于孕中期开始增加锌的摄入量。孕期锌的 RNI 为 9.5 mg/d，UL 为 30 mg/d。

4）碘：妊娠期母体甲状腺功能活跃，碘的需要量增加。孕妇碘的 RNI 为 330 mg/d，UL 为 600 mg/d。

（6）维生素：妊娠期需要大量的维生素来满足胎儿生长发育的需求，特别是对叶酸、维生素 B_{12} 的需要量非常大。叶酸可预防神经管缺陷，妊娠期叶酸缺乏还可使孕妇先兆子痫、胎盘早剥的发生率增高。备孕妇女于孕前 1 个月至孕早期 3 个月内每日增补 400 μg 叶酸，能有效降低神经管畸形的发生率。孕妇叶酸的 RNI 为 600 μg/d，UL 为 1000 μg/d。维生素 B_{12} 的 RNI 值为 2.9 μg/d。孕妇对其他维生素的需要量也较非孕时增加。

3. 常见营养问题及合理营养

（1）营养问题。

1）妊娠孕吐：约半数孕妇在妊娠早期出现不同程度的妊娠反应，可表现为头晕乏力、食欲减退、厌油腻、恶心、晨起孕吐等症状，轻微的妊娠反应一般不会影响健康，但也有少数孕妇恶心呕吐持续时间长，呕吐剧烈，进食量减少或者不能进食，可造成机体长时间处于饥饿状态，机体用脂肪组织供给能量，造成酮体在体内积聚，引起代谢性酸中毒，严重影响孕妇和胎儿的健康。

2）营养性贫血：包括缺铁性贫血和缺乏叶酸、维生素 B_{12} 引起的巨幼红细胞性贫血。孕晚期缺铁性贫血是孕妇普遍存在的营养问题，主要病因是铁摄入不足、源于植物性食物的膳食铁吸收利用差以及对铁的需要量增加等。孕期机体储存铁比平时多，但是需要量增加，铁储备仍然不足，因此应在孕中、晚期加强补铁。

3）妊娠期糖尿病：我国妊娠期糖尿病的发病率为 1%～3%。妊娠期糖尿病发生的可能原因是孕期体内拮抗胰岛素的激素增多。妊娠期糖尿病增加了胎儿宫内发育迟缓、胎儿畸形、巨大儿、早产的发生率，对母婴均造成很大危害。一旦发生孕期糖耐量异常，必须进行正确的饮食调节和控制，必要时药物治疗。

4）妊娠高血压：妊娠合并高血压简称妊高征，以高血压、水肿、蛋白尿为主要临床症状，严重者发生子痫、心肾功能衰竭，严重威胁母婴的生命安全。与营养相关的超重、营养不良、肥胖、代谢异常等都是妊高征的危险因素。

（2）合理营养。《中国居民膳食指南》对孕妇的膳食有相关推荐。育龄妇女在计划怀孕前 3～6 个月即应开始调整自身的营养状况和生活习惯，为成功受孕做准备。

1）调整孕前体重至适宜水平：肥胖或低体重备孕妇女应调整体重，使 BMI 达到 18.5～23.9 kg/m^2 范围，并保持适宜体重，在最佳的生理状态下孕育新生命。低体重（BMI＜18.5 kg/m^2）的备孕妇女，可通过适当增加食物量和规律运动来增加体重，每天可有 1～2 次的加餐，如每天增加牛奶 200 mL 或粮谷/畜肉类 50 g 或蛋类/鱼类 75 g。肥胖（BMI≥28.0kg/m^2）的备孕妇女，应改变不良饮食习惯，减慢进食速度，避免过量进食，减少高能量、高脂肪、高糖食物的摄入，多选择低升糖指数、富含膳食纤维、营养素密度高的食物。同时，应增加运动，推荐每天 30～90 分钟中等强度的运动。

2）健康生活方式：夫妻双方应共同为受孕进行充分的营养、身体和心理准备：①计划怀孕前 6 个月夫妻双方戒烟禁酒，远离吸烟环境，避免烟草、酒精对胚胎的危害；②夫妻双方要遵循平衡膳食原则，摄入充足的营养素和能量，纠正可能的营养缺乏和不良饮食习惯；③全身健康体检，积极治疗相关炎症疾病（如牙周炎），避免带病怀孕；④保持良好的卫生习惯，避免感染和炎症；⑤保证每天至少 30 分钟中等强度的运动；⑥规律生活，保证充足睡眠，保持良好情绪，为孕育生命做好充分准备。

3）怀孕准备期、孕早期多摄入富含叶酸的食物并补充叶酸：育龄妇女从计划怀孕开始，即应多摄入富含叶酸的动物肝脏、深绿色蔬菜、豆类。因为叶酸补充剂中的叶酸比食物中的叶酸能更好地被机体吸收利用，所以建议从孕前 3 个月开始每日补充叶酸 400μg，并持续整个孕期。

4）常吃含铁丰富的食物：孕前缺铁容易导致早产、新生儿低出生体重等，孕前女性即应开始储备足够的铁以供应孕期利用。孕前至整个孕期均常食用含铁丰富的食物。必要时可在医生指导下补充适量铁剂。同时，应注意多摄入富含维生素 C 的蔬菜和水果，维生素 C 可促进铁的吸收。

备孕前一日三餐中应该有瘦畜肉 50～100 g，每周 1 次动物血或畜禽肝肾 25～50 g。孕中、晚期每天铁的推荐摄入量达到 24 mg 和 29 mg。动物血、肝脏及红肉中含铁量较为丰富，且铁的吸收率较高，孕中、晚期每天增加 20 ～ 50 g 红肉可提供铁 1 ～ 2.5 mg，每周摄入 1 ～ 2 次动物血和肝脏，每次 20 ～ 50 g，可提供铁 7 ～ 15 mg，以满足孕期铁的需要。

5）孕前及孕早期应摄入加碘食盐，适当增加海产品的摄入：孕期缺碘会增加新生儿发生克汀病的危险，因此应注意碘的补充。依据我国现行食盐强化碘量 25 mg/kg、每日食盐摄入量 5 g 计算，烹调损失率按 20% 计算，摄入碘约 100 μg，仅达到推荐量 120 μg 的80% 左右，考虑到孕期对碘的需要增加、碘缺乏对胎儿的严重危害、孕早期妊娠反应可影响碘摄入，以及碘盐在烹调等环节可能造成碘损失，建议备孕妇女除规律食用碘盐外，每周再摄入 1 次富含碘的食物，如海带、紫菜、贻贝（淡菜）等海产品，可增加一定量的碘储备。

6）孕早期应保证摄入足量的富含碳水化合物的食物：怀孕早期无明显早孕反应者可继续保持孕前平衡膳食，孕吐较明显或食欲不佳的孕妇不必过分强调平衡膳食，可根据个人的饮食习惯，选用清淡、易消化的食物，少食多餐，尽量保证富含碳水化合物的谷、薯类食物的摄入。

孕吐严重影响孕妇进食时，为保证基本的能量供应，预防酮症酸中毒对胎儿的危害，每天必须摄取至少 130 g 碳水化合物。应首选富含碳水化合物、易消化的粮谷类食物，如米、面、烤面包、烤馒头片、饼干等。各种糕点、薯类、根茎类蔬菜和一些水果中也含有较多碳水化合物，可根据孕妇的口味选用。食糖、蜂蜜等的主要成分为简单碳水化合物，易于吸收，进食少或孕吐严重时食用可迅速补充身体需要的碳水化合物。必要时应寻求医生帮助。

7）孕期需要增加奶、禽、蛋、鱼、瘦肉的摄入：孕中期，孕妇每天需要增加蛋白质15 g、钙 200 mg、能量 300 kcal。在孕前平衡膳食的基础上，额外增加 200 g 奶，可提供5 ～ 6 g 优质蛋白质、200 mg 钙和 70 ～ 120 kcal 能量，再增加鱼、禽、蛋、瘦肉，共计 50 g左右，可提供优质蛋白质约 10 g，能量 80 ～ 150 kcal。

孕晚期，孕妇每天需要增加蛋白质 30 g、钙 200 mg，能量 450 kcal，应在孕前平衡膳食的基础上，每天增加 200 g 奶，再增加鱼、禽、蛋、瘦肉，共计约 125 g。同样重量的鱼类与畜禽类食物均可提供含量差不多的优质蛋白质，但鱼类所含脂肪和能量明显少于畜禽类。

因此，当孕妇体重增加明显时，可多食用鱼类而少食用畜禽类，食用畜禽类时尽量剔除皮及肥肉，畜肉可优先选择牛肉。此外，鱼类尤其是深海鱼类如三文鱼、凤尾鱼等还含有较多 n – 3 多不饱和脂肪酸，其中的二十二碳六烯酸（DHA）对胎儿脑和视网膜功能发育有益，每周最好食用 2 ～ 3 次。

8）孕期体重监测和管理：孕早期体重变化不大，可每月测量 1 次。孕中、晚期应每周测量体重，并根据体重增长速率调整能量摄入和身体活动水平。体重增长不足者，可适当增加能量密度高的食物的摄入，体重增长过多者，应在保证营养素供应的同时控制总能量的摄入，并适当增加身体活动。除了使用校正准确的体重秤，还要注意每次称重前均应排空大、小便，脱鞋帽和外套，仅着单衣，以保证测量数据的准确性和监测的有效性。

由于我国目前尚缺乏足够的数据资料建立孕期适宜增重推荐值，建议以美国医学研究院（IMO）2009 年推荐的妇女孕期体重增长适宜范围和速率作为监测和控制孕期体重适宜增长的参考。

9）孕早期的饮食应尽量清淡适口：清淡适口的饮食能促进食欲，有利于缓解妊娠反应。可根据孕妇的喜好适宜地安排清淡合口味的饮食。

10）妊娠反应较严重时需少吃多餐：对于妊娠反应较严重的孕妇，应根据情况适时调整进食数量和次数，不必强调饮食的规律性。少吃多餐，坚持在两次呕吐之间进食，保证能量的摄入，照顾孕妇的饮食偏好，不必片面追求食物的营养价值。

11）孕期食物量：孕中期一天食物建议量：谷类200～250 g，薯类50 g，杂粮不少于1/5；蔬菜类300～500 g，其中各种深色蔬菜占2/3以上；水果类200～400 g；蛋肉禽鱼类每天总量150～200 g；奶制品300～500 g；大豆类15 g，坚果10 g；烹调油25 g，食盐5 g。孕晚期一天食物建议量：谷类200～250 g，薯类50 g，杂粮不少于1/5；蔬菜类300～500 g，其中各种深色蔬菜占2/3以上；水果类200～400 g；蛋肉禽鱼类每天总量200～250 g；奶制品300～500 g；大豆类15 g，坚果10 g；烹调油25 g，食盐5 g。

12）孕期进行适当的身体活动：若无医学禁忌，孕期多数活动和运动都是安全的，应适当参加。孕中、晚期应每天进行30分钟中等强度的身体活动。中等强度身体活动可明显加快心率，一般为运动后心率达到最大心率的50%～70%，主观感觉稍疲劳，但10分钟左右可得以恢复。最大心率可用220减去年龄计算得到，如年龄30岁，最大心率为220 − 30 = 190次/分，活动后的心率以95～133次/分为宜。常见的中等强度运动包括游泳、快走、打球、孕妇瑜伽、跳舞、各种家务劳动等。应根据自己的身体状况和孕前的运动习惯，结合主观感觉选择活动类型，量力而行，循序渐进。

13）保持情绪稳定：怀孕期间身体内分泌及外形的变化、对孩子的健康和未来的担忧、工作及社会角色等的调整，都可能影响孕妇的情绪，需要以积极的心态去面对和适应。孕育新生命是许多女性必经的重要历程，是正常的生理过程，孕妇要积极了解孕期生理变化的特点，学习孕期知识，定期进行孕期检查，出现不适时能正确处理或及时就医，遇到困难多与家人和朋友沟通以获得必要的帮助和支持。适当进行户外活动和运动、向专业人员咨询等均有助于释放压力，愉悦心情。

14）母乳喂养的准备：母乳喂养对产妇和婴儿都有益处，绝大多数妇女都可以用自己的乳汁哺育宝宝，任何代乳品都无法替代母乳。孕妇在妊娠期或更早了解母乳喂养的益处、学习母乳喂养的方法和技巧，为母乳喂养做好准备。①心理准备：母乳喂养可给婴儿提供全面的营养和充分的肌肤接触，促进婴儿的生长发育，有助于产妇子宫和体型的恢复、降低乳腺癌的发病率。②营养准备：孕期平衡膳食和适宜的体重增长，使孕妇身体有适当的脂肪蓄积和各种营养储备，有利于产后泌乳。孕妇在怀孕期间增重中有3～4kg的脂肪蓄积，是为产后泌乳储备能量的，母乳喂养有助于这些脂肪的消耗和产后体重的恢复。③乳房护理：孕中期开始乳房逐渐发育，应适时更换胸罩，选择能完全罩住乳房并能有效支撑乳房底部及侧边、不挤压乳头的胸罩，避免过于压迫乳头妨碍乳腺的发育。孕中、晚期应经常对乳头、乳晕进行揉捏、擦洗，以增强乳晕的韧性。用温水洗乳头即可，忌用肥皂、酒精等，避免破坏保护乳晕的天然油脂，造成乳头皲裂，影响日后哺乳。乳头较短或内陷者，不利于产后宝宝的吸吮，从孕中期开始每天向外牵拉。

（二）乳母的营养

乳母是处于哺乳特定生理状态下的人群。乳母必须分泌乳汁喂养婴儿，并保证 6 个月以内婴儿全面的营养需要。乳母还需要逐步补充妊娠、分娩时消耗的营养素储备，促进各器官功能的恢复。如果营养不足，将影响母体康复，减少乳汁分泌，影响婴儿的生长发育。科学的营养干预对产后乳母的身体康复、乳汁分泌具有十分重要的意义。

1. 生理特点

乳汁分泌是一个复杂的神经内分泌调节过程。一般分娩后 72 小时之内乳腺开始分泌乳汁，称为"乳汁生成期"。精神因素、乳母的营养状况是影响乳汁分泌的重要因素，营养不良可致使乳母乳汁的分泌量减少，泌乳期缩短。

母乳是满足婴儿营养需求的最佳食品，随着婴儿成长过程中不断变化的能量和营养素需求，母乳的组成成分也不断发生变化。哺乳的产妇每天大约产生 700 mL 乳汁，其多少取决于婴儿的需要量。在前 6 个月的哺乳期内，每天生产这些乳汁需要消耗大约 500kcal 能量。乳母的能量需求还取决于每天的活动量。能量储备不足或摄入过低均会影响乳汁分泌。

产妇自胎儿及其附属物娩出，到生殖器官恢复至未孕状态一般需要 6～8 周，这段时间称为产褥期。产妇由于承受了妊娠和分娩的应激，生理和心理上都发生了很大的变化，体力和体内储存的营养物质也有很大消耗，需要充足的食物和营养。产后康复卧床时间长，活动减少及饮食上的某些禁忌，不利于产妇的健康。

2. 营养需求

（1）能量：哺乳期，乳母对能量的需要量增加。乳母的能量需要除满足自身的能量消耗外，还需满足泌乳的能量消耗。乳母膳食能量需要量比同等劳动强度非孕妇增加500 kcal/d。

（2）蛋白质：乳母对蛋白质需要量的增加，包括自身需要和分泌乳汁所需。乳母需每天额外供给蛋白质 20 g。

（3）脂肪：一般而言，每次哺乳过程中，后段乳中脂肪含量比前段乳的含量高，这样有利于控制婴儿的饮食。乳中脂肪含量与乳母膳食脂肪的摄入量有关。不饱和脂肪酸对婴儿中枢神经的发育非常重要。

（4）矿物质。

1）钙：我国乳母按每天泌乳量 750 mL 计算，约含钙 250 mg。为了保证乳汁中钙含量的稳定及母体钙平衡，应增加乳母钙的摄入量。中国营养学会建议乳母膳食钙的 RNI 增加值为 200 mg/d，UL 为 2000 mg/d。乳母要注意膳食多样化，增加富含钙的食品，例如豆类及豆制品等，建议每日饮奶至少 250 mL，并补充约 300 mg 的钙，摄入 100 g 左右的豆制品和其他富钙的食物，加上膳食中其他食物来源的钙，摄入量可达到约 800 mg，剩余不足部分可增加饮奶量或采用钙剂补充。此外，还要注意补充维生素 D，多晒太阳或服用鱼肝油等，以促进钙的吸收与利用。

2）铁：乳母每天因泌乳损失铁大约为 0.3 mg，加上补充妊娠和分娩时的铁消耗，以及月经恢复后的铁损失，乳母每日铁的需要量大约为 2 mg。推荐乳母膳食铁的 RNI 增加值为 4 mg/d，UL 为 42 mg/d。

（5）维生素。

1）脂溶性维生素：乳汁中的维生素 A、维生素 D、维生素 E 含量受乳母摄入量的影响。乳母维生素 A 的 RNI 增加值为 600 μg RAE。乳母维生素 D 的 RNI 为 10 μg/d，不需要额外补充，只要保证良好的营养和充足的阳光照射，即能保持正常的维生素 D 营养状况。

2）水溶性维生素：乳母维生素 B_1 的 RNI 为 1.5 mg/d，维生素 B_2 的 RNI 为 1.7 mg/d，维生素 B_{12} 的 AI 为 2.8 μg/d。乳汁中的维生素 C 含量变异较大，我国推荐乳母维生素 C 的 RNI 值为 130 mg/d。乳汁中维生素 C 与乳母的膳食有密切关系。经常吃新鲜蔬菜水果，基本能满足乳母维生素 C 的需要。

（6）水。每天从乳汁中分泌的水分为 850 mL 左右，为了增进乳汁的分泌，应鼓励乳母多补充流质食物，如猪蹄汤、鸡汤、菜汤、鱼头豆腐汤等各种汤水。有研究显示，大豆、花生加上各种肉类，如排骨、猪腿、猪尾煮汤、鲫鱼汤、黄花菜鸡汤、醋与猪脚等均能促进乳汁分泌。

3. 常见营养问题及合理营养

（1）营养问题。

1）营养缺乏症：由于要分泌乳汁哺育婴儿，乳母需要的能量及各种营养素较多。孕前营养不足且孕期和哺乳期摄入营养素不足的情况下，乳汁分泌量就会下降。当乳母的各种营养素摄入量不足，可致体重减轻或各种不同营养素缺乏的症状。

2）血脂和脂蛋白异常血症：乳母为哺育婴儿，往往摄入过多的高能量、高碳水化合物、高脂肪、高蛋白质的食物，使能量摄入过多，造成超重或肥胖，在某一时间段内可能会出现血脂异常和脂蛋白异常血症。

3）缺铁性贫血：分娩出血量大，在没有及时补充铁剂和叶酸的情况下，易出现不同程度的缺铁性贫血。

（2）合理营养。乳母除需遵循一般人群膳食指南中建议的饮食原则以外，还应注意以下几点。

1）哺乳期妇女膳食：蛋白质摄入量在一般成年女性基础上每天应增加 25 g。鱼、禽、蛋、奶及大豆类食品是优质蛋白质的良好来源，哺乳期应增加摄入。最好一天选用 3 种以上，数量适当，合理搭配，以获得所需的优质蛋白质和其他营养素。此外，乳母的维生素 A 推荐量比一般成年女性每天增加 600 μg RAE，而动物肝脏富含维生素 A，若每周增选 1～2 次猪肝（总量 85 g）或鸡肝（总量 40 g），平均每天可增加摄入维生素 A 600 μg RAE。钙推荐摄入量比一般女性增加 200 mg/d，总量达到 1000 mg/d。奶类是钙的最好食物来源。若乳母每天比孕前多喝 200 mL 牛奶，每天饮奶总量达 500 mL，则可获得约 540 mg 的钙，加上日常所食用的豆制品、虾皮、深绿色蔬菜等含钙较丰富的食物，可达到推荐摄入量。为增加钙的吸收和利用，乳母还应补充维生素 D 或多做户外活动。

2）有些产妇在分娩后的头一两天感到疲劳无力或肠胃功能较差，可选择较清淡、稀软、易消化的食物，如面片、挂面、馄饨、粥、蒸或煮的鸡蛋及煮烂的肉菜，之后就可过渡到正常膳食。剖宫产手术的产妇，手术后约 24 小时胃肠功能恢复，应再给予术后流食 1 天，但忌食用牛奶、豆浆、蔗糖等胀气食品；情况好转后给予半流食 1～2 天，再转为普通膳食。产褥期可比平时多吃些鸡蛋、禽肉类、鱼类、动物肝脏、动物血等以保证供给充足的优质蛋白质，并促进乳汁分泌，但不应过量。重视蔬菜水果的摄入。

3）增加泌乳量：①愉悦心情，树立信心。家人应充分关心乳母，经常与乳母沟通，帮助其调整心态，舒缓压力，愉悦心情，树立母乳喂养的自信心。②尽早开奶，频繁吸吮。分娩后开奶应越早越好；坚持让婴儿频繁吸吮（24小时内至少10次）；吸吮时将乳头和乳晕的大部分同时衔入婴儿口中，让婴儿吸吮时能充分挤压乳晕下的乳窦，使乳汁排出，又能有效刺激乳头上的感觉神经末梢，促进泌乳反射，使乳汁越吸越多。③合理营养，多喝汤水。营养是泌乳的基础，而食物多样化是充足营养的基础。除营养素外，乳母每天摄水量与乳汁分泌量也密切相关。因此，乳母每天应多喝水，还要多吃流质的食物如鸡汤、鲜鱼汤、猪蹄汤、排骨汤、菜汤、豆腐汤等，每餐都应保证有带汤水的食物。有调查显示，大豆、花生加上各种肉类，如猪腿、猪排骨或猪尾煮汤，鲫鱼汤，黄花菜鸡汤，醋与猪脚和鸡蛋煮汤等均能促进乳汁分泌。④生活规律，保证睡眠。尽量做到生活有规律，每天保证8小时以上睡眠时间，避免过度疲劳。

4）科学锻炼，逐步减重：产褥期的运动方式可采用产褥期保健操。产褥期保健操应根据产妇的分娩情况、身体状况循序渐进地进行。顺产产妇一般在产后第2天就可以开始，每1～2天增加1节，每节做8～16次；6周后可选择新的锻炼方式，可以进行有氧运动如散步、慢跑等，一般从每天15分钟逐渐增加至每天45分钟，每周坚持4～5次，形成规律。对于剖宫产的产妇，应根据自己的身体状况如伤口愈合情况，逐渐增加有氧运动及力量训练。

5）乳母食物摄入量：谷类250～300 g，薯类75 g，杂粮不少于1/5；蔬菜类500 g，其中，绿、红、黄色等有色蔬菜占2/3以上；水果类200～400g；鱼、禽、蛋、肉类（含动物内脏）每天总量增为220 g；牛奶400～500 mL；大豆类25 g，坚果10 g；烹调油25 g，食盐5 g。为保证维生素A和铁供给，建议每周吃1～2次动物肝脏，每次50 g左右。

第五节　婴幼儿人群营养与膳食指导

婴幼儿时期包括婴儿期和幼儿期，婴儿期是新生儿从断脐出生后到满 1 周岁；幼儿期为 1～3 周岁。婴幼儿时期为处于 0～3 岁时期，该阶段婴幼儿生长发育极为迅速，是身体生长发育最重要的时期，尤其是生命早期 1000 天的营养对人体生长发育、智力发育、免疫功能以及成年后的健康及疾病的产生等起着至关重要的基础性作用。

一、婴幼儿的生理特点

1. 生长发育

婴幼儿处于人类生命周期中生长发育的第一个高峰期，尚处于机体各组织器官生长和功能成熟的过程。

婴儿期，尤其是出生后头 6 个月的生长速度最快。婴幼儿的生长发育首先表现为体重的增加，婴儿出生的平均体重为 3.3 kg，6 月龄时体重约为出生时的 2 倍，1 岁时约为出生体重的 3 倍。身高（身长）是反映骨骼系统生长的指标，短期营养不良对身高（身长）影响不明显，但婴儿长期营养不良可致身高（身长）生长缓慢甚至停滞。婴幼儿身高增长的速度随着年（月）龄的增加逐渐减慢。婴幼儿智力的发育也较快，语言及思维能力逐步增强。头围反映了颅骨及大脑的生长状况，对婴幼儿的头围进行定期监测对了解其大脑的发育情况有重要的意义。若头围低于平均值的 2 个标准差时，提示有大脑发育不良的可能，小于平均值的 3 个标准差，提示大脑发育不良；头围增加速度过快则提示有脑积水的可能。胸围是反映婴幼儿胸廓与胸背肌肉生长发育的指标，出生时比头围略小，1 岁时与头围基本相等（也称"头胸围交叉"），之后开始逐渐超过头围。上臂围反映上臂肌肉、骨骼、皮下脂肪的发育情况。

2. 消化吸收

婴幼儿消化系统尚处于不成熟阶段，功能不够完善，对食物营养的消化、吸收和利用尚不完全。

（1）口腔：婴幼儿皮肤黏膜娇嫩，需要保持口腔的清洁。新生儿的唾液腺发育尚不完善，唾液分泌量少，唾液中淀粉酶含量低，对淀粉的消化能力弱。6 月龄后唾液淀粉酶分泌能力逐渐增强，对淀粉的消化能力逐步增强。乳牙一般在 6～8 个月开始萌出，因牙齿的生长影响婴儿的咀嚼功能，故婴儿咀嚼食物能力差。

（2）食管和胃：婴儿食管和胃壁的黏膜和肌层都较薄，弹性组织发育不完善，食管及胃容量小。其胃幽门括约肌发育良好，但贲门括约肌较为紧张，因此易引起幽门痉挛而出现溢乳、呕吐。胃内蛋白酶的消化能力低，脂肪酶和凝乳酶少，胃排空延迟，排空人乳的时间为 2～3 小时。

（3）肠道：肠壁黏膜细嫩，肠壁肌肉较薄弱，肠蠕动较差，婴儿的胰腺发育不成熟，分泌的消化酶活性降低，故婴儿对脂肪的消化能力较弱。肝功能较差，胆汁分泌较少，进一步影响脂肪的消化吸收。

二、婴幼儿的营养需求

婴幼儿除了在基础代谢、体力活动、食物的特殊动力作用和排泄方面需耗能外，还要为快速生长发育储存充足的能量，维持能量摄入与消耗的正平衡是婴幼儿健康成长的基础。婴幼儿基础代谢率高，随着年龄的增加而逐渐降低。

婴幼儿阶段的能量消耗有如下方面。

（1）基础代谢：婴儿期的基础代谢所需能量约占总能量的60%，每天约需要230 kJ/（kg·bw）[55 kcal/（kg·bw）]，随着年龄增长逐渐减少。

（2）食物热效应：婴儿期占能量消耗的7%~8%；幼儿为5%左右。

（3）体力活动：1岁以内婴儿活动较少，肌肉活动的能量需要量相对较低，平均每天为62.8~82.7 kJ（kg·bw）[15 kcal/（kg·bw）]。

（4）生长发育耗能：每增加1 g新组织需要能量18.4~23.8 kJ（4.4~5.7 kcal），如能量供给不足，可导致生长发育迟缓。出生前几个月，生长所需能量占总能量消耗的25%~30%。

（5）排泄耗能：为部分未经消化吸收的食物排出体外所丢失的能量，约占基础代谢的10%。

中国营养学会推荐婴幼儿每日能量摄入量为：6月龄以内为90 kcal/kg，7~12月龄为80 kcal/kg，1~2岁男童、女童分别为900 kcal、800 kcal，2~3岁男童、女童分别为1100 kcal、1000 kcal。如能量摄入长期不足，可导致生长迟缓或停滞；能量摄入过多可致肥胖。

1. 蛋白质

蛋白质是婴幼儿代谢和机体各器官、组织和细胞合成必需的原材料，蛋白质的质和量对婴幼儿的健康和成长非常重要。

由于生长发育的需要，婴儿对必需氨基酸的平均需要量按每公斤体重计算高于成人，人乳中蛋白质的氨基酸模式是婴儿最理想的需要模式，母乳喂养有利于满足婴儿对蛋白质和必需氨基酸的需要量，并减少肝脏和肾脏的负担。牛奶中蛋白质约为人乳的2倍，但牛乳中酪蛋白分子量大，不利于婴儿的吸收，因此不适宜1岁以内婴儿直接饮用。

蛋白质供给不足时，婴幼儿可表现出生长发育迟缓或停滞、消化吸收障碍、肝功能障碍、抵抗力下降、消瘦、腹泻、水肿、贫血等。此外，婴幼儿的肾脏及消化器官尚未发育完全，过高的蛋白质摄入也会对身体产生不利影响。

婴儿的蛋白质需要量是以营养状态良好的母亲喂养婴儿的需要量为标准来衡量的。在充足母乳喂养时，婴儿蛋白质摄入量相当于1.6~2.2 g/（kg·bw），其他的食物蛋白质的营养价值低于母乳蛋白质，因此需要量相应增加。中国营养学会建议蛋白质的RNI为：0~6月龄为9 g/d，7~12月龄为20 g/d，1~3岁为25 g/d。

2. 脂类

脂肪是机体能量和必需脂肪酸的重要来源，也是重要的机体成分和能量储存形式，婴儿对脂肪的需要量按每公斤体重计算高于成人。出生后6个月内的婴儿按每日摄入母乳750 mL计算，则可获得脂肪36.5 g，占总能量的48.3%。2013年中国营养学会推荐6月龄以内婴儿膳食脂肪的AI为总能量的48%。7~12月龄婴儿膳食脂肪的AI为总能量的

40%，1～3岁幼儿膳食脂肪的供能应由占总能量的40%逐渐降至35%。

必需脂肪酸对婴幼儿神经髓鞘的形成和大脑及视网膜光感受器的发育和成熟具有非常重要的作用，婴幼儿对必需脂肪酸缺乏较敏感，膳食中缺乏必需脂肪酸易导致婴幼儿皮肤干燥或发生脂溶性维生素缺乏。婴幼儿对n-6多不饱和脂肪酸与n-3多不饱和脂肪酸的需要量比例约为6∶1。早产儿和人工喂养的婴儿需要补充DHA，是因为早产儿大脑中的DHA含量低，体内促使α-亚麻酸转变成DHA的去饱和酶活力较低，且生长较快，需要量相对大；而人工喂养的婴儿的食物来源主要是牛乳及其他代乳品，牛乳中的DHA含量较低，不能满足婴儿需要。EPA和DHA的AI在0～3岁为0.1 g/d。

2013年中国营养学会推荐0～6月龄婴儿亚油酸的AI为4.2 g/d，约为总能量的7.3%，α-亚麻酸的AI为500 mg/d，约为总能量的0.87%；7～12月龄婴儿亚油酸的AI为4.6 g/d，约为总能量的6%，α-亚麻酸的AI为510 mg/d，约为总能量的0.66%；1～4岁推荐的亚油酸的AI约为总能量的4.0%，α-亚麻酸约为总能量的0.6%。

3. 碳水化合物

碳水化合物是主要的供能营养素，具有完成脂肪氧化和节约蛋白质的作用，同时还是脑能量供应的主要物质。婴儿的乳糖酶活性比成年人高，有利于对奶类所含的乳糖的消化吸收。但3个月以内的婴儿缺乏淀粉酶，故淀粉类食物应在6个月后添加。2013年中国营养学会发布的DRIs中推荐碳水化合物的EAR：0～6月龄为65 g，7～12月龄为80 g，1岁以上为120 g。

1岁以内的婴儿，尤其是0～6月龄的婴儿，乳糖是其主要的能量来源，适合婴儿的胃肠道的消化吸收能力。2～3岁及以上儿童乳糖酶活性开始下降，对乳糖的消化能力开始减弱，不喝牛奶的儿童，乳糖酶的活性下降尤为明显。淀粉酶的活性则自4月龄后逐渐增强，因此建议6月龄以后的婴儿开始添加淀粉类辅食。

4. 矿物质

婴儿必需而又容易缺乏的矿物质主要有钙、铁、锌。此外，内陆地区甚至部分沿海地区碘婴儿缺乏病也较为常见。

（1）钙：婴儿出生时体内钙含量占体重的0.8%，到成年时增加为体重的1.5%～2.0%，这表明，婴儿在生长过程中需要储存大量的钙。母乳喂养的婴儿一般不会引起明显的钙缺乏。人乳中含钙量约为242 mg/L，以一天750 mL乳汁计算，母乳喂养的婴儿可摄入钙为182 mg/d。虽然人乳中的钙含量比牛乳中的低，但是其钙磷比例（2.3∶1）较牛乳（1.4∶1）合理，人乳中钙吸收率高，纯母乳喂养的0～6月龄婴儿不易缺钙。中国营养学会发布的DRIs（2013）建议婴儿钙的AI在6个月前为200 mg/d，6个月后为250 mg/d；1～3岁年龄段幼儿钙的RNI为600 mg/d。建议0～6月龄婴儿钙的UL为1000 mg/d，7月龄～3岁为1500 mg/d。

（2）铁：正常新生儿体内总铁量约为300 mg，基本上可满足出生后4个月内婴儿对铁的需求。母乳中的铁含量低（约0.45 mg/L），但其吸收率高，亦能满足婴儿对铁的需求。婴儿在4～5个月后铁储备量逐渐消耗，且随着生长，铁的需求量也在增加，母乳中的铁不能满足婴幼儿对铁的需求，6月龄～2岁最易发生缺铁性贫血，急需从膳食中或通过补充剂摄入铁。强化铁的配方奶、动物性食物如肝泥，肉末、血制品等都是铁的良好来源。我国营养学会推荐0～6月龄铁的AI为0.3 mg/d，7～12月龄为10 mg/d，1～3岁幼儿为 9 mg/d。

（3）锌：锌对机体免疫功能、激素调节、细胞分化以及味觉形成等过程有重要影响。婴幼儿缺锌可表现为食欲缺乏、生长停滞、性发育不良、脑发育受损、味觉异常或异食癖、认知行为改变等。在正常新生儿体内，锌也有一定量的储备，但母乳中锌含量相对不足。母乳喂养的婴儿在 4～5 个月后体内储备的锌逐渐消耗，需要从膳食中补充。较好的锌的来源包括婴儿配方食品、肝泥、蛋黄等。我国营养学会推荐 0～6 月龄锌的 AI 为 2.0 mg/d，7～12 月龄为 3.5 mg/d，1～3 岁为 4.0 mg/d。

（4）碘：碘在促进体格发育、脑发育和调节新陈代谢过程中发挥着重要的作用。婴儿期碘缺乏可引起克汀病，表现为智力低下（不可逆的神经损害）、生长发育迟缓等症状。婴儿出生后的前 6 个月碘的 AI 为 85 μg/d，7～12 月龄的 AI 为 115 μg/d，1～3 岁幼儿 90 μg/d。

除上述的微量元素以外，其他矿物质，如钾、钠、镁、铜、氯、硫等也为机体生长发育所必需，但母乳及配方奶粉喂养的健康婴儿均不易缺乏。

5. 维生素

母乳中维生素尤其是水溶性维生素含量受乳母的膳食和营养状态的影响。膳食均衡的乳母，其乳汁中维生素一般能满足婴儿的需要。用非婴儿配方奶喂养婴儿时，则应注意补充各种维生素。几乎所有的维生素在缺乏时都会影响婴幼儿的生长发育，其中关系最为密切的有以下几种。

（1）维生素 A：6 月龄以内婴儿维生素 A 的 AI 为 300 mg/d RAE，7～12 月龄为 350 mg/d RAE，1～3 岁幼儿的 RNI 为 310 mg/d RAE。母乳中含有较丰富的维生素 A，母乳喂养的婴儿一般不需额外补充。常用的维生素 A 补充剂为浓缩鱼肝油，补充时注意要适量，过量会导致维生素 A、维生素 D 中毒。

（2）维生素 D：维生素 D 对于婴幼儿生长发育十分重要，在维持血钙、磷的稳定发挥着重要的作用，与骨钙和牙齿的形成发育有关。婴幼儿佝偻病发生的主要原因是维生素 D 的缺乏。母乳中维生素 D 水平较低，因此应给婴幼儿适宜补充维生素 D，并且应多晒太阳。但应该注意的是，如果长期过量摄入维生素 D 会引起中毒。

（3）维生素 E：其经胎盘转运给胎儿的效率低，新生儿组织中维生素 E 的储备少，尤其是早产儿和低出生体重儿，容易发生维生素 E 缺乏，细胞膜脆性增加，容易引起溶血性贫血症。0～6 月龄维生素 E 的 AI 为 3 mg/d α-TE，7～12 月龄为 4 mg/d α-TE，1～3 岁幼儿为 6 mg/d α-TE。母乳中维生素 E 含量为 3.3～4.5 mg/d α-TE，初乳中含量更丰富，因而婴儿维生素 E 的需要量通常可由母乳获得。牛乳中维生素 E 含量远低于母乳，因此牛乳喂养的婴幼儿需注意补充维生素 E。

（4）维生素 K：是形成凝血酶原等凝血相关蛋白的必要营养素，其缺乏易引起出血性疾病。新生儿体内几乎无维生素 K 的储备，肠道内以双歧杆菌占优势，合成维生素 K 菌群尚未建立，母乳中维生素 K 的含量也低（母乳中约含维生素 K 2～10 μg/L，牛乳及婴儿配方奶约为母乳的 4 倍），因而新生儿尤其是纯母乳喂养的婴儿易出现维生素 K 缺乏引起的出血性疾病。美国儿科学会建议对出生后不久的新生儿给予维生素 K（0.5～1 mg）作为保护措施。0～6 月龄婴儿维生素 K 的 AI 为 2.0 μg/d，7～12 月龄为 10 μg/d，1～3 岁幼儿为 30 μg/d。

（5）维生素 C：有抗氧化、提高机体免疫力、促进铁吸收等作用。0～1 岁维生素 C 的 AI 为 40 mg/d，1～3 岁 RNI 为 40 mg/d。一般情况下，母乳喂养的婴儿不易缺乏维生素 C。人工喂养的婴儿应及时补充维生素 C，随着年龄的增大，可进一步补充富含维生素 C 的新鲜蔬果，如深绿色叶菜汁、橙汁等。

（6）维生素 B_1：是酶的重要组成部分，参与糖类代谢，每 1000 kcal 能量需要维生素 B_1 0.5 mg。0～6 月龄婴儿维生素 B_1 的 AI 约为 0.1 mg/d，7～12 月龄为 0.3 mg/d，1～3 岁 RNI 为 0.6 mg/d。当乳母膳食维生素 B_1 供应充足时，母乳中维生素 B_1 完全能满足婴儿的需要。当乳母经常食用精制米面又未补充其他维生素 B_1 时，婴儿维生素 B_1 摄入不足，引起婴儿脚气病。

（7）维生素 B_2：参与人体内生物氧化与能量生成，并参与维生素 B_6 和烟酸代谢。乳汁中维生素 B_2 比较稳定，是婴儿维生素 B_2 的充足来源。婴儿维生素 B_2 缺乏症与成人相似。中国 DRIs（2013）建议，0～6 月龄婴儿维生素 B_2 的 AI 约为 0.4 mg/d，7～12 月龄为 0.5mg/d，1～3 岁 RNI 为 0.6 mg/d。

（8）维生素 B_{12}：维生素 B_{12} 缺乏会诱发巨幼红细胞贫血、同型半胱氨酸血症、神经损害。只要乳母血清中的维生素 B_{12} 浓度正常，婴儿就可以通过母乳获得充足的维生素 B_{12}。膳食中维生素 B_{12} 来源于动物性食物，而植物性食物中基本不含维生素 B_{12}。乳母若为素食主义者，应注意给婴儿补充 0.1 μg/d 维生素 B_{12}，以预防维生素 B_{12} 缺乏。中国 DRIs（2013）建议 0～6 月龄婴儿维生素 B_{12} 的 AI 为 0.3 μg/d，7～12 月龄为 0.6 μg/d，1～2 岁 RNI 为 1.0 μg/d。

（9）叶酸：叶酸与氨基酸代谢、核酸合成和 DNA 甲基化有关，缺乏时诱发婴幼儿巨幼红细胞贫血、同型半胱氨酸血症。中国 DRIs（2013）建议 0～6 月龄婴儿叶酸 AI 约为 65 mg/d DEE，7～12 月龄为 100 mg/d DEE，1～3 岁 RNI 为 160 mg/d DEE。

三、婴幼儿喂养

婴幼儿生长发育所需要的能量和营养必须通过合理的喂养来获得，应该结合母亲的生理状态、婴幼儿生长发育特点以及胃肠道功能尚未完善的特点，确定科学的喂养方式。

婴儿喂养方式可分为 3 种：母乳喂养、人工喂养、混合喂养。

1. 母乳喂养

母乳是婴儿最理想的食物，纯母乳喂养能满足 6 月龄以内婴儿所需的全部液体、能量和营养素。母乳喂养的优点包括以下几点。

（1）营养成分最适合婴儿的需要，消化吸收利用率高。①母乳蛋白质含量低于牛奶，但利用率高，母乳中以乳清蛋白为主，乳清蛋白在胃酸的作用下形成的乳凝块细小而柔软，容易为婴儿消化吸收。②母乳中必需氨基酸比例适当，牛磺酸含量较高，是牛乳的 10 倍，母乳中含有的脂肪颗粒小，并且含有乳脂酶，比牛奶中的脂肪更易被消化吸收，且含丰富的必需脂肪酸、长链多不饱和脂肪酸及卵磷脂和鞘磷脂等，有利于智力发育。③母乳中富含乳糖，不仅能促进乳酸杆菌生长，有效抑制大肠埃希氏菌等的生长，还有助于铁、钙、锌等吸收。④母乳中的矿物质含量明显低于牛乳，可保护婴儿尚未发育完善的肾功能，钙磷比例适宜（2:1），钙的吸收率高，母乳铁和锌的生物利用率都高于牛奶。

（2）含有大量免疫物质，有助于增强婴儿抗感染的能力。母乳中的免疫物质有：各种免疫球蛋白，包括 IgA、IgG、IgM、IgD，其中 IgA 占总量的90%，多为分泌型 IgA，具有抗肠道微生物和异物的作用；乳铁蛋白是一种能与三价铁离子结合的乳清蛋白，通过与在繁殖中需要游离铁离子的病原微生物竞争铁，从而抑制这些病原微生物的代谢和繁殖；溶菌酶是一种由上皮细胞、中性粒细胞和单核巨噬细胞产生的低分子单链蛋白，其在母乳中的含量比在牛乳中高 300 倍以上，可通过水解细胞壁中的乙酰氨基多糖而使易感菌溶解，发挥杀菌抗炎作用；双歧杆菌因子含氮多糖，能促进双歧杆菌生长，降低肠道 pH，抑制腐败菌生长。母乳中的多种免疫物质在婴儿体内构成了有效的防御系统，保护婴儿免受感染。

（3）不易过敏。牛乳中的蛋白质与母乳蛋白质之间存在一定的差异，再加上婴儿肠道功能的发育尚不完善，故牛乳蛋白被肠黏膜吸收后可作为过敏原而引起过敏反应。估计约有 2% 的婴儿对牛乳蛋白过敏，表现为湿疹、支气管哮喘及胃肠道症状，如呕吐、腹泻等。而母乳喂养的婴儿极少发生过敏。

（4）经济、方便、卫生。母乳喂养与人工喂养相比可节省大量的资源；乳母在任何时候都可直接以最适宜的温度喂哺婴儿，十分方便；母乳本身几乎是无菌的，且可直接喂哺，不易发生污染。

（5）促进产后恢复、增进母婴交流。哺乳可帮助子宫收缩、推迟月经复潮以及促使脂肪消耗等。哺乳过程中，母亲可通过与婴儿的皮肤接触、眼神交流、微笑和语言以及爱抚等动作增强母婴间的情感交流，有助于促进婴儿的心理和智力发育。母乳喂养除对婴儿和母亲近期的健康产生促进作用以外，也对其产生远期效应。如母乳喂养的婴儿，其成年后肥胖、糖尿病等疾病的发病率较低；哺乳可能降低产妇发生肥胖、骨质疏松症及乳腺癌的可能性。

2. 人工喂养

因疾病或其他原因不能进行母乳喂养的婴儿（如乳糖不耐受、乳类蛋白过敏、苯丙酮尿症等），需要在医生的指导下选择特殊婴儿配方食品：苯丙酮尿症婴儿要选用限制苯丙氨酸的奶粉；乳糖不耐受的婴儿要选用无乳糖的配方奶粉；对母乳或配方奶蛋白质过敏的婴儿则可选用以大豆蛋白为蛋白质来源的配方粉。

3. 混合喂养

母乳不足时，可用婴儿配方奶粉或其他乳品、代乳品补充进行混合喂养，其原则是采用补授法，即先喂母乳，不足时再喂以其他乳品；每天应哺乳 3 次以上。让婴儿按时吸吮乳头，刺激乳汁分泌，防止母乳分泌量进一步减少。

四、婴幼儿喂养指南

（1）6 月龄内婴儿母乳喂养指南：①产后尽早开奶，坚持新生儿第一口食物是母乳；②坚持 6 月龄内纯母乳喂养；③顺应喂养，建立良好的生活规律；④出生后数日开始补充维生素 D，不需补钙；⑤监测体格指标，保持健康生长。

（2）7～24 月龄婴幼儿喂养指南：①继续母乳喂养，满 6 月龄起添加辅食；②从富含铁的糊状食物开始，逐步添加达到食物多样；③提倡顺应喂养，鼓励但不强迫进食；④辅食不加调味品，尽量减少糖和盐的摄入；⑤注重饮食卫生和进食安全；⑥定期监测体格指标，追求健康生长。

不能母乳喂养或母乳不足的婴幼儿，应选择配方奶粉作为母乳的补充。随婴儿生长至6个月时，母乳的量和质都无法满足他们的需要，同时婴儿的消化吸收功能日趋完善，乳牙萌出，咀嚼能力增强，已可逐渐适应半固体和固体食物，所以自6个月起就可添加一些辅助食品，补充其营养需要，也为断乳做好准备及过渡。

五、婴儿辅食添加

　　（1）辅食添加的原则：①由少到多，由细到粗，由稀到稠，次数和数量逐渐增加，待适应数日（一般为一周）后再添加新的品种，使婴儿有一个适应的过程。②应在婴儿健康、消化功能正常时添加辅助食品。③保持原味，不加糖、盐以及刺激性调味品。1岁以后逐渐尝试淡口味的家庭膳食。考虑到婴儿对食物的适应能力和爱好存在个体差异，辅食开始添加的时间以及品种和数量增加的快慢应根据具体情况灵活掌握。

　　（2）婴儿辅食添加的顺序：先单一食物后混合食物，先液体后糊状、泥状，最后固体；先强化铁的米粉、蛋黄、果泥、菜泥，最后鱼泥、肉泥等。

六、幼儿膳食

　　幼儿膳食从婴儿期的以乳类为主过渡到以谷类为主，奶、蛋、鱼、畜、禽及蔬菜和水果为辅的混合膳食，但其烹调方法与成人有差别，幼儿膳食原则包括以下3点。

1. 平衡膳食

　　逐渐增加谷类食品以及畜、禽、蛋、鱼、奶类和豆类及其制品，每日供给牛奶或相应的奶制品不应少于350 mL。幼儿的每周食谱中应至少安排一次动物肝、动物血及一次海产品，以补充维生素A、铁、锌和碘。

2. 合理烹调

　　幼儿主食以软饭、麦糊、面条、馒头、面包、饺子、馄饨等交替食用。蔬菜应切碎煮烂，瘦肉宜制成肉糜或肉末，易为幼儿咀嚼、吞咽和消化。坚果及种子类食物，如花生、黄豆等应磨碎制成泥糊状，以免呛入气管。幼儿食物烹调宜采用蒸、煮等，不宜添加味精等调味品，以原汁原味最好。

3. 膳食安排

　　每日4～5餐，除三餐外，可增加1～2次点心，进餐应该有规律。早餐宜提供一日能量和营养素的25%，午餐为35%，每日5%～10%的能量和营养素可以零食或点心的方式提供，晚饭后除水果或牛奶外，应逐渐养成不再进食的良好习惯，尤其睡前忌食甜食，以保证良好的睡眠，预防龋齿。

　　总之，生命早期营养供给是否充足合理，对母婴双方的近期和远期健康都将产生至关重要的影响。生命早期营养不仅对婴幼儿的体力、智力发育有直接明显的影响，而且对其成年后的身体素质和疾病的发生也有重要影响。同样，孕妇和乳母的营养状况不仅影响其近期的身体健康，还可影响产后身体的恢复和远期的健康状况。

第六节 食品卫生与安全知识

一、各类食品的卫生隐患

各类食品在生产、运输、储存、销售等环节中可能受到生物性、化学性及物理性有毒有害物质的污染，危害人体的健康。由于各种食品本身的特性不同，存在的卫生问题也不同。了解各类食物的卫生隐患，有助于保障妇女、儿童的饮食安全。

（一）腐烂酸败

各类食品储存时间过久会腐烂酸败，产生危害人体健康的化学物质，或滋生细菌，从而危害妇幼身体健康。

（二）细菌、真菌及其毒素的污染

鲜蛋的主要卫生问题是致病性微生物（沙门氏菌、金黄色葡萄球菌）和引起腐败变质的微生物污染。乳类富含多种营养成分，特别适宜微生物的生长繁殖。粮豆类食品在生长、收获及储存过程的各个环节均可受到真菌的污染，常见的污染菌有曲霉、青霉、毛霉、根霉和镰刀菌等。如上真菌产生的毒素可侵害人体的肝脏、肾脏以及神经系统等，造成人体毒性损伤。

（三）农药残留

粮豆蔬果中若残留农药，可通过进食而进入人体，引起食源性疾病甚至中毒。

（四）其他有害化学物质的污染

由于环境因素，可导致其他有害化学物质，如重金属残留在食物中。目前，我国污染粮食的重金属主要是镉、砷、铅、汞。从粮食部门检测的情况看，总超标率已经超过了9%。从地区来看，重金属超标率比较高的是南方和西南方的粮食产区。因生活水域被污染，可使鱼类体内含有较多的重金属。相比较而言，淡水鱼受污染程度高于海水鱼。

乳类中残留的有毒有害物质主要是有害金属、农药、放射性物质和其他有害物质，以及抗生素、驱虫药和激素等兽药。

（五）虫类污染

粮豆食品在仓储过程中由于温度、湿度不适，易滋生并滞留仓储害虫，如甲虫、螨虫（粉螨）及蛾类等。害虫易在原粮、半成品豆上孵化虫卵、生长繁殖，使粮豆发生变质失去或降低使用价值。有些肉类存在寄生虫，寄生虫会导致人畜共患病或人体寄生虫疾病。

（六）掺杂、掺假

是指在产品中掺入杂质或者异物，致使产品质量不符合国家法律、法规或者产品明示质量标准规定的质量要求，降低、失去应有使用性能的行为。如新米中掺入霉变米、陈米，米粉和粉丝中加入有毒的荧光增白剂、滑石粉、吊白块等。

二、避免食品卫生隐患的措施

（一）三种安全食品

妇幼人群，尤其是婴幼儿群体，机体免疫力低下，胃肠功能尚不健全，需要从日常进食各类食物，并应避免各种不良卫生隐患，同时，尽量选择无公害食品、绿色食品、有机食品。

1. 无公害食品

无公害食品（Non-environmental Pollution Food）是指产地环境生产过程和产品质量符合国家有关标准和规范的要求，经认证合格获得认证证书并允许使用无公害农产品标志的、未经加工或者初加工的食用农产品。无公害食品生产过程中允许限量、限品种、限时间地使用人工合成的安全的化学农药、兽药、渔药、肥料、饲料添加剂等。从保证消费者安全的角度来说，无公害食品应该作为对农产品安全质量的基本要求（无公害农产品标志见图16-2）。

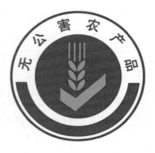

图16-2　无公害食品标志

2. 绿色食品

绿色食品是遵循可持续发展原则，按照绿色食品标准生产，经过专门机构认定，许可使用绿色食品标志的无污染、安全、优质、营养类食品。绿色食品比一般食品更强调"无污染"或"无公害"的安全卫生特征，具备"安全"和"营养"的双重质量保证（绿色食品标志见图16-3）。

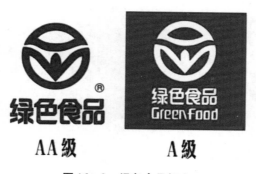

图16-3　绿色食品标志

3. 有机食品

有机食品（Organic Food）指来自有机农业生产体系，根据有机农业生产的规范生产加工，并经独立的认证机构认证的农产品及其加工产品。与传统农业相比，有机农业是遵照一定的有机农业生产原则，在生产中不采用基因工程获得的生物及其产物，不使用化学合成的农药、化肥、生长调节剂、饲料添加剂等物质，遵循自然规律和生态学原理协调种植业和养殖业的平衡，采用一系列可持续发展的农业技术以维持持续稳定的农业生产体系的一种农业生产方式。

有机食品与绿色食品、无公害食品比较，其安全质量要求更高，AA级绿色食品在标准上与有机食品类似。从总体上讲，以上3类食品都具有无公害、无污染、安全、营养等特征，但三者在产地环境、生产资料和生产加工技术、标准体系和管理上又存在一定的差异。

中国有机产品的认证标志分为中国有机产品认证标志和中国有机转换产品认证标志两种（中国有机产品认证标志见图16－4、中国有机转换产品认证标志见图16－5）。

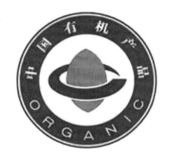
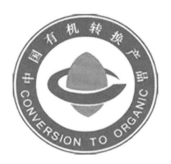

图16－4　中国有机产品认证标志　　　　图16－5　中国有机转换产品认证标志

（二）食品安全措施

第一，选购正规生产来源的食品。妇幼群体尽量选择无公害食品、绿色食品或有机食品。妇幼人群避免选择转基因食品。减少食物在种植、运输、存储等过程中被污染。避免选购毒死的动物类食材。

第二，选择新鲜食材，避免储存过久。所有食品趁新鲜食用，尤其是蔬果类。一般保存蔬菜、水果适宜温度是10℃左右，此温度既能抑制微生物生长繁殖，又能防止蔬菜、水果间隙结冰，避免在冰融时因水分溢出而造成蔬菜水果的腐败。水果和蔬菜在食用前应剔除烂根残叶、腐败变质及破损部分，并清洗干净。

第三，养成肉类烹熟习惯。肉类烹熟后再食用，改变进食生食或半生肉类的饮食习惯，制备时生熟分开，烹调时避免交叉污染，加热要彻底。

第四，避免经常食用半加工肉类食品。一般进食频次不超过每周一次。加工腌肉或香肠等在制备时需要添加防腐剂、添加剂等，经常食用容易导致防腐剂在体内残留、蓄积，影响机体健康。

第五，家庭正确保存食物。新鲜蔬果趁新鲜使用，不建议保存超过2天。生肉类尽量冷冻保存。冷藏是使鱼体温度降至10℃左右，保存5～14天；冷冻储存是选用鲜度较高的鱼在－25℃以下速冻，使鱼体内形成的冰块小而均匀，组织酶和微生物处于休眠状态，然后在－15℃～－18℃的冷藏条件下储存，保鲜期可达6～9个月。含脂肪多的鱼不宜久

母婴照护常识及其拓展

藏，因鱼的脂肪酶需在－23℃以下才会受到抑制。盐腌保藏用盐量视鱼的品种、储存时间及气温高低等因素而定。

第六，合理选用乳制品。乳制品是指以牛乳或其他动物乳为主要原料并经过正规工业化加工而生产出来的产品。乳制品营养价值高，是我国居民尤其是处于生长发育期的婴幼儿、儿童最理想的食品。应充分了解乳制品，为婴幼儿选择优质、合适的乳制品。乳制品有如下分类。

（1）液态乳制品：巴氏杀菌乳、灭菌乳、调制乳、发酵乳。

（2）粉状乳制品：乳粉和乳清粉、乳清蛋白粉。

乳粉又可分为全脂乳粉、脱脂乳粉、速溶乳粉、配方乳粉、加糖乳粉、调制乳粉等。理化指标的要求是：乳粉蛋白质含量≥非脂乳固体的34%，调制乳粉蛋白质含量≥非脂乳固体的16.5%；全脂乳粉脂肪含量≥26%；复原牛乳酸度≤18°T；水分≤5%。其他理化指标、污染物、真菌毒素和微生物限量等应符合《食品安全国家标准乳粉（GB19644-2010)》的要求，当有苦味、腐败味、霉味、化学药品和石油等气味时禁止食用。

乳清是指以生乳为原料，采用凝乳酶、酸化或膜过滤等方式生产乳酪、酪蛋白及其他类似制品时，将凝乳块分离后而得到的液体。乳清粉是以乳清为原料，经干燥制成的粉末状产品，分为脱盐和非脱盐乳清粉。乳清蛋白粉是以乳清为原料，经分离、浓缩、干燥等工艺制成的蛋白质含量不低于25%的粉末状产品。乳清蛋白质容易消化吸收，氨基酸组成合理、利用率高。

（3）其他乳制品：炼乳、奶油、干酪。

此外，当乳制品的固有颜色、滋味、气味、组织状态等感官性状发生改变时，表明其品质已经降低，应禁止食用。

选购乳制品前注意认真查看食品标签。为了让消费者充分了解产品特性，对一些乳制品要求在食品标签上进行正确标识，例如"复原乳""含××%复原乳""××热处理发酵乳"。

第七，散装糕点的选择和保存。为婴幼儿选择散装糕点时，用具及包装要保持清洁，购买过程中避免用手直接接触糕点。购买后尽快食用完毕，避免留存过久导致细菌滋生。

（韩宗萍　卓飞霞）

第十七章　脐带血和脐带及胎盘干细胞制备储存与应用研究

 第一节　干细胞的基础知识

一、干细胞概述

干细胞（stem cell，SC）是一类具有无限或较长期自我更新或高度自我复制能力和多向分化潜能的原始未分化细胞群体，可在特定条件下分化成不同功能细胞，是组织器官再生的来源；且可通过旁分泌作用调控其他细胞的生物学特性。干细胞来源的经典途径为骨髓，近年随着科学技术的突飞猛进，实现了从骨髓到脐带血、脐带及胎盘中分离制备干细胞的跨越；且临床研究提示与经典途径骨髓来源的干细胞比，来源于脐带血、脐带及胎盘中的干细胞更具优势，目前来源于脐带血和脐带中的干细胞临床研究备受关注。

二、干细胞的分类

目前多从其功能与特征或发育次序对干细胞进行分类。

（一）根据干细胞的功能与特征分类

可将其分为全能干细胞（totipotent stem cell，TSC）、诱导性干细胞（induced pluripotent stem cell，iPSC）、亚全能干细胞（sub-totipotent stem cell，STSC）、多能性干细胞（pluripotent stem cell）和专能干细胞（unipotent stem cell）。

（1）全能干细胞：是具有无限增殖和分化能力的一类细胞，主要来源于受精卵发育形成的桑葚胚，可在体内自然发育成为完整个体。

（2）诱导性干细胞：是通过病毒载体将 Oct4、Sox2、c-Myc 和 Klf4 等与干细胞功能密切相关的转录因子导入分化成熟的细胞中，从而诱导细胞重编程成为与胚胎干细胞相似的一类全能干细胞，其也具有无限的增殖和分化潜能。

（3）亚全能干细胞：是指在人体发育过程中存留于人体多种组织中的分化潜能接近于胚胎干细胞的一类干细胞，是成年人体内分化潜能最强的干细胞，保留了类似全能干细胞的自我复制和分化潜能。尤其还具备低免疫原性的特点和良好的免疫调节功能。目前已在人体骨髓、皮肤、肌肉和脂肪等组织中分离获得亚全能干细胞。

（4）多能性干细胞：是存在于成体组织中具有自我更新和多向分化潜能的干细胞，其

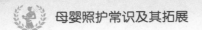

分化潜能相对受限，但仍可向多种类型的成熟细胞分化，甚至跨胚层分化，分化方向取决于特定的微环境，如骨髓间充质干细胞和造血干细胞。

（5）专能干细胞：是由多能干细胞进一步分化得到的干细胞，只能向一种细胞类型或密切相关的两种细胞类型定向增殖分化，如造血前体干细胞。

（二）根据干细胞的发育次序分类

可将其分为胚胎干细胞（embryonic stem cell，ESC）和成体干细胞（somatic stem cell）。

（1）胚胎干细胞：是指从早期胚胎或原始性腺中分离获得的一类细胞，在体外培养过程中具有无限增殖、自我更新和多向分化的特性，可被诱导分化为几乎所有的机体细胞类型。

（2）成体干细胞：存在于机体的各种组织器官中，常态下多为休眠状态，当机体处于病理状态或外因诱导时可表现出不同程度的再生和更新能力。主要来源于脐带血、骨髓和成体组织器官等，如间充质干细胞、造血干细胞、脂肪干细胞和神经干细胞等。

三、干细胞的作用

（一）修复受损的或被破坏的组织及器官

利用特定类型干细胞的移植，通过修复受损的或被破坏的组织或器官的结构及功能，达到解决几乎所有涉及人体重要组织器官的多种医学难题。

主要受益于干细胞治疗的疾病包括：①造血干细胞移植可解决造血系统功能异常引起的疾病和部分非造血系统疾病，如白血病和部分遗传病及代谢性疾病等。②针对心脏病患者，干细胞可被诱导分化为健康的心肌细胞并移植给患者而发挥效应。③针对神经退行性疾病如帕金森病、阿尔茨海默病，干细胞疗法不仅可延缓原先不可治愈的神经退行性疾病的进展，还可促进神经功能恢复。④对于影响关节功能的疾病，如骨关节炎、股骨头等需要进行骨关节置换的疾病，干细胞治疗可作为辅助治疗，减轻病痛，改善关节功能，甚至避免关节置换。

（二）调控免疫系统的功能

1. 干细胞治疗危重症新冠肺炎患者

研究表明，间充质干细胞治疗是针对新冠肺炎感染激发免疫系统炎症反应与细胞因子风暴引起的器官损伤，主要是通过抑制淋巴细胞产生炎性细胞因子来调节免疫系统，抑制过分强烈的免疫反应；同时促进新冠病毒感染后肺部内源性修复和再生机制，提示干细胞治疗危重症新冠肺炎患者潜力巨大。

2. 干细胞治疗 1 型糖尿病患者

患者体内由于免疫功能紊乱，自身免疫反应破坏了胰腺中产生胰岛素的细胞，通过诱导干细胞分化为胰岛样结构或可产生胰岛素的细胞并移植，可通过直接分泌胰岛素、抑制自身免疫反应（如抑制局部免疫反应和诱导机体免疫耐受）或改变局部微环境等，有助于维持胰岛分泌胰岛素的功能。

（三）构建发育生物学模型或干细胞移植

干细胞可用于构建发育生物学模型研究胚胎发育的调控机制，探索生命的奥秘。研究人员发现诱导多能干细胞可以形成功能完整的精子或卵子，并可成功使不孕不育的小鼠产下健康的可生育小鼠；人羊膜上皮细胞移植可抑制小鼠卵巢损伤组织细胞凋亡、减少炎症反应而改善卵巢功能；我国已有临床研究团队研制出胶原支架复合间充质干细胞的方法，结合传统宫腔镜技术，实现了受损子宫内膜的功能性修复，成功帮助不孕患者生下小孩的实例。

（四）重新编程人类或小鼠成年体细胞诱导多能干细胞

目前有假说提出，当人类或小鼠成年体细胞被重新编程为诱导多能干细胞时，它们的表观遗传年龄实际上被重置为零，细胞具有强再生能力且可用于有效的再生治疗，或可阻止或减缓衰老速度，甚至让老年人逐步恢复活力。研究发现干细胞及其旁分泌因子可用于治疗皮肤老化，干细胞可通过分泌血小板源性生长因子、转化生长因子β、碱性成纤维细胞生长因子等细胞因子促进皮肤成纤维细胞的增殖和迁移，对长波紫外线诱导光老化后的皮肤再生有积极影响。

（五）构建类器官模型

利用干细胞构建类器官模型，全能或多能干细胞可被诱导分化成为不同类型的组织，用于新型药物的筛选、鉴定及其毒理研究，有助于新药的研发。在需要进行活体组织实验时，可在多能性细胞的特异性分化细胞及组织上进行，若出现不良效果时，可立即调整相应药物配方以达到足够效力。这样既可有效提高新药测试的效率，又有助于降低和减轻临床试验中不良反应发生率及其对机体的影响。

另外，干细胞可作为种子细胞，或可作为疾病基因治疗的理想载体等，这将推动再生医学和靶向治疗的发展。

四、干细胞储存和临床应用研究的现状和相关管理办法

（一）干细胞储存和临床应用研究的现状

由于干细胞特有的增殖和分化潜能，既可用于组织器官损伤的修复、移植和替代治疗，又可用于多种重大疾病的治疗，甚至在延缓衰老和提高亚健康人群生活质量方面发挥巨大效应，因此干细胞技术研究及转化应用受到全球政府、相关医学和科研工作者的广泛关注。

目前，全球的干细胞相关临床试验已超5000个，涉及150余种疾病的治疗研究，包括各大系统尤其是造血系统、免疫系统和神经系统疾病等。截至2021年4月全球获批上市的干细胞新药已达21项，均为间充质干细胞或造血干细胞来源。我国临床研究数量亦日渐增多，截止至2021年6月，我国干细胞临床研究备案机构已达133家，共有100个干细胞临床研究项目通过备案，16款干细胞药物获批进入临床实验。其中，造血干细胞是目前我国唯一准入可以用于临床治疗的干细胞，其他类型的干细胞仍处于临床前研究阶段。

（二）干细胞储存和临床应用研究的相关管理办法

1. 脐带血、脐带及胎盘储存的相关管理办法

胎盘是胎儿与母体之间物质交换的重要器官，是妊娠期间由胚胎胚膜和母体子宫内膜联合长成的母子间组织结合器官；脐带是连接胎儿与母体胎盘之间的索状结构；脐带血是胎儿娩出、脐带结扎并离断后从脐静脉中采集获得的残留在脐带和胎盘中的血液。以前脐带血、脐带及胎盘属于废弃物。然而，自从发现脐带血中富含多种可用于难治疾病治疗的干细胞后，全球各国逐渐建立脐带血库，使脐带血成为多种治疗可用干细胞尤其是造血干细胞的重要来源；随研究逐渐深入，科学家发现脐带和胎盘中的各类干细胞尤其是间充质干细胞含量丰富，是临床研究与治疗中间充质干细胞的理想来源。因此脐带血、脐带及胎盘的储存备受关注。

（1）脐带血储存的相关管理办法。目前，脐带血的存储已较为普遍。脐带血属于血液制品，其采集、存储和运用具有严格的标准规范，须受管控，因此相关运营机构需获得国家卫生部批准。目前全国共有 7 家经国家卫生健康委员会批准并验收合格的脐带血库，包括广东、浙江、北京、天津、上海、山东和四川省脐带血造血干细胞库，可保存新生儿的脐带血，从而可为需要造血干细胞移植的患者储备资源，同时也提供造血干细胞的配型查询。

（2）脐带及胎盘干细胞储存的相关管理办法。近年来，随着干细胞研究的逐渐深入，人们逐渐开始关注脐带和胎盘干细胞的运用，越来越多的人关注脐带及胎盘干细胞的储存。根据卫健委发布的规定，产妇分娩后的胎盘与脐带归产妇所有，产妇可自行选择胎盘与脐带的处理方式，因此保存脐带和胎盘合理合法。然而，目前根据国家卫生计生委公布的《首批允许临床应用的第三类医疗技术目录》规定，仅有造血干细胞是唯一获得国家许可用于临床的细胞，医治血液系统和免疫系统的疾病；且造血干细胞的来源获得准入的只能是骨髓、脐带血和外周血；而其他来源和类型的干细胞仍处于临床试验阶段，尚需等待后续获得许可并完善法规规范其使用。因此从脐带和胎盘组织获取的干细胞暂未能用于临床。所幸近年干细胞相关临床研究发展迅速，国家卫健委和国家药监总局也陆续出台政策指导干细胞产业规范发展，因此脐带和胎盘组织来源干细胞的储存仍具有意义。需注意，从脐带和胎盘组织获取的干细胞属于遗传资源，受国家遗传资源保护相关法规或条例的管理与限制，需符合相应的样本采集、储存和使用管理的要求，因此为保障未来必要时对所储存干细胞的使用，需选择具备存储干细胞资质认证的机构。

2. 干细胞临床应用研究的相关管理办法

目前造血干细胞是我国唯一准入可以用于临床治疗的干细胞，其他类型的干细胞仍处于临床前研究阶段。同时我国卫健委和国家药监总局也陆续出台政策指导干细胞产业规范发展。2018 年国务院发布《国务院关于支持自由贸易试验区深化改革创新若干措施的通知》首先提出"自贸试验区内医疗机构可根据自身的技术能力，按照有关规定开展干细胞临床前沿医疗技术研究项目"。因此为响应国家号召，海南省人民代表大会常务委员会于 2020 年 6 月 17 日公布的《海南自由贸易港博鳌乐城国际医疗旅游先行区条例》中正式公布"先行区医疗机构可以在先行区进行干细胞、免疫细胞治疗、单抗药物、基因治疗、组织工程等新技术研究和转化应用"。这预示着我国干细胞行业在国家政策的支持下进入快速发展期，干细胞技术将为推进健康中国建设，提高人民健康水平做出重要贡献。

第二节　脐带血、脐带及胎盘干细胞的制备和储存

一、脐带血造血干细胞的制备和储存

常说的储存脐带血，其实主要是保存其中含量丰富的造血干细胞。那么脐带血造血干细胞是如何进行制备和储存的呢？下面将详细展开介绍。

（一）脐带血造血干细胞的制备

1. 脐带血的采集

根据产妇生产方式不同，脐带血采集的地点可能是医院里进行顺产的产房或者进行剖腹产的手术室。采集的人员为具有脐带血采集资质的医护人员。采集时间为脐带血在婴儿娩出、脐带被剪断后胎盘还未离开母体的时候。此时采集人员会从连着胎盘的一端脐带采集脐带静脉血至脐带血袋中，整个过程约 1～2 分钟，不会影响婴儿的正常出生和产妇的产后休息。同时除脐带血外，采集人员还会另外采集 6 mL 产妇外周血用于后续检测。

结束采集工作后，脐带血和母亲的外周血会由专职取血员通过专用的取血车在 24 小时内送往脐带血库。运送途中取血员还需对取血箱的温度进行持续监测，确保其温度在 4～25℃间，且定期进行温度保持功能测试，以确保脐带血的质量和安全性。

2. 脐带血造血干细胞的制备

脐带血库保存的主要是脐带血中以造血干细胞为主要成分的有核细胞成分，因此脐带血的制备过程实质为干细胞的逐步提纯过程，制备过程全程保持无菌操作，以确保脐带血的质量和安全性。

（1）核实信息与简单检查。脐带血袋和母亲的外周血送入收血室后，工作人员会核实所接收的脐带血和外周血相关信息与脐带血库中预留的信息是否一致，确保脐带血在脐带血库中的身份及所识别信息的正确性和有效性。同时工作人员会对血袋的完整性和脐带血重量进行检查。脐带血的入库标准是 50 mL，达标的脐带血数量才足以确保后期临床的使用。将经确认达到入库标准后工作人员会对脐带血袋进行唯一编码。

（2）细胞计数。造血干细胞属于有核细胞，因此脐带血中有核细胞的数量反映了造血干细胞的数量。工作人员通过采用五分类细胞计数仪对脐带血中的有核细胞进行分类计数，只有有核细胞数量合格的脐带血才能进入制备室。

（3）制备分离。脐带血制备是将其成分分离、提纯、留取血样的过程，对脐带血能否成功冻存至关重要，因此制备分离过程的环境和设备均需达到相应的高洁净标准和功能标准。制备环境的洁净度和管理均需严格按照国家 GMP 标准，使用万级无菌实验室作为制备室，百级无菌操作台进行操作，并采用符合标准的仪器、试剂和耗材进行脐带血制备。脐带血分离提纯过程中其含有的红细胞和血浆等成分被去除，最终获得富含造血干细胞的有核细胞成分。

制备分离完成后还需再次进行细胞计数，评估制备效果和产品质量，如果数量不达

标，则也不能最终入库。

3. 脐带血与造血干细胞质量和安全性检测

为确保脐带血干细胞的质量和安全性，以便后续有效应用，在脐带血造血干细胞制备提纯过程中工作人员还会留取一小部分血样与母亲的外周血样本共同进行一系列检测，如无菌检测、病毒核酸检测、微生物检测、酶免检测、造血干细胞数量和活力检测等。其中，造血干细胞活力检测将模拟人体环境对其进行长达 14 天的增殖培养，从而检测其增殖活性与分化能力，确保其后续应用的有效性。通过制备分离和质量与安全性检测后，以造血干细胞为主的有核细胞成分才可被冷冻储存。

（二）脐带血造血干细胞的冷冻储存

冷冻储存作为脐带血存储的最后一个环节，同样至关重要。首先为防止低温环境中造血干细胞发生破损，需加入冷冻保护剂后再进行降温处理。降温过程中，为保证干细胞活性不受影响，需利用专业的计算机程序进行逐步缓慢降温，待温度降至 −90℃后才可转入达 −196℃的深低温液氮中长期冻存。脐带血本身对储存温度和储存环境的要求非常高，已有研究和临床实例表明深低温冻存状态可使脐带血中的干细胞处于休眠状态，且不影响干细胞的活性与临床使用，因此可长期冻存脐带血以便后续使用。至此，一份可用于临床使用的脐带血正式诞生并被有效储存。为确保脐带血库中的脐带血持续处于超低温冻存状态，各脐带血库均采取持续不间断液氮补充的液氮存储系统，并采用不间断监控系统严格监控，以确保脐带血存储环境安全。

综上所述，脐带血储存过程中的每一环节对脐带血后续临床的成功运用都至关重要，因此需选择正规合格的脐带血库进行脐带血储存。

针对脐带血的储存时间不少家长也存在疑惑。理论上讲，造血干细胞在深低温冻存状态下可长期冻存，且不影响干细胞活性。已有临床实例表明即使储存时间超过 18 年，只要储存的各环节与脐带血库的存储环境符合标准规定，脐带血中的造血干细胞活性仍没有问题，可满足正常的临床应用。

二、脐带和胎盘干细胞的制备和储存

除脐带血外，科学研究发现脐带和胎盘组织中也富含大量的干细胞，如造血干细胞、间充质干细胞和亚全能干细胞等，且可弥补脐带血干细胞数量限制这一不足，因此也可根据自身家庭情况按需进行储存。与脐带血的储存相似，脐带和胎盘的储存并非储存组织，而是储存分离纯化后的干细胞，主要包括造血干细胞、间充质干细胞和亚全能干细胞等。下面具体介绍脐带和胎盘干细胞的制备和储存过程。

（一）脐带和胎盘干细胞的制备

1. 脐带和胎盘的采集

采集过程需注意及时完成组织和/或脐带血、孕妇外周血的采集，过程中注意无菌操作，并尽快在低温条件（4～8℃）下运输至实验室。

2. 干细胞的分离和提纯

核实相关信息后对脐带和胎盘组织中的干细胞进行分离提纯。不同类型的干细胞生长特性和表面标记物等存在差异，因此根据不同类型干细胞选择相应的方法进行分离提纯。如造血干细胞可运用灌注法或酶消化法收集，流式细胞检测表面标记物鉴定和提纯细胞；间充质干细胞可通过酶消化法或组织块培养法获得，流式细胞检测表面标记物鉴定。

3. 干细胞的质量和安全性检测

分离提纯干细胞的同时需对干细胞的数量和质量进行检测，可通过形态学鉴定、特征性表面标记物鉴定和分化潜能鉴定等方式确认提纯获取的干细胞类型。同时为确保干细胞的安全性，以便后续有效应用，在提纯制备过程中工作人员还会留取一小部分样品与母亲的外周血样本共同进行一系列检测，如无菌检测、病毒核酸检测和微生物酶免检测等。

（二）脐带和胎盘干细胞的冷冻储存

从脐带和胎盘组织中分离获得的不同类型干细胞加入冷冻保护剂进行深低温保存。降温过程同脐带血冻存降温过程，需利用专业的计算机程序进行逐步缓慢降温，待温度降至 $-90℃$ 后才可转入达 $-196℃$ 的深低温液氮中长期冻存。

第三节　脐带血、脐带及胎盘干细胞的优势和应用

目前已知脐带血中富含多种可用于难治疾病治疗的干细胞，是多种治疗可用干细胞尤其是造血干细胞的重要来源；随着研究逐渐深入，科学家发现脐带和胎盘中的各类干细胞尤其是间充质干细胞含量丰富，且与骨髓或其他组织来源相比优势明显，是临床研究与治疗中间充质干细胞的理想来源；近年来研究还发现脐带血中含有的不同类型的免疫细胞如T细胞和NK细胞可用于培养CAR－T细胞，助力恶性肿瘤的治疗。下面就脐带血、脐带及胎盘中富含的造血干细胞和间充质干细胞的优势与临床应用研究展开具体介绍。

一、脐带血、脐带及胎盘干细胞的优势

（一）造血干细胞的优势

造血干细胞是来源于骨髓的一类具有自我更新和造血多谱系细胞分化潜能的成体干细胞，可增殖和定向分化成红细胞、粒细胞、血小板和淋巴细胞等各系成熟血细胞。人的造血干细胞主要表达CD33、CD34、C－Kit和CD133标志分子。临床上造血干细胞移植已是人类血液系统疾病公认的治疗策略，其传统来源通常为骨髓、外周血或脐带血。其中与骨髓和外周血相比，脐带血来源的造血干细胞更具优势，具体如下。

1. 采集无创

脐带血来源造血干细胞的采集在脐带结扎离断后进行的，对母体和新生儿均无损伤。

2. 易于配型

脐带血来源的造血干细胞移植时人类白细胞抗原（HLA）这一重要配型因素较易实现。新生儿自用无须考虑配型问题，而与父母至少是半相合，与非孪生同胞兄弟姐妹配型全相合概率为25%。因此可通过家族成员增加找到合适干细胞来源的概率，节省配型上耗费的大量时间和精力。

3. 自我更新能力更强

脐带血来源的造血干细胞属于新生细胞，自我更新能力较骨髓造血干细胞强。

4. 移植副反应发生率相对较低

脐带血来源的造血干细胞免疫原性较低，因此移植副反应发生率相对较低。

5. 含量丰富

与脐带血干细胞相比，骨髓和外周血的使用需动员全身造血干细胞，而脐带血干细胞可直接取用，并足以用于单个儿童乃至成人的造血干细胞移植，故已具备优势。然而，由于脐带血所含造血干细胞数量仍有限，用于成人和高体重患者治疗时有效性受限，而脐带与胎盘所含的造血干细胞含量更为丰富，因此若同时保存脐带与胎盘中的造血干细胞，则更有保障。

（二）间充质干细胞的优势

间充质干细胞是来源于发育早期中胚层的多能干细胞，广泛存在于全身多种组织中，并

可在体内或体外特定条件下诱导分化为脂肪细胞、成骨细胞、软骨细胞、神经细胞和肌肉细胞等多种细胞，尤其在连续传代培养和冷冻保存后仍具有多向分化潜能，因此具有良好的临床应用价值。间充质干细胞主要表达 CD105、CD73 及 CD90 等标记物，其传统来源为骨髓，然而与骨髓相比，脐带血、脐带及胎盘来源的间充质干细胞更具优势，具体如下。

1. 来源丰富且取材方便

间充质干细胞的采集也是在胎儿娩出、脐带结扎后进行，对母亲和新生儿均无伤害。

2. 细胞数量多且增殖能力强

脐带和胎盘可获取的间充质干细胞数量多，且细胞体外增殖能力强，能实现一次储存，多次使用，是材料来源最充足且可实现大规模、标准化增殖培养的成体干细胞之一。

3. 免疫调节功能显著

脐带血、脐带及胎盘来源间充质干细胞具有显著免疫调节功能，可广泛应用于多种系统疾病治疗。

4. 免疫原性低

脐带血、脐带及胎盘来源间充质干细胞免疫原性低，输入同种异体甚至异种来源的间充质干细胞一般也不引起免疫排斥反应，因此使用时无须配型，临床治疗中安全性高，无不良反应，新生儿一次储存即可惠及全家。

5. 分泌功能强大

与骨髓间充质干细胞相比，脐带血、脐带及胎盘来源间充质干细胞可分泌外泌体和多种细胞因子，且量大，尤其有助于促进损伤组织的细胞增殖、血管再生和抑制炎症反应等。

二、脐带血、脐带及胎盘干细胞的应用

目前不同国家对科研和临床试验应用的干细胞种类有所不同。欧美国家主要以骨髓造血干细胞、成纤维细胞和胰岛 β 细胞等为主要研究对象，而中国的研究对象则以脐带和骨髓间充质干细胞为主。总体来说，选择造血干细胞和不同来源的间充质干细胞进行临床试验的数量最多，且目前已获批的干细胞药物绝大多数是间充质干细胞。因此下面主要介绍脐带血、脐带及胎盘来源的造血干细胞和间充质干细胞的临床研究与应用。

（一）造血干细胞的应用

临床上造血干细胞移植已是人类血液系统疾病公认的治疗策略，尤其是治愈白血病等的重要手段；同时可用于多种免疫系统相关疾病的治疗。脐带血、脐带及胎盘中富含造血干细胞，其中脐带血造血干细胞已应用于临床造血干细胞移植治疗。据美国纽约血液中心统计，目前脐带血造血干细胞已用于 80 多种疾病的治疗；我国脐带血的临床应用已超过6000 例。

1. 造血干细胞与血液系统疾病

造血干细胞移植作为血液系统疾病公认的治疗策略，通过采用自体或异体造血干细胞移植可治疗多种成人和儿童及青少年恶性血液病，如急性淋巴细胞白血病、急性髓系白血病、恶性淋巴瘤及多发性骨髓瘤等，且移植前处于缓解状态的白血病患者移植后治疗效果更佳。此外，研究发现若联合移植脐带来源间充质干细胞可进一步促进造血功能恢复，并降低移植

物抗宿主病的发生率和严重程度，安全且并发症少。目前已有临床实例证实脐带血造血干细胞移植不仅可用于孩子进行自体移植，也可用于父母和兄弟姐妹等家人的移植。

2. 造血干细胞与自身免疫性疾病

已有大量临床研究和治疗表明造血干细胞移植可用于自身免疫性疾病的治疗，多项临床试验在全球超过 40 个国家进行，疾病类型主要针对多发性硬化、系统性红斑狼疮、系统性硬化、克罗恩病等炎性肠病和 I 型糖尿病等。

3. 造血干细胞与神经系统疾病

临床研究发现通过自体脐带血造血干细胞移植或输注可用于脑瘫、小儿卒中和自闭症等的治疗。通过自体脐带血干细胞输注，部分自闭症儿童的症状得到改善，与社会化有关的总体趋势得到改善，且输注安全、可行，耐受性良好；脑瘫和小儿卒中患者自体脐带血干细胞输注的安全性和有效性也得到评估，但对症状的缓解等有待进一步研究确证。

（二）间充质干细胞的应用

与传统的骨髓间充质干细胞比较，脐带血、脐带或胎盘来源的间充质干细胞基本生物学特性如体外生长特性、表面标记物、分化潜能和分泌功能等与其他来源的间充质干细胞相似，但在增殖能力、CD106、HLA－I 表达和神经诱导分化能力等方面要优于骨髓间充质干细胞，因此作为一种新型种子细胞，受到基础与临床研究工作者的重视，研究进展迅速。

1. 间充质干细胞与自身免疫性疾病

临床研究发现脐带间充质干细胞输注有助于类风湿关节炎症状的缓解；静脉输注脐带间充质干细胞可显著降低系统性红斑狼疮患者的疾病活动度，明显改善其临床表现；脐带间充质干细胞联合自体骨髓间充质干细胞移植治疗 I 型糖尿病具有良好的安全性和疗效，患者血糖下降且胰岛素需求量减少。

2. 间充质干细胞与代谢性疾病

临床研究发现脐带间充质干细胞移植有助于 II 型糖尿病患者的治疗，患者多数能达到血糖降低、胰岛素减量的效果，同时患者体质也有所增强；肌内注射脐带间充质干细胞悬液可使糖尿病足患者足部疼痛和麻木程度明显减轻，间歇性跛行显著改善，溃疡愈合；此外，脐带间充质干细胞的应用对改善糖尿病肾病、糖尿病视网膜病变和下肢血管病变也有帮助。

3. 间充质干细胞与神经系统疾病

临床研究发现脐带间充质干细胞移植治疗肌萎缩侧索硬化症（渐冻症）患者的短期效果好且兼具安全性；自体或异体脐带间充质干细胞输注可改善脑瘫患儿的粗大运动功能，减轻肌强直、静止性震颤和姿势步态障碍等症状。

4. 间充质干细胞与衰老的延缓

已有动物实验研究将脐带间充质干细胞经尾静脉输入亚急性衰老治疗组大鼠中，结果显示间充质干细胞可有效增强大鼠机体清除自由基和抗氧化能力，提高机体免疫功能，延缓大鼠衰老。

（罗海丹　陶　祥　杨惠玲）

第十八章　家用电器使用与家庭消防安全知识

 第一节　家庭电路和家用电器用电常识

一、家庭电路

一般的家庭电路由两根进户线（也叫电源线）、电能表、闸刀开关（现在一般使用空气开关）、漏电保护器、保险设备（例如空气开关等其他类型符合标准的熔断器）、用电器、插座、导线、开关等组成（大多为并联，少数情况串联）。

（一）组成

1. 进户线

进户线分为端线（三相四线电路中的某一根相线，一般为红色，俗称火线）和零线（零线是变压器中性点引出的线路，与相线构成回路对用电设备进行供电），火线和零线之间有 220 V 电压（在部分国家是 110 V 电压），它们构成家庭电路的电源（火线和大地之间有 220 V 电压，零线和大地之间没有电压）可通过试电笔来判别，能够使试电笔的氖管发光的则是火线，不能够使氖管发光的则是零线，地线同样不能使氖管发光（试电笔金属螺帽应与手接触）（左零右火）。

2. 电能表

电能表的作用是测量用户在一定时间内消耗的电能，供电线路在接其他元件之前，要先接电能表；也可以说电能表需要接在干路上。电能表的铭牌标有额定电压 U 和正常工作电流 I，家庭电路中正常工作时用电器最大总功率 $P = UI$，我国家庭电路电压为 220 V。

220 V 是指电能表的额定电压，10 A 是指电能表允许通过的最大电流，1500 r/kW·h 是指每消耗 1 kW·h 的电能，电能表的表盘转 1500 转。

读数方法为记下起始时间的值，再记下结束时间的值，两次的差就是这段时间消耗的电能，注意最末一位数字为小数部分，单位为千瓦时，也叫"度"。

3. 总开关

总开关在电能表后，保险丝之前；有时用双刀开关同时控制火线和零线，有时用单刀开关只控制火线。

4. 保险设备

闸刀开关与空气开关：其作用是控制整个家庭电路的通断，装在干路上，安装闸刀开关时，上端为静触头接输入导线，切不可倒装。

保险丝：①由电阻率大、熔点低的铅锑合金制成；②由于电流的热效应，当电路中的电流过大时，能自动熔断而切断电路，起到保护作用；③保险丝应串联在电路中，熔断电流稍大于家庭电路允许通过的最大电流，绝对不允许使用铁丝、铜丝代替保险丝；④保险丝的选择原则是保险丝的额定电流等于或稍大于电路中最大正常工作电流；⑤根据焦耳定律 $Q = I^2Rt$ 可知，保险丝的电阻比较大，通过的电流较大，在相同时间内产生的热量就比较多，温度上升较高，而保险丝的熔点又较低，所以会迅速熔断。

5. 插座

在家庭电路中插座是为了给可移动的电器供电，插座应并联在电路中，分为固定插座和可移动插座，其又分为两孔插座和三孔插座。

三孔插座的 2 个孔分别接火线和零线（规范插座左接零线，右接火线），另一孔是接地的（见图 18－1），这样在把三脚插头插入时，用电器的金属外壳和大地就连接起来。

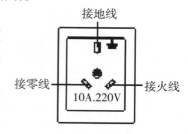

图 18－1　三孔插座结构

6. 开关

开关可以控制所在支路的通断，开关应该和被控制的用电器串联，并要接在火线上。如果将开关接在零线上会导致维修线路时的触电风险。

7. 用电器

用电器是直接使用电能工作的器件。各个用电器应该并联接入电路，这样既保证了用电器之间互不影响，又使用电器两端的电压均为 220 V，在保险丝后。

电灯接入电路时，灯座的 2 个接线柱一个接零线、一个接火线，控制电灯的开关一定要安装在灯座与火线的连线上，不允许放在灯座和零线之间，这是为了安全。螺旋套应该与零线连接。

注意：有金属外壳的用电器应用三孔插座，以防触电事故，不可倒接。

（二）安全用电

（1）安全电压：不高于 36 V 的电压。

（2）不要接触火线或与火线连通的导体，特别注意原来绝缘的物体导了电。

（3）不要靠近高压带电体，因为高压触电有 2 种类型：高压电弧触电和跨步电压触电，不接触也会触电。

（4）触电处理：有人发生触电事故后，绝不能用手拉触电的人，应尽快切断电源，或用干燥绝缘体把线挑开；发生高压触电后，应赶快通知专业人士。

（5）急救：触电的人如果昏迷，应先切断电源，再做人工呼吸，并送医院；如发生火灾，应先断电，再灭火。

（三）知识辨析

1. 测用电器功率

电能表是测量电功的仪表，也可以利用它的参数来测量用电器的电功率。在电能表的表盘上标明每千瓦时的转数，根据在一段时间内的转数，就可以求出用电器在这一时间段内做的电功，从而求出电功率。

具体做法：单独让待测用电器工作，从某一时刻开始计时，并数表盘转的转数，到某一时刻结束。这种方法测量不精确，在测量大功率的用电器的大体功率时可用。

2. 用电器接地

有金属外壳的用电器一般带三脚插头，对应插入三孔插座时，把用电器的金属外壳和大地连接起来，这是因为原来有金属外壳漏电时，人触摸外壳就会触电。当把外壳与大地连接起来，外壳带的电会通过地线流到大地，人触摸就没有危险。

3. 使用测电笔

第一，作用：辨别火线和零线，或检查物体是否带电。

第二，构造：笔尖金属体、阻值很大的电阻、氖管、弹簧、笔尾金属体。

第三，使用方法：用手接触笔尾金属体，笔尖金属体接触待测物体。如果氖管发光，则说明有电压，接触的是火线，或与火线接通；如果氖管不发光，说明接触的是零线，或与火线没有接通。

第四，对测电笔的检测，分两步进行：①检测它的安全性。在外壳无安全隐患的情况下，重点测试电笔内部的工作电阻。使用兆欧表测量时，电阻值应大于 2 MΩ。②检测它的有效性。将测电笔的两端，接入 110V 的交流电压。若能正常启辉，则表示该测电笔完好。以上两个步骤的测量均正常，即说明该测电笔是完好的、安全的。

（四）常见故障检修

在家庭电路常见故障中，过载和漏电都是容易被检查出来的，而短路和断路就比较难检查出来，我们可以用一个检验灯泡对各个支路进行检修。如在火线干路上（一般在保险丝附近）接一个额定电压为 220 V 的灯泡，断开其他支路，只闭合某一支路，就可检查这一支路。

1. 断路

当电路某处断开，电路中无电流通过，用电器不能工作，就是断路。包括用电器内部断路、火线断路、零线断路。造成断路的主要原因是电线断开、线头脱落、接触不良、用电器烧坏等。

2. 短路

发生短路是电路中电流过大的原因之一，电流没有经过用电器而直接构成通路就是短路。包括用电器外导线的短路和用电器内部的短路。

造成短路的主要原因包括：火线和零线用导线直接连接，在安装时致使火线和零线直接接通，或用电器内部火线和零线直接接通；电线或用电器的绝缘皮由于老化而破损，致使火线和零线直接接通。发生短路时，电路中的电阻很小，相当于导线的电阻，电路中的电流会很大。

3. 过载

当同时使用的用电器过多（多个用户集中同时使用多个大功率的用电器或一个插座上使用多个大功率的用电器）时，用电器的总功率过大，使电路中的电流过大，超过电路允许通过的电流，致使保险丝熔断或烧坏电能表或造成用电器两端电压低于额定电压而不能正常工作。

电源电压一定，用电器的总功率过大时，根据公式 $I = P/U$ 可知，电路中的电流会过大。

4. 漏电

用电器由于长期使用或接线不当，造成火线和其他不能带电的导体直接或间接接触，就是漏电，容易造成触电事故。

二、家庭电器用电常识

（1）照明电路通常由导线将电源、插座、灯具和开关等连接组成。要使用电器工作就必须有持续的电流通过该用电器，只有当电路闭合，并有电源供电时灯泡才能发光。

（2）我国的照明电路都采用电压为 220 V 的交流电源，当交流电电压高于 36 V 时就会对人体产生危害。

（3）家庭电路一般有 3 根电线引入室内，一根火线、一根零线和一根接地线。其中火线有交流电压，它与零线一起使用可以为单相用电器提供电源，而接地线是用来接用电器金属外壳的，主要起安全保护作用。

（4）照明电路的连接规则是："火线"进开关，"零线"进灯座，"开关线"连接开关与灯座。

（5）家庭电路中各用电器的连接方式都是并联的，而开关与被控制的用电器之间的连接方式是串联。

第二节　家用电器的使用常识

家用电器使用注意事项：

（1）每件家用电器初期使用时都要认真、细致地阅读产品说明书，比较一下产品的额定电压是否和家庭所在地的供电电压相符。

（2）家用电器不要安置在潮湿、有热源、有易燃物、灰尘多的地方。

（3）家用电器使用完毕，要随手切断电源。电器失火，断电之前，千万不要用水去扑灭。

（4）闲置的家用电器也不可长时间不通电，这样易使电器内部发潮变霉或绝缘程度降低。每隔一段时间要运行一次。闲置时间较长的电器再用时，要先检查一下它的绝缘程度，没有问题再使用。

（5）几件电器一起使用时，如果总功率超过电源插座、电能表、保险丝和导线的负荷能力，就不要强行并用，而应该错开使用时间。

一、洗衣机的使用常识

（一）洗衣机的正确摆放位置

洗衣机应水平安放在干燥、牢固的平地上，避免阳光直射，安装可靠的接地线，工作地点附近不可存放可燃气体，排水延长管不要超过 5 m，管口不应高于地面 20 cm，以免引起排水不畅。

（二）洗衣机的正确使用方法

阅读说明书，以了解其性能和具体的操作方法。全自动洗衣机可按"洗涤菜单"进行相关选择。半自动洗衣机可按以下程序操作。

（1）向洗衣机水桶内注水至选择的水位，加入适量的洗涤剂后再将衣物放入桶内。

（2）按转换开关，选择"标准"或"轻柔"。

（3）按衣物材质和脏净程度选择时间，要顺时针转动定时器。

（4）洗完后再漂洗 2～3 次，每次漂洗 2～3 分钟，直至干净。

（5）把洗完的衣物均匀放入脱水桶内，放好脱水桶压盖，盖好桶盖。

（6）停机后，取出衣物晾干。

（三）洗衣机的正确使用注意事项

（1）不要让洗衣机通电空转。

（2）不要把手伸到正在运转的洗衣机里。

（3）不要在洗衣桶转动时投放衣物。

（4）不要在脱水或甩干过程中打开洗衣机盖。

（四）洗衣机的清洁

（1）拔下插头、切断电源、排净污水，用清水清洗机桶，用干布擦干洗衣机内外的水滴和积水，防止机内水分滞留使金属零件生锈。

（2）定期清理过滤网内的杂物。

（五）温馨提示

（1）使用洗衣机时，一次洗衣的量不能超过洗衣机的规定量。

（2）洗涤过程中不能关掉水龙头，否则洗衣机不能自动完成运转程序。

（3）洗衣前要取出口袋中的硬币、杂物，有金属纽扣的衣服要将金属纽扣扣上，并翻转衣服，使金属纽扣不外露，以防在洗涤过程中金属等硬物损坏洗衣桶及波轮。

二、电冰箱的使用常识

（一）电冰箱的正确摆放位置

电冰箱在搬运、放置过程中倾斜角不要超过45°。电冰箱应选择远离热源、避免阳光直射、通风较好、较干燥、离墙 10 cm 以上的地方平稳放置。使用单独的单相带接地的插座，安装可靠的接地线。

（二）电冰箱的正确使用方法

（1）使用前应详细阅读说明书，以了解其性能和具体的操作方法。

（2）插上插头、接通电源。

（3）根据食物品种、数量和所处季节的不同，恰当选择冰箱温度。冰箱内的温度最好保持在4℃以下，有助于抑制细菌繁殖。

（4）轻开轻关冰箱门，取出食物后要立即关闭、关牢冰箱门。

（三）电冰箱的正确使用注意事项

（1）冷冻室内不可存放密封的玻璃罐装食品。

（2）如突然停电，应立即拔下电源插头，等待 10 分钟后再接通电源。

（四）电冰箱的清洁

（1）拔下插头、切断电源。

（2）用软布醮温水或中性洗涤剂擦洗冰箱内外及门封磁条，然后再用清水擦净。

（3）拆下冰箱内部的搁架及抽屉，直接用水冲洗。

（4）用毛刷除去冰箱背面机械部分的灰尘。

（5）打开冷冻室门，把物品取出，利用环境温度或直接用霜铲除霜。

（6）待清洁干净的冰箱完全干燥后放入食品，接通电源正常启动后检查温度控制器是否设定在正确位置。

（7）电冰箱长期不用时，要拔掉电源插头，擦洗干净后晾干。

（五）温馨提示

（1）触摸冰箱中的金属部件有麻电感觉时应停止使用。

（2）停电期间要尽量少开冰箱门。

三、电视机的使用常识

（一）电视机的正确摆放位置

电视机应选择远离热源、避免阳光直射、通风较好、较干燥、离墙或柜 10 cm 以上的地方平稳放置。使用单独的单相带接地的插座，安装可靠的接地线。

（二）电视机的正确使用方法

（1）使用前应详细阅读说明书，以了解其性能和具体的操作方法。

（2）插上插头、接通电源。

（3）按下电视机上的开关旋钮，使用遥控器调节频道、音量大小等。

（4）观看完毕，先关闭遥控器，再关闭电视机上的开关旋钮。

（三）电视机的正确使用注意事项

（1）不要随意拆开电视机外壳。

（2）不要在电压不稳或雷雨较大时使用电视机。

（3）不要频繁开关机，从上次关闭到下次开机应间隔 1 小时左右。

（四）电视机的清洁

（1）拔下插头、切断电源。

（2）用软布蘸温水或中性洗涤剂擦洗电视机表面，然后再用清水擦净。

（3）用照相机镜头清洁纸或者用棉球蘸取磁头清洗液沿同一方向轻拭荧光屏表面后，再稍加力量用干净柔软的布团擦干。

（4）用毛刷除去电视机背面机械部分的灰尘。

（五）温馨提示

（1）电视机的亮度不宜过大，以保护显像管，避免其提前老化。

（2）电视机旁不要放带磁性的物品，如磁铁、手机、手表、银行卡等。

（3）看电视时，要拿掉电视机上的盖布或罩布，注意散热；看完电视后不要马上盖罩布。

（4）电视机工作时，不要用湿手或湿布擦拭屏幕表面，更不能将凉水溅滴到电视机屏幕上，以免炸裂伤人。

（5）注意保护眼睛，看电视的时候不要离得太近；观看时间不宜过长，一般看半个小时左右就应稍微休息一下；屏幕不可太亮或太暗；晚上看电视时，最好在侧面开一个带罩子的灯，使环境亮度和屏幕亮度达到平衡。

（6）长期不使用电视遥控器时，应将电池取出，以免电池内电解液漏出而腐蚀盒内元件。

四、空调的使用常识

（一）空调的正确摆放位置

空调应安装在空气流通、便于维修、不靠近热源、不受阳光照射的阴凉干燥处。

（二）空调的正确使用方法

1. 制冷运转

（1）关闭室内所有门窗。

（2）按下遥控器上"开关"按钮，机器开始工作后，调节遥控器上的相应的模式（制冷），并调节空调的温度，室内温度降低。

（3）空调制冷温度尽量不要低于26℃，切勿不停地调节空调的温度，使压缩机出现异常。

（4）需要停机时，可按下"开关"按钮。

2. 制热运转

（1）关闭室内所有门窗。

（2）按下遥控器上"开关"按钮，机器开始工作后，调节遥控器上的相应的模式（制热），并调节空调的温度，室内温度升高。

（3）空调制热温度尽量不高于20℃，切勿不停地调节空调的温度，使压缩机出现异常。

（4）需要停机时，可按下"开关"按钮。

（三）空调的正确使用注意事项

（1）使用时间不可过长。

（2）空调工作时，不要用手触摸风口。

（四）空调的清洁

（1）拔下插头、切断电源。

（2）用软布蘸温水或中性洗涤剂擦洗空调表面，然后再用清水擦净。

（3）不使用时，要罩布罩防尘。

（五）温馨提示

（1）使用空调时，室内温度不要调得过低或过高，以免与外界气温相差过大而生病，更不宜通宵开着空调睡觉。

（2）使用空调的房间不要关闭过严，定期打开窗户通风对流，以防患"空调病"。

（3）保持清洁卫生，定期清洗空调进风口和过滤网，一般2～3周为宜，以减少疾病的污染源。

五、其他家用电器的基本使用

（一）电风扇的基本使用

（1）使用前应详细阅读使用说明书，充分掌握电风扇的结构、性能及安装、使用和保养方法及注意事项。

（2）台式、落地式电风扇必须使用有安全接地线的三芯插头与插座；吊扇应安装在顶棚较高的位置，可以不装接地线。

（3）电风扇的风叶是重要部件，不论在安装、拆卸、擦洗或使用时，必须加强保护，以防变形。

（4）操作各项功能开关、按键、旋钮时，动作不能过猛、过快，也不能同时按 2 个按键。

（5）吊扇调速旋钮应缓慢顺序旋转，不应旋在挡间位置，否则容易使吊扇发热、烧机。

（6）电风扇的油污或积灰应及时清除。不能用汽油或强碱液擦拭，以免损伤表面油漆部件的功能。

（7）电风扇在使用过程中如出现烫手、异常焦味、摇头不灵、转速变慢等故障时，不要继续使用，应及时切断电源检修。

（8）收藏电风扇前应彻底清除表面油污、积灰，并用干软布擦净，然后用牛皮纸或干净布包裹好。存放的地点应干燥通风，避免挤压。

（二）电饭锅的基本使用

（1）使用过后，内锅经洗涤后，外表的水必须揩干后再放入电饭锅内。

（2）锅底部应避免碰撞变形。发热盘与内锅之间必须保持清洁，切忌饭粒掉入影响热效率甚至损坏发热盘。

（3）内锅可用水洗涤，但外壳及发热盘切忌浸水，只能在切断电源后用湿布抹净。

（4）不宜煮酸、碱类食物，也不要放在有腐蚀性气体或潮湿的地方。

（5）使用时，应将蒸煮的食物先放入锅内，盖上盖，再插上电源插头；取出食物之前应先将电源插头拔下，以确保安全。

（三）微波炉的基本使用

（1）微波炉由于烹饪的时间很短，对食物营养的破坏相当有限，能很好地保持食物中的维生素和天然风味。而且微波食物中矿物质、氨基酸的存有率也比其他烹饪方法高。比如，用微波炉煮青豌豆，可以使维生素 C 几乎一点都不损失。另外，微波炉还可以消毒杀菌。

（2）微波炉不适合烹饪含盐量高的食品，应尽量减少用盐量，这样可避免烹饪的食物外熟内生。

（3）微波炉不适合烹饪大块食物，最好将食物切成 5 cm 以下的小块。食品形状越规则，微波炉加热越均匀。

（四）吸尘器的基本使用

1. 使用方法

（1）打开集尘器检查滤尘袋是否良好。

（2）插上电源，开启电源开关。

（3）请按不同需要选用各款附件。

2. 清洁与更换部件

（1）打开集尘器。

（2）取出滤尘袋。

（3）倒掉灰尘。

（4）冲洗。

（5）晾干。

（6）装好滤尘袋和袋尘罩。

3. 注意事项

（1）使用吸尘器时，注意不要使吸入口堵塞，否则会引起电机过载，损伤电机。

（2）使用吸尘器时，注意要装好滤尘袋，以免灰尘进入电机内。

（3）不要用吸尘器吸水泥、石膏粉、墙粉等微小颗粒，否则会引起吸尘器滤尘袋或过滤网堵塞、电机烧坏等故障。

（4）清洗吸尘器时，使用含水或中性洗涤剂的湿抹布，不要用汽油、香蕉水等，否则会导致壳体龟裂或褪色。

（5）不要用吸尘器吸洗涤剂、煤、油、玻璃、针、烟灰、水湿灰尘、污水、火柴等物品。

（6）不要让吸尘器太靠近火源及其他高温场所。

（7）请勿用吸尘器吸水和其他液体，不能用水冲洗吸尘器。

（8）若需要清洁或维修吸尘器以及不使用吸尘器时，应拔下电源插头，不要拉扯电源线。

（五）电熨斗的基本使用

（1）清洁电熨斗要等到完全冷却之后进行。可以用软的湿布擦洗。如果衣物焦化粘在底板上，不可强行刮除，避免损坏镀层，可以用墨鱼骨擦除焦化的黏附物。

（2）熨斗使用完毕后，要充分冷却后才能收起来。贮存时，为避免镀层损坏，最好竖立放置。

（3）贮存不用时，调温型蒸汽熨斗要将温度旋钮转至最低，蒸汽旋钮转至干熨，即无蒸汽的位置。

（4）电源线不能卷得过紧，免得损坏芯线。

（5）蒸汽型熨斗使用一段时间后，若喷气孔有白色粉末出现，可以用加白醋的水注入熨斗，加热10分钟后，断开电源，摇动熨斗进行清洗，然后把白醋水倒出，用清水冲几遍即可。

（六）油烟机的基本使用

（1）油烟机的安装高度一定要恰当，这样既能保证不碰头，又能保证抽油烟的效果。

（2）为避免油烟机噪音或震动过大、滴油、漏油等情况的发生，应定时对油烟机进行清洗，以免电机、涡轮及油烟机内表面粘油过多。

（3）在使用抽油烟机时，要保持厨房内的空气流通，这样能防止厨房内的空气形成负压，保证油烟机的抽吸能力。

（4）不要擅自拆开油烟机进行清洗，因为电机一旦没装好就不能保证抽油烟效果，且噪音会增大；应让厂家的专业人员进行清洗。

（七）电压力锅的基本使用

使用九忌：一忌选用不当；二忌不学就用；三忌用前不查；四忌上下手柄不重合；五忌擅自加压；六忌盛装过满；七忌中途开盖；八忌不看火候；九忌锐器铲刮。

（八）电烤箱的基本使用

（1）按使用说明书要求进行操作。

（2）电烤箱应放在平整、稳固的地方，并保证接地螺栓可靠接触，在要用250 V、10 A单相三芯插座与自带电源插头匹配使用，在使用过程中，玻璃窗、插座应保持清洁。

（3）不同类型的食品所吸收的热量和升温速度不同，使用时掌握好烘烤食品的温度、时间最为重要。靠近炉门有散热现象，烘烤食品时要翻面，使其受热均匀。

（4）取用食品要停电操作，用手柄叉卡好烤盘，以防止触碰发热元件烫伤手指。

（5）保持内腔壁洁净，烘烤食品完毕，若内腔有调料、油渍等物，可用毛巾润湿肥皂水轻擦烤箱内腔壁直到洁净为止，并且从炉门排出湿气。烤箱表面用柔软布擦净，不能用清水冲洗内腔，以防止电器元件受潮。

（6）不用时，把功率、温度控制、定时3个转换开关转到关停位置上，放在干燥、通风、洁净处。

（九）电磁炉的基本使用

电源线要符合要求；放置要平整；保证气孔通畅；锅具不可过重；清洁炉具要得法；炉具保护功能要完好；按按钮要轻、干脆；炉面有损伤时应停用；容器水量要适当；容器放置要合理；加热时保持功率稳定。

（十）取暖器的基本使用

1. 使用方法

（1）使用取暖器前应详细阅读说明书，以了解其性能和具体的操作方法。

（2）插上电源，按下按键启动。

（3）操作各功能开关、按键、旋钮时，动作不能过猛、过快，不要同时按下2个按键。

2. 注意事项

（1）取暖器工作时，不要触摸网罩。

（2）取暖器的连续工作时间不宜过长，最好间断使用，以免电机升温过高。

（3）取暖器在通电后，不要将衣物或易燃品靠近取暖器，取暖器的上方更不能被棉被、衣服等覆盖。

第三节　家庭消防安全知识

一、生活防火

（一）发生火灾时怎样报警

"119"拨通后，火警台值班人员会立即发问：什么单位，在什么地点，什么东西着火了，火势发展情况，报警人姓名和报警电话的号码等。报警人要根据值班员的问话，准确、详细、简要地回答，等到值班员说"消防车去了"才可以挂断电话。如果起火家庭所在地点消防队不熟悉，报警人应派专人或亲自到大路上接车引路。

（二）家中失火，是先报警，还是先扑救

失火是十万火急的大事，是先报警，还是先扑救呢？对此问题，不能一概而论，必须根据当时当地的具体情况予以区别对待。

火势处在初期阶段，如果家中具备灭火条件，有1个或几个人在场，有把握将火扑灭，应该以先扑救为主，可以迅速地使用灭火器或用脸盆端水将火扑灭。因为初期阶段的火势其燃烧面积还很小，火焰辐射温度也不高，蔓延的速度不快，燃烧产生的烟雾和有毒气体也较少，这时是灭火最有利的时机。所以在这种情况下，最明智的选择是先行扑救。

进入发展阶段的火势，辐射热较高，火势蔓延速度快，燃烧产生的烟雾和有毒气体含量已足以致人于死地。此时若家中只有1人，应首先跑出去呼救报警，然后再回来扑救。如果家中有几个人，最好的做法是让口齿清楚、头脑清醒的人出去报警，留下身强力壮、有胆量的人进行扑救，这样可以延缓和控制火势的发展，使消防队员到达后能够迅速有效地扑救火灾，最大限度地减少损失。

（三）家庭灭火的基本方法

人类经过长期的灭火实践发现了火的奥秘，只有当以下3个条件都具备时，火才能烧起来，这就是燃烧三要素：①有能够燃烧的物质，如木材、纸张等；②有能够帮助燃烧的物质，如空气、氧气等；③有能够着火的温度。当其中某一个条件被去掉时，火就熄灭了。由此归纳出以下3种基本的灭火方法。

（1）冷却法。由于可燃物质起火必须具备相对的着火温度，灭火时只要将水、泡沫或二氧化碳等具有冷却降温和吸热作用的灭火剂，直接喷洒到着火的物体上，使其温度降到燃烧所需的最低温度以下，火就会熄灭。这种方法在扑救家庭火灾中最常用，也很有效。

（2）窒息法。根据可燃物质起火时需要"呼吸"大量空气的特点，灭火时采用捂盖的方式，使空气不能继续进入燃烧区或进入很少。如炒菜时锅里的油起火，只要用锅盖一盖，火就会立即熄灭；人身上的衣服着了火，躺到地上用被褥将身体遮盖住，火焰马上被扑灭。

（3）隔离法。燃烧必须有可燃物作为先决条件。根据这个道理，可以运用隔离法灭火，主要采取以下2种方式：①扑救火灾时，迅速将着火部位周围的可燃物搬移疏散开；②将着火物质转移到没有可燃物质的地方。比如，家中液化气钢瓶起火，只要把着火钢瓶搬到屋外，就可以防止火势蔓延。

（四）制订住宅安全疏散方案

住宅发生火灾时，房间里冒浓烟，温度和氧气如果达到了人们所能忍受的极限状态（指干燥空气中温度上升到300℃、一氧化碳浓度达到1%、二氧化碳浓度达到12%、氧气含量下降到7%），或其中任何一项达到了最大极限值，人的生存可能性就很小了。

那么，怎样才能使人们在住宅失火时迅速安全地脱离危险呢？最好的办法就是未雨绸缪，一家人事先制订一个住宅安全疏散方案。此方案可按下列步骤制订。

首先，确定住宅内外所有可供疏散的出口，这些出口是指发生火灾时能使家人脱险的门、窗、阳台、平台、天窗、走廊和过道等。由于火灾的发生很突然，因此住宅内的安全疏散出口多多益善，而且所有的疏散出口必须保持昼夜24小时畅通无阻（窗户上安装的防盗铁网和铁栏杆应是活动的，可以向里或向外打开，在里面安装插销）；安有门锁的门，钥匙应插在锁眼里或放在随手可取的地方；较高的窗口下，应放置桌椅板凳等垫脚物。

其次，绘制住宅平面布置图。用一张格子纸按比例绘制出住宅平面图。标出所有出口的位置，包括出口外的地形地物和可供利用的建筑结构等。如果是楼房，还要绘制分层图，并用红笔标出每间房屋的主要出口、通道和疏散路线，用蓝笔标出备用出口、通道和疏散路线。

最后，写上安全疏散时的注意事项。主要有以下几点。

（1）睡觉时被烟呛醒，应迅速下床匍匐爬到门口，把门打开一道缝，看门外是否有烟火，若烟火封门，千万别出去！应改走其他出口。通过其他房间后，将门窗关上，这样可以起到隔烟隔火、延缓火势蔓延的作用。

（2）不要为了拿家中的贵重物品而冒险返回正在燃烧的房间，这样很容易陷入火海；从睡梦中惊醒后，不要等穿好了衣服才往外跑，此刻时间就是生命。

（3）当被烟火围困在屋内时，应用水浸湿毯子或被褥，将其披在身上，尤其要包好头部，最好能用湿毛巾或布蒙住口鼻，做好防护措施再向外冲，这样受伤的可能性要小得多。

（4）向外冲时，假如衣服着火，应及时倒地打滚，用身体将火压熄。如果衣服着火者只顾惊慌奔跑，应将其拽倒，用大衣、被子、毛毯等覆盖他的身体，使火窒息。

将制订好的安全疏散方案复制若干份，分别贴在卫生间和卧室门后，使家人和来客能够常见熟知；发生火灾时，起引导作用。

家中每个人都必须牢记安全疏散时的注意事项，熟悉每个出口，每隔半年按方案确定的出口和疏散路线进行一次家庭防火演习，这时可别忘了教会孩子们，只要平时多加训练，发生火灾时就可以安然无恙。

（五）住宅阳台与消防有密切关系

我国城乡建造的居民住宅楼大多建有阳台，有些甚至还建有后阳台或侧阳台。

从防火方面来说，当位于阳台下面一层的房间起火时，火焰从窗口窜出往上冒，钢筋混凝土结构的阳台可以有效地阻隔向上蔓延的火势；当房门、楼梯或过道被浓烟烈火封锁，人们被围困在房间里无法逃生时，胆子大一点的健康青壮年，只要攀缘阳台边的落水管道就可脱离险境。如果阳台连在一起，则可朝安全方向转移。若能够找到结实的绳索，还可以凭借阳台顺绳而下。总之，躲避到阳台上的人，即使自己无力逃生，至少可以赢得一些宝贵的时间等待消防人员前来救援。这方面有不少成功的实例。

然而，居住在楼房里的人们对此却缺乏认识，很多人家受着"破家值万贯"的旧观念影响，对一些破烂不堪的旧东西，舍不得抛弃，而习惯于放置在阳台上，阳台成了家庭的"废旧物资仓库"，有桌椅、板凳、竹篮、纸盒、破鞋、柴草，甚至还有汽油、煤油、油漆等易燃液体，所有这些构成了家庭的火险隐患。万一遇到飞来的火种（如点燃的烟花爆竹，楼上扔下来的香烟头，或来自其他建筑的辐射热或"飞火"），阳台上放置的可燃物就有可能被引燃，不仅会引火入室，而且严重威胁到左邻右舍的安全。

有的家庭为了保证安全，别出心裁地用钢筋在阳台上焊接防盗栅栏，将阳台完全罩住。这样做从防盗角度看似乎有利，而从消防角度看却显然不利。因为，火灾条件下这道栅栏会使住宅里的人无法逃生，消防人员的灭火、救人行动也难以顺利进行。明白了这些道理，不妨对照检查一下自家的阳台，看有无上述危险因素，如果有，就应该毫不吝惜地予以整改，以期达到消除火险、保证家庭平安的目的。

（六）住宅楼发生火灾如何避难逃生

住宅楼具有楼层高、疏散楼梯少、居住人员多的特点，一旦发生火灾，住在楼上的人容易为火所困，消防队进行灭火、救人也很困难，极易造成人员伤亡。

某报报道过这样一个事例，哈尔滨市道里区发生一场特大火灾，烈火吞噬了5条街，烧死烧伤几十人。其中一户人家，5口人上楼抢救财产，被火围困在室内，全部遇难。然而，住在六楼的几户居民却创造了"奇迹"，当大火袭来无法突围时，他们没有坐以待毙，而是立即行动起来，先把阳台上堆放的木柴搬进屋内，然后将家中所有被褥、毯子和棉衣裤用水浸湿，蒙在门窗上，并不断地将水往阳台、地上、床上和屋内所有可燃物上泼洒。当天，虽然整幢大楼火势熊熊，但烈焰却始终未能烧进屋去。夜间火势减弱后，他们打开手电筒向楼外呼救，终于被消防人员发现并抢救出来。

事实说明，了解并掌握一些避难常识非常重要。

当走廊和楼梯间已经充满烟雾和火焰时，人们只要用湿毛巾包住口、鼻，将身上穿的衣服用水泼湿，再把浸过水的棉被披在身上，然后鼓足勇气俯身外冲，或头朝下向外爬行，就能很快脱离险境。

楼梯一旦被烧断，似乎"山穷水尽疑无路"了，其实不然。人们还可以从窗户旁边安装的落水管道往下爬，但要注意查看管道是否牢固，防止人体攀附上去后断裂脱落造成伤亡；家中若有行动不便的老人、孩子和残疾人，可以将床单撕开连结成绳索，一头牢固地系在窗框上，另一头系住他们的胸部，把他们吊放到楼下，然后自己再顺绳索滑下来，楼房的平屋顶是避难的安全处所，人们只要能够上到平屋顶上，就比较安全了。还可以从突出的墙边、墙裙和相连接的阳台等部位转移到安全区域。

通常，超过7层的住宅楼内均装有载客电梯，当人们逃离火灾现场时，应顺楼梯往下跑，千万不要乘电梯，以免被困在电梯内，因为电梯在火灾情况下，随时可能发生故障或被火烧坏。

万一不能采用上述方法避难逃生，那只好待在屋里等候消防人员前来营救，在火焰还没烧进所在屋子以前，还有一段安全时间，应加以充分利用。如迅速躲避到没有烟雾而且临街的房间里，关好门，用枕巾、衣服等织物堵塞门缝，防止烟雾钻进来，然后打开窗户大声呼救等。

跳楼是最不可取的逃生方式，往往凶多吉少，所以当人们被困时，应该竭尽全力坚持下去，生还的希望往往就在再坚持一下的努力之中。如果有人被困在二层楼上，迫不得已则可跳楼，但要用双手扒住窗台或阳台边缘，将两脚慢慢往下放，这样身体和地面的距离就只剩 2 ～ 3 m 高了，然后两腿并拢，双膝微弯往下跳，便可平安落地。

（七）吸烟容易引起火灾

两百多年前，印第安人在美洲大陆发现了散发着异味的阔叶植物——烟草。随后，英国人于 1881 年制造出第一个卷烟机。从此，整个人类的地球便笼罩于香烟毒雾之中。如今我国已发展成为世界上最大的香烟生产国，吸烟者多达 3 亿之众，比美国或俄国的人口还要多，吸烟已成为威胁我国公民身体健康和家庭安全的大"公害"，其危害性正逐步被人们所认识。

香烟这个"小草棍"为什么这样容易引起火灾呢？主要原因是香烟点燃后具有很高的温度。据消防部门测试，香烟点燃不吸时表面温度为 288℃，抽吸时中心温度 732℃。然而，家庭常见可燃物质的燃点和自燃点却很低，如棉、麻、毛纺织物、纸张、家具等的燃点只有 200 ～ 300℃。因此，未熄灭的烟头是足以引起固体可燃物和易燃、可燃液体或气体着火的。

通常，烟头引起火灾首先要经过一段较长时间无火焰的"暗烧"，使可燃物质受热氧化，并且温度久聚不散；随后才能逐步发展到有火焰的"明烧"；最后蔓延扩大形成火灾。所以，香烟引起的火灾往往发现较迟，等到大火烧起来后才被人们察觉，影响到及时的扑救。

二、电器防火

（一）电线超负荷容易起火

如今，我国城乡许多家庭都拥有电视机、电冰箱、洗衣机、收录机、电风扇和吸尘器等家用电器。但这些家庭使用的电源线路大多还是十几年前甚至几十年前建房时敷设的。这么多的家用电器使用已经老化的电源线路，势必造成电线超负荷。

什么叫电线超负荷呢？通常，我们把允许连续通过电线又不会使它产生过热的电流量称作电线的安全电流值；当电线中通过的电流量超过了安全电流量值时，就表明电线超负荷了。假设家中的电线的安全用电量为 3300 W，晚上同时使用电灯、电冰箱、电饭锅、电视机和电热取暖器，总用电量达到 3100 W，这时，若再使用 600 W 的电热水壶，电线就处于严重的超负荷状态。

电线超负荷的现象在家庭日常生活中常能看到。比如，电源线路好比家中的自来水管线，在电源线路上使用的家用电器好比水龙头。只拧开 1 个水龙头，会感到水流量和压力很充足；同时拧开 3 个水龙头，每个水龙头的流量和压力就感到不足；若同时拧开 5 个水龙头，每个水龙头的流量和压力就会更小。所以我们有时会发现电灯突然变暗、电风扇转速变慢、电视机图像变窄、电冰箱启动不了等异常情况。

电线本身具有一定的电阻。电在电线里"流动"时，因克服电阻力而消耗的部分电能便转化为热能，从而使电线发热。因此，常要求橡胶绝缘电线的最高允许工作温度为65℃，塑料绝缘电线的最高允许工作温度为 70℃，但当电线处于超负荷工作状态时，发出的热量便会相应增大，负荷越严重，产生的热量越高。

当温度超过 250℃时，包在电线外面的橡胶或塑料绝缘材料就会立即自行燃烧，并与电线分离开来。这时裸露着的电线就好像一根电热丝，散发出的热量足以使墙板、地板、地毯和贴墙布等可燃物质起火。

怎样防止电线超负荷呢？首先，应计算一下家里现有的和即将添置的家用电器的用电总功率，根据电线的安全电流值，检查一下电线的截面积是否偏小，如果偏小了，应重新设计使用符合规格要求的电线。

另外，在家用电器数量多、功率大，而电线的截面积又偏小的情况下，绝不要同时使用几个大功率的家用电器，还要注意避开公共用电的高峰时间。再就是要安装符合规格要求的保险丝或电路断开器，一旦出现用电超负荷，能立即切断电源，化险为夷。

（二）不能用铜、铁丝代替保险丝

通常家庭的配电盒上都装有熔断器，熔断器中又安装着熔丝，熔丝是用铅锡、铅锑合金材料制作的。它具有熔点低、电阻大、发热多、断得快的特点。当通过电线和用电器具的电流超过允许的安全数值时，电流的热效应会使熔丝发热，一旦达到熔丝的熔断电流（即达到熔丝的熔点），它便立即熔断，从而起到切断电源的作用。由此可见，熔丝在电源线路发生漏电、短路或超负荷等故障时，具有保护电源线路和用电器具不致起火或烧坏的重要作用。所以人们给它起了个美名——"保险丝"。

不同负荷量的电源线路，必须使用相应规格的保险丝。如果随意用过粗的保险丝或铜、铁丝来代替，非但不能起"保险"作用，相反会带来火灾危险。

这是为什么呢？原来，用不同金属材料制作的保险丝，具有不同的额定电流和熔断电流，即使是同样材质的保险丝，其直径越粗，额定电流和熔断电流也越大；反之，则越小。通常保险丝的熔断电流是额定电流的 1.5～2.0 倍。当电流超过保险丝额定电流 5 倍时，保险丝就会立即熔断。

根据这个道理，可以得出这样的结论：如果使用的保险丝直径过粗，或用铜、铁丝代替，一旦遇到漏电，短路或超负荷时，保险丝会因熔断电流太大而不能及时熔断。也就无法达到保护电源线路和用电器具的目的。时间一长，将导致电源线路和用电器具发热起火或被烧毁，进而引燃可燃物，甚至酿成火灾。

（三）电视机也会起火爆炸

自电视机问世以来，国内外发生的电视机起火爆炸事故接踵而至。是什么原因造成电视机起火爆炸呢？多年来，通过有关科技人员对电视机起火爆炸事故的调查研究，归纳出以下多方面的原因。

（1）散热不良。电视机通电后，机内的电子元件会产生一定的热量，这些热量通过电视机外壳的散热孔向外散发，若把电视机放置在不利于散热的电视柜或不通风的地方收看，热量便会在机内积蓄。如长时间收看，电子元件就有可能因过热被烧坏，或因湿度大、积聚的灰尘多，而使其绝缘性能降低，以致发生放电打火或击穿短路等故障，使电子元件损坏，冒烟起火。

（2）电压不稳。电视机电源电压一般在 190～230 V 范围内可正常工作，电压过高会使电源变压器"体温"迅速升高，在高温作用下，线圈绝缘漆层会损坏，从而造成短路起火；电压过低，电源变压器处于超负荷工作状态，也会导致上述结果。

（3）未断电源。有些电视机的电源开关设计在电源变压器的副边，当关上电视机后，变压器原边仍然通电，只有拔下插头才能完全断电。遇上这种电视机，如果关机后不拔下插头，电流会使电源变压器继续升温，时间一长，温度将会超过 100℃，电源变压器的线圈和绝缘层便会因短路或炭化而起火。

（4）高压放电。电视机内有 10000 V 左右的高电压，最容易起火的部位是高压部分的高压包、高压线和高压硅堆，如果这些元件质量有问题，就可能发生高压放电现象，放电时产生的电弧或电火花温度极高，能使机内的塑料紧固件、导线和线路板等起火。

（5）遭受雷击。室外架设的电视天线如果没有安装良好的避雷装置，遇到雷雨天气容易将雷电流导入电视机内。雷电压高达 1.25 亿伏，产生的温度极高，不仅能使电视机起火，还有可能使显像管爆炸，严重危及人身安全。

此外，人们的疏忽大意也是造成电视机起火爆炸的原因。如有的人在天气寒冷时把花盆端进室内，放在电视机上，因浇水过多，水渗漏到电视机内引起燃烧；有的家庭把电视机放在窗口，遇到刮风下雨使机内元件受损，酿成火灾；还有的人在有易燃易爆气体的房间里收看电视，引起爆燃。

（四）家用空调器也会引起火灾

空气调节器简称空调器，是用于调节室内气温的，它是人类社会物质文明的又一象征。

我国近年来生产空调器的厂家越来越多，因此，让读者了解并掌握一些空调器的火灾危险性及防火措施，是大有必要的。经有关部门对多起窗式空调器火灾事故的分析，已基本弄清了引起火灾事故的主要原因。

1. 电容器击穿引燃空调器

电容器被击穿主要有两方面原因。

（1）电源电压过高。我国各地电网电压波动较大，在用电低潮时，220 V 的电源其电压值有时会超过 250 V，而有些厂家生产的电容器耐电压值不够，处于超负荷工作状态，时间一长就容易击穿。

（2）受潮漏电电容器材质不好，受潮后绝缘性能降低，漏电流增大，导致击穿。

2. 风扇电机卡住不转导致过热起火

空调器内的离心风机和轴流风机在运转过程中，有的因材质问题会出现轴承磨损或风机破裂故障，使风扇风机卡住不转，这时通过风扇电机的电流迅速增大，在没有热保护装置的情况下，电机线圈有可能因过热而起火。

3．安装或使用不当

家用窗式空调器通常使用单相 220 V 电源，电源插头是单相三线插头，有的人误以为使用的是 380V 的三相电源，结果误接起火。

4．密封接线座击穿

制冷量较大的单相空调器的全封闭压缩机密封接线座常发生击穿事故，如制冷量 23000 kW·h（5500 kW·h）的单相窗式空调器，其工作电流高达 17 A，一旦发生击穿事故，冷冻液便会从全封闭的压缩机机壳内流出，若不及时处理，流到空调器底盘上，遇到火种就会起火。

（五）预防电熨斗引起火灾

电熨斗是家庭普遍用来熨烫衣物的电热器具，在人们的日常生活中已得到广泛的使用。但是由于多种原因，导致使用电熨斗而引起的火灾事故时有发生。

电熨斗为什么会引起火灾呢？

普通型电熨斗主要由金属底板、外壳、发热芯子、压铁、手柄和电源引线等组成。其规格按功率划分为 200 ～ 1000 W 不等。功率越大，产生的温度就越高。一般情况下通电 8 ～ 12 分钟，温度就能升到 200℃。继续通电则可升到 400 ～ 500℃，这样高的温度大大超过了棉麻和木材等可燃物质的燃点。所以，只要电熨斗长时间接触或靠近可燃物，就很容易引起火灾。

电熨斗引起火灾的原因通常有以下两个方面。

1．没有拔下电源插头

一是使用电熨斗时突然遇上停电，没拔下电源插头便离开去干别的事；二是使用电熨斗烫衣物时，忘记拔下电源插头就干别的事。

2．不懂常识，麻痹大意

有的人直接把砖块或金属块放在木台板上搁放电熨斗，因为没有拔下电源插头，电熨斗长时间通电产生的高温便经由砖块（或金属块）传导到下面的木台板上，从而引起火灾。

那么，怎样才能预防电熨斗引起火灾呢？

（1）选购合适的电熨斗。购买电熨斗时要根据家中电度表的容量合理选择。

（2）制作安全保险的熨斗支架。为了安全起见，可以采用不燃隔热材料制作。一个带撑脚的电熨斗支架，使电熨斗离开台面约 20 cm，这样即使忘了拔下电源插头，也可免遭火患。

（3）使用中谨慎操作。熨烫衣物时要掌握好电熨斗的温度，发现过热应及时拔下电源插头。

（4）待放凉后再收纳电熨斗。用过后，待温度降至用手摸感觉不热时方可将电源引线轻松地缠绕于手柄处，放到干燥的地方去保存。

三、燃料气体防火

煤气是一种无色的易燃易爆气体，与空气混合达到一定浓度时，遇明火即会发生燃烧或爆炸。爆炸时的火焰传播速度可达每秒数千米，温度高达几千度，体积比原混合气体大出几千倍。即使是钢筋水泥建造的楼房，也会被炸得墙倒屋塌，支离破碎。

知道了煤气的危险性，若在家中闻到煤气味时，就应迅速查找漏气的原因和部位，以便及时妥善地处置漏气，避免发生煤气爆炸起火事故。

检查煤气漏气，可用软毛刷、毛笔或牙刷蘸肥皂水涂抹管道和灶具，凡肥皂水涂抹之处有气泡泛起的部位便是漏气处。肥皂水可用普通肥皂泡制，也可用洗衣粉或洗涤液加水调制。检查煤气漏气应注意以下几个地方。

（1）煤气表、管道进气旋塞阀、煤气管道与灶具的各个接头处。

（2）灶具的开关芯子处，以及开关阀同喷嘴的连接处。

（3）管道阀门的阀杆与压母之间的缝隙处。

（4）连接灶具的胶皮管两端接头处。

（5）胶管是否年久老化出现裂纹，在裂纹处会出现缓慢漏气。

（6）管道或煤气表本身，长久使用受煤气腐蚀会生锈穿孔，漏气越来越严重。

四、火灾应急处置方法

（一）室内装修装饰时要考虑到防火安全

大量采用可燃易燃材料进行装饰装修，降低了建筑物的耐火等级。随着住房条件的不断改善，人们对住宅的讲究也越来越高，客厅豪华化、卧室宾馆化、书房休闲化，各种构思、造型层出不穷，为了讲究造型，有的大面积采用三夹板等可燃材料进行装修分隔，总面积不大的住宅全部被木质框架和三夹板填塞，形成了一个巨大的"木壳箱"。一旦失火，很快形成一片火海，后果不堪设想。

因此，室内装饰装修时，一定要注意施工现场的防火安全和装饰装修时使用的材料，不要追求美观而忽视防火安全，给居家安全留下安全隐患。

（二）人身上衣服着火怎么办

人身上的衣服着火后，常出现这样的情形：有的人皮肤被火灼痛，于是惊慌失措，撒腿便跑，谁知越跑火烧得越大，结果被火烧伤或烧死；有的人发现自己身上有了火，吓得大喊大叫，胡乱扑打，反而使火越扑越旺，结果也被火烧伤或烧死。上述情况说明，人身上衣服着火后，是既不能奔跑，也不能扑打的。那么，人身上衣服着火后应该怎么办呢？正确、有效的处理方法如下。

（1）当人身上穿着几件衣服时，火一下是烧不到皮肤的，应将着火的外衣迅速脱下来。有纽扣的衣服可用双手抓住左右衣襟猛力撕扯将衣服脱下，不能像往日那样一个一个地解纽扣，因为时间来不及。如果穿的是拉链衫，则要迅速拉开拉锁将衣服脱下。

（2）人身上如果穿的是单衣，着火后就有可能被烧伤。当胸前衣服着火时，应迅速趴在地上；背后衣服着火时，应躺在地上，前后衣服都着火时，则应在地上来回滚动，用身体隔绝空气，覆盖火焰，但在地上滚动的速度不能快，否则火不容易压灭。

（3）在家里，使用被褥、毯子或麻袋等物灭火，效果既好又及时，只要张开后遮盖在身上，然后迅速趴在地上，火焰便会立刻熄灭。如果旁边正好有水，也可用水浇。

（4）在户外，如果近处有河流、池塘，可迅速跳入浅水中；但若人已被烧伤，而且创面皮肤上已烧破时，则不宜跳入水中，更不能用灭火器直接往人体上喷射，因为这样做很容易使烧伤创面感染细菌。

另外，还要掌握以下家庭消防小常识。

1. 报警

发生火灾时，应沉着迅速、简明准确地报警，基本要求如下。

（1）用电话报警时，要沉着冷静地拨打"119"火警电话；要讲清楚起火地点及其所在小区、街道、门牌号、几幢几室，说明是什么东西着火，有无爆炸危险物品的情况；要讲清报警人的姓名、单位和所在的电话号码；待对方说明可以挂断电话时，方可挂断电话。

（2）报警后，要立即亲自或派人到单位门口、街道口或交叉路口迎候消防车，并带领消防队员迅速赶到火场。

2. 初起火灾扑救

家中一旦起火，不要惊慌失措，如果火势不大，应迅速利用家中备有的简易灭火器材和其他可利用物品（如水、湿棉被、砂土、干粉等），采取有效措施控制和扑救火灾。

（1）油锅着火，不能泼水灭火，应关闭炉灶燃气阀门，直接盖上锅盖或用湿抹布覆盖，令火窒息，还可向锅内放入切好的蔬菜冷却灭火。

（2）燃气罐着火，要用浸湿的被褥、衣物捂盖灭火，并迅速关闭阀门。

（3）家用电器或线路着火，不可直接泼水，要先切断电源，再用干粉或气体灭火器灭火。

（4）救火时不要贸然开门窗通风排烟。门窗紧闭时，室内供氧不足，火势发展缓慢；一旦门窗打开，新鲜空气大量涌入，反而会加速火势蔓延。因此，没有灭火准备时不能随便开启门窗。

3. 火场逃生

火场逃生最关键的就是头脑要保持沉着冷静，切不可惊慌失措。如果起火部位在自家之外，可用手先试一下门把手及门是否灼热。如果觉得不热，可用身体和脚抵住房门，小心地将门打开一条缝，观察门外火势，若烟雾较大，则封住房门，以暂阻火势蔓延进家。若烟雾不大，门外上方热度可以忍受，可用湿毛巾捂住口鼻，必要时将全身用水淋湿或披一条湿棉被，采用低头弯腰的办法打开房门逃生。如果火将门封住，无法由房门逃生，只有依靠外窗和阳台。若楼层不高，可利用床单、窗帘、衣服等物品连接成救生绳捆于窗框、暖气管等物体上，沿绳下滑逃生，也可利用水漏管道下滑逃生。居住在二楼的居民在万不得已的情况下，可将床垫、棉被、沙发垫等缓冲物扔到窗下，再跳楼逃生。跳的时候应采取用手攀窗台或阳台外沿，身体垂直向下的姿态跳下。如果居住的楼层很高，用尽家中之物也无法拥有足够长度的救生绳，应不时地向房门泼水争取时间，到阳台或窗口持醒目之物挥动、呼喊或利用现有长度的救生绳下滑到其他楼层暂避。如果火不但封了门，窗外也是一片火海时，应将门窗全部关闭，用湿棉被、毛巾、衣物等封堵门窗，同时采取打电话、敲打脸盆、向窗外抛东西等手段吸引外部人员注意，以便获救。

逃离途中切记不可使用电梯。因为火灾中电梯线路常被烧坏，会使人困在电梯中无法逃生。

4. 家庭防火

（1）预防电器火灾。首先要根据防湿、防潮、防热、防腐等具体要求，合理选用线路种类；其次要确保各类电器、线路的质量安全，保证线路能在电器添置的情况下，不出现过负荷情况；最后要在线路敷设时应尽量走近路、直路，避免迂回曲折，减少交叉跨越。线路间的相互连接及线路与电器的连接处，接触电阻较大，产生的焦耳热易引燃绝缘层。因此接头要牢固，防止接触面松动氧化。线路穿墙的部分要设置套管，防止线路磨损而造成漏电、短路；线路未穿墙的部分要设置阻燃套管，避免因线路起火而引燃室内其他可燃物。常用灯具应安装在距可燃物一定的距离外，防止照明热引燃可燃物。雷雨天收看电视则不应使用室外天线，以防雷击起火。使用洗衣机时不可一次投入过多衣物，防止电机过载，甚至"闷车"。电冰箱在使用时应保持后部干燥通风，避免接触可燃物。电热毯容易因折叠造成电热丝断裂产生火花或长时间通电而起火，因此使用电热毯时，人不能离开且不能在固定位置折叠。电熨斗在使用时和使用后都有较高的温度，易引燃被烫熨的衣物，因此使用后应放置在专用的架子上，让其自然降温，防止因余热引起火灾。

（2）防止室内外乱堆放，不能将物品，尤其是可燃物堆放在影响疏散的部位，如走道、楼梯间休息平台及楼梯下等位置，也不能将可燃物堆放在用火频繁及易产生高温的地方。如灶台、取暖器附近，防止可燃物表面温度达到着火点而起火。另外，有的家庭擅自储存过量鞭炮、汽油等易燃易爆物品，一旦发生火灾，容易造成人员伤亡和重大财产损失，因此这种现象应杜绝。

（倪焕铭）

参考文献

［1］陈荣华，赵正言，刘湘云．儿童保健学［M］．5 版．南京：江苏凤凰科学技术出版社，2017.

［2］崔焱，仰曙芬，等．儿科护理学［M］．6 版．北京：人民卫生出版社，2017.

［3］杜立中．新生儿高胆红素血症［M］．北京：人民卫生出版社，2015.

［4］冯希平．口腔预防医学［M］．7 版．北京：人民卫生出版社，2020.

［5］干细胞制剂质量控制及临床前研究指导原则（试行）（2015）［J］

［6］葛立宏．儿童口腔医学［M］．5 版．北京：人民卫生出版社，2020.

［7］桂永浩．儿科学［M］．3 版．北京：高等教育出版社，2016.

［8］何三纲．口腔解剖生理学［M］．8 版．北京：人民卫生出版社，2020.

［9］何文霞，刘敏，李强，等．粪菌移植在肠道微生态相关疾病中的应用［J］．胃肠病学和肝病学杂志，2019，28（3）．

［10］胡亚美，江载芳．褚福堂实用儿科学［M］．北京：人民卫生出版社，2002.

［11］黄晓军．实用造血干细胞移植［M］．北京：人民卫生出版社，2019.

［12］黄旭，李秀红．优生优育学［M］．广州：中山大学公共卫生学院妇幼卫生学系，2011.

［13］姜淑清．好孕 280 天一天一页［M］．南京：东南大学出版社，2014.

［14］金星明，静进．发育与行为儿科学［M］．北京：人民卫生出版社，2020.

［15］黎海芪，毛萌．儿童保健学［M］．2 版．北京：人民卫生出版社，2009.

［16］黎海芪．实用儿童保健学［M］．北京：人民卫生出版社，2016.

［17］李增庆．优生优育学［M］．武汉：武汉大学出版社，2007.

［18］林庆．实用小儿癫痫病学［M］．北京：北京科学技术出版社，2004.

［19］刘金花．儿童发展心理学［M］．2 版．上海：华东师范大学出版社，1994.

［20］罗伯顿．新生儿学［M］．4 版．刘锦纷，译．北京：北京大学医学出版社，2009.

［21］马什．异常儿童心理［M］．2 版．徐浙宁，等，译．上海：上海人民出版社，2009.

［22］潘兴华，何志旭，庞荣清．脐带间充质干细胞转化医学［M］．北京：人民卫生出版社，2019.

［23］庞希宁，徐国彤，付小兵．现代干细胞与再生医学［M］．北京：人民卫生出版社，2017.

［24］漆洪波，杨慧霞．孕前和孕期保健指南（2018）［J］．中华围产医学杂志，

2018，21（3）．

　　［25］邱宇清．怀孕课堂［M］．乌鲁木齐：新疆人民出版社，2018．

　　［26］全国佝偻病防治科研协作组，中国优生科学协会小儿营养专业委员会．维生素D缺乏及维生素D缺乏性佝偻病防治建议［J］．中国儿童保健杂志，2015（7）．

　　［27］人体细胞治疗研究和制剂质量控制技术指导原则（2003）［J］

　　［28］沈晓明，金星明，等．发育和行为儿科学［M］．南京：江苏科学技术出版社，2003．

　　［29］施国伟，王阳赟．改良型盆底优化训练疗法［M］．北京：人民卫生出版社，2018．

　　［30］石淑华，戴耀华，等．儿童保健学［M］．3版．北京：人民卫生出版社，2014．

　　［31］苏林雁．儿童精神医学［M］．长沙：湖南科学技术出版社，2014．

　　［32］孙长颢．营养与食品卫生学［M］．8版．北京：人民卫生出版社，2017．

　　［33］陶国泰，郑毅，宋维村．儿童少年精神医学［M］．2版．南京：江苏科学技术出版社，2008．

　　［34］王丹华．协和专家+协和妈妈圈干货分享：育儿［M］．北京：中国轻工业出版社，2017．

　　［35］王卫平，孙锟，常立文．儿科学［M］．9版．北京：人民卫生出版社，2018．

　　［36］王兴．第四次全国口腔健康流行病学调查报告［M］．北京：人民卫生出版社，2018．

　　［37］翁清清，张颖．儿童口腔健康管理模式：牙科之家［J］．中国实用口腔科杂志，2019，12（8）．

　　［38］武留信，曾强．中华健康管理学［M］．北京：人民卫生出版社，2016．

　　［39］肖艳艳，刘建华，秦晓松，等．粪菌移植的临床应用进展［J］．医学综述，2019，25（8）．

　　［40］谢尔夫．美国儿科学会育儿百科：0～5岁［M］．满国彤，等，译．北京：中国劳动社会保障出版社，2006．

　　［41］薛辛东．儿科学［M］．2版．北京：人民卫生出版社，2010．

　　［42］杨慧霞．妊娠合并糖尿病实用手册［M］．2版．北京：人民卫生出版社，2013．

　　［43］尤黎明，吴瑛．内科护理学［M］．6版．北京：人民卫生出版社，2017．

　　［44］曾雪芹，陈悦，张湘卓，等．粪菌移植治疗肠道微生态失调所致疾病的研究进展［J］．湖南中医药大学学报，2019，39（1）．

　　［45］张之南，郝玉书，赵永强，等．血液病学［M］．2版．北京：人民卫生出版社，2011．

　　［46］郑显兰．儿科危重症护理学［M］．北京：人民卫生出版社，2016．

　　［47］郑毅，胡佩诚．儿童心理保健与咨询：培训教程［M］．北京：人民卫生出版社，2012．

　　［48］中国抗癫痫协会．临床诊疗指南：癫痫病分册［M］．北京：人民卫生出版社，2015．

　　［49］中国营养学会妇幼营养分会．新冠疫情防控期间妇幼人群居家膳食/喂养指导建

议［Z］. 2020. 2.

［50］中国营养学会妇幼营养分会. 中国妇幼人群膳食指南（2016）［M］. 北京：人民卫生出版社，2019.

［51］中国营养学会膳食指南修订专家委员会妇幼人群膳食指南修订专家工作组. 孕期妇女膳食指南［J］. 中华围产医学杂志，2016，19（9）.

［52］中国营养学会. 中国居民膳食指南（2016）［M］. 北京：人民卫生出版社，2016.

［53］中华人民共和国国家卫生和计划生育委员会. 0～6岁儿童健康管理技术规范（WS/T 479-2015）［S］. 2015.

［54］中华医学会儿科学分会神经学组. 癫痫儿童长程管理专家共识［J］. 中华儿科杂志，2013，51（9）.

［55］中华医学会儿科学分会新生儿学组. 新生儿高胆红素血症诊断和治疗专家共识（2014）［J］. 中华儿科杂志，2014，52（10）.

［56］中华医学会妇产科学分会产科学组，中华医学会围产医学分会. 乙型肝炎病毒母婴传播预防临床指南（2020）［J］. 中华妇产科杂志，2020，55（5）.

［57］中华医学会妇产科学分会产科学组，中华医学会围产医学分会妊娠合并糖尿病协作组. 妊娠合并糖尿病诊治指南（2014）［J］. 中国实用乡村医生杂志，2017，24（8）.

［58］中华医学会血液学分会. 中国中性粒细胞缺乏伴发热患者抗菌药物临床应用指南（2016年版）［J］. 中华血液学杂志，2016，37（5）.

［59］周琼，暴晓彤，谢盼，等. 母亲孕期及产后口腔行为干预对低龄儿童患龋影响的研究［J］. 北京口腔医学，2017，25（5）.

［60］周芸. 临床营养学［M］. 4版. 北京：人民卫生出版社，2017.

［61］邹静. 儿童龋病的风险性评估［J］. 华西口腔医学杂志，2014，32（1）.

［62］左伋. 医学遗传学［M］. 6版. 北京：人民卫生出版社，2013.

［63］PANAYIOTOPOVLOS C P. 癫痫：发作和综合征的诊断与治疗［M］. 任连坤，主译. 北京：中国协和医科大学出版社，2008.

［64］American Dental Association Councils on Scientific Affairs and Dental Practice. Caries risk assessment form（ages 0－6）［M］. Chicago：American Dental Association，2008.

［65］Borody TJ, Eslick GD, Clancy RL. Fecal microbiota transplantation as a new therapy：from Clostridioides difficile infection to inflammatory bowel disease, irritable bowel syndrome, and colon cancer［J］. Curr Opin Pharmacol. 2019，49.

［66］Bright Futures/American Academy of Pediatrics. Recommendations for Preventive Pediatric Health Care-Periodicity Schedule［EB/OL］. www. aap. org/en－us/professional-resources/practice-support/Pages/PeriodicitySchedule. aspx.

［67］Chellappan DK, Sze Ning QL, Su Min SK, Bin SY, Chern PJ, Shi TP, Ee Mei SW, Yee TH, Qi OJ, Thangavelu L, Rajeshkumar S, Negi P, Chellian J, Wadhwa R, Gupta G, Collet T, Hansbro PM, Dua K. Interactions between microbiome and lungs：paving new paths for microbiome based bio-engineered drug delivery systems in chronic respiratory diseases［J］. Chem Biol Interact. 2019，310.

［68］Chiaratti MR，Garcia BM，Carvalho KF，et al. The role of mitochondria in the female germline：implications to fertility and inheritance of mitochondrial diseases［J］. Cell Biol Int. 2018，42（6）.

［69］Childhood Cancer. In：Howlader N，Noone AM，Krapcho M，et al.，eds.：SEER cancer statistics review，1975－2010［J］. National Cancer Institute，2013，Section 28.

［70］Committee on Practice and Ambulatory Medicine，Bright Futures Periodicity Schedule Workgroup. 2017 Recommendations for preventive pediatric health care［S］. 2017.

［71］Creutzig U，van den Heuvel－Eibrink MM，Gibson B，Dworzak MN，Adachi S，de Bont E，Harbott J，Hasle H，Johnston D，Kinoshita A，Lehrnbecher T，Leverger G，Mejstrikova E，Meshinchi S，Pession A，Raimondi SC，Sung L，Stary J，Zwaan CM，Kaspers GJ，Reinhardt D；AML Committee of the International BFM Study Group. Diagnosis and management of acute myeloid leukemia in children and adolescents：recommendations from an international expert panel［J］. Blood. 2012，120（16）.

［72］Creutzig U，Zimmermann M，Ritter J，Reinhardt D，Hermann J，Henze G，Jürgens H，Kabisch H，Reiter A，Riehm H，Gadner H，Schellong G. Treatment strategies and long-term results in paediatric patients treated in four consecutive AML－BFM trials［J］. Leukemia. 2005，19（12）.

［73］Ganal－Vonarburg SC，Hornef MW，Macpherson AJ. Microbial-host molecular exchange and its functional consequences in early mammalian life［J］. Science. 2020，368（6491）.

［74］Ganzel C，Becker J，Mintz PD，Lazarus HM，Rowe JM. Hyperleukocytosis，leukostasis and leukapheresis：practice management［J］. Blood Rev. 2012，26（3）.

［75］Gurung M，Li Z，You H，Rodrigues R，Jump DB，Morgun A，Shulzhenko N. Role of gut microbiota in type 2 diabetes pathophysiology［J］. EBioMedicine. 2020，51.

［76］HAPO study Covperative Research Group，METZGER B E，LOWE L P，et al. Hyperglycemia and adverse pregnancy outcomes［J］. The New England Journal of Medicine，2008，358（19）：1991－2002.

［77］HOD M，KAPUR A，SACKS D A，et al. The International Federation of Gynecology and Obstetrics（FIGO）Initiative on gestational diabetes mellitus：a pragmatic guide for diagnosis，management，and care［J］. Int J Gynaecol Obstet，2015，131 Suppl 3：S173－211.

［78］Jimmy. R. Pinkham. Pediatric dentistry：infancy through adolescent［M］，4th e dition，2005.

［79］Jin MW，Xu SM，An Q，Wang P. A review of risk factors for childhood leukemia［J］. Eur Rev Med Pharmacol Sci. 2016，20（18）.

［80］Kaplan JA. Leukemia in children［J］. Pediatr Rev. 2019 Jul；40（7）.

［81］Leng Z，Zhu R，Hou W，et al. Transplantation of ACE2－mesenchymal stem cells improves the outcome of patients with COVID－19 pneumonia［J］. Aging Dis. 2020，11（2）.

［82］Lohi O，Kanerva J，Taskinen M，et al. Lapsuusiän leukemia［Childhood leukemia］［J］. Duodecim. 2013，129（9）.

［83］ Luo S，Valencia CA，Zhang J，et al. Biparental Inheritance of Mitochondrial DNA in Humans ［J］. Proc Natl Acad Sci U S A. 2018，115（51）.

［84］ MATTHYS W. Oppositional defiant disorder and conduct disorder in children ［M］. Malden，MA：Wiley-Blackwell，2010.

［85］ McDonald，Avery. Dentistry for the Child and Adolescent ［M］，9th Edition，2011.

［86］ MXINTYRE H D，CATALANO P，ZHANG C，et al. Gestational diabetes mellitus ［J］. Nat Rev Dis Primers，2019，5（1）：47.

［87］ National Research Council. Weight gain during pregnancy：reexamining the guidelines ［R］. 2010.

［88］ Njue A，Coyne C，Margulis AV，et al. The role of congenital cytomegalovirus infection in adverse birth outcomes：a review of the potential mechanisms ［J］. Viruses. 2020，13（1）.

［89］ Perlman SJ，Hodson CN，Hamilton PT，et al. Maternal transmission，sex ratio distortion，and mitochondria ［J］. Proc Natl Acad Sci U S A. 2015，112（33）.

［90］ Practice Bulletin No. 163：Screening for fetal aneuploidy ［J］. Obstet Gynecol. 2016，127（5）.

［91］ Pui CH，Nichols KE，Yang JJ. Somatic and germline genomics in paediatric acute lymphoblastic leukaemia ［J］. Nat Rev Clin Oncol. 2019，16（4）.

［92］ Rajwani AR，Hawes SND，To A，Quaranta A，Rincon Aguilar JC. Effectiveness of manual toothbrushing techniques on plaque and gingivitis：a systematic review ［J］. Oral Health Prev Dent. 2020，18（1）.

［93］ Robison LL，Hudson MM. Survivors of childhood and adolescent cancer：life-long risks and responsibilities ［J］. Nat Rev Cancer. 2014，14（1）.

［94］ Salgaço MK，Oliveira LGS，Costa GN，Bianchi F，Sivieri K. Relationship between gut microbiota，probiotics，and type 2 diabetes mellitus ［J］. Appl Microbiol Biotechnol. 2019，103（23－24）.

［95］ Sartor RB，Wu GD. Roles for intestinal bacteria，viruses，and fungi in pathogenesis of inflammatory bowel diseases and therapeutic approaches ［J］. Gastroenterology. 2017（2）.

［96］ Schirmer M，Garner A，Vlamakis H，Xavier RJ. Microbial genes and pathways in inflammatory bowel disease ［J］. Nat Rev Microbiol. 2019（8）.

［97］ Schultz KR，Prestidge T，Camitta B. Philadelphia chromosome-positive acute lymphoblastic leukemia in children：new and emerging treatment options ［J］. Expert Rev Hematol. 2010，3（6）.

［98］ Shaw AT，Kim DW，Nakagawa K，Seto T，Crinó L，Ahn MJ，De Pas T，Besse B，Solomon BJ，Blackhall F，Wu YL，Thomas M，O'Byrne KJ，Moro－Sibilot D，Camidge DR，Mok T，Hirsh V，Riely GJ，Iyer S，Tassell V，Polli A，Wilner KD，Jänne PA. Crizotinib versus chemotherapy in advanced ALK－positive lung cancer ［J］. N Engl J Med. 2013 Jun 20；368（25）：2385－94. doi：10.1056/NEJMoa1214886. Epub 2013 Jun 1. Erratum in：N Engl J Med. 2015，373（16）.

［99］Song M, Chan AT, Sun J. Influence of the gut microbiome, diet, and environment on risk of colorectal cancer ［J］. Gastroenterology. 2020, 158（2）.

［100］Stewart CJ, Ajami NJ, O Brien JL, Hutchinson DS, Smith DP, Wong MC, Ross MC, Lloyd RE, Doddapaneni H, Metcalf GA, Muzny D, Gibbs RA, Vatanen T, Huttenhower C, Xavier RJ, Rewers M, Hagopian W, Toppari J, Ziegler AG, She JX, Akolkar B, Lernmark A, Hyoty H, Vehik K, Krischer JP, Petrosino JF. Temporal development of the gut microbiome in early childhood from the TEDDY study ［J］. Nature. 2018, 562（7728）.

［101］Tanizawa A. Optimal management for pediatric chronic myeloid leukemia ［J］. Pediatr Int. 2016, 58（3）.

［102］Torres – Fuentes C, Schellekens H, Dinan TG, Cryan JF. The microbiota-gut-brain axis in obesity ［J］. Lancet Gastroenterol Hepatol. 2017（10）.

［103］Vardiman JW, Thiele J, Arber DA, Brunning RD, Borowitz MJ, Porwit A, Harris NL, Le Beau MM, Hellström – Lindberg E, Tefferi A, Bloomfield CD. The 2008 revision of the World Health Organization （WHO） classification of myeloid neoplasms and acute leukemia: rationale and important changes ［J］. Blood. 2009, 114（5）.

［104］Ward E, DeSantis C, Robbins A, et al. Childhood and adolescent cancer statistics, 2014 ［J］. CA Cancer J Clin. 2014, 64.

［105］WOLRAICH M L, DROTAR D D, DWORKIN, P H, et al. Developmental-behavioral pediatrics: evidence and practice ［M］. Philadelphia USA: Mosby Inc. , 2008.

［106］Yen BL, Yen ML, Wang LT, Liu KJ, Sytwu HK. Current status of mesenchymal stem cell therapy for immune/inflammatory lung disorders: Gleaning insights for possible use in COVID – 19 ［J］. Stem Cells Transl Med. 2020, 9（10）.

［107］Zakrzewski W, Dobrzyński M, Szymonowicz M, Rybak Z. Stem cells: past, present, and future ［J］. Stem Cell Res Ther. 2019, 10（1）.